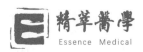

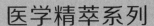
医学精萃系列

心血管专科护士培训手册

李海燕　胡　鑫　主编　　　陈韵岱　主审

XINXUEGUAN
ZHUANKE HUSHI PEIXUN SHOUCE

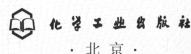
·北京·

内 容 简 介

本书共 18 章，包括心血管病概述、心血管病专科护士培养目标及必备素质、心血管基础理论、心血管内科常见症状护理、循环系统疾病护理、心血管检查治疗与护理配合、心血管内科常用急救技能标准化培训、护理安全评估及标准管理、心血管病患者疼痛管理、心血管病介入治疗标准护理管理、心血管介入治疗常见并发症标准护理管理、心血管病急危重症救治及护理配合、心血管病常用药物标准化培训、心脏康复与冠心病二级预防、医院感染防控、心血管病的心身护理、护理教学管理、护理教学与创新。

本书可供心血管专科护士培训学习使用。

图书在版编目（CIP）数据

心血管专科护士培训手册/李海燕，胡鑫主编. —北京：
化学工业出版社，2020.12
ISBN 978-7-122-37838-5

Ⅰ.①心… Ⅱ.①李…②胡… Ⅲ.①心脏血管疾病-
护理-手册 Ⅳ.①R473.5-62

中国版本图书馆 CIP 数据核字（2020）第 189024 号

责任编辑：杨燕玲 　　　　　　　　装帧设计：史利平
责任校对：刘　颖

出版发行：化学工业出版社（北京市东城区青年湖南街 13 号　邮政编码 100011）
印　　刷：北京京华铭诚工贸有限公司
装　　订：三河市振勇印装有限公司
787mm×1092mm　1/16　印张 26¾　字数 776 千字　2021 年 1 月北京第 1 版第 1 次印刷

购书咨询：010-64518888　　　　　　售后服务：010-64518899
网　　址：http://www.cip.com.cn
凡购买本书，如有缺损质量问题，本社销售中心负责调换。

定　　价：99.00 元

编写人员名单

主　　编　李海燕　胡　鑫

主　　审　陈韵岱

副 主 编　邢攸红　王承竹　田　淬　杨丽娜　张　艳

编　　者　王蔚然　王承竹　石亚君　高　磊　时向民

　　　　　田　淬　宁清秀　薛　浩　李美华　赵智丽

　　　　　殷晓宇　宋超群　杨　玉　杨丽娜　杨红梅

　　　　　郝　静　穆　洋　韦妍妍　郭豫涛　姚　瑜

　　　　　李海燕　陈　韬　胡　鑫　邢攸红　段　静

　　　　　李梦莎　张　铮　张　艳　靳志涛　张贺莲

　　　　　王　琳　苏桂婷　李帼英　杨田苗　周珊珊

　　　　　杜伯妍　马　晶

主 审 简 介

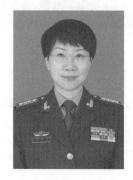

陈韵岱，医学博士，教授，主任医师，博士生导师。现任中国人民解放军总医院研究生院院长、心血管病医学部主任、第一医学中心心内科主任、全军老年心血管病研究所所长、全军心血管内科专业委员会主任委员、FACC、FESC。牵头国家"十三五"重点研发计划等国家及省部级课题13项，获国家发明专利5项、实用新型专利9项、软件著作权1项，获总后勤部科技银星，享受国务院特殊津贴，入选军队高层次创新人才工程拔尖人才培养对象。获国家科技进步二等奖1项，军队医疗成果一等奖1项、二等奖1项，军队科技进步二等奖1项，获"女子五洲科技奖""国之名医——优秀风范""中国最美女医师"等荣誉称号。近年来，以第一或通讯作者发表SCI论文86篇，影响因子5分以上20篇，10分以上6篇，最高18.4分。参加临床工作27年，从事冠心病介入治疗21年。担任《Journal of Geriatric Cardiology》杂志（SCI收录）主编，《中华老年多器官疾病杂志》副主编，《中国心脏介入杂志》副主编。主编《冠脉介入诊治技巧及器械选择（第3版）》《冠脉药物涂层球囊精选病例解析》等专著8部。兼任3所高等医学院校的研究生导师，培养了博士后、博士和硕士50余人。

主编介绍

李海燕，中国人民解放军总医院第一医学中心心血管内科资深护士长、主任护师、研究生指导老师，现任全军心血管专业委员会护理学组组长、中华护理学会心血管专业委员会委员、全国职业院校技能大赛护理专业裁判组组长。从事临床一线护理管理和教学40年，在心血管危重症救治、冠心病二级预防管理，护理规范化培训、护理技能训练考核有着丰富的经验，尤其擅长风险管理和预见性护理的研究。2014年申请举办了国内首个"心血管病风险管理及标准化创新培训班"。主编《心血管介入治疗标准化护理风险管理手册》，构建了心血管介入术后迷走反射风险模型、评估表，其中的改良皮下注射低分子肝素免淤血技术广泛应用临床，可有效降低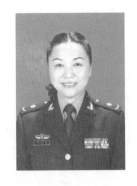
心血管介入手术并发症，缩短救治时间。获中国人民解放军医学院教学授课技能比赛二等奖、教学成果一等奖，护理创新奖3项及医疗成果二等奖，主编（副主编）理论专著、专科教材14部，发表学术论文30余篇。铭言：护理从心开始！

胡鑫，中国人民解放军总医院第一医学中心心血管内科监护室护士长、副主任护师，现任北京护理学会危重症专业委员会青年委员，心血管病护理与技术培训中心委员，擅长心血管危重症救治管理和临床教学。为全国难治性心衰床旁超滤治疗中心核心骨干成员，参与起草中国心力衰竭床旁超滤护理专家共识。以第一负责人完成省部级课题2项，发表论文25篇（其中SCI论文6篇），参编专著9部，获实用新型专利授权2项，获全国品管圈大赛一等奖、中国人民解放军医学院医疗成果二等奖各1项。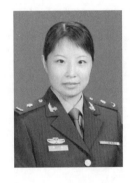

冠心病已是人类健康的"第一杀手"。我国心血管病发病率、死亡率持续攀升，并呈现年轻化趋势。随着现代医疗水平的不断提高，心血管病多种创新治疗技术发展并大量应用于临床救治中。近几年临床实践表明，先进医疗技术的推广与应用必须有精准专业的护理配合。心血管专科病情复杂、紧急、多变，其护理更是如此。

因此，进一步加强心血管专科护士的培养是临床护理工作的重要方面，也是提高心血管专科护理规范化、精细化的关键。所谓"术业有专攻"，心血管专科护理重在"专"、要在"精"。只有强化基础医学、专科医学与护理学的系统学习，紧密结合专科护理的临床实践，加强专科护理常规、新技术、新应用的专门培训，才能适应医疗创新发展，满足患者对护理工作的新要求和新期待。

中国人民解放军总医院（简称"解放军总医院"）心血管内科具有人才齐备、专科护理特色突出的护理团队，是中华护理学会、北京护理学会、全军重症监护培训的教学基地，解放军总医院护理规范化的示范基地。她们在不断优化护理服务的同时，勤于思学、勇于创新、善于总结，精心编写了《心血管专科护士培训手册》，应该说做了一件好事、实事，值得惠赞。

该书突出了专科护理的实践性、操作性和实用性，系统地编入心血管基础知识、护理安全评估、心脏康复、身心并护等内容，较好地体现了关注患者身体、心理、生理等全方位健康的医护理念。相信会在心血管专科护士的培训及日常工作中发挥指导借鉴作用，也会在心血管护理工作的发展中发挥积极作用。

解放军总医院心血管病医学部

2020 年 9 月于北京

2019年《中国心血管病报告》统计，在我国居民因疾病死亡的原因中，排在第一位的是"心血管病"，现今我国患心血管病的人数已达近3亿之多。心血管患病率及死亡率目前仍处于上升趋势。由此看来，心血管病无论对社会整体，还是对患者个体都已造成不良影响，且已成为国家重大公共卫生问题，心血管病的预防救治任重道远。近年来，心血管病的诊疗技术（包括护理技术）的快速发展与不断完善，使复杂和疑难患者获得救治的机会显著提升并使其救治成为可能。可以预见，随着心血管病急危重患者数量的增多和诊疗救治的实施，必然给心血管风险管理和专业水准带来新的挑战，提出更高的要求，即心血管临床护理力量要加强，专业护理能力要提高，专科护士培养要加快。

在抗击新型冠状病毒肺炎的阻击战中，约有2.86万名护士驰援湖北，占医疗队总人数的68%（占比近七成），其中还有5500余名重症专业护士，占重症医务人员总人数的3/4（占比超七成），由此足见专业护士的重要性。三分治疗，七分护理——这句话不仅道出了护理工作的重要性，也说明对急危重症患者的救治，既需要有占全部医疗"七成"的护理力量，更需要有"十分"专业的护理水平。

基于此，为培养心血管专科护理的高素质人才，加快提升专科护士的整体水平，真正使专科护士全面系统地掌握冠心病二级预防、急危重症救治各项专科护理技术，并具备处置各类心血管病急危重症救治及护理配合能力，切实在临床护理中发挥应有作用，同时，也为进一步满足专科护士学习培训的现实需求，我们组织编写了本书——《心血管专科护士培训手册》。

本书以培养专科护士"应知、应会、应用"的专业理论与专科技能为主线，参照国内外最新指南、专家共识更新，融汇临床一线医、技、护理骨干工作实践经验成果而成。全书共分为18章，包括心血管病概述、心血管病专科护士培养目标及必备素质、心血管基础理论、心血管内科常见症状护理、循环系统疾病护理、心血管检查治疗与护理配合、心血管内科常用急救技能标准化培训、护理安全评估及标准管理、心血管病患者疼痛管理、心血管病介入治疗标准护理管理、心血管介入治疗常见并发症标准护理管理、心血管病急危重症救治及护理配合、心血管病常用药物标准化培训、心脏康复与冠心病二级预防、医院感染防控、心血管病的心身护理、护理教学管理、护理教学与创新，可供心血管专科护士培训学习使用。

本书参照中华护理学会举办的首届心血管专科护士培训模式内容，专门加写了"冠心病二级预防案例""冠心病二级预防个案评分表""教学基地带教老师授课能力评价表"等操作性强的内容，以便于学员阅读使用。

著名心血管病专家陈韵岱教授欣然应邀担任本书主审，并对全书组编成稿给予具体指导和专业把关，在此特别致谢！

书中若有疏漏缺欠之处，诚情广大同仁和读者指正。

解放军总医院第一医学中心　李海燕

2020 年 7 月

目 录

第一章 ▶▶
心血管病概述

第一节 心血管病现状

　　2019年《中国心血管病报告》数据统计，心血管病的患病率以及死亡率仍处于上升阶段。报告推算，中国现患心血管病人数约2.9亿，其中脑卒中1300万、冠心病1100万、高血压2.45亿，每5个成人中有1人患心血管病，心血管病防治工作面临新的严峻挑战。在谈"癌"色变的今天，心血管病仍高居死亡率首位，而农村心血管病死亡率远高于城市。心血管病占居民全部死因的40％以上，每5例死亡病例中就有2例死于心血管病。在经济高速增长的同时，我们所承受的压力也倍增。在2019年的第22届全国介入心脏病学论坛（CCIF 2019）上，国家心血管病医疗质量控制中心发布冠心病介入治疗数据：2018年全年冠心病介入例数为915256例，2017年我国大陆地区冠心病介入例数为753142例。由此可见，我国大陆地区冠心病介入治疗数量不断上升，导致心血管病的医疗费用增速甚至高于国民生产总值增速，心血管病负担日渐增长。

　　高血压是我国心脑血管疾病首要危险因素，2019年《中国高血压防治指南》公布的数据显示，高血压患病人数增加了7000万。《中国高血压防治指南（2018年修订版）》指出，2012—2015年全国18岁及以上成人高血压患病率为27.9％，呈增高趋势。高血压的人群知晓率、治疗率、控制率分别为51.5％、46.1％、16.9％，均明显增高。其中，女性的知晓率、治疗率以及控制率均高于男性，城市居民的明显高于农村居民的。要注意的是，高血压并非中老年专属，中国儿童高血压患病率近15％，并且呈年均0.16％的持续上升趋势，其中，男女患病率比为16.1％：12.9％。

第二节 心血管病防治关注的要点

　　随着社会经济的发展及国民生活水平的提高，尤其是人口老龄化及城镇化进程的加速，心血管病的危险因素普遍暴露，高血压、血脂异常、糖尿病的患病率持续增长，造成我国心血管病的患病人数持续增加，并呈现出了在低龄化、低收入群体中快速增长趋势和个体聚集的现象。从2005年首次报告中国心血管病的流行趋势以来，心血管病患病率及死亡率持续上升，并且目前仍处于上升阶段。同时，心血管病的住院费用也急剧攀升，年均增速已超过了国民生产总值的增速。吸烟、血脂异常、糖尿病、超重或肥胖、身体活动不足、不合理膳食等，都是心血管病的危险因素。另外，环境大气污染以及室内空气污染，也与心血管病的发病与死亡呈正相关，影响着中国居民总体寿命。当代年轻人频发猝死事件，告诉我们护"心"需从改善自身日常习惯做起！由此看来，心血管病无论对国家整体，还是对患者个体来讲，其所造成的负担日渐加重，已成为我国重大公共卫生问题，应引起全社会的广泛关注，心血管病防治刻不容缓。

第三节 心血管病专科护理人才培养的必要性

　　2014年，全球心血管护士领导力论坛召开首次论坛会议，提出目标：将致力于降低心血管病危险因素和医疗经费方面的护理研究，并侧重心血管病护理人才的培养。而在过去的 20 年里，心血管病是全球范围内低收入与中等收入人群发病率和死亡率主要原因，对个人、家庭和整个国家的经济带来重大影响。世界卫生组织的一项数据指出，心血管病在全球死亡中占 31%。随着心血管病诊断及治疗技术的不断改善，使复杂和疑难患者获得救治的机会增加；心血管病患者人数及危重症患者越来越多，给临床护理工作带来了机遇和挑战。心血管病不能单独依靠药物治疗，还必须结合生活方式的改变，才能更好地控制疾病进展。在这些方面，心血管病专科护士起着十分重要的作用。

我国大陆地区的心血管专科护理起步较晚。2005 年原国家卫生部首次发文申明建立和发展专科护理，颁布了《中国护理事业发展规划纲要（2005—2010 年）》，纲要提出要有计划地大力培养临床专业化护理骨干；2007 年，原卫生部办公厅印发了《专科护理领域护士培训教材大纲》，具体说明了专科护士的培训对象、培训目标、培训时间、培训内容、考核要点等要求，为我国专科护士培训制定了大致原则。为进一步加快我国护理事业发展，满足人民群众健康需求，2016 年国家卫生健康委员会（简称国家卫健委）下发的《全国护理事业发展规划（2016—2020 年）》中提出，要加大专科护士培训力度，发展专科护士队伍，提高专科护理水平。规划中指出，优先选择一批临床急需、相对成熟的专科护理领域，发展专科护士，加大培训力度，建立专科护士管理制度，明确准入条件、培训要求、工作职责及服务范畴等，通过护士的专业化发展等一系列措施，切实提高护理服务能力和管理水平，最终实现为人民健康服务的目的。

2018 年 4 月中华护理学会心血管专业委员会成立，2018 年首届会议，首任心血管专业委员会李庆印主任委员以"心血管护理新起点、新征程"为主题，回顾成立 1 年以来开展的重点工作项目，包括与美国心脏协会（American Heart Association，AHA）合作的护理二级预防护理教育、心血管学术交流会、心血管健康科普工作等，明确了专业委员会未来工作目标，确立自 2019 年开始，对心血管专科护士培训与认证，推动心血管护理向同质化、专业化、科学化大方向发展，共同为心血管护理事业发展贡献力量。

2019 年 6 月，中华护理学会继续教育部下发新增临床教学基地申报要求，7 月 22 日，中华护理学会下发专科护士临床教学基地评审通知，7 月 30 日开始对临床教学基地逐一评审。8 月 1 日中国人民解放军总医院第一医学中心心血管内科顺利通过了中华护理学会护理专家初审评审。2019 年 11 月 4 日，中华护理学会在北京协和护理学院举办首届心血管专科护士培训。笔者所在中心于 12 月开始，接受首届中华护理学会心血管专科护士两批次，共 20 名，为期 30 天的实践培训。通过强化危重症护理救治技术临床实践，开展冠心病二级预防个案管理实践、心脏康复评估技术实践，基地带教老师手把手教会专科护士问诊时的动机访谈、耐心倾听等技巧。在老师和同学们的共同努力下，入组 10 份病历均为在院患者，全部实施心肺运动试验。其中专科护士徐燕娟的冠心病二级预防个案管理入选"全国第三届心血管病大会优秀个案病历展示"。

第二章 ▶▶
心血管病专科护士培养目标
及必备素质

第一节 心血管病专科护士概念

我国心血管病专科护士的培训研究刚刚开始起步，没有明确的概念。2006 年提出，心血管病专科护士是指具有此领域的临床护理工作经验，在此基础上经过系统化的理论和实践培训，并获得相应资格证书，服务于此领域患者的注册护士。鉴于我国心血管病的发病人数持续增加，心血管病负担日趋加重，培养我国心血管病专科护士势在必行。

第二节 心血管病专科护士培养目标

随着我国心血管病发病率持续增长，医疗技术水平也不断提高，新技术、新业务被广泛应用于临床，心血管病专科护理领域出现了疾病的复杂性提高、对护理服务的需求增加和护士护理教育、专业化培训等系列问题。为适应医学的快速发展，心血管病专科护士培训将面临机遇和挑战，使更多的心血管病专科护士实现自己的职业梦想，提升心血管病专科护士的专业能力，为患者提供更加专业的优质护理服务，促进心血管护理学科发展。

中华护理学会心血管专业委员会核心组专家，结合"健康中国 2030"规划纲要的战略思想讨论并达成共识，心血管病专科护士的培养目标是："培养适应心血管病专科的高素质人才，使专科护士在实际工作中真正能够为患者、临床和社会提供高质量护理服务；进一步适应大众的健康需求，由以疾病治疗为主，逐步转为全生命周期的健康服务，以适应新时代赋予健康从业者的新使命。"

第三节 心血管病专科护士的必备素质

一、国际护士协会护士职业道德准则

国际护士协会明确护士 4 项基本职责是：促进健康，预防疾病，恢复健康和减轻痛苦；护理的本质是尊重人权，包括生存权、享受个人尊严及受尊重的权利；护理不因年龄、肤色、宗教、文化、残障或疾病、性别、国籍、政治、种族或社会地位而受限制；护士为个人、家庭及社区提供健康服务，并与相关团体互相协作提供服务。其基本准则有如下四项。

（1）护士与民众　护士基本责任是照顾那些需要照顾的民众。护士与社会共同承担责任，采取并支持行动，满足公众特别是弱势群体的健康及社会需要；护士分担责任，维持和保护自然环境，使其不致枯竭及免受污染、退化或破坏。

（2）护士与实践　承担护理操作的护士，有义务和责任通过不断学习保持自己的专业能力；护士要保持个人健康，确保护理能力不受损害；护士根据个人能力接受或授权责任；护士时刻保

持良好的专业形象，增强公众信任；护士在护理时确保应用的先进科技符合民众的安全、尊严和权利需要。

（3）护士与专业　护士是决定和实施公认的临床护理、管理、科研和教育标准的主导者；护士要积极建立以科研为基础的专业知识体系；护士通过专业团体参与建立和维护护理领域公平的社会与经济工作条件。

（4）护士与合作者　护士与护理及其他领域的合作者保持合作关系；当护理受到合作者或其他人危害时，护士要采取适当行动保护护理对象。

二、职业道德规范内容

1. 热爱本职、听从指挥

护理教育创始人南丁格尔说："护士必须有一颗同情的心和一双愿意工作的手。"在特殊环境下的道德风尚，如突发公共卫生事件，如地震、疫情来临时，作为一名护理工作者要具有高度的政治觉悟和革命的人道主义精神，要积极主动报名参加工作，不计报酬，无畏生死，全力以赴，在艰苦困难面前，随时服从命令，听从指挥，具有奉献和牺牲精神。

2. 关心体贴、一视同仁

护士亲切和蔼的表情，使患者充满信心、感到温暖；护士态度生硬会使患者感到不被尊重，甚至被激怒，加重病情。因此，护士应具备一颗纯洁善良的心，对待患者一视同仁，做到礼貌热情，语言行为得体，当患者的利益与个人利益冲突时，先把患者利益放在第一位。

3. 知识丰富、技能精湛

现代科学发展对护士知识结构提出了更高的要求，护士不仅需要理论基础扎实，技能操作熟练，还应该加强自然科学，社会科学，医学新理论、新技术与新技能的学习，同时还要具有现场救护、野外救援的知识与技能，能胜任在不同条件下对伤病员实施的救护。

4. 行为规范、沉着冷静

举止端庄、风度优雅，树立良好的护士形象；严肃忠诚、不谋私利，提升专业素养；谦虚谨慎、团结协作，具有严谨的工作作风；情绪稳定、沉着冷静，在任何应急情况下，做到不畏惧、不慌张，具有良好的心理素质。

三、护士职业素质

护士职业素质是指从事护理专业所需要的职业道德、专业素养、职业技能等方面的综合体现，是对护理专业人员的基本要求，也是确保护理服务质量的根本保障。其基本内容有六项。

（1）合格的政治思想素质　要有社会责任感，对所担任的工作必须承担起一种职责，树立服务于人民的价值观。护士要做到政治合格；服从党组织的领导；时刻把人民的利益放在心上，用优质服务和热忱去完成这种使命；工作中严于律己，自觉遵守组织纪律和政治纪律。

（2）高尚的职业道德素质　职业道德素质是护士必备的自身修养，自尊、自爱、自强是高尚职业道德素质的具体表现，只有具备了高尚的职业道德素质，心中才会充满阳光，才会更好地关心体贴患者。

（3）较高的科学文化素质　为适应社会和医学、护理学科发展的需要，护士必须自觉加强文化素养和自然科学的学习。具有一定的文化修养和自然科学、社会科学、人文科学等多学科知识，掌握一门外语及现代科学发展的新理论、新技术。

（4）熟练的专业技能素质　具备合理的知识结构、系统和扎实的专业理论知识及过硬的实践技能，具有敏锐的观察和分析、判断和解决问题的能力。熟练掌握本专业新业务、新技术，树立整体护理观念，运用护理程序解决患者的健康问题。具有开创护理教育和护理研究的能力，勇于创新改进。

（5）严谨认真的工作素质　工作严谨认真、一丝不苟、恪尽职守、求真务实，自觉养成严谨、慎独的工作作风。

（6）良好的身心素质　保持健康的体魄和健康的心理。具有较强的适应能力和良好的沟通能力，具有健康的身体素质和充沛的精力，能适应各种艰苦条件下的工作。

1. 职业道德规范的培养

（1）强化职业道德标准 做好护士职业道德专题教育，强化军队护士职业道德标准，大力弘扬南丁格尔精神，树立先进典型，鼓励无私奉献，展现护理行业新风尚。

（2）强化职业理想和情感 要做一名具有崇高理想的军队护士，要树立高尚职业理想和情操，把自己造就成为一名护德高尚、护艺高超、护风高洁的护士。

（3）强化职业行为习惯 强化护理职业文明服务的语言修养，强化落实严谨细致、一丝不苟的工作作风，强化自我监督、自我遵守规章制度的职业行为习惯，形成优良职业道德品质和情操。

2. 职业素质的培养

（1）加强专业思想教育 邀请国内外著名教育家、学者介绍国内外护理发展动态，增强护士对护理事业的忠诚和热爱；以护理工作联系着千家万户悲欢离合的事例，增强护士的职业道德感、责任心和爱心。

（2）勤于学习知识与技能 勤于学习、乐于实践，不断丰富和提高自己；具有广博的人文知识、专业知识和较高的技能水平，正确实施护理措施，解决实际问题。

（3）强化心理素质培训 了解和掌握心理学相关知识；了解不同人群常见的心理问题；进行情绪自我控制能力训练、应急适应能力训练；积极锻炼身体，保持身心健康。

（4）提高沟通能力 规范护士职业行为和服务用语，新护士入职后通过"规范护理服务培训基地"培训1周，取得合格证书方可上岗，开展人际沟通讲座，实施护患情景沟通模拟训练，形成良好和谐的护患关系，减少护患冲突。

（5）增强依法从护意识 学习护士条令条例，增强法制观念，做到依法办事；认真执行各项规章制度及护理技能操作规程；增强质量安全意识，有效防范护理缺陷、差错、事故的发生。

3. 技能素养能力的培养

（1）敏锐的观察力 护理人员不单纯是用专业知识和技术操作为患者解除疾病痛苦，还要有敏锐的观察能力，这样才能根据患者的行为表现推断患者的心理活动，采取有效干预措施，及时排除安全隐患，使患者保持良好的心理状态，主动接受治疗护理，加速疾病的康复。

（2）健康教育能力 护士要熟练掌握心血管病的相关知识，不断更新知识、更新观念，在现代护理理论、健康观的指导下，有计划、有步骤实施护理健康教育工作。

（3）专科操作能力 熟练掌握专科检查，对心血管危重症患者，实施心肺复苏、电除颤等专科救治技能，有效提高救治成功率；熟练掌握主动脉内球囊反搏（IABP）、体外膜氧合（ECMO）等有创操作配合以及专科仪器常用模式参数、故障排除等专科操作技能。

（4）风险预测能力 熟练掌握用于评估患者安全、生活质量、专科疾病并发症、围术期介入并发症风险评估表的使用，提高风险评估准确率，完善护理流程，强化风险管控，加强与医、护、患沟通，降低医疗纠纷，提高护理服务质量。

（5）组织管理能力 在临床实践中，护理工作繁杂多样，护士首先要做到对患者病情"一口清"，对危重症患者按病情危重程度，实施分层护理，加强巡视与观察，按优先顺序排列护理任务，并井然有序地完成，一旦发生病情变化，在第一时间发现并做出应对措施。

（6）突发事件应对能力 在护理工作中，突发事件随时有可能发生，如暴力突发事件、不明病菌传染病、突发火灾、地震和患者自杀等。定期开展应急演练已成为常态化，应对突发事件时，护士要理清思路，处变不惊，迅速启动应急预案，保护现场，争取在最短时间内控制局面，并在处理过程中做好评估和记录，突发事件过后认真做好总结。

（7）创新科研能力 为了提高科学护理工作水平，完善护理学科自身的理论体系，需要大力开展护理科研工作。护士要具备护理科研的基本知识，在护理工作中，要善于严密观察、发现问题、勤于思考、触发灵感，通过系统地探索研究，不断总结经验，改善护理方法，提高总体护理水平。

（8）学习钻研能力 护理学是一门不断发展的学科，护士不仅担负着为患者提供护理服务的职责，同时也肩负着发展专科护理、完善护理学科、健康中国的使命。因此，护士应不断地充实理论知识，提高专科技能水平，只有不断、随时随地、快速高效地学习，才能适应护理学的发展。

第三章

心血管基础理论

　　心血管系统包括心脏、动脉、毛细血管和静脉。心脏是血液循环的动力器官，它连接大血管。大血管分支形成中、小血管及毛细血管，交织如网，构成一个密闭的管道系统。动脉将心脏输出的血液运送到全身各器官，静脉则把全身各器官的血液带回心脏，毛细血管是位于小动脉与小静脉间的微细管道，管壁薄，有通透性，是进行物质交换和气体交换的场所。

　　（1）心脏　是中空的肌性器官，位于胸腔中纵隔内，前有胸骨体和第2—6肋软骨，后有第5—8胸椎，其2/3居前正中线左侧，1/3居右侧。心脏由四个心腔：左心房、左心室、右心房、右心室组成。同侧房室间、心室与大血管间有瓣膜相通，称为心瓣膜，其中房室瓣（二尖瓣、三尖瓣）有腱索与心室乳头肌相连。心瓣膜的功能是防止心房和心室收缩、舒张时血液倒流。左、右心房及左、右心室间由房间隔和室间隔相隔，互不相通。心壁可分为三层，内层为心内膜层，由内皮细胞和薄的结缔组织组成；中层为心肌层，其中心室的心肌层较心房为厚，左心室的心肌层最厚；外层为心外膜层，即心包的脏层，紧贴于心脏表面，与心包壁层形成一个空隙，称为心包腔，内含少量浆液，在心脏收缩、舒张时起润滑作用。

　　（2）心脏的传导系统　由心肌内能够产生和传导冲动的特殊心肌细胞构成，其主要功能是产生并传导冲动，维持心脏的正常节律。传导系统包括窦房结、结间束、房室结、房室束、左右束支和蒲肯野纤维网。正常人由窦房结发出冲动，沿着传导系统将冲动迅速传到心肌使之兴奋而收缩。心脏传导系统的细胞均能发出冲动，但以窦房结自律性最高，成为心脏正常的起搏点，其后依次为房室结、房室束、左右束支。

　　（3）心脏的供血　心脏的营养由冠状动脉系统供给，左、右冠状动脉分别起源于主动脉根部的左、右冠状动脉窦，其大分支分布于心肌表面，小分支进入心肌，经毛细血管网汇成心脏静脉，最后形成冠状静脉窦，进入右心房。左冠状动脉主要分为前降支和回旋支，其中前降支供应心脏前壁及室间隔的前2/3，而回旋支供应左室侧壁；右冠状动脉主要营养右心室、左室下壁、后壁、室间隔后1/3及窦房结等。

第一节　心脏解剖、生理和循环功能

一、心脏的位置

　　心脏位于胸腔中纵隔内，两肺之间，周围包有心包。心脏的2/3位于身体中线的左侧，1/3位于右侧。心脏的两侧及前面大部分均被肺和胸膜遮盖，前面只有一小部分邻接胸骨和肋软骨，后面有食管、迷走神经及胸主动脉等后纵隔的器官，下面紧贴膈肌，上方为连于心脏的大血管（图3-1）。

二、心脏的外形

　　心脏外形大致呈锥形，由4个肌性腔室组成，左右心室是主要的泵血腔室，左右心房的肌肉较少，输送血液到各自心室。

　　心尖朝向左前下方，心底朝向右后上方，与出入心脏的大血管相连，大血管的排列从前向后

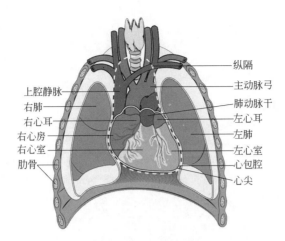

图 3-1 心脏的位置

依次为：肺动脉、主动脉、上腔静脉、肺静脉（共有四支）和下腔静脉。心脏分为两面和两缘。前面在胸骨体和肋软骨的后方称胸肋面或前壁。后面向后下，贴附在膈上，称膈面或后壁。在心脏表面近心底处有横行的冠状沟（房室沟）分隔心房和心室，冠状沟的前方被主动脉和肺动脉隔断。心底位于冠状沟以上，大部分由左心房构成，小部分由右心房构成。心底后面在上下腔静脉与右肺静脉之间有纵行的房间沟，是左、右心房在后表面的分布标志线。心底前面在肺动脉和主动脉根部的两旁可见左心耳和右心耳覆盖其前方，它们分别是由左、右房向前突出而成。冠状沟的前下方为心室部，在心室部的前、后面各有一条自冠状沟向下达心尖右侧的纵行浅沟，分别称前室间沟和后室间沟，为左右心室表面上的分界。在心尖右侧有一小切迹，称心尖切迹（图 3-2，图 3-3）。

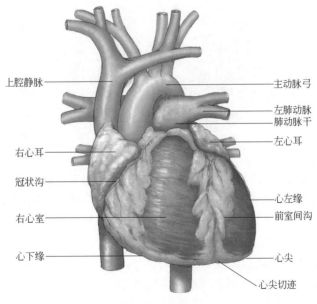

图 3-2 心脏的前面观

三、心脏的内部结构

正常心脏存在 4 个主要瓣膜引导血流前向流动并防止回流。房室瓣（三尖瓣与二尖瓣）将心

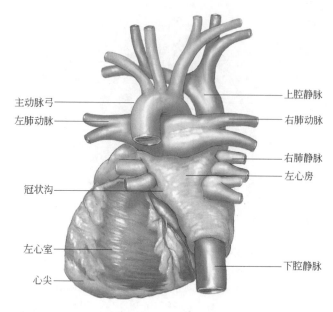

主动脉弓

左肺动脉

冠状沟

左心室

心尖

上腔静脉

右肺动脉

右肺静脉

左心房

下腔静脉

图 3-3　心脏的后面观

房、心室分开，而半月瓣（肺动脉瓣与主动脉瓣）将心室与大动脉分开。4 个心脏瓣都依附于心脏的纤维性骨架（图 3-4），后者由致密结缔组织组成，是瓣膜及心室心房肌的附着点。

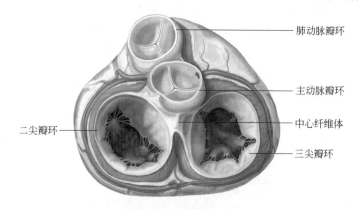

二尖瓣环

肺动脉瓣环

主动脉瓣环

中心纤维体

三尖瓣环

图 3-4　心脏的纤维性骨架

　　心瓣膜表面与心腔内面覆以单层内皮细胞称心内膜。内膜下组织含成纤维细胞、弹力纤维和胶原纤维、静脉、神经和传导系统分支，与心脏肌肉层（即心肌）的结缔组织相连续。心肌为心脏的最厚层，由心肌细胞束组成。心肌之外为一层结缔组织和脂肪组织，冠状动脉及静脉和神经穿行其间。

四、心脏的各腔

　　心脏以四个瓣膜循环相连作为心脏纤维性支架，心脏以此心脏支架为基础形成四个心腔。靠近心底部的两个薄壁心腔为心房，近心尖部的两个厚壁心腔为心室。左、右房室被房、室间隔完全隔开。心房的功能是收容回心血流，心室为排血泵。右心房和右心室位于右前方，为体静脉血流径路；左心房与左心室位于心脏左后方，为肺静脉血流径路。房室肌肉被心脏支架完全隔开，没有连续性，而只有心脏传导束将心房和心室沟通。

1. 右心房

　　分为心房和心耳两部分。上、下腔静脉分别自上部和下部进入右心房。在下腔静脉口与右房室口之间有冠状静脉窦的开口。房间隔上的卵圆孔是胚胎时期卵圆孔的遗迹。右心房的前部突出形成三角形的右心耳，心房内面、后部光滑，但心耳处则有许多梳状肌（图 3-5）。

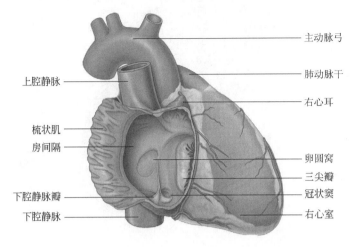

主动脉弓

上腔静脉

肺动脉干

右心耳

梳状肌

房间隔

卵圆窝

三尖瓣

冠状窦

下腔静脉瓣

下腔静脉

右心室

图 3-5　右心房

2. 右心室

室壁厚 2～3mm。室腔有出入二口。前面的出口为动脉口通向肺动脉，在室腔向动脉口方向延伸部分的内壁较光滑，称动脉圆锥或漏斗；后方的入口为右房室口，口缘有三尖瓣，按部位分为前瓣、后瓣及膈瓣，每瓣呈三角形。在肺动脉口与右房室口之间，有肌肉隆起称室上嵴，以此为界将室腔分为流入道和流出道两部分，流入道即右心室的流入道和流出道两部分。流入道即右心室的主要部分，其内膜不平，肌小梁互相交错形成肉柱。肉柱中有圆锥状的乳头肌，肌的尖端借腱索与各尖瓣相连。前乳头肌最大，起于前壁中部，后乳头肌起于后壁。内侧（膈侧）乳头肌最为细小，甚至只有腱索起于室间隔。从一个（或一组）乳头肌所发出的腱索，分别连到相邻的两个尖瓣上。右室还有一束肌肉，从室间隔连至右室前壁前乳头肌根部，称节制索或调节束。心室收缩时，血液推动三尖瓣关闭，由于乳头肌收缩，腱索牵拉瓣膜，使它不致翻入右心房，从而防止血液倒流至右心房。肺动脉口有 3 个半月形瓣膜，瓣叶可分为左瓣、右瓣和前瓣。左瓣与漏斗部的膈束相延续，右瓣与壁束相延续，左、右瓣叶的内 1/2 与主动脉壁相贴。肺动脉瓣前连于右室游离壁。每瓣游离缘的中央又有一半月瓣结，当心室舒张时，瓣膜关闭，借半月瓣结的互相接近，使瓣的闭合更加紧密，防止血液逆流返回右心室。肺动脉主干位于瓣环和左右分叉部之间，呈螺旋形贴于升主动脉的左前方，左右冠状动脉之间，分叉部偏左，与主动脉弓之间有一韧带，称动脉导管韧带，动脉导管未闭症的病变即在此韧带处（图 3-6）。

3. 左心房

位于心脏后部。前面仅能看到突向肺动脉左侧的左心耳。腔内有 5 个口，其中 4 个为肺静脉口，位于左房后壁，1 个为左房室口。左心房内面光滑，心耳内面的梳状肌发达，在心功能发生障碍、血流缓慢时，容易在心耳内形成血栓。

4. 左心室与主动脉根部

左心室壁厚 7～12mm，其室腔近似圆锥形。左后方有左房室口，口缘有二尖瓣。其前瓣较大，位于前右方接近于主动脉根部，与主动脉的左瓣环和后瓣环相延续，构成左心室流入道和流出道之间的唯一分界。由于二尖瓣和主动脉的纤维有持续性，当其中某个瓣叶严重钙化时，钙化区可以延伸至另一瓣叶。后瓣较小，位于左后方。二尖瓣相接处称连合，前外侧连合对左腋前线，后内侧连合对脊柱后缘，左心室室壁上有细小的肉柱网和强大的乳头肌。乳头肌起于左室前壁或侧壁，前外侧连合下方，收集前、后瓣前半部的腱索；后乳头肌起于左心室后壁，后内侧连合下方，收集前、后瓣后半部的腱索。左心室内壁较光滑，动脉口在右前方，通向主动脉。动脉口

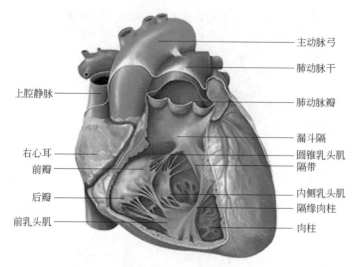

图 3-6　右心室内面观

缘也有 3 个半月瓣，称主动脉瓣。其右瓣在前，亦称前瓣，左瓣与后瓣在后，分居左、右两侧，半月瓣结亦较显著。各半月瓣所对的主动脉壁稍膨出，在半月瓣上方形成向上开口的腔，称为主动脉窦，相应分为右窦（即右冠状动脉窦）、左窦（即左冠状动脉窦）和后窦（即无冠状动脉窦）。房间隔通常正对后窦的中点，右窦则部分骑跨于圆锥间隔上，与右心室流出道相邻。主动脉窦瘤可发生于任何窦内，但以右窦居多。右窦可破入右心室流出道、右心室之室上崎下方或心房，后窦可破入右心房或左心房，甚至影响到房间隔；左窦也可破入左心房甚至心包腔内（图 3-7）。

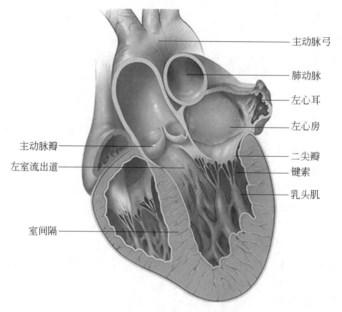

图 3-7　左心室与主动脉根部

五、心壁

　　心壁有 3 层，外层为心外膜，即心包浆膜的脏层；内层是心内膜，相当于血管内膜，心脏的瓣膜即由它折皱而成；中层为心肌层，由心肌纤维构成。心房肌较薄弱，心室肌尤其左心室肌层则特别发达，心脏的工作依靠这些肌纤维来完成。心房与心室的肌肉不相连续，它们在左、右房室口周围被纤维结缔组织形成的纤维环隔开，故心房与心室可在不同时期内分别收缩。

心脏有结缔组织支架作为心肌纤维及瓣膜的附着点。心脏支架包括4个瓣环和连接瓣环的纤维三角以及连接主动脉瓣环与肺动脉瓣环之间的圆锥韧带。主动脉瓣环右后方和左右房室相连接处的纤维三角称为左纤维三角。右纤维三角向下续于室间隔膜部。

六、房间隔与室间隔

房间隔为分隔左、右心房的结构，正常人的左心房位于右心房的左后上方，房间隔与人体矢状面和冠状面均成45°角。房间隔是由厚薄不均的肌性和纤维性组织构成，中央薄的膜样组织为卵圆窝，卵圆窝组织由原发隔组成，窝底厚仅1mm，窝中点有窦道样裂隙，卵圆窝外的房间隔主要由继发隔形成，为肌性组织，厚3～4mm。按照原发隔与继发隔重叠部分融合的情况分为完全融合、非完全融合和不融合，而非完全融合模式中，大部分合并开口于左心房的间隔憩室，小部分合并开口于右心房的间隔憩室，这一结构的形成增加了血栓形成及肺栓塞或动脉系统栓塞的风险。房间隔的毗邻关系：房间隔的前方为主动脉无冠窦，前下方左侧面为二尖瓣环，右侧面距三尖瓣隔瓣瓣环附着点约1.0cm，后方为冠状静脉窦、下腔静脉、右下肺静脉，上方为升主动脉和上腔静脉，后上方为右上肺静脉左心房开口（图3-8，图3-9）。

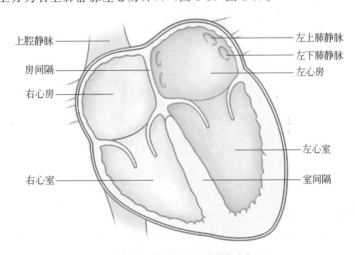

图3-8　房间隔和室间隔示意

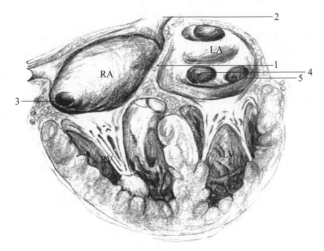

图3-9　房间隔的毗邻关系

1—卵圆窝；2—上腔静脉；3—下腔静脉；4—右下肺静脉；5—左下肺静脉

室间隔为分隔左、右心室的结构，上方呈 45°斜位，向下至心尖呈顺时针方向作螺旋状扭转，其前部较弯曲，后部较平直，这种扭曲使室间隔凸面朝向右心室，凹面朝向左心室。室间隔可分为膜部间隔和肌性间隔，仅膜部为纤维组织，其他大部分由肌性组织组成。膜部室间隔位于心房与心室交界处，其上界为主动脉右冠瓣和无冠瓣下缘，前缘和下缘为室间隔肌部，后缘为右心房壁，其右侧面被三尖瓣隔瓣附着点横跨，又将膜部间隔分为房室间隔部分和心室间隔部分。肌部室间隔分界不明显，从右心室面可将其分为靠近三尖瓣的流入道肌部、心尖小梁部和紧邻肺动脉瓣下漏斗部的流出道肌部，其左侧心内膜面有左束支及其分支通过，右侧有右束支通过，表面覆盖薄层心肌。

七、心包

心脏和大血管根部被纤维浆膜包浆，此结构由 2 层组成，强韧的外纤维层与内膜浆层。内膜浆层附着于心外壁，称为脏层心包；脏层心包自身反折并形成外纤维层，称为心包。脏层与壁层心包之间有少量的心包液，以使心脏在最小摩擦的环境中搏动（图 3-10）。

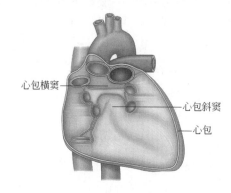

图 3-10　心包

八、血液循环

房、室间隔将心脏分隔为互不相通的左半心和右半心，每个半心的上部为心房，分别收纳回心的血液，下部为心室，将血液射向大动脉。根据血液在体内的循环途径，人体全身的血液循环分为体循环和肺循环两部分（图 3-11）。

1. 体循环

体循环又称大循环。当心脏收缩时，含有氧及营养物质的血液（动脉血）自左心室射入主动脉，再沿各级分支到全身各部的毛细血管，通过毛细血管完成组织内的物质交换，血液中的氧和营养物质被组织细胞吸收，而组织中的二氧化碳及代谢产物排入血液中，由毛细血管流入小静脉，再经中等静脉，最后汇入上、下腔静脉，流回心脏右心房，血液沿上述路径的循环称为体循环。

2. 肺循环

肺循环又称小循环。从体循环返回心脏的含有二氧化碳较多的静脉血，经右心房进入右心室。当心室收缩时，血液从肺动脉到肺，肺动脉在肺内经过分支成为包绕肺泡的毛细血管网，在此进行气体交换。通过呼吸作用排出二氧化碳，吸入氧气，静脉血又变成动脉血，这种新鲜血液经由肺静脉汇入左心房，再入左心室。血液沿上述路径的循环称为肺循环。

九、心脏传导系统

心脏的自律传导系统包括窦房结、结间束、房室结、希氏束、束支及其分支和浦肯野纤维网。主要电生理特性为自律性、兴奋性、传导性和不应性（图 3-12）。

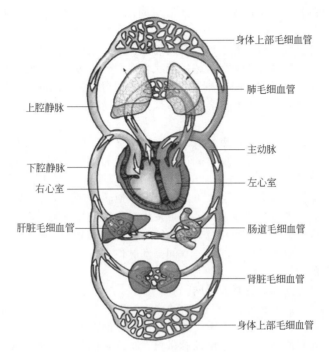

图 3-11　人体全身的血液循环

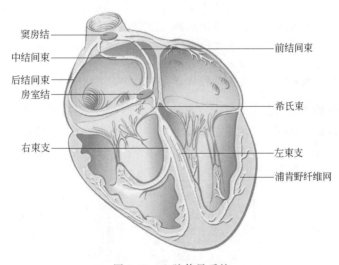

图 3-12　心脏传导系统

1. 窦房结

位于上腔静脉和右心房交界处的界沟内，延其长轴排列，呈椭圆形构造，分头、体、尾三部分，长 15mm，宽 5mm，厚 2mm。正常心脏激动起源于窦房结，病理情况下，可影响到窦房结的自律性和传导性，出现窦性心律失常。其血液由窦房结动脉供血，走行于窦房结中央，外径 1～3mm。60％的人窦房结动脉起源于右冠状动脉的右房前支，40％的人起自左冠状动脉回旋支，少数人窦房结接收左、右冠状动脉双重供血。窦房结动脉供血不足，可直接影响到窦房结的电生理功能。

2. 结间束

心房内有 3 条重要传导束，称为结间束，其血液供应由窦房结动脉供血。

（1）前结间束　从窦房结头部发出，沿心房前壁下行分为两束，一束到左心房，称为 Bachmann束，此束受损可引起房内阻滞；另一束沿房间隔下行到达房室结上部，称为降支，此束最短。

（2）中结间束　自窦房结后缘发出，沿房间隔下行，终止与房室结顶部。

（3）后结间束　沿下腔静脉瓣下行，越过冠状窦上方到达房室结，此束最长。

窦房结发出的激动主要沿前结间束和中结间束下传到房室结，结间束受损，可引起不同程度的房室传导阻滞。后结间束主要参与交界性和室性激动的逆行心房传导。

3. 房室交界区

由房结区、结区、结希区和希氏束组成。结区即房室结，传导速率最慢，具有闸门作用。房室环没有传导功能，房室交界区具有前传和逆转功能。正常窦性心律，它可以保持1：1的房室传导比例；发生心房扑动或心房颤动时，大多数心房激动受阻于房室结，使心室避免了快速纤颤，保护了心功能。交界性或室性激动又可通过交界区逆转心房。交界区传导障碍，可发生不同程度的房室传导阻滞。交界区自律性异常，又可发生交界区性心律失常。交界区是递减传导、传导阻滞、折返现象、隐匿传导、干扰与脱节等心律失常的好发部位。房室结的血液由纤维中隔支供血，希氏束由房室结动脉和前降支的第一室间隔动脉供血。

4. 束支传导系统

包括左右束支及其分支和浦肯野纤维网。

（1）右束支　细长，16～20mm，直径1～3mm，在室间隔右侧心内膜向下行走，在心尖部转向右心室上嵴。右束支病损，发生右束支阻滞是最常见的束支阻滞。

右束支近段由室间隔前动脉和房室结动脉供血，中段和远段由室间隔前动脉供血。

（2）左束支　在室间隔左侧心内膜下迅速分三支，分别称为左前分支、左后分支和中隔支。左束支主干及左后支短而宽，较少发生传导阻滞，左前分支细长，易发生传导阻滞。

左束支的血液供应来自前、后、上三组动脉，前组动脉发自前降支的第1～4室间隔前动脉；后组由后降支的室间隔后动脉供血；上组由房室结动脉供血。

（3）浦肯野纤维网　左右束支及其分支分出的树状末梢纤维，在心室内、外膜成网状结构，其末端直接与心室肌细胞连接。浦肯野纤维传导速率最快，可达4000mm/s。

十、心脏的血管和淋巴管

心脏的血管包括冠状动脉、冠状静脉（图3-13）。心脏的血管和淋巴管绝大部分位于心外膜脂肪的疏松结缔组织内。

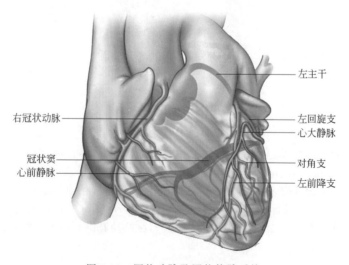

图3-13　冠状动脉及冠状静脉系统

1. 冠状动脉

心肌的氧气和营养物质由右、左冠状动脉供应，右、左冠状动脉发自主动脉根部、主动脉瓣叶上方，发出后向前走行于肺动脉两侧。

左主干起自主动脉的左冠状动脉窦，长 10～15mm，行走在左心房和肺动脉干之间到达房室沟，在这里分为前降支和回旋支。前降支沿前室间沟走向心尖，与右冠状动脉吻合；其主要分支有左圆锥支、斜角支及前室间隔支，分支分布于左、右室前壁一部分、心尖及室间隔大部分。回旋支在左心耳的下方沿冠状沟向左，然后转到心室的膈面，途中分支分布于左心房壁及左心室前、后壁的一部分。旋支的主要分支为左缘支，或称钝缘支，此支较恒定，沿心左缘下行，是冠状动脉造影时辨认分支的标志之一。

右冠状动脉起自主动脉右冠状动脉窦，走行于右房室沟内，在右心房和右心室间向后走行，发出锐缘支供应右心室；多数人的右冠状动脉在远段发出大的后降支，走行于心脏的下后到心尖部，为心室的下壁、侧壁和室间隔后三分之一供血。在发出后降支之前，右冠状动脉通常发出房室结动脉。见表 3-1。

表 3-1　冠状动脉主要血管供应心肌部位与传导系统

冠状动脉主要血管	供应心肌	传导系统供血
前降支	心脏前壁、左心室前侧壁、室间隔的前 2/3	希氏束、束支及其分支
回旋支	左心室侧壁、后侧壁、高侧壁	房室结
右冠状动脉	右心室、左心室下壁、左心室后壁、室间隔后 1/3	窦房结、结间束、房室结

冠状动脉的分布类型：一般根据左、右冠状动脉膈面的分布不同作为区分类型的标准。

（1）右优势型　右冠状动脉越过心房室交点，除发出后降支外，还有分支到左心室膈面。右冠状动脉分布整个或大部分心室膈面。

（2）左优势型　左冠状动脉越过心房室交点，发出后降支，并有分支到右心室膈面。

（3）均衡型　左右冠状动脉均衡分布于心室膈面，互不越过心房室交点。后降支可由右或左冠状动脉发出或同时来自两侧冠状动脉。

据我国学者对 1150 例国人正常心脏的研究结果，冠状动脉右优势型占 65.7%，均衡型占 28.7%，左优势型仅占 5.6%。因此膈面（后壁）心肌梗死多数系由于右冠状动脉阻塞引起。

2. 冠状静脉

冠状静脉的分布跟主要冠状动脉相似，它们将心肌毛细血管血液经冠状窦回流入右心房。大静脉位于心外膜脂肪中，通常比冠状动脉表浅。冠状窦静脉也可提供潜在的通路，使少量血液直接返回心腔。

3. 淋巴管

心脏的淋巴液通过遍布于 4 个腔室心内膜下结缔组织内的网状带瓣管道引流。淋巴引流到间质结缔组织中的心外淋巴管丛，较小的管道吻合成大的淋巴管，沿着冠状动脉和静脉分布，然后这些大的管道在房室沟合并形成单一的大淋巴管，最后离开心脏到纵隔的淋巴丛，最终汇入胸导管。

第二节　心脏专科查体方法

一、视诊

视诊时患者仰卧位，检查者站在患者的右侧，视线与胸廓同高，切线位观察。

1. 胸廓畸形

（1）扁平胸　瘦长体型或慢性消耗性疾病。

（2）桶状胸　多见于慢性支气管炎。

（3）佝偻病胸　多见于佝偻病儿童，沿胸骨各肋软骨与肋骨交接处常隆起，形成串珠状，即佝偻病串珠。若胸骨剑突处显著内陷，形似漏斗，即漏斗胸。

（4）胸廓一侧变形　多见于一侧大量胸腔积液、气胸或一侧严重代偿性肺气肿。

（5）心前区隆起：胸骨下段与胸骨左缘第3、4、5肋间隆起，多见于法洛四联症、肺动脉瓣狭窄、风湿性二尖瓣狭窄、心包积液等；胸骨左缘第2肋间隆起，多见于主动脉弓动脉瘤、升主动脉扩张。

2. 心尖搏动

主要由于心室收缩时的心脏摆动，心尖向前冲击前胸壁相应部位而形成。正常人心尖搏动位于第5肋间，左侧锁中线内0.5～1.0cm处，搏动范围直径为2.0～2.5cm。

（1）心尖搏动移位　肥胖、妊娠或小儿，膈肌上移，心脏横位，心尖搏动多位于第4肋间隙。瘦长或坐位、站位可使膈肌下降，心脏垂位，达第6肋间。解剖位置上：右心略比左心靠前，所以右心室增大向左侧移位，左心室增大向左下侧移位。纵隔和膈肌移位可引起心脏移位，一侧胸膜增厚、肺不张，心尖搏动向患侧移位；一侧胸腔积液、气胸，心尖搏动向健侧移位。

（2）心尖搏动强度、范围改变

① 强度。强度增加见于甲亢、贫血、高热或左心肥厚的代偿期。强度减弱见于扩张性心肌病、心肌梗死、心包积液、缩窄性心包炎、肺气肿、胸腔积液、气胸等。

② 范围。增大见于扩张型心肌病。

（3）负性心尖搏动　心脏收缩时产生搏动内陷，见于粘连性心包炎、重度右心室肥大。

3. 心前区搏动

心前区即心脏在前胸壁的体表投影。

（1）胸骨左缘第3、4肋间搏动　心脏收缩在此处形成强有力持久的搏动，为右心室压力负荷过重导致右心室肥厚现象，多见于先天性心脏病所导致的右心室肥厚（如房间隔缺损）。

（2）剑突下搏动　肺气肿、右心室肥大（右心室收缩期搏动）、腹主动脉瘤（腹主动脉搏动引起）。

（3）心底部搏动　胸骨左缘第2肋间搏动，多见于肺动脉扩张或高压；胸骨右缘第2肋间搏动，多见于主动脉弓动脉瘤或升主动脉扩张。

二、触诊

用右手全手掌开始检查，后逐渐变为尺侧小鱼际（震颤）或食指、中指指腹（心尖搏动）并拢触诊。

1. 心尖搏动与心前区搏动

抬举性搏动是指心尖区有力的搏动，可以使检查手指抬起并持续到第二心音开始，并伴有心尖搏动范围扩大（左心室肥厚体征）。

2. 震颤

一种短促的拍击感，是器质性心血管病的特征性体征之一；震颤的强弱与病变狭窄程度、血流速率和压力阶差成正比。

手掌尺侧或指腹感到一种细小的震动感，是血液经狭窄的口径或血流因异常流动造成涡流所致。多见于某些先天性病变或狭窄瓣膜病变。相比于听诊检查心脏杂音，触诊检查震颤更为可靠。有些心杂音频率过高难以捕捉，但触诊仍可感到震颤（表3-2）。

3. 心包膜擦感

在心前区或胸骨左缘第3、4肋间触及，收缩期心脏更接近胸壁，所以较易触及。坐位前倾及呼气末（使心脏靠近胸壁）心包摩擦感更明显。当心包渗出液增多，使脏层和壁层分离，则心包摩擦感消失。用于检查心包渗出性炎症。

表 3-2 心前区震颤的临床意义

时相	部位	常见疾病
收缩期	胸部右缘第 2 肋间	主动脉瓣狭窄
	胸骨左缘第 2 肋间	肺动脉瓣狭窄
	胸骨左缘第 3、4 肋间	室间隔缺损
	心尖部	重度二尖瓣关闭不全
舒张期	心尖部	二尖瓣狭窄
连续性	胸骨左缘第 2 肋间	动脉导管未闭

三、叩诊

1. 叩诊方法及顺序

患者坐位时扳指与肋间垂直；患者平卧位时，扳指与肋间平行。

（1）心浊音界　包括绝对浊音界（没有肺组织遮盖）和相对浊音界（有肺组织遮盖）。相对浊音界反映心脏大小，即心界。

（2）采用间接叩诊法　先扣左界，再扣右界。左界从心尖搏动外 2～3cm 开始，由外向内，逐个肋间向上，直到第 2 肋。右界从肝上界上一肋由外向内，逐一肋间向上叩诊，直到第 2 肋。

2. 正常心浊音界及其组成

见表 3-3。

表 3-3 正常心浊音界及其组成

右界/cm		肋间	左界/cm	
2～3	升主动脉,腔静脉	Ⅱ	2～3	肺动脉段
2～3		Ⅲ	3.5～4.5	左心耳
3～4	右心房	Ⅳ	5～6	左心室
		Ⅴ	7～9	

3. 心脏浊音的临床意义

（1）球形心　全心室增大，称普大型，见于全心衰竭或扩张型心肌病，心脏浊音界向两侧增大。

（2）靴型心　左心室向左下增大，心界似靴。

（3）梨形心　左心房显著扩大，心界如梨形，叩诊可见胸骨左缘 2、3 肋间心界增大。

（4）烧瓶样浊音　心包积液，坐位时心界呈三角形烧瓶样，卧位时心底部浊音增宽。

四、听诊

1. 心脏听诊区

心脏各瓣膜开放与关闭时所产生的声音传导至体表最易听清的部位称心脏瓣膜听诊区，与其解剖部位不完全一致，通常有 5 个听诊区，即：

① 二尖瓣区（M）。位于心尖搏动最强点，又称心尖区。

② 肺动脉瓣区（P）。在胸骨左缘第 2 肋间。

③ 主动脉瓣区（A）。位于胸骨右缘第 2 肋间。

④ 主动脉瓣第二听诊区（E）。在胸骨左缘第 3 肋间，又称 Erb 区。

⑤ 三尖瓣区（T）。在胸骨下端左缘，即胸骨左缘第 4、5 肋间。见图 3-14。

2. 听诊顺序

通常的听诊顺序可以从心尖区开始，逆时针方向依次听诊：先听心尖区（M）再听肺动脉瓣

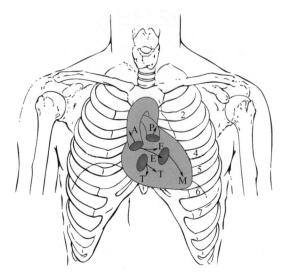

图 3-14　心脏听诊区

区（P），然后为主动脉瓣区（A）、主动脉瓣第二听诊区（E），最后是三尖瓣区（T）。一些临床医师也有从心底部开始依次进行各个瓣膜区的听诊。这些通常的听诊区域是假定心脏结构和位置正常的情况下设定的，在心脏病的心脏结构和位置发生改变时，需根据心脏结构改变的特点和血流的方向，适当移动听诊部位和扩大听诊范围，对于某些心脏结构异常的心脏病尚可取特定的听诊区域。

3. 听诊内容

（1）心率　凡成人心率超过 100 次/分，婴幼儿心率超过 150 次/分称为心动过速，生理情况下可见于发热、贫血、甲状腺功能亢进症、心力衰竭和休克等。心率低于 60 次/分称心动过缓，生理情况见于运动员和长期从事体力劳动的健康人，病理情况下见于甲状腺功能减退、颅内压增高、胆汁淤积性黄疸、房室传导阻滞或普萘洛尔等药物作用。

（2）心律　正常成人心律基本规整，部分青年和儿童的心律在吸气时增快，呼气时减慢，这种随呼吸而出现的心律不齐称为窦性心律不齐，一般无临床意义。听诊最能发现的最常见的心律失常是期前收缩和心房颤动。

① 期前收缩。是指在规律心律的基础上，突然出现 1 次心跳。其听诊特点：规律的节律中心音提前出现，其后有一较长间歇；提前出现的心跳第一心音增强，第二心音减弱，有时甚至消失；长间歇后出现的第 1 个心跳，第一心音减弱。若每 1 次正常心搏后出现 1 次期前收缩，称为二联律，每 2 次正常心搏后出现 1 次期前收缩，或每 1 次正常心搏后连续出现 2 次期前收缩，称为三联律。二联律和三联律多为病理性，常见于器质性心脏病、洋地黄中毒、低钾血症等。

② 心房颤动。常见于二尖瓣狭窄、冠心病或甲状腺功能亢进症等。其听诊特点为：心室率绝对不规则；第一心音强弱不等；脉率少于心率，这种脉搏脱漏现象，称为脉搏短绌。

（3）心音　正常听诊中通常只能闻及 S1 和 S2，S3 少数青中年可闻及，S4 通常代表病理性心音。

① S1。由二尖瓣和三尖瓣在收缩期关闭声音构成，三尖瓣略迟 0.02～0.03s，耳音无法辨别，所以融合为一个心音。S1 低顿，心尖搏动时出现，且心尖部听诊最响亮，历时较长。

② S2。由半月瓣和肺动脉瓣在舒张期关闭声音构成，肺动脉瓣略迟于半月瓣 0.03s，同样融合为一个心音，但生理情况下也可出现心音分裂，历时较短。

③ S3。跟随第二心音之后，血流冲击心室壁的声音。

④ S4。出现在第一心音之前，是心房肌用力收缩带动房室瓣及其附件产生，属病理性。

（4）心音强度的改变

① S1 增强。主要取决于心室压力升高速率。多见于二尖瓣狭窄、高热、贫血、甲状腺功能

亢进症、完全性房室传导阻滞等。

② S1 减弱。多见于二尖瓣关闭不全、主动脉瓣关闭不全、心肌炎、心肌梗死、心力衰竭等。

③ S1 强弱不等。常见于心房颤动和完全性传导阻滞。

④ S2 强度改变。S2 变化较为复杂，取决于大动脉压力，分为主动脉瓣部分（A2）和肺动脉瓣部分（P2）。

- S2 增强源于循环阻力增加或血流量增加。

A2 增强：主动脉压增高、动脉粥样硬化；

P2 增强：多见于肺心病、左向右分流的先心病。

- S2 减弱源于循环阻力减少或血流量减少，瓣膜关闭不全、低血压。

A2 减弱：主动脉瓣狭窄或关闭不全；

P2 减弱：肺动脉瓣狭窄或关闭不全。

（5）心音性质改变 提示严重心肌病变。

当心肌有严重病变时，第一心音失去原有低钝特征而与第二心音相似，且多有心率增快，致收缩期与舒张期时间几乎相等，听诊有如钟摆的"滴答"声，称钟摆律或胎心律，为大面积急性心肌梗死和重症心肌炎的重要体征。

（6）心音分裂 当 S1 或 S2 的两个重要成分之间的间隔延长，以致听诊时闻其分裂为两个声音，称为心音分裂。第一心音分裂偶见于健康儿童和青年，病理情况下见于完全性左束支传导阻滞。第二心音分裂临床较常见，以肺动脉瓣区明显，见于某些使右心室排血时间延长的疾病，如二尖瓣狭窄伴肺动脉高压、肺动脉瓣狭窄等；或见于左心室射血时间缩短，使主动脉瓣关闭时间提前的疾病，如二尖瓣关闭不全、室间隔缺损等。完全性左束支劝导阻滞、严重主动脉瓣狭窄、重度高血压等使主动脉关闭明显落后于肺动脉瓣，可出现反常分裂，又称为逆分裂。

（7）额外心音 指在 S1、S2 之外闻及的病理性附加音，可出现于收缩期，也可出现于舒张期，以舒张早期额外心音最多见，临床意义也较大。由于其出现在 S2 之后，与原有的 S1、S2 组成的节律，在心率＞100 次/分时，犹如马奔跑的蹄声，故又称舒张早期奔马律。其发生是由于心室舒张期负荷过重，心肌张力减低，顺应性减退，以致心室舒张时，血液充盈引起室壁振动所致。舒张早期奔马律按不同来源又可分为左心室奔马律和右心室奔马律，以左心室占多数。左心室奔马律的听诊特点为出现于 S2 之后，音调较低，强度较弱，以心尖部或其内上方及呼气末最清楚。舒张早期奔马律的出现标志着心脏功能失去代偿，常见于心力衰竭、急性心肌梗死、重症心肌炎与心肌病等严重心功能不全时。

（8）心脏杂音 是指除心音和额外心音以外，在心脏收缩或舒张过程中出现的异常声音，其特点为持续时间较长，强度、频率不同，可以与心音完全分开或连续，甚至完全掩盖心音。产生机制：杂音是由于血流速率加快、瓣膜口狭窄或关闭不全，异常血流通道，血管管径异常或心腔内漂浮物，使血流由层流变为湍流，进而形成漩涡，撞击心壁、瓣膜、大血管或大血管壁，使之产生振动，从而在相应部位产生的声音。

① 杂音听诊的要点

a. 最响部位与传导方向。一般杂音在某瓣膜区最响，提示病变部位就在该区相应瓣膜。如杂音在心尖部最响，提示二尖瓣病变；杂音在主动脉瓣区最响，提示主动脉瓣病变。杂音的传导方向也有一定规律，如二尖瓣关闭不全产生的杂音向左腋下传导；主动脉瓣狭窄的杂音向颈部传导，而二尖瓣狭窄的杂音则局限于心尖区。

b. 出现在心动周期中的时期。发生在第一心音和第二心音之间的杂音称为收缩期杂音（SM）；发生在第二心音与下一个心动周期的第一心音之间的杂音称为舒张期杂音（DM）；连续出现在收缩期和舒张期的杂音称为连续性杂音。一般认为，舒张期和连续性杂音均为器质性杂音，而收缩期杂音则有功能性和器质性两种可能。

c. 杂音性质。杂音的音色常以吹风样、隆隆样（雷鸣样）、叹气样、机器样、乐音样等来描述。杂音按音调高低又可分为柔和与粗糙两种。功能性杂音较柔和，器质性杂音较粗糙。临床上常根据杂音的性质推断不同病变，如二尖瓣区收缩期粗糙的吹风样杂音，提示二尖瓣关闭不全；二尖瓣区舒张期隆隆样杂音是二尖瓣狭窄的特征性杂音；主动脉瓣区舒张期叹气样杂音提示主动脉瓣关闭不全；机器样杂音见于动脉导管未闭；乐音样杂音见于感染性心内膜炎、梅毒性心脏病。

d. 杂音强度。即杂音的响度。杂音的强度与多种因素有关。一般来说，狭窄的程率越重、血流速率越快、狭窄口两侧压力差越大、心肌收缩力越强，则杂音越强；反之，则越弱。但若严重狭窄以致通过血流极少，杂音反而减弱或消失。

② 杂音的临床意义。有无杂音对心血管病的诊断与鉴别有重要价值，但有杂音不一定有心脏病，有心脏病也可无杂音。

a. 收缩期杂音

① 二尖瓣区。包括功能性、相对性和器质性收缩期杂音。功能性杂音可见于部分健康人、剧烈运动、发热、贫血、甲状腺功能亢进症等，听诊特点为吹风样、杂音柔和，强度一般在 2/6 级以下。相对性杂音因左心室扩大所引起，见于高血压性心脏病、贫血性心脏病、扩张性心脏病，听诊特点为吹风样，杂音较粗糙，强度 2～3/6 级。器质性杂音主要见于风湿性心脏病二尖瓣关闭不全，听诊特点为吹风样，杂音粗糙、响亮、高调，强度常在 3/6 级以上，多占据全收缩期，可遮盖第一心音，并向左腋下传导，呼气及左侧卧位时明显。

② 主动脉瓣区。以主动脉瓣狭窄引起的器质性杂音多见，听诊特点为喷射样或吹风样，性质粗糙，像颈部传导，常伴震颤及主动脉瓣区第二心音减弱。

③ 肺动脉瓣区。以功能性杂音多见，器质性少见。功能性见于儿童及青少年，听诊特点为柔和、吹风样、短促、2/6 级以下；器质性见于先天性肺动脉瓣狭窄，听诊特点为喷射性、响亮、粗糙，伴有震颤。

④ 三尖瓣区。相对性见于右心室扩大引起三尖瓣关闭不全时，听诊特点为柔和、吹风样、短促、3/6 级以下；器质性极少见。

⑤ 其他部位。室间隔缺损时，可在胸骨左缘第 3、4 肋间可闻及响亮而粗糙的收缩期杂音，常伴震颤。

b. 舒张期杂音

① 二尖瓣区。可因器质性或相对性狭窄引起，器质性主要见于风湿性心脏病二尖瓣狭窄，听诊特点为舒张中晚期隆隆样杂音，较局限，长伴有震颤、第一心音增强或开瓣音。相对性舒张期杂音又称为 Austin Flint 杂音，常见于主动脉瓣关闭不全所致的相对性二尖瓣狭窄，其听诊特点为性质柔和，不伴有震颤及开瓣音。

② 主动脉瓣区。主要见于各种原因所致的主动脉瓣关闭不全，听诊特点为舒张早期叹气样杂音，于胸骨左缘第 3、4 肋间（主动脉瓣第二听诊区）最清晰，向心尖部传导，坐位及呼气末屏住呼吸更明显。

③ 肺动脉瓣区。器质性病变引起者少见，多由于肺动脉高压、肺动脉扩张致肺动脉瓣相对关闭不全时增强。常见于二尖瓣狭窄伴肺动脉高压、肺源性心脏病等。

c. 连续性杂音。最常见于动脉导管未闭，听诊特点为于第一心音后不久开始，持续整个收缩期和舒张期，性质响亮、粗糙，似机器转动的噪音，故又称机器样杂音，于胸骨左缘第二肋间最响。

d. 心包摩擦音。正常心包膜表面光滑，壁层与脏层之间有少量液体起润滑作用，不会因摩擦而发出声音。当心包膜因炎症或其他原因发生纤维蛋白沉着而变得粗糙，在心脏冲动时，壁层与脏层心包相互摩擦产生振动而出现的声音称为心包摩擦音。其听诊特点为性质粗糙，似用指腹摩擦耳廓声，与心搏一致，在心脏收缩期及舒张期均可闻及，与呼吸无关，屏气时仍可闻及，可据与胸膜摩擦音区别。心包摩擦音可在整个心前区闻及，但从胸骨左缘第 3、4 肋间处最易闻及，坐位前倾或呼气末更明显。心包摩擦音常见于各种感染性心内膜炎，也可见于急性心肌梗死、尿毒症、放射损伤性等非感染性情况。当心包积液达一定程度时，摩擦音可消失。

第一节 心源性呼吸困难

心源性呼吸困难是各种心脏疾病引起病人呼吸时感到空气不足、呼吸费力的状态，常出现发绀、端坐呼吸，同时可有呼吸频率、节律和深度的异常。

【常见原因及临床表现】

各种原因引发的心功能不全均可引起呼吸困难。左心功能不全引起的呼吸困难，是由于肺淤血导致的肺循环毛细血管压力升高，组织液聚集在肺泡和肺组织间隙中，形成肺水肿。肺水肿影响肺泡壁毛细血管的气体交换，妨碍肺的扩张和收缩，引起通气和换气功能障碍，致使血氧分压降低和二氧化碳分压升高，刺激和兴奋呼吸中枢，患者感觉呼吸费力。

常见表现有：劳力性呼吸困难；夜间阵发性呼吸困难；端坐呼吸。

1. 劳力性呼吸困难

为最早出现的呼吸困难，常在体力活动时发生，休息后可缓解。其系体力活动后，回心血量增加，加重肺淤血的结果。

2. 夜间阵发性呼吸困难

此种呼吸困难特点是常发生在夜间，患者平卧时肺淤血加重，于睡眠中突然憋醒，被迫坐起。轻者经数分钟至数十分钟症状消失；重者患者咳嗽、咳泡沫样痰，有些患者伴支气管痉挛，双肺干啰音，与支气管哮喘类似，又称"心源性哮喘"。重症患者可咳粉红色泡沫痰，发展成急性肺水肿。

3. 端坐呼吸

心功能不全后期，患者休息时易感呼吸困难，不能平卧，被迫采取坐位或半卧位以减轻呼吸困难，称为"端坐呼吸"。患者采取的坐位越高，反映患者左心功能衰竭的程度越严重。

【护理】

1. 评估

（1）评估患者一般状况　了解相关病史，包括职业、年龄；以往有无呼吸困难发作史；有无心血管病；有无过度劳累、情绪紧张或激动等。

（2）评估呼吸困难的发生和进展特点　是突然发生，还是渐进性发展；是持续存在，还是反复间断发作；呼吸困难发生的诱因、时间及环境；与活动及体位的关系。

（3）评估呼吸困难的严重程度　通常以呼吸困难与日常生活自理能力水平的关系来评估。让患者自我表述呼吸困难对日常活动的影响，如与同龄人行走、登高、劳动时有无气促；是否需要停下喘气、休息；洗脸、穿衣或休息时有无呼吸困难，并准确记录。

（4）评估呼吸困难的类型及表现　是吸气性、呼气性还是混合性；是劳力性，还是夜间阵发性；呼吸是表浅还是浅慢或深快，若出现潮式呼吸、间断呼吸停止、呼吸节律改变、呼吸频率＞40 次/分并伴有意识障碍均提示病情危重。

（5）通过进一步检查，明确患者发生呼吸困难的原因　是否存在饮水量过多、输液速度过快、情绪激动等因素。

2. 护理要点及措施

（1）调整体位 安置患者坐位或半坐卧位，对已有心力衰竭的呼吸困难患者夜间宜保持半卧位，以减少回心血量，改善呼吸。发生急性肺水肿时，患者极度呼吸困难，此时应安置于患者坐位。注意保持患者的体位舒适和安全，可抬高床头，并用枕、软垫等支托臂、肩、骶、膝部，以防受压、滑坡或摔倒，床上放小桌用于支撑患者身体。

（2）严密观察 严密观察心律、心率、血压、氧饱和度、意识、呼吸困难程度、发绀程度，如有变化，立即通知医师，建立良好静脉通路，备好急救药品、器材。

（3）氧疗 给予中等流量的（2~4L/min）、中等浓度（29%~37%）氧气吸入。

（4）休息 减轻体力活动，加强生活护理，照顾患者的饮食起居，协助大小便，以减轻心脏负担，使心肌耗氧量减少，呼吸困难减轻。

（5）心理护理 稳定患者情绪，了解患者心理状态，予以安慰和疏导，及时向患者解释病情发展和治疗过程中可能出现的问题。

第二节 胸 痛

心前区疼痛是指因各种理化因素刺激支配心脏、主动脉或肋间神经的传入纤维，引起的心前区或胸骨后疼痛。

【常见原因及临床表现】

心绞痛、心肌梗死是引起心前区疼痛的最常见的原因。

1. 疼痛部位

疼痛或不适常位于胸骨或其邻近，也可发生在上腹至咽部之间的任何水平处，但极少在咽部以上。有时可位于左肩或左臂，偶尔也可伴于右臂、下颌、下颈椎、上胸椎、左肩胛骨间或肩胛骨上区，然而位于左腋下或左胸下者很少。对于疼痛或不适感分布的范围，病人常需用整个手掌或拳头来指示，仅用一手指的指端来指示者极少。

2. 疼痛性质

心绞痛应是压榨紧缩、压迫窒息、沉重闷胀性疼痛，而非刀割样尖锐痛或抓痛、短促的针刺样或触电样痛，或昼夜不停的胸闷感觉，也并非"绞痛"。少数病人可为烧灼感、紧张感或呼吸短促伴有咽喉或气管上方紧榨感。疼痛或不适感开始时较轻，逐渐增剧，然后逐渐消失，很少为体位改变或深呼吸所影响。

3. 疼痛时间

多数 3~5min，偶有达 30min。

4. 硝酸甘油的效应

舌下含有硝酸甘油片如有效，心绞痛应于 1~2min 内缓解，对卧位型心绞痛，硝酸甘油可能无效。在评定硝酸甘油的效应时，还要注意病人所用的药物是否已经失效或接近失效。

5. 诱发因素

以体力劳动、情绪激动、饱餐、寒冷刺激、吸烟、心动过速、休克等；晨间痛阈低，轻微劳力如刷牙、剃须、步行即可引起发作。

【护理】

① 评估患者的一般情况，包括年龄、性别、个人生活习惯、职业、长期生活地区气候等。询问既往心血管系统疾病史，既往发作史和服药史。

② 观察心前区疼痛的部位、性质、持续时间、诱发因素和缓解方式、伴随症状并准确记录。

③ 心理护理。观察病人情绪状态，与患者共同分析诱发疼痛的原因和预防发作的措施，消除对疼痛的恐惧感。

④ 减轻疼痛，预防复发。告知患者及家属诱发心绞痛的诱发因素，处于良好的休息环境，心绞痛发作期间限制活动，满足患者生活需要。

⑤ 针对不同患者做好用药指导，坚持服用扩血管药、解除痉挛药或进行病因治疗。

第三节 心 悸

心悸是指患者自觉心搏或心慌，或伴有心前区不适的主观感受，自述心搏强而有力、心脏停搏感或心前区震动感。

各种原因引起的心动过速、心动过慢，期前搏动、心房颤动等心律失常，均可引起心悸，体检可发现心率和脉搏加快或减慢，心律规则或不规则，或心搏增强等。

各种器质性心脏病、甲状腺功能亢进症、严重贫血、高热、低血糖反应等可引起心悸；健康人在强体力劳动后、精神高度紧张、大量饮酒、饮浓茶和咖啡或使用某些药物（阿托品、咖啡因、氨茶碱、肾上腺素等）可引起心悸。

【常见原因及临床表现】

1. 心脏搏动增强

（1）生理性

① 健康人在剧烈运动或精神过度紧张时。

② 饮酒、喝浓茶或咖啡后。

③ 应用肾上腺素、麻黄素、咖啡因、阿托品、甲状腺片等药物。

（2）病理性

① 高血压性心脏病、主动脉瓣关闭不全、二尖瓣关闭不全等引起的左心室肥大，心脏收缩力增强。

② 动脉导管未闭，室间隔缺损回流量增多，增加心脏的负荷量，导致心室肥大，也可引起心悸。

（3）其他引起心脏搏动增强的疾病

① 甲状腺功能亢进症，系由于基础代谢与交感神经兴奋性增高，导致心率加快。

② 贫血，以急性失血时心悸为明显。贫血时血液携氧量减少。器官及组织缺氧，机体为保证氧的供应，通过增加心率，提高排出量来代偿，心率加快导致心悸。

③ 发热，此时基础代谢率增高，心率加快，心排血量增加，也可引起心悸。

④ 低血糖症，嗜铬细胞瘤引起的肾上腺素释放增多，心率加快，也可发生心悸。

2. 心律失常

（1）心动过速 各种原因引起的窦性心动过速及阵发性室上性或室性心动过速等。

（2）心动过缓 高度房室传导阻滞（二度、三度房室传导阻滞），窦性心动过缓或病态窦房结综合征，由于心率缓慢，舒张期延长，心室充盈度增加，心搏强而有力，引起心悸。

（3）其他心律失常 期前收缩、心房扑动或心房颤动等，由于心脏搏动不规则或有一段间歇，使病人感到心悸，甚至有停跳停搏感觉。

3. 心脏神经症

心脏本身并无器质性病变，由自主神经功能紊乱所引起，多见于青年女性。

【护理】

① 评估患者病情变化时的伴随状况，并需动态观察。

② 评估观察患者脉搏和心搏的频率及节律的变化。

③ 心理护理。根据发病原因向患者说明一般心悸并不影响心功能，以免因焦虑而导致交感神经兴奋，产生心率增快、心搏增加和心律的变化，加重心悸。帮助患者通过散步、听音乐、交谈等方式进行自我情绪调节，增加休息时间，睡前可用小剂量镇静药以改善睡眠。

④ 指导患者不食用刺激性食物和饮料，及时更换引起心悸的药物。

⑤ 注意心律、心率的变化。对心律失常引起心悸的患者，应测量心律、心率、血压，必要是做心电图和血压的监护。

⑥ 严密观察病情。严重心律失常的患者，应卧床休息，进行心电监护。

第四节 心源性水肿

心源性水肿是由于充血性心力衰竭引起体循环系统静脉淤血等原因使组织间隙积聚过多液体所致。

【常见原因及临床表现】

右心功能不全时，体循环静脉淤血，有效循环血量减少，导致肾血流量减少，继发性醛固酮分泌增多引起水钠潴留。此外，静脉淤血使静脉压升高致毛细血管静脉端静水压增高，组织液生成增加而回吸收减少，致水肿发生。

水肿特点是首先出现在身体下垂部位，能起床活动者最早出现于足踝部，行走活动后明显，休息后减轻或消失；经常卧床者以背部、骶尾部及会阴部水肿明显。水肿部位因长期受压和营养不良，易致水肿液外渗、皮肤破溃、软组织损伤而形成褥疮。水肿多呈对称性、凹陷性，颜面部一般不肿。随着病情发展水肿逐渐向上蔓延遍及全身，严重者可出现胸腔积液、腹水。

【护理】

① 评估患者水肿部位、程度及水肿首先出现部位。

② 评估患者水肿的特点。水肿出现的时间、发生急缓、水肿性质、使水肿加重或减轻的因素、水肿与体位变化和活动的关系。

③ 评估患者营养与饮食。食欲有无改变，每日进食食物的种类、量；营养物质的搭配是否合理，能否满足身体的需要；体重有无明显变化；注意钠盐和液体的摄入量。

④ 详细准确记录 24h 出入液量。对尿量明显减少者应注意观察有无急性肺水肿发生，有无肾功能损害及电解质酸碱平衡紊乱，如氮质血症、高钾血症等。

⑤ 了解患者相关病史：有无心、肝、肾、内分泌代谢性疾病病史；有无营养。

⑥ 观察患者体重、腹围、脉搏、呼吸、血压、体位等情况；注意水肿部位皮肤黏膜的弹性、光泽、温湿度；观察长期卧床或严重水肿者的皮肤有无水泡、渗液、破溃或继发感染；注意有无胸腔积液征、腹水征及各种伴随症状；患者是否因水肿引起形象的改变、活动障碍，身体不适而心情烦躁。

⑦ 调整饮食。向患者和家属说明限制钠盐的重要性，各种腌制品、干海货、发酵面点、含钠的饮料和调味品，可加重水肿，应嘱咐患者尽量不用，可用糖、醋等调节口味以增进食欲。

⑧ 维持体液平衡，纠正电解质紊乱。水肿出现之前，患者一般已有体重增加，应观察尿量和体重的变化，特别是使用利尿药以后。水肿严重且利尿效果不好时，每日入液量应控制在前 1d 尿量加 500ml 左右。记录 24h 出入液量，注意保持出入液量平衡。静脉输液时应根据血压、心率、呼吸及病情变化情况，并执行相应的处理。

⑨ 皮肤护理。严重水肿致局部血液循环障碍，加上营养不良、皮肤抵抗力低、感觉迟钝等因素，皮肤易破损和发生感染。应保持床单和患者内衣的清洁、干燥；保持会阴部清洁、干燥，

有阴囊水肿的男性患者可用拖带支托阴囊；进行有创操作时，要严格执行无菌操作，水肿液外渗局部用无菌巾包裹，防止继发感染；注意观察有无压疮发生。

第五节　心源性晕厥

心源性晕厥是由于心排血量突然降低引起脑缺血而诱发的晕厥。严重者在晕厥发作时可导致猝死，是最严重的类型。是否存在器质性心脏疾病是影响晕厥患者预后最关键的因素。存在器质性心脏病或左心室功能不全的患者若出现晕厥，应高度警惕猝死的危险。

【常见原因及临床表现】

引起心源性晕厥的常见病因有严重心律失常、主动脉瓣狭窄、急性心肌梗死、高血压脑病等。

视脑缺血程度而定，轻者出现头昏眼黑（脑缺血4s），重者发生晕厥（脑缺血5～10s）或抽搐（脑缺血15s）。发作时伴有面色苍白或灰暗，呼吸常有鼾声，心搏停止20～30s可出现叹息样呼吸。当心脏恢复搏动，脉搏可及时，脸色突然转红。

【护理】

① 询问患者和家属发作前有无恐惧、紧张、剧痛等诱因，有无头晕、眼花、黑矇、恶心、呕吐等先兆表现。

② 评估患者晕厥发生时间、体位，每次发作时间长短及缓解方式；发作时是否有心率增快、血压下降、心音低钝或消失、抽搐、瘫痪等伴随症状。

③ 避免诱因。嘱患者避免过度疲劳、情绪激动或紧张、突然改变体位等情况，一旦有头晕、黑矇等先兆时立即平卧，以免摔伤。

④ 晕厥发作紧急处理。患者发生晕厥，应立即将患者平卧，抬高下肢，解开衣领，保持呼吸道通畅。根据临床症状迅速做出判断，行心电图检查了解有无心律失常、传导阻滞；急诊行脑CT、MRI检查，对脑源性晕厥的鉴别意义较大。同时配合医师进行急救处理，立即给予氧气吸入，建立静脉通道，根据医嘱快速有效地给予药物治疗，观察并记录好血压、脉搏、呼吸、面色、心率、心律、血氧饱和度等，以及发病的频度、持续时间、缓解时间、伴随症状及有无诱发因素等，观察急救处置效果。

⑤ 积极治疗相关疾病。心率显著缓慢的患者，持续心电、血压监测，遵医嘱给予阿托品、异丙肾上腺素等药物或配合人工心脏起搏治疗。

第一节 心血管内科护理常规

① 按内科疾病护理常规护理。

② 测量脉搏和呼吸时，必须准确计数 1min，并应注意脉率、脉律、脉搏的强弱及呼吸次数，如脉搏不规律，应数同 1min 内的脉搏与心率。

③ 严密观察患者病情变化，特别注意其心率、心律、血压、呼吸以及氧饱和度的变化，有无心率过快、脉搏缓慢，血压增高，超过基础血压或低于 90/60mmHg，咯血、呼吸困难、胸闷、憋气、腹痛、咽喉部疼痛、肢体疼痛等不适症状，记录病情变化持续时间和缓解方式，发现病情变化，及时报告医师处理，准确记录病情变化。

④ 呼吸困难时采取半卧位，抬高床头，给予氧气吸入，一般用氧 2～4L/min。对于严重缺氧者，使用面罩吸氧，氧流量 6～8L/min；急性肺水肿者，给予高枕卧位或半卧位，拉起双床档，无须双腿下垂，注意患者体位的舒适与安全。

⑤ 饮食给予易消化的低盐、低脂饮食，忌烟酒、咖啡、浓茶及其他刺激性食物，多吃新鲜蔬菜，每餐进食不宜过饱。对于水肿和心力衰竭的患者，给予低盐饮食、限制入水量，准确记录其出、入量，每天清晨测量体重，观察水肿程度和治疗效果。

⑥ 注意保持排便通畅，必要时预防性服用缓泻剂，当排便困难时，予以开塞露或甘油灌肠，切忌排便时用力过度，增加心脏负担。

⑦ 药物使用的观察护理

a. 服用抗凝药。阿司匹林和波立维饭后服用，以减轻对胃部刺激，如有胃部不适感觉，可增加胃黏膜保护药，同时留取粪便，密切观察排便性质，检查隐血结果。

b. 服用华法林药物。抗凝血治疗国际标准化比值（INR）稳定在 1.5～2.5，同时观察有无出血，如皮肤出血点、瘀斑，牙龈出血、鼻出血等。

c. 服用洋地黄

• 严密观察有无恶心、呕吐、脉搏缓慢、复视、黄绿视等中毒现象；

• 服药前，数脉搏，如脉搏＜60 次/分或发现不规律，或脉搏骤然增快情况，立即报告医师，做心电图，观察有无心律失常。

d. 使用利尿药

• 长期服用利尿剂通常在上午服药，应注意有无电解质紊乱；

• 静脉注射利尿药后，通常 15～30min 排尿，准确记录尿量，观察用药效果。

e. 使用降压药

• 观察患者的血压，有无头晕、头痛症状；

• 服用钙通道阻滞剂降压时观察有无牙龈肿胀、下肢踝部的水肿。

f. 输液治疗

• 输液量不宜过多、速率不宜过快，一般每分钟在 40 滴以内，对老年人、风湿性心脏病、心肌病和心力衰竭的患者，输液速率严格限制；

• 输入硝酸酯类药物时，询问患者有无头胀、头痛、心慌等不适症状。

- 做好心理护理，了解患者需求，避免患者焦虑、抑郁和情绪激动；床头交接班时，不要谈及患者的病情，以免增加患者的心理负担。
- 健康教育保持病室安静

a. 做好入院宣教，告知护理安全防范措施，如谨防跌倒、坠床、导管脱出等。

b. 交代留取各种标本的方法与注意事项，尤其是抽卧立位血液和葡萄糖耐量实验检查时。

c. 介绍病区环境，告知护理等级的活动范围和要求、作息时间、医护人员和责任护士名字。

d. 讲解所患疾病病因、诱因、临床表现、治疗方法、用药以及转归。

e. 告知患者常用药物的使用方法、不良反应及注意事项。

f. 交代特殊检查和治疗配合要点。

第二节 心力衰竭护理

心力衰竭是各种心血管病的最严重阶段。据国内 50 家住院病例调查，心力衰竭住院率只占同期心血管病的 20％，但死亡率却高达 40％，近年来，随着静脉溶栓治疗和急诊经皮冠状动脉介入治疗的普及，挽救了大量 ST 段抬高心肌梗死患者，但是其中相当比例的患者存在着左心室功能不全。根据病变部位可分为左心衰竭、右心衰竭和全心衰竭；根据发病情况可分为急性心力衰竭和慢性心力衰竭。

一、慢性心力衰竭

慢性心力衰竭是各种心脏结构或功能性疾病导致心室充盈和（或）射血能力受损而引起的一组综合征。由于心室收缩功能下降射血功能受损，心排血量不能满足机体代谢的需要，器官、组织血液灌注不足，同时出现肺循环和（或）体循环淤血，主要表现是呼吸困难和无力而致体力活动受限和水肿；由于心肌舒张功能障碍，左心室充盈压异常增高，使肺静脉回流受阻，而导致肺循环淤血。

【病因与诱发因素】

1. 病因

（1）原发性心肌损害 缺血性心肌损害，如冠心病心肌缺血和（或）心肌梗死，心肌炎和心肌病；心肌代谢障碍性疾病，如糖尿病心肌病，其他维生素 B_1 缺乏及心肌淀粉样变性。

（2）压力负荷过重 左心室压力负荷过重，常见于高血压、主动脉瓣狭窄；右心室压力负荷过重，常见于肺动脉高压、肺动脉瓣狭窄、肺栓塞。

（3）容量负荷过重 如二尖瓣、主动脉瓣关闭不全；先天性心脏病，如房室间隔缺损、动脉导管未闭。此外，伴有全身血容量增多或循环血量增多的疾病有慢性贫血、甲状腺功能亢进症。

2. 诱发因素

包括感染、心律失常、生理或心理压力过大、过度疲劳、情绪激动、精神过于紧张、妊娠和分娩、血容量增加，其他原有疾病治疗不当，如风湿性心脏瓣膜病出现了风湿活动；合并甲状腺功能亢进或贫血；不恰当停用洋地黄制剂。

【临床表现】

1. 左心衰竭

（1）症状

① 呼吸困难。是左侧心力衰竭的主要症状，可表现为劳力性呼吸困难、夜间阵发性呼吸困难或端坐卧位。

② 咳嗽、咳痰和咳血。开始常发生于夜间，由于肺泡和支气管黏膜淤血导致咳嗽和咳痰，

坐位或立位时可减轻或消失；慢性肺淤血、肺静脉压力升高，导致肺循环和支气管血液循环之间形成侧支，支气管黏膜下形成扩张的血管，一旦破裂可引起大咳血。

③ 疲倦、乏力、头晕、心悸。心排血量减低，器官、组织血液灌注不足以及代偿性心率加快所致。

④ 少尿及肾功能损害症状。可出现少尿，长期慢性肾血流量减少进一步导致血尿素氮、肌酐升高，并可伴有肾功能不全的全身症状。

（2）体征

① 肺部湿性啰音。随着病情加重，肺部啰音从局限性肺底部到全肺，双肺底可闻及细湿啰音，并伴有单侧或双侧胸腔积液和双下肢水肿。

② 心脏体征。心脏扩大、心率≥100 次/分，第一心音减弱，心尖部可闻及 S3 奔马律，肺动脉瓣区第二心音亢进，若有瓣膜病在各听诊区可闻及杂音。

（3）辅助检查

① 心电图。窦性心动过速，可见二尖瓣 P 波，V1 导联反映左心房、左心室肥厚、扩大，可有左、右束支传导阻滞和室内传导阻滞，急性、陈旧性梗死或心肌缺血，以及多种室性或室上性心律失常。

② 胸部 X 线检查。心影增大，心胸比例增加，左心房、左心室或全心扩大，肺淤血，间质性肺水肿和肺泡性肺水肿，上、下腔静脉影增宽，胸腔积液。

③ 超声心动图。可见左心房、左心室扩大或全心扩大，或有室壁瘤存在；左心室整体或节段性收缩运动严重低下，左室射血分数（LVEF）<40%，重度心力衰竭时，反映每搏量的主动脉瓣区血流频谱降低；二尖瓣或主动脉瓣严重狭窄或反流，大量心包积液，严重肺动脉高压。

④ 血气分析。低氧血症伴呼吸性碱中毒，少数可伴有呼吸性酸中毒。

2. 右心衰竭

（1）症状

① 消化道症状。胃肠道及肝淤血引起恶心、呕吐、腹胀、食欲缺乏。

② 劳力性呼吸困难。开始多发生在较重体力活动，休息后缓解，随着疾病的进展，轻微体力活动即可出现。

（2）体征

① 水肿。首先出现在身体最低部位，如卧床患者背骶部、会阴或阴囊部，非卧床患者的足踝部、胫前部，为对称性压陷性水肿；重者可延及全身，出现胸、腹腔积液，同时伴有尿量减少和体重增加。

② 颈静脉征。颈静脉怒张、充盈，肝颈静脉反流征阳性。

③ 肝脏体征。肝大伴压痛，肝硬化，黄疸，腹水。

④ 心脏体征。右心室显著扩大出现三尖瓣关闭不全的反流性杂音。

（3）辅助检查

① 心电图。P 波高尖，电轴右偏、AVR 导联 R 波为主，V1 导联 R/S>1，右束支阻滞等右心房、左心室肥厚扩大。

② 胸部 X 线。右心房、右心室扩大和肺动脉段凸（有肺动脉高压）或凹；上、下腔静脉增宽和胸腔积液症。

③ 超声心动图。右心房、右心室扩大或增厚，肺动脉增宽和高压，二尖瓣和肺动脉狭窄或关闭不全以及心包积液等。

3. 全心衰竭

（1）症状　先有左侧心力衰竭症状，随后出现右侧心力衰竭症状，由于右心排血量下降能减轻肺淤血或肺水肿，故左心衰竭症状可随右心衰竭症状出现而减轻。

（2）体征　既有左侧心力衰竭体征又有右侧心力衰竭体征，全心衰竭时，由于右侧心力衰竭的存在，左侧心力衰竭的体征可因肺淤血或水肿的减轻而减轻。

（3）辅助检查

① 心电图。反映左心房、左心室肥厚扩大为主，或左、右心房、左、右心室均肥厚扩大及房、室性心律失常，房室传导阻滞、束支传导阻滞和室内阻滞图形，QRS波群低电压。

② 胸部 X 线检查。心影增大或以左心房、左心室增大为主；可见肺淤血、肺水肿、上、下腔静脉增宽和胸腔积液。

③ 超声心动图。左、右心房，左、右心室均增大或以左心房、左心室扩大为主，左室整体和节段收缩功能低下，左室射血分数降低（<40%）。

（4）心导管检查　肺毛细血管楔压（PCWP）和中心静脉压（CVP）均增高，分别大于 18mmHg 和 15cmH$_2$O。

【常见并发症】

① 心律失常。左心室扩大和左室射血分数降低的患者常伴有室性心动过速，而所有的快速室性心律失常患者的猝死率很高。

② 急性左心功能不全。

【治疗原则】

提高运动耐量，改善生活质量；阻止或延缓心室重构；防止心肌损害进一步加重；降低死亡率。

1. 基本病因治疗

（1）基本病因治疗　控制高血压，使用药物、介入或手术改善冠心病心肌缺血，心瓣膜病换瓣手术以及先天畸形的纠治手术。

（2）消除诱因控制感染　纠正心房颤动，心房颤动不能及时复律应尽快控制心室率；甲状腺功能亢进症、贫血的患者注意检查并予以纠正。

（3）一般治疗

① 休息。控制体力活动，避免精神刺激，降低心脏的负荷，有利于心功能的恢复。

② 控制钠盐摄入。但应注意在应用强效排钠利尿剂时，过分严格限盐可导致低钠血症。

（4）药物治疗

① 利尿剂的应用。利尿药是心力衰竭治疗中最常用的药物。

常用的利尿药如下：

a. 噻嗪类利尿药。注意补充钾盐，否则可因低血钾导致各种心律失常。

b. 袢利尿药。以呋塞米（速尿）为代表，在排钠的同时也排钾，为强效利尿剂。低血钾是这类利尿剂的主要不良反应，必须注意补钾。

c. 保钾利尿剂。常用的有螺内酯（安体舒通）、氨苯碟啶、阿米洛利。

② 肾素-血管紧张素-醛固酮系统抑制剂。有三类，即血管紧张素转换酶抑制剂；血管紧张素受体阻滞剂；醛固酮受体拮抗剂。

③ β受体阻断药的应用。由于β受体阻断药确实具有负性肌力作用，临床应用仍应十分慎重。应待心力衰竭情况稳定已无体液潴留后，首先从小剂量开始。

④ 正性肌力药

a. 洋地黄类药物，如地高辛、洋地黄毒苷等。

b. 非洋地黄类正性肌力药，如肾上腺素能受体兴奋药。

2. 左室射血分数降低的治疗

（1）药物治疗　常规合用利尿剂、血管紧张素转换酶抑制剂或血管紧张素受体拮抗剂、β受体阻断药、洋地黄。

（2）运动　运动锻炼可以减少神经激素系统的激活和减慢心室重塑的进程，因此建议锻炼与药物治疗相结合。

（3）心脏再同步化治疗　置入双心腔起搏装置，用同步化方式刺激右心室和左心室，从而治疗心脏的非同步收缩，缓解症状。

（4）室性心律失常与猝死的预防　采用减缓疾病进展的有效治疗方法、β受体阻断药、醛固酮受体拮抗剂、胺碘酮均可降低猝死和总死亡率，致命性的快速心律失常患者应置入心脏复律除颤器。

（5）其他治疗方法　重组人脑利钠肽、置入性血流动力学监测装置和体内心脏支持装置、体外反搏、心肌生长因子、干细胞移植等治疗方法仍在观察和实验阶段。

3. 左室射血分数正常的治疗

心力衰竭但是左室射血分数相对或接近正常的患者多达 20％～60％，无瓣膜病时，认为心室顺应性降低是这种综合征的主要原因，主要是控制对心室舒张产生重要影响的生理学因素，如血压、心率、血容量和心肌缺血，通过降低静息和运动状态心脏充盈来减轻症状。

4. 难治性心力衰竭的治疗

纠正引起难治性心力衰竭的原因，加强治疗措施，严格控制液体入量，给予合理足量的血管扩张剂，可考虑静脉应用非洋地黄类正性肌力药物和扩血管药物以减轻症状。

【护理】

1. 评估

（1）健康史和相关因素：

① 一般状况。患者的年龄、性别、职业、婚姻状态、营养状况，尤其注意与现患疾病相关的疾病史和药物使用情况，以及过敏史、手术史、家族史。

② 发病特点。患者有无呼吸困难、缺氧、水肿、尿少，夜间阵发性呼吸困难表现。

③ 相关因素。包括既往史，心力衰竭病因和诱因、病情病程发展、精神状态，初步判断心功能分级以及对生活质量的影响。

（2）身体状况

① 病情

a. 体温、心律、心率、有无交替脉、血压的高低、意识、精神、营养、皮肤色泽以及缺氧程度。

b. 水肿部位及程度。轻度水肿，距小腿关节以下；中度水肿，膝关节以下；重度水肿，膝关节以上，和（或）伴胸腔积液、腹水。

c. 体位是平卧、半卧，还是端坐。

d. 心肺心脏扩大，心尖搏动的位置和范围，有无心尖部舒张期奔马律，病理性杂音，双肺有无湿啰音或哮鸣音。

e. 其他，有无颈静脉怒张、肝颈静脉回流征阳性，肝脏大小、质地，有无胸腹水，此外还要特别关注电解质、血气分析。

② 病情发展。有无劳力性呼吸困难，有无夜间憋醒、阵发性呼吸困难或端坐卧位，有无咳嗽、咳粉红色泡沫痰，有无疲乏、头晕、失眠等左心衰竭的表现；有无恶心、呕吐、食欲缺乏、腹胀、体重增加、身体低垂部位水肿等右心衰竭表现。

（3）辅助检查

① X线检查。心影大小及外形为心脏病的病因诊断提供重要的参考资料。

② 超声心动图。比X线更准确地提供各心腔大小变化及心瓣膜结构和功能情况，以及估计心脏功能。

③ 放射性核素检查。放射性核素心血池显影，除有助于判断心室腔大小外，还可以收缩末期和舒张末期的心室影像的差别计算射血分数值。

④ 有创性血流动力学检查。对急性重症心力衰竭患者必要时采用漂浮导管，经静脉插管直至肺小动脉，测定各部位的压力及血液含氧量，计算心脏指数（CI）及肺毛细血管楔压，直接反

映左心功能，正常时 CI>2.5L/m，PCWP<12mmHg。

⑤ 美国心脏病学会心功能分级评估。根据患者自觉症状分级，可大体上反映病情的严重程度。

● Ⅰ级：患者患有心脏病，但日常活动量不受限，一般活动后不引起乏力、心悸、呼吸困难和心绞痛。

● Ⅱ级：心脏病患者的体力活动受到轻度限制，静息时无不适，但低于日常活动量即感乏力、心悸、气促和心绞痛。

● Ⅲ级：心脏病患者的体力活动明显受限，但低于日常活动量即感乏力、心悸、气促和心绞痛。

● Ⅳ级：不能无症状地进行任何体力活动，休息时可有心力衰竭或心绞痛症状，任何体力活动都加重不适。

⑥ 6 分钟步行运动实验。6 分钟步行距离<150m，表明重度心力衰竭；150～425m 为中度心力衰竭；426～550m 为轻度心力衰竭。其是一项简单易行、安全方便的用以评定慢性心力衰竭患者运动耐力的方法，同时也用来评价心力衰竭治疗的疗效。

2. 护理诊断

（1）判断护理问题和危险因素

① 气体交换受损，与左心衰竭致肺淤血有关。

② 体液过多，与右心衰竭导致体循环淤血、水钠潴留、低蛋白血症有关。

③ 有发生下肢静脉血栓的危险。

④ 有发生洋地黄中毒的危险。

⑤ 室性心律失常与猝死的危险。

（2）病情观察

① 观察生命体征，心率、心律、血压、呼吸频率、节律、氧饱和度、呼吸困难缺氧表现。

② 观察水肿的部位和程度并做好护理记录。

③ 观察有无下肢肿胀、疼痛。

④ 观察电解质平衡状况。

⑤ 观察患者情绪，有无焦虑、抑郁和自杀等异常心理。

⑥ 观察药物反应，如地高辛和利尿药。

（3）并发症的观察与护理

① 下肢静脉血栓的护理

a. 评估发生下肢静脉血栓的危险因素。慢性心功能不全患者长期卧床、全身水肿、活动受限是导致下肢静脉血栓的直接因素。

b. 协助患者床上翻身，被动活动四肢、抬高下肢。

c. 原发病无使用抗凝药禁忌证的疾病，可预防性地口服抗凝血药或皮下注射低分子肝素。

d. 密切观察下肢血液循环，天气寒冷时注意保暖。

e. 避免在下肢输液。

② 洋地黄中毒的治疗护理

a. 评估发生洋地黄中毒的危险因素，老年人、心肌缺血缺氧、重度心力衰竭、低钾低镁血症、肾功能减退的患者对洋地黄较敏感。

b. 洋地黄与奎宁丁、胺碘酮、维拉帕米、阿司匹林等药物合用可增加中毒机会，避免合用。

c. 地高辛治疗起始和维持剂量是 0.125～0.25mg/d，血浆药物浓度 0.5～1.0ng/ml。

d. 发药前数脉搏，当心率<60 次/分或节律不规则，应暂停服药，报告医师并注意血压、心电图的变化。

e. 观察洋地黄中毒的临床表现。常见的胃肠道反应有恶性、呕吐、食欲缺乏；神经系统表现有头痛、倦怠、视力模糊、黄视、绿视和复视。最重要的心电图表现是各类的心律失常，最常见的有室性期前收缩，多呈二联或三联。

f. 发生洋地黄中毒时应立即停药，低钾患者可口服或静脉补钾，停用利尿药。

g. 快速纠正心律失常，可用利多卡因或苯妥英钠。

h. 有传导阻滞或缓慢型心律失常患者，静脉注射阿托品或安装临时起搏器治疗。

（4）一般护理

① 保持室内空气新鲜，温度、湿度适宜，防止感冒受凉而加重心力衰竭。

② 做好心理护理，鼓励患者表达内心感受，多与患者和患者家属交流，使患者和家属共同参与治疗护理。

③ 休息与卧位。卧床休息视病情而定，对呼吸困难、咳嗽、咳痰明显的患者应该半卧位，持续或低流量吸氧，督促患者翻身，变换体位。

④ 准确记录出入量，保持出入量平衡，每日下午观察尿量，如尿量少于500ml，尽早使用利尿剂。

⑤ 每日固定测量体重时间，若发现体重有隐匿性增加时，应警惕心力衰竭的复发。

⑥ 饮食饮水。遵医嘱低盐低脂饮食，给予高维生素、低热量、少盐、少油及富有钾、镁和适量纤维素的食物，宜少量多餐避免刺激性食物。对少尿患者应根据血钾水平决定食物中含钾量，每日钠盐控制在 4～5g；对于水肿和心功能Ⅲ～Ⅳ级的患者，饮水量严格控制在500～600ml。

⑦ 应用利尿剂后注意有无低血钾症状。

（5）使用利尿剂的护理

① 利尿剂从小剂量开始，然后剂量逐渐增加直至尿量增加，体重减轻，一般每日减轻体重0.5～1kg。利尿剂配合中度限制钠盐摄入（3～4g）。

② 每日记录患者体重，根据体重增加或减少情况调整用药量。

【健康教育】

① 用药指导。慢性心功能不全的治疗是一个持久的过程，要向患者及家属讲解诱发心力衰竭的危险因素。遵医嘱按时服用药物，对于服用地高辛药物的患者，密切关注消化道、神经系统、心脏毒性反应，警惕地高辛中毒的前驱症状。

② 活动与休息。根据心功能受损的程度决定活动与休息，心功能Ⅰ级的患者应适当休息，保证睡眠，注意劳逸结合；心功能Ⅱ级的患者应增加休息，但能从事日常家务工作；心功能Ⅲ级的患者要限制活动，增加卧床休息时间；心功能Ⅳ级的患者要绝对卧床休息，原则上以不出现症状为限。家人要协助患者沐浴、更衣。

③ 饮食指导。给予高维生素、低热量、少盐、少油和富有钾、镁及适量纤维素的食物，宜少量多餐避免刺激性食物，对少尿患者应根据血钾水平决定食物中含钾量，每日钠盐控制在4g。

④ 保持出入量平衡。准确记录尿量，每日测量体重，若发现体重有隐匿性增加时，应警惕心力衰竭的复发。

⑤ 保持大便通畅。多食含纤维素的蔬菜和食物，排便时切勿用力。

⑥ 重度水肿患者，应定时变换体位，保持床单位整洁、干燥，防止压疮发生。呼吸困难者易发生口干和口臭，应加强口腔护理。

二、急性左心功能衰竭

急性左侧心力衰竭是临床常见的心血管急症之一。由于急性心脏病变引起心排血量显著、急骤降低导致的组织器官灌注不足和急性淤血综合征，以急性肺水肿或心源性休克为主要表现。

【病因与发病机制】

导致急性左侧心力衰竭的病因是与冠心病有关的急性广泛前壁心肌梗死、乳头肌梗死断裂、室间隔破裂穿孔，感染性心内模炎引起的瓣膜穿孔、腱锁断裂所致的瓣膜性急性反流，还有其他高血压心脏病血压急剧增高，原有心脏的基础上快速心律失常或严重缓慢性心律失常，输液过多、过快，上述各种病因导致心脏解剖或功能的突发异常，使心排血量急剧降低和肺静脉压突然升高均可发生急性左侧心力衰竭。

【临床表现】

1. 不同临床表现

根据心脏排血功能减退的程度、速度和持续时间的不同，以及代偿功能的差别有 4 种不同表现。

（1）心源性昏厥　心脏本身排血功能减退，心排血量减少引起脑部缺血，发生短暂的意识丧失，发作持续时间数秒钟时可有四肢抽搐、呼吸暂停、发绀等表现，称为阿斯综合征。

（2）休克　由于心排血功能低下，导致心排血量不足而引起的休克。临床上除一般休克的表现外，多伴有心功能不全、颈静脉怒张等表现。

（3）急性肺水肿　典型发作是突然、严重气急，伴严重呼吸困难，呼吸频率大于 30～40 次，端坐呼吸，阵阵咳嗽，口唇青紫，大汗，咳出泡沫样痰夜，心率增快，血压在起始时增高，以后降至正常或降低，肺啰音和端坐呼吸，血氧饱和度＜90％。

（4）心搏骤停　严重心功能不全的表现。

2. 辅助检查

① 急性肺水肿典型 X 线示蝴蝶形状大片阴影由肺门向周围扩散。

② 心电图帮助确诊急性左侧心力衰竭的病因以及了解心室负荷情况。

③ 动脉血气评估氧和情况、通气情况、酸碱平衡和碱缺失。

④ NT-pro 血浆 B 型利钠肽＜150pg/ml 作为急性左心衰的生化指标。

【治疗原则】

1. 一般治疗

（1）抗感染　有针对性选择抗生素治疗。

（2）控制血糖　根据血糖监测结果控制血糖。

（3）分解代谢产物　保证能量和氮平衡。

（4）保护肾功能　在合理治疗措施的情况下，实时监测肾功能。

2. 氧气和机械辅助治疗

① 急性左心功能不全伴有低氧血症（SaO_2＜90％或 PaO_2＜60mmHg）给予高流量吸氧，将氧饱和度维持在大于 95％～98％；急性心力衰竭伴低氧血症患者，不推荐给予酒精湿化吸氧，这可能导致支气管和肺泡壁损伤。

② 心源性肺水肿患者伴有严重呼吸困难和（或）酸中毒时，可考虑立即给予无创通气；伴有呼吸衰竭、意识减退或呼吸肌疲乏、呼吸无力时，可考虑给予有创通气。

③ 护理人员应了解机械辅助治疗的适应证

a. 心源性肺水肿患者伴有严重呼吸困难和（或）酸中毒时，可考虑立即给予无创通气。

b. 伴有呼吸衰竭、意识减退或呼吸肌疲乏、呼吸无力时，可考虑给予有创通气。

c. 出现利尿剂抵抗时，可考虑给予超滤治疗。

d. 出现心源性休克，药物效果不佳时，可考虑给予机械循环支持，作为恢复或心脏移植的过渡（桥梁）。

3. 药物治疗

（1）吗啡　不常规给予阿片类药物（如吗啡）；若使用阿片类药物，应监测呼吸困难、意识及焦虑缓解状况，警惕呼吸抑制发生。

（2）血管扩张药　收缩压＞90mmHg 的急性肺水肿患者，静脉给予血管扩张药物（硝酸酯类和（或）硝普钠，注意监测患者血压变化，严密观察血压、心率、心律变化。

（3）利尿剂

① 静脉给予利尿剂，采用负荷量推注和（或）持续静脉泵入。

② 静脉给予利尿剂期间，应密切监测患者尿量（开始 2h 尿量＞100ml/h）。

③ 应常规监测症状、肾功能、电解质，警惕发生低血钾等不良反应。

④ 改为口服利尿剂治疗方案后，仍需观察容量负荷过重，至少监测 24h。

⑤ 出现利尿剂抵抗时，可考虑给予超滤治疗。

（4）洋地黄制剂　用于快速心房颤动的患者或已知有心脏扩大伴左心室收缩功能不全，毛花苷 C 静脉注射，首剂是 0.4mg，2h 后可重复再给 1 次 0.2～0.4mg。氨茶碱对解除气管痉挛有效，注意缓慢注射。

【护理】

1. 评估

（1）健康史和相关因素

① 一般情况。患者的年龄、性别、职业、婚姻状态、营养状况，尤其注意与现患疾病相关疾病史和药物使用情况，以及过敏史、手术史、家族史。

② 发病特点。患者有无导致急性左侧心力衰竭的病因和诱因，病情严重性以及心功能分级。

③ 相关因素。是否合并其他脏器官功能不全的表现。

（2）水肿部位及程度　轻度水肿——距小腿关节以下；中度水肿——膝关节以下；重度水肿——膝关节以上，和（或）伴胸腔积液、腹水。

（3）最佳体位　出现突发呼吸困难时，应协助患者采取被迫端坐位；出现意识丧失、大动脉搏动不明显甚至消失时，应该给予复苏体位，做好心肺复苏准备；病情相对平稳时，推荐患者采取自感舒适体位（半卧位或平卧位）。

2. 护理要点及措施

① 心理护理。由于交感神经系统兴奋性增高，呼吸困难进行性加重，患者易产生恐惧心理。医护人员在抢救患者时应保持镇静、操作熟练、忙而不乱；注意保护性医疗措施，不在患者床旁谈论病情，做好护理记录。

② 病情观察。患者劳力性或夜间阵发性呼吸困难，心率增快、乏力、尿量减少、心尖部闻及舒张期奔马律时，应及时与医师联系。出现急性肺水肿征兆，应立即救治，给予高枕卧位或半卧位，拉起双床档，无须双腿下垂，注意患者体位的舒适与安全。肺水肿伴严重低氧血症和二氧化碳潴留，药物不能纠正者应考虑气管插管和呼吸机辅助呼吸。

③ 持续标准化无创监测心率/律、血压、氧饱度、呼吸以了解心功能情况，必要时行漂浮导管进行血流动力学监测，以便调整药物。

④ 密切监测心力衰竭相关症状及体征以评估容量负荷。

⑤ 注意观察引起急性左心功能不全的某些病因，如急性广泛前壁心肌梗死、乳头肌梗死断裂、室间隔破裂穿孔。感染，高血压、快速心律失常，输液过多或过快等引起心排血量急剧下降，为形成急性肺水肿的因素。

⑥ 每日监测出入量（尿量）、体重。

⑦ 密切监测电解质及肾功能等。

⑧ 及时评估营养、活动、皮肤、认知水平、家属及患者需求等。

⑨ 准确、规范记录患者病情变化、处理措施、临床疗效及需求，及时与医师沟通。

3. 应用评估急性心力衰竭早期预警评分系统 （表 5-1）

该预警评分系统可预测 2～6h 内高危患者急性心力衰竭的发作，同时记录；注意药物反应情况，检查血电解质、血气分析以及缺氧程度，持续高流量高浓度吸氧，6～8L/min，病情严重者采用无气管插管通气支持，包括持续气道正压或无创正压机械通气，必要时行气管插管呼吸机辅助呼吸，通过氧疗将氧饱和度维持在 $95\%\sim98\%$。

表 5-1　急性心力衰竭早期预警评分系统

指标	计分		
	0 分	1 分	2 分
氧饱和度/%	99～100	95～98	≤94
每小时尿量/mV	>50	30～50	<30
心率/(次/分)	<90	90～140	>140
情绪状态	0	—/——	＋
呼吸频率/(次/分)	<20	20～30	>30

注：① 预测 2～6h 内高危患者急性心力衰竭的发作，每小时评价 1 次。

② 0～1 分为低危，2～3 分为中危，4～5 分为高危，6～10 分为极高危。

③ 若患者未予以导尿，则每小时尿量可用 2 次尿量的平均值计算。情绪状态：0 表示正常或药物镇静状态；—表示抑郁、冷漠、反应迟钝、嗜睡，——表示昏睡、昏迷；＋表示烦躁不安、兴奋，激动或过度应激，以及谵妄。

【健康教育】

① 向患者讲解各种诱因，嘱患者避免诱发心力衰竭诱发因素，发生急性肺水肿时不要恐慌，保持情绪稳定极重要，紧急呼叫 120，在家人的帮助下就近就医。

② 饮食指导。控制钠盐摄入，保证充足营养，进食易消化的饮食，加强营养。

③ 指导应用强心药物。注意观察洋地黄毒性副作用，如发生副作用及时就医。

④ 指导应用血管扩张剂。如硝普钠、硝酸酯类等，输液过程中不能突然坐起或站立，以防出现低血压而晕倒。如果出现低血压表现时，应立即平卧，减慢或停止输液。

⑤ 教会患者控制饮水量，每天保持出入量平衡，以免加重心脏负担，诱发急性心功能不全。静脉输液时，速度不能超过 40 滴/分。

⑥ 保持排便通畅，必要时服用缓泻剂，切忌用力。

第三节　心律失常的护理

一、窦性心律失常

（一）窦性心动过速

成人窦房结冲动形成的速率超过 100 次/分，称为窦性心动过速，速率常在 101～150 次/分。

【常见病因】

窦性心动过速的发生主要与交感神经兴奋及迷走神经张力减低有关。

（1）生理因素　正常人的体力活动、情绪激动、饱餐、饮浓茶、饮咖啡、吸烟、饮酒等，使交感神经兴奋、心率加快。

（2）病理因素　常见于心力衰竭、甲状腺功能亢进症、急性心肌梗死、休克、急性心肌炎、急性肺栓塞，其他器质性心脏病及贫血、发热、感染、缺氧、自主神经功能紊乱、直立性心动过速，心脏手术后以及药物（茶碱类、沙丁胺醇、阿托品、多巴胺、肾上腺素类）等引发。

【临床表现】

（1）症状和体征

① 心悸或出汗、头昏、眼花、乏力，或有原发疾病的表现。

② 可诱发其他心律失常或心绞痛。

（2）心电图检查

① 符合窦性心律的特征。

② 通常逐渐开始和终止。

③ 心率多为 100～150 次/分，偶有高达 190 次/分。

（3）治疗原则

① 消除诱因，治疗原发病。

② 对症处理。

（二）窦性心动过缓

成人窦性心律的频率低于 60 次/分，称为窦性心动过缓。

【常见病因】

窦性心动过缓的发生系由于窦房结起搏细胞 4 相上升速度减慢、最大舒张期电位负值增大、阈电位水平上移等，使窦房结自律性降低所致。大多通过神经（主要为迷走神经兴奋）、体液机制经心脏外神经而起作用，或是直接作用于窦房结而引起窦性心动过缓。

（1）生理因素　在正常睡眠时，运动员白昼可在 50 次/分左右，夜间可低至 30～40 次/分左右，体力劳动者也常出现窦性心动过缓，家族性窦性心动过缓。

（2）病理因素　常见于迷走神经中枢兴奋性增高所致病态窦房结综合征，代谢降低（甲状腺机能减低），药物所致（β受体阻断药、抗心律失常药、抗癫呆药物），某些传染病的极期或恢复期，电解质紊乱（高钾血症），消化性溃疡合并窦性心动过缓。

【临床表现】

（1）症状和体征　多无自觉症状，当心率过缓或活动后心率不能增加出现心排血量不足，患者可有胸闷、头晕、甚至晕厥等症状。

（2）心电图检查

① 窦性 P 波，频率小于 60 次/分，一般不低于 40 次/分，24h 动态心电图窦性心搏小于 8 万次。

② P-R 间期为 0.12～0.25s。

③ QRS 波正常。

【治疗原则】

① 窦性心动过缓如心率不低于 50 次/分，无症状者，无须治疗。

② 如心率<40 次/分，且出现症状者，可用提高心率药物（如口服茶碱缓释片、心宝丸，必要时可静脉使用阿托品或异丙肾上腺素）。

③ 显著窦性心动过缓伴窦性停搏且出现晕厥者，可考虑安装人工心脏起搏器。

④ 原发病治疗。

⑤ 对症治疗、支持治疗。

（三）窦性停搏

窦性停搏或窦性静止是指窦房结不能产生冲动。心电图表现为在较正常 P-P 间期显著长的间期内无 P 波发生，或 P 波与 QRS 波群均不出现，长的 P-P 间期与基本的窦性 P-P 间期无倍数关系。长时间的窦性停搏后，下位的潜在起搏点，如房室交界处或心室，可发出单个逸搏或逸搏性心律控制心室。过长时间的窦性停搏，并且无逸搏发生时，患者可出现黑矇、短暂意识障碍或晕厥，严重者可发生 Adam-Stokes 综合征，甚至死亡。

【常见病因】

病态窦房结综合征，迷走神经张力过度增高引起心脏型血管抑制性晕厥，或颈动脉窦过敏综合征。此外，急性心肌梗死、心房纤维化致心房静止、脑血管意外等病变，应用洋地黄类药物、抗心律失常药物、钾盐、乙酰胆碱等药物亦可引起窦性停搏。

【临床表现】

（1）症状和体征　过长时间的窦性停搏可令患者出现晕眩、黑矇或短暂意识障碍，严重者甚至发生抽搐。

（2）心电图检查

① 在正常窦性心律中，突然出现显著的长间歇。

② 长间歇中无 P-QRS-T 波群出现。

③ 长间歇的 P-P 间歇与正常的窦性 P-P 间期不成倍数。

④ 在长的 P-P 间歇后，可出现逸搏或逸搏心律，以房室交界区性逸搏或逸搏心律较常见，室性或房性逸搏较少见。

⑤ 凡遇逸搏心律这一单一心律时，应考虑持久性原发性窦性停搏或心房静止的可能。

【治疗原则】

（1）对症治疗　停搏时间较短时可无症状，时间较长时可发生昏厥"心脑综合征"，应及时抢救。

（2）积极治疗　对昏厥反复发作者可安装人工心脏起搏器。

（3）纠正可逆性因素及口服药物　停用减慢心率的药物，可口服茶碱缓释片、心宝丸、西洛他唑等提高心率药物。

（4）应用异丙肾上腺素　其作用于心脏 β 受体，提高窦房结的自律性，提高逸搏心率，对抗高钾血症对窦房结的抑制作用。

（四）病态窦房结综合征

病态窦房结综合征（SSS）是由窦房结及其周围组织的器质性病变导致功能减退，产生多种心律失常的综合表现。患者可在不同时间出现一种以上的心律失常。病态窦房结综合征经常同时合并心房自律性异常。部分患者同时有房室传导功能障碍。

【常见病因】

众多病变过程，如淀粉样变性、甲状腺功能减退、某些感染（布氏杆菌病、伤寒）、纤维化与脂肪浸润、硬化与退行性病变等，均可损害窦房结，导致窦房结起搏与窦房传导功能障碍；窦房结周围神经和心房肌的病变，窦房结动脉供血减少亦是 SSS 的病因。

【临床表现】

（1）出现与心动过缓有关的心、脑等脏器供血不足的症状，如发作性头晕、黑矇、乏力等，严重者可发生晕厥。如有心动过速发作，则可出现心悸、心绞痛等症状。

（2）心电图表现

① 严重的窦性心动过缓，<50 次/分。

② 窦性停搏和（或）窦房传导阻滞。

③ 心动过缓与心动过速交替出现。心动过缓为窦性心动过缓，心动过速为室上性心动过速，心房颤动或扑动，通常称为慢-快综合征。

④ 慢性心房颤动在电复律后不能转为窦性心律。

⑤ 持久的缓慢的房室交界区性逸搏节律，部分患者可合并房室传导阻滞和束支传导阻滞。

【治疗原则】

① 无心动过缓有关症状者，不必治疗，仅定期随访观察。

② 有心动过缓相关症状的治疗。口服茶碱缓释片、心宝丸、西洛他唑，或静脉使用阿托品、异丙肾上腺素，以及置入临时起搏器，预防阿-斯综合征的发生。

③ 安装人工心脏起搏器。

二、房性心律失常

（一）房性期前收缩

房性期前收缩，起源于窦房结以外心房的任何部位。正常成人进行 24h 心电检测，大约 60％有房性期前收缩发生。各种器质性心脏病患者均可发生房性期前收缩，并经常是快速性房性心律失常出现的先兆。

【临床表现】

（1）症状与体征　可有不同程度的头晕、心悸、乏力。

（2）心电图检查

① 期前出现的房性异位 P 波，其形态与窦性 P 波不同。

② P-R 间期在正常范围（＞0.12s）或有干扰性 P-R 间期延长。

③ 异位 P 波之后的 QRS 波与窦性 QRS 波相同，如发生差异性传导，则 QRS 波形态有变异，右束支传导阻滞多见；如异位 P 波发生过早，房室交界区尚处于绝对不应期，则 P 波之后无 QRS 波，称为未下传的房性期前收缩。

④ 代偿间歇多为不完全性。

【治疗原则】

通常无须治疗；当症状明显或因房性期前收缩触发室上性心动过速时，应给予治疗；吸烟、饮酒与咖啡因、呼吸睡眠暂停综合征、甲状腺功能亢进症可诱发；治疗药物包括普罗帕酮、β受体阻断药、胺碘酮等，亦可选用非二氢吡啶类钙通道阻滞药。

（二）房性心动过速

大多数阵发性房性心动过速因起源于心房不同部位的异位兴奋灶自律性增高而引起。

【常见病因】

心肌梗死、慢性肺部疾病、大量饮酒以及各种代谢障碍均可为致病原因；洋地黄中毒，尤其在低血清钾时易发生这种心律失常。

【临床表现】

（1）症状和体征　发作呈短暂、间歇或持续发生。当房室传导比率发生变动时，听诊心律不恒定，第一心音强度变化。颈静脉见到 a 波数目超过听诊心搏次数。

（2）心电图表现

① 心房率通常为 150～200 次/分。

② P 波形态与窦性者不同，心房上部起源时在 Ⅱ、Ⅲ、aVF 导联通常直立；低位心房起源则为负向；左心房起源 P 波在 V1 导联为直立，而右心房起源为负向。

③ 常出现二度Ⅰ型或Ⅱ型房室传导阻滞，呈现 2∶1 房室传导者亦属常见，但心动过速不受影响；

④ P 波之间的等电线仍存在（与心房扑动时等电线仍存在）。

⑤ 刺激迷走神经和静脉注射腺苷不能终止心动过速，仅使房室传导比例降低。

⑥ 发作开始时房性心率逐渐加速，停止时逐渐减慢，呈现温醒及渐冷现象。

【治疗原则】

（1）洋地黄引起者

① 立即停用洋地黄。

② 如血清钾不升高，首选氯化钾口服或静脉滴注氯化钾，同时进行心电图监测，以避免出现高血钾。

③ 已有高血钾或不能应用氯化钾患者，可选用利多卡因、β受体阻断药。心室率不快者，仅需停用洋地黄。

（2）非洋地黄引起者

① 积极寻找病因，针对病因治疗。

② 洋地黄、β受体阻断药、非二氢吡啶类钙通道阻滞药可用于减慢心室率。

③如未能转复窦性心律，可应用普罗帕酮或胺碘酮。

（三）心房扑动

心房扑动是指快速、规则的心房电活动。在心电图上表现为大小相等、频率快而规则（心房率一般在240～340次/分）、无等电位线的心房扑动波。心房扑动的频率是介于阵发性房性心动过速与心房颤动之间的中间型，三者可相互转换。心房扑动的发生常提示合并有器质性心脏病。很少见于正常人，由于频率快常可引起血流动力学障碍，应积极处理。

【常见病因】

① 绝大多数发生在有器质性心脏病的患者，其中以风湿性二尖瓣病变、冠心病和风湿性心脏病最为常见；

② 亦可见于原发性心肌病、甲状腺功能亢进症、慢性缩窄性心包炎和其他病因的心脏病；

③ 低温麻醉、胸腔和心脏手术后、急性感染及脑血管意外也可引起。

【发病机制】

折返学说：常见心房扑动多为局限于右心房内的大折返环所致，也称三尖瓣峡部依赖心房扑动，如患者接受过心房颤动射频消融或心脏外科手术，也可出现左心房瘢痕依赖的心房扑动。

【临床表现】

（1）症状和体征

① 轻者可无明显不适，或仅有心悸、心慌、乏力。

② 严重者头晕、晕厥、心绞痛或心功能不全，少数患者可因心房内血栓形成脱落而引起脑栓塞。

③ 心室率规则，140～160次/分，伴不规则房室传导阻滞时，心室率可较慢，且不规则。

（2）心电图表现

① 心房活动呈现规律的锯齿状扑动波，扑动波之间的等电线消失，在Ⅱ、Ⅲ、avF或Ⅴ导联最为明显，常呈倒置。典型心房扑动的心房率通常为250～350次/分。

② 心室率规则或不规则，取决于房室传导比率是否恒定。当心房率为300次/分，未经药物治疗时，心室率通常为150次/分（2∶1房室传导）。心房率减慢至200次/分以下，房室传导比率可恢复1∶1，导致心室率显著加速。预激综合征、甲状腺功能亢进症等并发的心房扑动，房室传导可达1∶1，产生极快的心室率。不规则的心室率系由于传导比率发生变化，例如2∶1与4∶1传导交替所致。

③ QRS波群形态正常，当出现室内差异传导或原先有束支传导阻滞时，QRS波群增宽、形态异常。

【治疗原则】

① 病因治疗。

② 控制心室率。有器质性心脏病，尤其合并心功能不全者，首选洋地黄制剂及 β 受体阻断药。

③ 转复心律。方法有药物复律和同步直流电复律，后者效果好，药物复律常用奎尼丁或胺碘酮。

④ 经电生理检查选择的患者可做射频消融治疗。大部分右房起源心房扑动通过消融三尖瓣环至下腔静脉之间的峡部可终止心房扑动。瘢痕相关心房扑动标测到折返环的关键峡部消融也可终止心房扑动。

⑤ 预防复发。常用奎尼丁、胺碘酮等。

⑥ 预防血栓栓塞。持续心房扑动，伴心功能不全或和二尖瓣病变、心肌病者，宜长期服华法林或达比加群、利伐沙班等抗凝药物以预防血栓形成。

（四）心房颤动

心房颤动（AF）简称房颤，是指规则有序的心房电活动丧失，代之以快速无序的心房颤动波，是最严重的心房电活动紊乱，也是常见的快速性心律失常之一。心房无序的颤动即失去了有效的收缩与舒张，进而导致心房泵血功能下降或丧失；加之房室结对快速心房激动的递减传导，可致心室极不规则的反应。因此，心室律紊乱、心功能受损和心房附壁血栓形成是心房颤动患者的主要病理生理特点。世界范围内心房颤动患病率为 3%。2004 年中国部分区域 30~85 岁人群的流行病学调查显示，我国心房颤动患者患病率约为 0.77%，≥80 岁人群中可高达 7.5%，目前我国有心房颤动者 1000 万，每年由心房颤动导致的卒中死亡率超过 50%，同时新发患者不断增多，疾病负担逐渐加重，严重危害我国人民的健康和生命安全。

【病因】

① 心房颤动常发生于器质性心脏病患者，多见于高血压性心脏病、冠心病、风湿性心脏病二尖瓣狭窄、心肌病以及甲状腺功能亢进症。

② 缩窄性心包炎、慢性肺源性心脏病、预激综合征和老龄也可引起心房颤动。

③ 部分心房颤动原因不明，呼吸睡眠暂停、外科手术、运动或大量饮酒时发生；心房颤动有时存在遗传倾向，早发于无结构性心脏病的中青年，也可出现在特发性心房纤维化的年轻患者，此种患者也称为心房纤维化心肌病。

【分类】

首诊心房颤动、阵发性心房颤动、持续性心房颤动、长期持续性心房颤动及永久性心房颤动（表 5-2）。

表 5-2 心房颤动的临床分类

名称	临床特点
首诊心房颤动	首次确诊(首次发作或首次发现)
阵发性心房颤动	持续时间≤7d(常≤48h),能自行终止
持续性心房颤动	持续时间＞7d,非自限性
长期持续性心房颤动	持续时间≥1 年,患者有转复愿望
永久性心房颤动	持续时间≥1 年,不能终止或终止后又复发

【临床表现】

（1）症状

① 心室率接近正常且无器质性心脏病的患者，可无明显症状；症状的轻重受心室率快慢的影响，当心室率超过 150 次/分，有器质性心脏病合并心功能较差时，可使心搏量明显降低，冠状动脉循环及脑部供血减少，导致急性心力衰竭、休克、晕厥或心绞痛发作；发生心绞痛时，表现为咽部紧缩感、烧灼感、胸背部左上肢放射痛、胸闷、气短、呼吸困难、出汗。

② 风湿性心脏病二尖瓣狭窄患者，大多在并发心房扑动或心房颤动后，劳动耐量明显降低，并发心力衰竭，严重者引发急性肺水肿。

③ 心室率不快时，患者可无症状，有部分患者自感心慌、心悸、疲乏无力、头晕、黑矇，心房颤动时心房有效收缩消失，心排血量比窦性心律时减少 25% 或更多。

④ 心房颤动并发血栓栓塞的危险性甚大，尤以脑栓塞危害最大，常可危及生命并严重影响患者的生存质量。栓子来自左心房，多在左心耳部，因心房失去收缩力、血流淤滞所致。非瓣膜性心脏病合并心房颤动者发生卒中的机会较无心房颤动者高出 5～7 倍。二尖瓣狭窄或二尖瓣脱垂合并心房颤动时，卒中的发生率更高。

（2）体征 心脏听诊第一心音强弱变化不定，心律极不规律；心室率多快速，120～180 次/分，当心室率低于 90 次/分或高于 150 次/分，节律不规则可不明显；当心室率快时可发生脉搏短绌（脉搏次数少于心搏次数），原因是许多心室搏动过弱以致未能开启主动脉瓣，或因动脉血压波太小，未能传导至外周动脉；排血量少的心搏不能引起桡动脉搏动，因而产生脉搏短绌，心率愈快，则脉短绌愈明显。

【心电图特征】

心电图特征包括：①P 波消失，代之以小而不规律的基线波动，形态与振幅均变化不定，称为 f 波，频率为 350～600 次/分；②心室率极不规则；③QRS 波形态通常正常，当心室率过快，发生室内差异性传导，QRS 波增宽变形。

【治疗原则】

心房颤动治疗强调长期综合管理，即在治疗原发疾病和诱发因素基础上，积极预防血栓栓塞、转复并维持窦性心律及控制心室率，这是心房颤动治疗的基本原则。

【治疗现状】

（1）药物治疗 临床上常用于转复心房颤动的药物有：胺碘酮、普罗帕酮、索他洛尔、多非利特和伊布利特。

（2）电复律治疗 电复律是指运用高能电脉冲，间接或直接瞬间通过心脏，消除心脏快速的异位节律，使其恢复为窦性心律。目前常用的均为体外同步电复律。

（3）导管消融治疗 目前心房颤动的策略方法很多，以肺静脉和（或）肺静脉前庭作为靶区域仍是心房颤动射频消融的基石。目前常用的心房颤动消融策略主要有以下几种：环肺静脉电隔离（CPVI）为消融的基石；在此基础上组合术式有环肺静脉电隔离加心房复杂碎裂电位消融、环肺静脉电隔离加心房线性消融以及环肺静脉电隔离加心房机制标测消融等，以及近几年出现的均质化消融、Rotor 消融、内外科杂交技术。

（4）外科治疗 外科迷宫手术即按照心脏"迷宫路线"进行切割和缝合心房肌肉，是最早的心房颤动非药物治疗方法之一，被称为外科治疗心房颤动的金标准。

（5）抗凝治疗 每年由心房颤动导致的卒中死亡率超过 50%，具有致死率高、致残率高、复发率高的特点，因此，抗凝治疗是心房颤动治疗的重要内容。对于合并瓣膜病患者，如中度以上二尖瓣狭窄、机械瓣等用华法林抗凝。对于非瓣膜病患者，需使用 CHA_2DS_2-VASc 评分系统进行血栓栓塞的危险分层（表 5-3）。CHA_2DS_2-VASc 评分≥2 分者，需抗凝治疗；评分 1 分者，根据获益与风险权衡，优选抗凝治疗；评分 0 分者，无须抗凝治疗。心房颤动患者抗凝治疗前需同时进行出血风险评估，临床上常用 HAS-BLED 评分系统（表 5-4）。HAS-BLED 评分≥3 分为高出血风险。但应当注意，对于高出血风险患者，应积极纠正可逆的出血因素，不应将 HAS-BLED 评分增高视为抗凝治疗的禁忌证。因此，对于所有的心房颤动患者，都应进行危险分层，并选择相应的抗凝治疗策略。心房颤动的危险分层不同，所需的抗凝方法不同。阵发性心房颤动和持续性心房颤动具有相同的风险，其抗凝治疗的方法均取决于危险分层。

表 5-3　非瓣膜病性心房颤动卒中危险 CHA_2DS_2-VASc 评分

危险因素	分值
充血性心力衰竭或左心室功能障碍(C)	1分
高血压(H)	1分
性别(女性)	1分
糖尿病	1分
卒中/TIA/血栓栓塞病史(S)	2分
周围血管疾病	1分
年龄(65～74岁)	1分
年龄≥75岁(A)	2分

注：TIA—短暂性脑缺血发作；心血管病包括：既往心肌梗死、外周动脉疾病、主动脉斑块。心房颤动患者血栓风险分值≥2 分，提示血栓发生风险较高，需行抗凝治疗。

表 5-4　出血风险评估 HAS-BLED 评分

临床特点	分值
收缩压>160mmHg	1分
肾功能或肝功能异常(各1分)	1分或2分
卒中	1分
出血	1分
L-INR 易波动	1分
高龄(>65岁)	1分
药物或嗜酒(各1分)	1分或2分

注：高血压定义为收缩压>160mmHg（1mmHg=0.133kPa）；肝功能异常定义为慢性肝病（如肝纤维化）或胆红素>2 倍正常值上限，丙氨酸氨基转移酶>3 倍正常值上限；肾功能异常定义为慢性透析或肾移植或血清肌酐≥200μmol/L；出血指既往出血史和（或）出血倾向；国际标准化比值（INR）易波动指 INR 不稳定，在治疗窗内的时间<60%；药物指合并应用抗血小板药物或非甾体抗炎药。评分≥3 分，提示服用抗凝血药警惕高出血风险。

（6）经皮左心耳封堵术　是预防卒中和体循环栓塞事件的策略之一。对于 CHA_2DS_2-VASc 评分≥2 分的非瓣膜性心房颤动，且不适合长期抗凝治疗，或长期规范抗凝治疗基础上仍发生卒中或栓塞事件、HAS-BLED 评分≥3 分的患者，可考虑行经皮左心耳封堵术。

（7）控制心室率

① 控制心室率的药物包括 β 受体阻断药、钙通道阻滞药、洋地黄制剂和静脉使用胺碘酮，可单用或联合应用，但应注意这些药物的禁忌证。

② 对于无症状的心房颤动，且左心室收缩功能正常，控制静息心室率<110 次/分。

③ 对于症状性明显或出现心动过速心肌病时，应控制静息心室率<80 次/分且中等运动时心室率<110 次/分。达到严格心室率控制目标后，应行 24h 动态心电图监测以评估心动过缓和心脏停搏情况。

（8）房室结消融或改良术　对于心房颤动伴快速心室率、药物治疗无效者，可实行房室结消融或改良术，并同时安装永久起搏器。

【心房颤动的危害】

① 阵发性的心房颤动，由于心室律（率）紊乱，主诉心慌、乏力等不适，影响生活质量。

② 心房颤动时心房丧失泵血功能，心排血量降低，从而心功能下降，尤其在伴有其他器质性心脏病时。

③ 由于心房内丧失正常血流动力学，潜在血栓风险增大，血栓脱落引起的并发症较非心房颤动患者高 15 倍，尤以脑栓塞多发，造成极高的致残率。

【护理要点及措施】

① 病情观察。对于首诊心房颤动和阵发性心房颤动的患者，观察患者活动时有无心慌、心悸、疲乏无力、头晕、黑矇等表现，以室内活动为主，告知患者积极配合检查，明确原因。

② 对于心房颤动合并冠心病介入术后患者，密切观察其心室率、血压，监测心脉差，快速心房颤动，心室率快速，导致心排血量降低；观察有无心绞痛发作临床表现、心电图有无心肌缺血证据，必要时检查心肌酶谱变化，以期早发现心肌梗死变化。

③ 对于心房颤动合并高血压患者，注意观察其血压变化和患者主诉，避免血压波动大，导致脑出血或脑梗死。

④ 对于心房颤动合并器质性心脏病和心功能不全患者，在使用强心和利尿剂期间，观察血清钾等电解质变化，控制每日出入液量，输液速度控制在 40 滴/分以内，避免急性左心功能不全发生。

⑤ 对于心房颤动发作实施药物治疗的患者，静脉输入抗心律失常药物复律时，注意观察血压、心率、心律，注意准确记录药物剂量和转复时间。

⑥ 实施电复律过程中，密切观察患者意识、血压、呼吸，电复律成功后，观察患者肢体活动情况，及时发现脑梗死表现。对用服用发华林、达比加群、利伐沙班、阿司匹林等抗血小板药物患者，注意观察有无出血倾向。

⑦ 遵医嘱按时发放抗凝、抗心律失常药物，严格药物剂量和服用时间。

⑧ 准确为心房颤动患者测量心脉差，同时记录在护理记录单和体温表单中。

⑨ 保持排便通畅，避免各种诱发因素引发急性左心功能不全。

⑩ 观察使用洋地黄药物副作用：一旦心房颤动患者的心室率变得规律，应考虑以下的可能性：

a. 恢复窦性心律。

b. 转变为房性心动过速。

c. 转变为心房扑动（固定的房室传导比率）。

d. 发生房室交界区性心动过速或室性心动过速。

e. 如心室律变为慢而规律（30～60 次/分），提示可能出现完全性房室传导阻滞；心房颤动患者合并房室交界区性与室性心动过速或完全性房室传导阻滞，最常见原因为洋地黄中毒。

【健康教育】

（1）服用华法林时注意　按医嘱用药，固定服药时间，建议下午服用，患者上午抽血发现凝血异常时，可及时在下午进行调整。不要漏服，当漏服药物时，不要在第 2 天追加剂量。怀孕或准备怀孕时不要服用华法林，因华法林有致畸作用。如加服其他药物，特别是他汀类、胺碘酮或抗生素时，应让医师知道您在服用华法林，因为上述药物会影响华法林代谢，影响凝血功能；服用华法林时，应避免饮食习惯的较大改变，避免饮酒。

（2）保持每天饮食的稳定　平常食用的许多食物中都含有维生素 K_1，而维生素 K_1 可促进血液凝固。以下是一些常见食物中维生素 K_1 的含量（表 5-5）。更重要的是保持饮食习惯的稳定，但无特殊限制，以富有营养易消化饮食为原则。

表 5-5 常见蔬菜中维生素 K_1 的含量

蔬菜种类	维生素 K_1 含量（$\mu g/100g$ 新鲜样品）
绿苋菜	587
香菜	528
芹菜(叶)	493
芹菜(茎)	40
韭菜	436
菠菜	338
油菜	236
茴香	196
绿菜花	178
大白菜	89
甘蓝	66
大葱	46
花椰菜	46
萝卜	37
架豆	36
黄瓜	30

（3）教会患者自测脉搏　如发现脉律不齐、血压偏高或偏低、胸闷、憋气，停止正在进行的活动，及时就诊，有可能是心房颤动发作。

（4）华法林是心房颤动抗凝治疗的有效药物　口服华法林，使 INR 维持在 2.0～3.0，能安全而有效地预防卒中发生。心房颤动持续不超过 24h，复律前无需作抗凝治疗。否则应在复律前接受华法林抗凝治疗 3 周，待成功复律后继续治疗 3～4 周；或行食管超声心动图除外心房血栓后再行复律，复律成功后仍需华法林有效抗凝治疗 4 周。紧急复律治疗可选用静注肝素或皮下注射低分子量肝素抗凝。新型口服抗凝药物（NOAC）如达比加群酯、利伐沙班、阿哌沙班等目前主要用于非瓣膜性心房颤动的抗凝治疗。NOAC 的特点是无须常规凝血指标监测，较少受食物或药物的影响，安全性较好。

三、室性心律失常

室性心律失常指起源于心室的心律失常，包括室性期前收缩、室性心动过速、心室扑动与心室颤动等。

（一）室性期前收缩

室性期前收缩是指在窦性激动尚未到达之前，自心室中某一起搏点提前发生激动，引起心室除极，为最常见的心律失常之一（希氏束部位以下过早出现的单个或者成对的无保护机制的心搏。其 QRS 之前无相关的心房波）。

【常见病因】

（1）自主神经功能因素　此系室性期前收缩最常见的原因之一。当自主神经功能失调时，不论是迷走神经兴奋，还是交感神经兴奋，均可使心室异位节律点兴奋性增加，引发室性期前收缩，常见于无器质性心脏病患者。如室性期前收缩明显增多可导致室早相关性心肌病，室性期前收缩经治疗减少后，心肌病可完全逆转。

（2）器质性心脏病

① 心肌炎。室性期前收缩发生率为 34.3%～81.3%。

② 扩张性心肌病。室性心律失常的发生率高达 83%～100%，尤其是当射血分数（EF）＜0.40 时易诱发室性心律失常。

③ 急性心肌梗死。室性期前收缩在急性心肌梗死早期、恢复期及晚期心律失常并发症中最常见。以起病最初数小时发生率最高。急性心肌梗死在监护期中室性期前收缩的检出率为63.2%。早年特别强调 R-on-T 型室性期前收缩是诱发快速性室性心动过速及心室颤动的"先兆"。

④ 二尖瓣脱垂。有 75% 的患者可发生室性期前收缩，经活动平板运动试验后，室性期前收缩发生率可达 58%。

⑤ 高血压左心室肥厚。在无心功能不全时，室性期前收缩和短阵室速的发生率为 2%～10%；如有心功能不全，发生率可明显增高。

⑥ 甲状腺功能亢进性心脏病。室性心律失常的发生率约为 14%，以室性期前收缩多见。

⑦ 心力衰竭。常合并各种心律失常，以室性心律失常最多见。

（3）电解质平衡失调

① 低血钾。易引起自律性增高，可出现房性期前收缩，室性期前收缩，室性、室上性心动过速，房室传导阻滞。

② 低血镁。低血镁时易形成折返性心律失常，也可诱发与触发活动有关的心律失常，低血镁所引起的心律失常中以室性心律失常最常见。

（4）抗心律失常药。可致心律失常最常见的是洋地黄。室性期前收缩在洋地黄中毒性心律失常中最多见，亦最早出现，发生率为 50%～60%，可呈频发、二联律、三联律多源性等。心房颤动伴室性期前收缩二联律、三联律是洋地黄中毒的特征性表现，双向性室性期前收缩亦是洋地黄中毒的特征。多源性或多形性室性期前收缩的出现常提示为重度洋地黄中毒。

【临床表现】

（1）症状与体征　室性期前收缩最常见的症状是心悸、心脏"停跳"感，也有无症状者。可有胸闷、心前区不适、头昏、乏力，摸脉有间歇。如体检患者脉搏较慢，节律整齐时，需注意听诊除外室早二联律，因期前收缩时心脏排血减少可使脉搏不易扪及。偶发室性期前收缩，通常很少影响每分钟心排血量，当出现二联律、三联律、多源性室性期前收缩或短阵室性心动过速时，心排血量就会受到明显影响。室性期前收缩发生在器质性心脏病，则往往可使心脏病的症状加重或诱发并发症，如出现频发的室性期前收缩可引起头晕、乏力，甚至诱发心绞痛发生。

（2）心电图特征

① 提前发生的 QRS 波群，时限通常超过 0.12s，宽大畸形，ST 段与 T 波移位，T 波的方向与 QRS 波群主波方向相反。

② 室性期前收缩与其前面的窦性搏动的间期（称为配对间期）恒定。

③ 室性期前收缩后出现完全性代偿间歇。

④ 室性期前收缩的类型。室性期前收缩可孤立或规律出现，二联律是指每个窦性搏动后跟随一个室性期前收缩，三联律是每两个正常搏动后出现一个室性期前收缩，如此类推。连续发生 2 个室性期前收缩称为成对室性期前收缩，连续 3 个或以上室性期前收缩称室性心动过速。

⑤ 室性并行心律。心室的异位起搏点规律地自行发放冲动，并能防止窦房结冲动入侵。其心电图表现为：异位室性搏动与窦性搏动的配对间期不恒定；长的两个异位搏动的间距是最短的两个异位搏动间期的整倍数；当主导心律的冲动下传与心室异位起波点的冲动几乎同时抵达心

室，可产生室性融合波，其形态介于以上两种 QRS 波群形态之间。

【治疗原则】

（1）室性期前收缩治疗对策

① 无器质性心脏病、无明显症状者不必用药，应向患者解释清楚。

② 无器质性心脏病，有症状而影响工作和生活者，可选用美西律、普罗帕酮；心率偏快、血压偏高者可用 β 受体阻断药。

③ 有器质性心脏病伴轻度心功能不全者，原则上只处理基础心脏病。

④ 有器质性心脏病并有较重的心功能不全，尤其是成对或成串的室性期前收缩患者宜选用胺碘酮、利多卡因。

⑤ 急性心肌梗死早期出现的室性期前收缩，宜静脉使用胺碘酮、利多卡因。

⑥ 室性期前收缩伴发于心力衰竭、低血钾、洋地黄中毒、感染肺心病等情况时，应先治疗上述病因。

⑦ 曾有室性心动过速、心室颤动发作史或在室性心动过速发作间歇期时的室性期前收缩（大多为 R-on-T 型室性期前收缩），应选用曾对室性心动过速有效的药物来治疗室性期前收缩。

（2）治疗室性期前收缩用药方法

① 紧急处理

a. 胺碘酮。可降低心源性猝死的发生率。用药时以 150～300mg（5mg/kg）加入 5％葡萄糖液 20ml 中缓慢静脉推注，或按 5mg/kg 剂量加入 5％葡萄糖液 250ml 中 20min～2h 内滴入，以后按 15mg/(kg·d) 静脉滴注为维持量，共用 1～2d，同时口服胺碘酮 200mg，3 次/d，连续服用 1 周后减量至 200mg，2 次/d 服，连续服用 1 周后减量至 200mg，1 次/d；或 1 周服 5d，每天服 200mg，停 2d 再服，作为维持量。

b. 利多卡因。将 50～100mg（1～1.5mg/kg）剂量的利多卡因稀释后，静脉注射，如无效可每隔 5～10min 重复 1 次，直至期前收缩消失，或在 1h 内总量不超过 300mg。有效后改以 1～4mg/min 静脉滴注，维持 24～72h，稳定后可改口服美西律（慢心律）等。

c. β 受体阻断药。对无血流动力学改变和房室传导阻滞的急性心肌梗死患者，常规使用 β 受体阻断药可降低早期心室颤动的发生率，可用普萘洛尔、阿替洛尔、美托洛尔（美多心安）、纳多洛尔等。

d. 维拉帕米（异搏定）。对特发性室性心动过速及极短联律间期型室性心动过速，尤其是左后分支起源室速或室早有一定效果，并对间歇期出现的室性期前收缩，尤其是极短联律间期型室性期前收缩也有明显的疗效，并可明显减少其猝死发生率。需要长期不间断服用，以 5mg 剂量加入 5％葡萄糖液 20ml 中静脉缓慢推注（10min），注射 10min 后无效可追加 5mg，总量不超过 20mg 为宜，可口服 40～80mg 2～3 次/d。

e. 其他药物。ⅰ. 普罗帕酮；ⅱ. 普鲁卡因胺；ⅲ. 苯妥英钠，主要用于洋地黄中毒时的心律失常，本药属强碱性，对静脉有刺激，切勿外漏；ⅳ. 硫酸镁，在有心功能不全或有房室传导阻滞不便使用上述药物时可选用本药。

② 非紧急处理（缓解症状的药物治疗）

a. β 受体阻断药。普萘洛尔、阿替洛尔（氨酰心安）、美托洛尔可使心率减慢。如心率＜55 次/分应减量至停药。长期使用 β 受体阻断药时不应突然停药，以免产生停药综合征。

b. 钙通道拮抗剂。维拉帕米（异搏定）。

c. 美西律（慢心律）。

d. 普罗帕酮（心律平）。

e. 胺碘酮。

③ 射频消融治疗。对药物治疗无效的顽固性室性期前收缩症状明显者，或室早致心肌病患者可考虑。

（二）室性心动过速

室性心动过速是指起源于希氏束分叉处以下的 3～5 个以上宽大畸形 QRS 波组成的心动过速。与阵发性室上性心动过速相似，但症状比较严重。小儿烦躁不安、苍白、呼吸急促；年长儿可诉心悸、心前区疼痛，严重病例可有昏厥、休克、充血性心力衰竭者等。发作持续 24h 以上者则可发生显著的血流动力学改变。体检发现心率增快，常在 150 次/分以上，节律整齐，心音可有强弱不等现象。

【常见病因】

室性心动过速常发生于各种器质性心脏病患者，最常见为冠心病，可由心力衰竭、严重心肌炎、先天性心脏病、感染、缺氧、电解质紊乱等原因引起。某些特发性室性心动过速也可发生于无器质性心脏病患者。

【临床表现】

（1）症状

① 轻者可无自觉症状，或仅有心悸、胸闷、乏力、头晕、出汗。

② 重者发绀、气促、晕厥、低血压、休克、急性心力衰竭、心绞痛，甚至衍变为心室颤动而猝死。

③ 快而略不规则的心律，心率多在 120～200 次/分，心尖区第一心音强度不等，可有第一心音分裂，颈静脉搏动与心搏可不一致，偶可见"大炮波"。

（2）心电图表现

① 心室率常在 150～250 次/分，QRS 波宽大畸形，时限增宽。

② T 波方向与 QRS 主波相反，P 波与 QRS 波之间无固定关系。

③ Q-T 间期多正常，可伴有 Q-T 间期延长，多见于多形室速。

④ 心电图特征

a. 3 个或以上的室性期前收缩连续出现。

b. QRS 波群形态畸形，时限超过 0.12s，ST-T 波方向与 QRS 波群主方向相反。

c. 心室率通常为 100～250 次/分，心律规律，但亦可不规律。

d. 心房独立活动与 QRS 波群无固定关系，形成室房分离，偶尔个别或者所有心室激动逆传夺获心房。

e. 通常发作突然开始。

f. 心室夺获与室性融合波：室性心动过速发作时，少数室上性冲动可下传心室，产生心室夺获，表现为在 P 波之后，突然发生一次正常的 QRS 波群。

【治疗原则】

① 利多卡因 0.5～1.0mg/kg 经静脉滴注或缓慢推注。必要时可每隔 10～30min 重复，总量不超过 5mg/kg。此药能控制心动过速，但作用时间很短，剂量过大能引起惊厥、传导阻滞等毒性反应。

② 伴有血压下降或心力衰竭者首选同步直流电击复律［1～2J/（kg·s）］，转复后再用利多卡因维持。预防复发可口服普罗帕酮、美西律、莫雷西嗪（乙吗噻嗪）。但存在心功能不全或心肌缺血时需慎用，而应选择胺碘酮及 β 受体阻断药。

③ 对多型性室性心动过速伴 Q-T 间期延长，如为先天性因素，则首选 β 受体阻断药，禁忌Ⅰa、Ⅰc 及Ⅲ类药物和异丙肾上腺素；如为后天性因素所致者，可选用异丙肾上腺素，必要时可试用利多卡因。

④ 预防复发的首要步骤为去除病因，如治疗心肌缺血，纠正水、电解质平衡紊乱，治疗低血压、低血钾，治疗充血性心力衰竭等有助于减少室性心动过速发作的次数。

⑤ 对室性心律失常风暴患者在积极纠正基础病因时，可持续静脉点滴胺碘酮及 β 受体阻断药，以及使用镇静药。

（三）心室扑动与心室颤动

心室扑动和心室颤动分别为心室肌快而微弱的收缩或不协调的快速乱颤，其结果是心脏无排血，心音和脉搏消失，心、脑等器官和周围组织血液灌注停止，阿-斯综合征发作和猝死。

心室颤动是导致心源性猝死的严重心律失常，也是临终前循环衰竭的心律改变；而心室扑动则为心室颤动的前奏。

【常见病因】

① 冠心病，尤其是发生不稳定型心绞痛、急性心肌梗死、心功能不全和（或）室壁瘤以及急性心肌梗死后 6 个月内的患者。

② 原发性扩张型和肥厚型心肌病。

③ 瓣膜病，尤其是主动脉瓣狭窄或关闭不全合并心绞痛或心功能不全的患者。

④ 洋地黄类、肾上腺素类药物过量。

【临床表现】

临终前心室颤动一般难以逆转。突然意外地发生于无循环衰竭基础的原发性心室颤动，可呈短阵或持久发作，给药及时且治疗恰当者，有长期存活的可能。心电图示 P-QRS-T 波群消失，代之以 150～250 次/分振幅较大而规则的心室扑动波，或 500 次/分振幅大小不一且不规则的心室颤动波。

【治疗原则】

① 防治其病因。

② 用 24h 动态心电图监测室性心律失常，或以心电图运动负荷试验或临床电生理技术诱发室性快速心律失常，以识别有发生原发性心室颤动的高危险的患者。

③ 应用抗心律失常药物消除室速，减少复杂性室性期前收缩（如室性期前收缩连发、多源性室性期前收缩、R 在 T 上型的室性期前收缩）。以动态心电图、心电图运动负荷试验、临床电生理技术或血药浓度评价疗效。

④ 对于高危患者可置入心脏除颤器预防猝死，既往有室性心过速、心室颤动的幸存者置入属于二级预防，有危险因素患者置入为一级预防，如患者有危险因素，出现过频发室早，短阵室性心动过速或晕厥者为 1.5 级预防，目前发现 1.5 级预防与二级预防的治疗价值相当。

⑤ 作冠状动脉旁路移植术，或经皮冠状动脉球囊扩张术、旋切术、旋磨术、激光消融术、支架置入术等以改善心肌供血；室壁膨胀瘤及其边缘部内膜下组织切除以切断室性心律失常的折返途径。

⑥ 急性心肌梗死后长期应用 β 受体阻断药。

四、心脏传导阻滞

传导阻滞一般分为室上性传导阻滞（窦房传导阻滞、心房内传导阻滞）、房室传导阻滞、室内传导阻滞，可为生理性或病理性，临床症状一般分为轻度、中度、重度三种。

• 轻度传导阻滞。一般无临床症状或偶有轻度心悸、胸闷，但不引起重视，多在体格检查及心电图普查时发现。

• 中度传导阻滞。在平时或劳累及情绪波动时出现心悸、胸闷、气短，或心前区不适，或隐痛、头晕等症状，伴有心血管系统的改变，出现心率缓慢等。

• 重度传导阻滞。在静息状态即感胸闷、心悸、气短、乏力、头晕，甚或突然黑矇、晕厥，而表现出阿-斯综合征。重度传导阻滞是由器质性心脏病所引起。

（一）窦房传导阻滞

窦房传导阻滞（SAB）简称窦房阻滞，系窦房结周围组织病变，使窦房结发出的激动传出到达心房的时间延长或不能传出，导致心房心室停搏。由于它是激动产生后传出受阻或不能传出，所以属于传出性阻滞。临床上按阻滞程度不同分为：一度窦房传导阻滞、二度Ⅰ型窦房传导阻滞、二度Ⅱ型窦房传导阻滞和三度窦房传导阻滞。

【常见病因】

① 大多见于器质性心脏病患者，冠心病是最常见的病因，约占40%，因心肌缺血导致窦房结周围器质性损害。急性下后壁心肌梗死，其窦房传导阻滞发生率为3.5%，较窦性心动过缓要少得多，其发病原因可以是继发于迷走神经张力增高。窦房结缺血或梗死亦常见。此外，也见于高血压性心脏病、风湿性心脏病、心肌病、先天性心脏病、慢性炎症或缺血所致的窦房结及其周围组织病变等。

② 高血钾、高碳酸血症、白喉、流感等。

③ 窦房结周区的退行性硬化、纤维化、脂肪化或淀粉样变性。

④ 药物（如洋地黄、奎尼丁、维拉帕米、丙吡胺、胺碘酮、β受体阻断药等）中毒以及大剂量使用普罗帕酮亦可引起，但多为暂时性的。

⑤ 可见于迷走神经张力增高或颈动脉窦过敏的健康人。

⑥ 少数原因不明，个别可为家族性。

⑦ 少见于静脉推注硫酸镁所致（不能排除因注射速度过快所致），低血钾（<2.6mmol/L）时也可发生。

⑧ 少数可同时发生房室传导阻滞，呈进行性加重，称双结综合征。

【临床表现】

（1）症状和体征 窦房传导阻滞可暂时出现，也可持续存在或反复发作。窦房传导阻滞患者常无症状，也可有轻度心悸、乏力感以及"漏跳"，心脏听诊可发现心律不齐、心动过缓、"漏跳"（长间歇）。如果反复发作或长时间的阻滞，连续发生心搏漏跳，而且无逸搏出现，则可出现头晕、晕厥、昏迷、阿-斯综合征等。

（2）心电图检查

① 一度窦房传导阻滞。窦房性激动在窦房传导过程中，传导时间延长，但激动均能传入心房形成窦性P波，体表心电图不能直接测定其窦房传导时间，心电图上不能直接诊断。

② 二度Ⅰ型窦房传导阻滞。窦房传导时间逐渐延长，直至完全被阻滞不能传入心室。

a. P-P间期逐渐缩短，最后出现一长P-P间期。

b. 长P-P间期短于两个最短的P-P间期之和。

c. 文氏周期的第一个P-P间期是所有短P-P周期中的最长者，而最后一个P-P间期是所有短P-P周期中最短者。

d. 窦房传导比例可为3:2、4:3、5:4，可固定，也可不固定。

e. 心电图表现不典型时，应与窦性心律不齐相鉴别。

③ 二度Ⅱ型窦房传导阻滞

a. 在规则的P-P间期中，出现长P-P间期，且长P-P间期为短P-P间期的整数倍。

b. 窦房传导比例可为3:2、4:3、5:4不等。

c. 持续性2:1窦房传导阻滞时，酷似窦性心动过缓，P波频率为30～40次/分，活动后或使用阿托品类药物后使心率突然加倍。

④ 三度窦房传导阻滞。指所有的窦性激动都不能传入心房，体表心电图窦性P波消失，但很难与窦性停搏相鉴别。

【治疗原则】

① 治疗原发病。

② 对暂时出现又无症状者可进行密切观察，无须特殊治疗，多数可恢复正常。

③ 对频发、反复、持续发作或症状明显者，可参照窦性停搏和病窦综合征的治疗原则。

④ 对发生晕厥、阿-斯综合征并且药物治疗无效者，应及时安装置入式人工心脏起搏器。

⑤ 对表现为血管抑制性晕厥的患者可行迷走神经改良术。

（二）房室传导阻滞

是指房室交界区脱离了生理不应期后，心房冲动传导延迟或不能传导心室。房室传导阻滞可以发生在房室结、希氏束以及束支等不同的部位。

【常见病因】

① 与迷走神经张力增高有关，常发生于夜间。

② 导致房室传导阻滞的病变有：急性心肌梗死、冠状动脉痉挛、病毒性心肌炎、心内膜炎、心肌病、电解质紊乱、药物中毒等。

③ 心脏纤维支架的钙化与硬化（LeV病）与传导系统本身的原发性硬化变性疾病（Lenegre病）可能是成人孤立性慢性心脏传导阻滞最常见的病因。

【临床表现】

（1）症状

① 一度房室传导阻滞患者通常无症状，但P-R间期过长会造成二尖瓣舒张晚期反流产生心力衰竭症状。

② 二度房室传导阻滞可引起心搏脱漏，可有心悸症状，也可无症状。

③ 三度房室传导阻滞的症状取决于心室率的快慢与伴随病变，症状包括疲倦、乏力、头晕、晕厥、心绞痛、心力衰竭。如合并室性心律失常、患者可感到心悸不适。当一、二度房室传导阻滞突然进展为完全性房室传导阻滞，因心室率过慢导致脑缺血，患者可出现暂时性意识丧失，甚至抽搐，称为Adams-Strokes综合征，严重者可致猝死。

（2）体征

① 一度房室传导阻滞听诊时，因P-R间期延长，第一心音强度减弱。二度Ⅰ型房室传导阻滞的第一心音强度逐渐减弱并有心搏脱漏。

② 二度Ⅱ型房室传导阻滞亦有间歇性心搏脱漏，但第一心音强度恒定。

③ 三度房室传导阻滞的第一心音强度经常变化。第二心音可呈正常或反常分裂。间或听到响亮亢进的第一心音。凡遇心房与心室收缩同时发生，颈静脉出现巨大的a波（大炮波）。

（3）心电图表现

① 一度房室传导阻滞。每个心房冲动都能传导至心室，但P-R间期超过0.20s。

② 二度房室传导阻滞。通常将二度房室传导阻滞分为Ⅰ型和Ⅱ型。莫氏Ⅰ型又称文氏阻滞，特征为P-R间期逐次延长直至P波不能下传，R-R间期逐次缩短直至心漏脱；莫氏Ⅱ型的特征为心室漏脱前R-R间期固定，一度房室传导阻滞Ⅱ导联每个P波后均跟随QRS波群，P-R间期为0.39s。

③ 三度房室传导阻滞。特征为P-R和R-R间期基本规则，P波与QRS波群之间无固定关系。

【治疗原则】

① 应针对不同的病因进行治疗。一度房室传导阻滞与二度Ⅰ型房室传导阻滞心室率不太慢者，无须特殊治疗。但严重一度房室传导阻滞产生心力衰竭症状时可考虑起搏治疗。二度Ⅱ型房

室传导阻滞与三度房室传导阻滞如心室率显著缓慢，伴有明显症状或血流动力学障碍，甚至Adams-Strokes综合征发作者，应给予起搏治疗。

② 阿托品（0.5～2.0mg，静脉注射）可提高房室传导阻滞的心率，适用于阻滞位于房室结的患者。异丙肾上腺素（每分钟1～4g静脉滴注）适用于任何部位的房室传导阻滞。

（三）室内传导阻滞

室内传导阻滞又称室内阻滞，是指希氏束分叉以下部位的传导阻滞。室内传导系统由三部分组成：右束支、左前分支和左后分支，室内传导系统的病变可波及单支、双支或三支。单支、双支传导阻滞通常无临床症状，间可听到第一、二心音分裂。完全性三分支传导阻滞的临床表现与完全性房室传导阻滞相同。

【常见病因】

右束支传导阻滞较为常见。大面积肺梗死、急性心肌梗死后可出现暂时性右束支传导阻滞。永久性病变常发生于风湿性心脏病、高血压心脏病、心肌病、肺心病与先天性心血管病。此外，正常人亦可发生右束支传导阻滞。左束支传导阻滞常发生于充血性心力衰竭、急性心肌梗死、急性感染、奎尼丁与普鲁卡因胺中毒、高血压心脏病、风湿性心脏病、冠心病与梅毒性心脏病。左前分支传导阻滞较为常见，左后分支传导阻滞则较为少见。

【临床表现】

（1）症状与体征

单支、双支传导阻滞通常无临床症状，间断可听到第一、二心音分裂。完全性三分支传导阻滞的临床表现与完全性房室传导阻滞相同。

（2）心电图

① 右束支传导阻滞（RBBB）。完全性右束支传导阻滞 QRS 时限≥0.12s，V_1～V_2导联呈rsR，R波粗钝，V_5～V_6导联呈qRS，S波宽阔，T波与QRS主波方向相反。不完全性右束支导阻滞的图形与上述相似，但 QRS 时限＜0.12s。

②左束支传导阻滞（LBBB）。完全性左束支传导阻滞 QRS 时限 0.09～0.11s。V_5～V_6导联R波宽大，顶部有切迹或粗钝，其前方无q波，V_1、V_2导联呈宽阔的QS波或rS波形，V_5～V_6T波与QRS主波方向相反。不完全性左束支传导阻滞图形与上述相似，但是QRS时限＜0.12s。

③ 左前分支传导阻滞。额面平均QRS电轴左偏达−45°～−90°Ⅰ、aVL导联呈qR波，Ⅱ、Ⅲ、aVF导联呈rS图形，QRS时限＜0.12s。

④ 左后分支传导阻滞。额面平均QRS电轴右偏达＋90°～＋120°（或＋80°～＋140°），Ⅰ导联呈rS波，Ⅱ、Ⅲ、aVF导联呈qR波，且RⅢ＞RⅡ，QRS时限＜0.12s。确立诊断前应首先排除常见引起电轴右偏的病变，如右室肥厚、肺气肿、侧壁心肌梗死与正常变异等。

⑤ 双分支传导阻滞与三分支传导阻滞。前者是指室内传导系统三分支中的任何两分支同时发生传导阻滞，后者是指三分支同时发生传导阻滞。如三分支均传导阻滞，则表现为完全性房室传导阻滞。由于阻滞分支的数量、程度、是否间歇发生等不同情况组合，可出现不同的心电图表现，最常见为右束支合并左前分支传导阻滞。右束支合并左后分支传导阻滞较罕见。当右束支传导阻滞与左束支传导阻滞两者交替出现时，双侧束支传导阻滞的诊断便可成立。

【治疗原则】

慢性束支传导阻滞的患者如无症状，无须接受治疗。左束支传导阻滞可造成左右心室以及左心室内收缩不同步，如患者伴有心力衰竭，可行 CRT 治疗，即心脏再同步化起搏或双心室起搏治疗。双分支与不完全性三分支传导阻滞有可能进展为完全性房室传导阻滞，但是否一定发生以及何时发生难以预料，不必常规施行预防性起搏器治疗。急性前壁心肌梗死发生双分支、三分支传导阻滞，或慢性双分支、三分支传导阻滞，伴有 Adams-Stokes 综合征发作者，则应及早考虑心脏起搏器治疗。

（四）预激综合征

预激是一种房室传导的异常现象，冲动经附加通道下传，提早兴奋心室的一部分或全部，引起部分心室肌提前激动。有预激现象者称为预激综合征或 WPW（Wolf-Parkinson-White）综合征，常合并室上性阵发性心动过速发作。据大规模人群统计，预激综合征的发生率平均为 0.15%。预激综合征患者大多无其他心脏异常征象，可于任何年龄经体检心电图或发作阵发性室上性心动过速（PSVT）被发现，以男性居多，诊断主要依据心电图。

【常见病因】

现已公认的预激病因是在正常房室传导系统外尚有先天性附加通道（旁束）连接心房与心室肌，患者大多无器质性心脏病。也见于某些先天性心脏病或后天性心脏病，如三尖瓣下移、梗阻型心肌病等，部分有家族倾向。

已知的旁道有下列几种：房室旁束（Kent 束）；连接左心房-左心室或右心房-右心室，大多位于两侧房室沟或间隔旁；房-希氏束；结室纤维；分支室纤维。这些解剖联系构成各自不尽相同的心电图表现。

【临床表现】

（1）症状和体征　预激本身不引起症状。具有预激心电图表现者，心动过速的发生率为 1.8%，并随年龄增长而增加。其中大约 80% 心动过速发作为房室折返性心动过速，15%～30% 为心房颤动，5% 为心房扑动。频率过于快速的心动过速（特别是持续发作心房颤动），可导致充血性心力衰竭、低血压甚至死亡。

（2）心电图表现　典型预激综合征：P-R 间期＜0.12s，P 波正常，QRS 时间＞0.11s；QRS 波群起始部分变粗钝，称为预激波或 δ 波；继发性 ST-T 改变。临床上又分为三型。

① A 型预激。预激波和 QRS 波群在各胸导联均向上，其旁道位于左心室后基底部。

② B 型预激。预激波和 QRS 波群的主波 V_1 导联向下，在左胸导联 V_5 向上，其旁道位于右心室外侧壁。

③ C 型预激。预激波和 QRS 波群 V_1、V_2 导联向上，V_5、V_6 导联向下。为左心室侧壁预激。

（3）变异型预激

① LGL 型预激。P-R 间期≤0.11s，QRS 波群时间正常。

② 没有 δ 波 Mahaim 型预激。P-R 间期≥0.12s，QRS 综合波起始波有 δ 波，但 δ 波小，QRS 时间≥0.12s，但增宽轻微。

【治疗原则】

预激综合征患者发作顺向型房室折返性心动过速，可参照房室结内折返性心动过速处理，如迷走神经刺激无效，首选药物为腺苷或维拉帕米，也可选普罗帕酮。洋地黄缩短旁路不应期使心室率加快，因此不应单独用于曾经发作心房纤颤或心房扑动的患者。

预激综合征患者发作心房扑动或心房颤动时伴有晕厥或低血压，应立即电复律，治疗药物宜选择延长房室旁路不应期的药物，如普罗帕酮或胺碘酮。应当注意，预激综合征合并心房颤动患者，应用洋地黄、利多卡因与维拉帕米等因抑制房室结-浦肯野纤维传导而加速心室率，甚至会诱发心室颤动，因此应禁用。

导管消融旁路可根治预激综合征，对于心动过速发作频繁或伴发心房颤动或心房扑动的预激综合征患者，应尽早行导管消融治疗。当暂时无条件消融者，为有效预防心动过速的复发，可选用 β 受体阻断药维拉帕米、普罗帕酮或胺碘酮。

五、心律失常的治疗

（一）心脏电复律

心脏电复律指在严重快速型心律失常时，用外加的高能量脉冲电流通过心脏，使全部或大部分心肌细胞在瞬间同时除极，造成心脏短暂的电活动停止，然后由最高自律性的起搏点（通常为窦房结）重新主导心脏节律的治疗过程。在心室颤动时的电复律治疗也常被称为电击除颤。

1. 电复律分类

（1）同步电复律　同步触发装置能利用患者心电图中 R 波来触发放电，使电流仅在心动周期的绝对不应期中发放，避免诱发心室颤动，可用于转复心室颤动以外的各类异位性快速心律失常，称为同步电复律。

（2）非同步电复律　非同步触发装置则可在任何时间放电，用于转复心室颤动，称为非同步电复律。仅用于心室颤动，此时患者神志多已丧失。立即将电极板涂布导电糊或垫以生理盐水浸湿的纱布分置于胸骨右缘第 2、3 肋间和左背或胸前部心尖区，按充电按钮充电到功率达 300J 左右，将电极板导线接在电复律器的输出端，按非同步放电按钮放电，此时患者身躯和四肢抽动一下，通过心电示波器观察患者的心律是否转为窦性。

在电流方向上，可分为单相波和双相波复律，前者电流通过心脏方向为单相，后者电流通过心脏方向为双相。单相转复除颤需要能量较高，电流峰值较大，对心肌可能造成一定程度的损伤；双相转复选择的能量较小，电流峰值较低或相对"恒定"，对心肌的损伤轻微。

2. 电复律并发症

① 心律失常（心律紊乱）。电击后有时可再现频发性期前收缩，甚至心室颤动，此时应立即加以处理，前者可用利多卡因，后者即行直流电非同步除颤。

② 电击后，偶可出现肺循环及大循环的栓塞。

③ 约有 3% 的患者于电击后出现心肌损伤，甚至再现心肌梗死的图形，可持续数月，特别在使用高能量电击时，最易发生此现象。

④ 偶可发生心脏停搏。

3. 心搏骤停电除颤方法

（1）电除颤的能量　心室颤动时首次除颤推荐的能量是 200J，第 2 次 200～300J，第 3 次 360J。如连续 3 次除颤失败，应继续心肺复苏（CPR），并给予溴苄胺，加大肾上腺素剂量后再行电除颤。成人电极直径一般为 8～12cm，婴幼儿一般 4.5cm。

（2）电极板放置位置　标准位置是一个电极板放在胸骨右缘锁骨下方，另一电极板放于乳头的左侧，电极板的中心在腋中线上。另一种方法是一个电极板放在左侧心前区，另一个电极板放在右肩胛下区，注意两电极板应很好地分开，电极板间的胸部皮肤上不要留有导电胶或生理盐水。使通过心脏的电流最大，装有永久性心脏起搏器的患者，除颤时应避免电极板靠近起搏器，否则将使其失灵，除颤后应检查起搏器的起搏阈值。

（二）心脏起搏治疗

心脏起搏器是一种医用电子仪器，通过发放一定形式的电脉冲，刺激心脏，使之激动和收缩，即模拟正常心脏的冲动形成和传导，以治疗由于某些心律失常所致的心脏功能障碍。目前全世界已有几百万人接受了起搏治疗。近几年我国每年约有 1 万余例患者置入了人工心脏起搏器，伴随着新型起搏器的问世，使临床缓慢性心律失常治疗效果已近治愈目标。心脏起搏已从单纯治疗缓慢性心律失常，扩展到治疗快速性心律失常、心力衰竭等领域，对减少病死率，改善患者的生存质量起到了积极的作用。

1. 起搏治疗的目的

正常的心脏节律是维持人体功能活动的最基本因素。如果心率过缓，可导致以脑缺血为首发症状的各主要脏器供血不足的临床综合征。过缓的心律失常也可并发或引发引起快速性心律失常，如慢-快综合征的心房颤动及严重过缓心律，Q-T 间期延长导致多形性室性心动过速、心室颤动等，可危及患者的生命。部分患者可能由于反复交替发生窦性停搏和快速房性或室性心律失常（慢-快综合征），给药物治疗带来困难。起搏治疗的主要目的就是通过不同的起搏方式纠正心率和心律的异常，以及左右心室的协调收缩，提高患者的生存质量，减少病死率。

2. 起搏治疗的适应证

① 伴有临床症状的任何水平的完全或高度房室传导阻滞。

② 束支—分支水平阻滞，间歇发生二度Ⅱ型房室传导阻滞，有症状者，在观察过程中阻滞程度进展，H-V间期>100ms者，虽无症状，也是置入起搏器的适应证。

③ 病窦综合征或房室传导阻滞，心室率经常低于50次/分，有明确的临床症状，或间歇发生心室率<40次/分；或有长达3s的R-R间期，虽无症状，也应考虑置入起搏器。

④ 由于颈动脉窦过敏引起的心率减慢，心率或R-R间期达到上述标准，伴有明确症状者，起搏器治疗有效；但血管反应所致的血压降低，起搏器不能防治。

⑤ 有窦房结功能障碍和（或）房室传导阻滞的患者，因其他情况必须采用具有减慢心率的药物治疗时，为了保证适当的心室率，应置入起搏器。

3. 心脏起搏器的功能类型

（1）心房按需（AAI）型　电极置于心房。起搏器按规定的周长或频率发放脉冲起搏心房，并下传激动心室，以保持心房和心室的顺序收缩。如果有自身的心房搏动，起搏器能感知自身的P波，起抑制反应，并重整脉冲发放周期，避免心房节律竞争。

（2）心室按需（VVI）型　电极置于心室。起搏器按规定的周长或频率发放脉冲起搏心室，如果有自身的心搏，起搏器能感知自身心搏的QRS波，起抑制反应，并重整脉冲发放周期，避免心律竞争。但该型起搏器只保证心室起搏节律，而不能兼顾保持心房与心室收缩的同步、顺序、协调，因而是非生理性的。

（3）双腔（DDD）起搏器　心房和心室都放置电极。如果自身心率慢于起搏器的低限频率，导致心室传导功能有障碍，则起搏器感知P波触发心室起搏（呈VDD工作方式）。如果心房（P）的自身频率过缓，但房室传导功能是好的，则起搏器起搏心房，并下传心室（呈AAI工作方式）。这种双腔起搏器的逻辑，总能保持心房和心室得到同步、顺序、协调的收缩。如果只需采用VDD工作方式，可用单导线VDD起搏器，较放置心房和心室两根导线方便得多。

（4）频率自适应（R）起搏器　本型起搏器的起搏频率能根据机体对心排血量（即对需氧量）的要求而自动调节适应，起搏频率加快，则心排血量相应增加，满足机体生理需要。目前使用的频率自适应起搏器多数是体动型的，也有一部分是每分通气量型的。具有频率自适应的VVI起搏器，称为VVIR型；具有频率自适应的AAI起搏器，称为AAIR型；具有频率自适应的DDD起搏器，称为DDDR型。以上心房按需起搏器、双腔起搏器、频率自适应起搏器都属于生理性起搏器。

（5）希氏束或左束支起搏　由于起搏后激动按照正常希浦氏系统传导，保持了心室正常的激动顺序，是目前最为生理的起搏模式，可避免传统右心室起搏产生的心功能减低和心房颤动发生率增加。

（6）CRT治疗　主要用于伴有左束支传导阻滞或室内传导阻滞的心力衰竭患者，除右心室电极外，左心室电极经冠状窦分支置入在左心室心外膜，双室起搏后可改善双室及左心室内收缩同步性，改善心力衰竭。

（7）ICD　置入式心律转复除颤器，主要用于既往曾出现心室性心动过速心室颤动复苏成功，或有上述心律失常高危的患者，可根据心律失常类型采用ATP（抗心动过速起搏）或除颤治疗。

（8）无导线起搏器　传统起搏器通常需电极导线，脉冲发生器置于皮下，而导线及囊袋相关的并发症较高。无导线起搏器仅胶囊大小，通过特殊装置置于右心室间隔部，规避了传统起搏器可能的并发症。

（9）起搏器的程序控制功能　指埋藏在体内的起搏器，可以在体外用程序控制器改变其工作方式及工作参数。埋植起搏器后，可以根据机体的具体情况，规定一套最适合的工作方式和工作参数，使起搏器发挥最好的效能，资金上能节省而保持最长的使用寿限，有些情况下还可无创性地排除一些故障。程控功能的扩展，可使起搏器具有贮存资料、监测心律、施行电生理检查的功能。

4. 起搏器术后的护理

① 术后 24h 内卧床休息，取平卧位或低坡卧位，并加强观察心律变化。在术后恢复期进行肢体功能锻炼时要遵循循序渐进的原则，避免患侧肢体做剧烈重复的甩手动作、大幅度地外展、上抬及患侧肩部负重、从高处往下跳。如果出现肩部肌肉抽动，可能是导线脱离，应立即到医院检查。

② 术后早期应保持局部敷料清洁干燥，如有敷料碰湿或脱落要及时更换。在拆线后仍要保持局部皮肤清洁，不穿过紧的内衣，若术后出现局部红肿痛，甚至皮肤溃烂，此时不宜在家中自行处理。若同时伴有发热等全身症状，则要考虑感染的可能，应及时到医院检查治疗。

③ 预防感染。术后严密观察体温，为预防感染常规输入抗生素 5～7d；换药时严格无菌技术操作，保持伤口敷料清洁干燥，每日更换敷料 1 次；减少探视陪伴，保持病室及床单位清洁。严密观察患者伤口有无红肿、触痛、热痛、渗液等情况，注意体温波动，有无畏寒，若有异常立即报告医师处理。

④ 防止术侧肢体血栓形成。鼓励患者术后早下床活动，术侧前臂可握拳。活动腕关节、肘关节，肩部不要外展，以促进手臂血液循环，防止发生术侧肢体血栓。

⑤ 术后康复期的护理

a. 一般来说安装起搏器术后患者原有的头晕乏力等症状会随之改善，但如果术后持续出现上述症状，尤其是心室起搏患者，应到医院就诊观察是否发生了人工起搏器综合征。一旦确诊，症状明显则需要更换心房同步或房室顺序起搏器。

b. 安置起搏器术后是否应该继续服药取决于患者原有疾病的病情。起搏器只能解决心脏传导上的问题，如果原来心功能较差或伴有其他的心脏疾患，仍应根据病情坚持服药。

c. 术后早期进行肢体功能锻炼有利于局部血液循环，有利于切口愈合。应说服患者，消除其顾虑，一般在拆线后即可开始锻炼计划。早期可能会有轻微的切口疼痛，这属正常现象，在出院后仍应坚持下去，锻炼应循序渐进，不可操之过急，逐渐加大幅度做抬臂、扩胸或"爬墙"等运动，直到手臂可举过头顶摸到对侧耳垂，尽早恢复正常肢体功能，是提高患者术后生活质量的保证。

d. 交代起搏器有关注意事项。避免进入了高压电磁场，在对侧接听移动电话，不要撞击安装起搏器的部位，肢体不能过度负重，以免起搏器会出现工作异常，甚至导线断离。

e. 术后教会患者自测脉搏，因为检查脉搏是监测起搏器工作情况既简便又有效的方法。监测脉搏时要保证每天在同一种身体状态下，如每天清晨醒来时或静坐 15min 后。

f. 自测脉搏会发现心率减慢至正常以下，此时应立即停止活动，将患侧肢体制动，并携带好起搏器卡（上面记载着起搏器的置入时间、类型等重要资料），尽快赶到医院，接受医师检查。

g. 安置起搏器的早期往往起搏阈值不稳定，需要及时调整。因此需要定期到医院检查，一般术后 1 个月内每 2 周 1 次，3 个月内每月 1 次。引起阈值升高的因素有很多，除了与电极位置有关外，睡眠不足、饱餐、抗心律失常药物、高血压等因素可能有影响。因此术后患者应保持良好的情绪，保证有规律的生活及作息制度，避免一切可能的不良因素。

（三）射频消融治疗

心导管射频消融是通过心导管将射频电流（一种高频电磁波）引入心脏内以消融特定部位的局部心肌细胞，以融断折返环路或消除异常病灶而治疗心律失常的一种方法。经导管射频消融术根治快速心律失常诞生于 20 世纪的 80 年代中期，我国于 20 世纪 90 年代初引进此项技术，目前在全国各大医院均已开展，已累计完成手术数以万例。成千上万的原来深受心动过速之苦的患者彻底摆脱疾病之苦，恢复正常生活、学习和工作。

1. 射频消融治疗的适应证

① 预激综合征合并阵发性心房颤动和快速心室率。

② 房室折返性心动过速、房室结折返性心动过速、房性心动过速和无器质性心脏病证据的室性心动过速呈反复发作性，或合并有心动过速心肌病，或者血流动力学不稳定者。

③ 发作频繁、心室率不易控制的典型心房扑动。

④ 发作频繁、心室率不易控制的非典型心房扑动。

⑤ 发作频繁，症状明显的心房颤动。

⑥ 不适当窦性心动过速合并心动过速心肌病。

⑦ 发作频繁和症状重、药物预防发作效果差的心肌梗死后室性心动过速。

2. 心导管射频消融的方法

手术是在局部麻醉状态下进行，经过穿刺颈内静脉或锁骨下静脉和双侧股静脉送入心导管电极行电生理检查，以明确诊断和所需消融的病灶所在部位。然后选用特制的大头消融导管到达病灶部位，短时间内发射射频电流，电流功率一般为20～30W，射频电流接触到心肌组织后产生局部的相对高温，从而使局部心肌组织干燥坏死，坏死的心肌组织不再起到传导电信号作用，因而心律失常得以根治。射频电流对心肌局部造成损伤非常局限，约3～4mm直径范围及深度，不会影响心脏功能。经心内电生理检查证实消融成功即结束手术。患者在整个手术中都是清醒的，随时可将自己的感受告诉医师。手术完成后，大部分患者第2天可以下地活动，术后2～3d出院。

3. 射频消融的并发症

导管射频消融可能出现的并发症为误伤希氏束，造成二度或三度房室传导阻滞；心脏穿孔致心脏压塞等，但发生率极低。

第四节 心搏骤停与心脏性猝死

绝大多数心脏性猝死发生在有器质性心脏病的患者。在西方国家，心脏性猝死中约80%由冠心病及其并发症引起，而这些冠心病患者中约75%有心肌梗死病史。心肌梗死后左室射血分数降低是心脏性猝死的主要预测因素；频发性与复杂性室性期前收缩的存在，亦可预示心肌梗死存活者发生猝死的危险。各种心肌病引起的心脏性猝死占5%～15%。心脏性猝死主要为致命性心律失常所致，包括致死性快速性心律失常、严重缓慢性心律失常和心室停顿。

心搏骤停是指心脏射血功能的突然终止。导致心搏骤停的病理生理机制最常见为室性快速性心律失常（心室颤动和室性心动过速），其次为缓慢性心律失常或心室停顿，心搏骤停发生后，由于脑血流的突然中断，10s左右患者即可出现意识丧失，经及时救治可获存活，否则将发生生物学死亡，罕见自发逆转者。心搏骤停常是心脏性猝死的直接原因。

心脏性猝死是指急性症状发作后1h内发生的以意识骤然丧失为特征、由心脏原因引起的自然死亡。美国每年约有30万人发生心脏性猝死，占全部心血管病死亡人数的50%以上，而且是20～60岁男性的首位死因。

【常见病因】

心脏结构性异常是发生致命性心律失常的基础，常见以下四种改变。

① 急性或（和）陈旧性心肌梗死。

② 原发性或继发性心室肌肥厚。

③ 心肌病变（扩张、纤维化、浸润性病变、炎症等）。

④ 结构性心电异常。

功能性因素也可影响心肌的电稳定性，常常是一些致命性心律失常的促发因素，包括：冠状动脉血流的暂时性改变（冠状动脉内血栓形成、冠状动脉痉挛导致急性缺血、缺血后再灌注等）、全身性因素（血流动力学因素、低氧血症、酸中毒、电解质紊乱等）、神经生理性因素、毒性作用（药物的致心律失常作用、心脏毒性反应等）等。

严重缓慢性心律失常和心室停顿是心脏性猝死的另一重要原因。

【临床表现】

心脏性猝死的临床经过可分为 4 个时期，即：前驱期、终末事件期、心搏骤停与生物学死亡。

（1）前驱期　在猝死前数天至数月，有些患者可出现胸痛、气促、疲乏、心悸等非特异性症状。但亦可无前驱表现，瞬即发生心搏骤停。

（2）终末事件期　是指心血管状态出现急剧变化至心搏骤停发生前的一段时间，自瞬间至持续 1h 不等。心脏性猝死所定义的 1h，实质上是指终末事件期的时间在 1h 内。典型的表现包括：严重胸痛、急性呼吸困难、突发心悸或眩晕等。若心搏骤停瞬间发生，事先无预兆，则绝大部分是心源性。在猝死前数小时或数分钟内常有心电活动的改变，其中以心率加快及室性异位搏动增加最为常见。因心室颤动猝死的患者，常先有室性心动过速。另有少部分患者以循环衰竭发病。

（3）心搏骤停　心搏骤停后脑血流量急剧减少，可导致意识突然丧失，伴有局部或全身性抽搐。心搏骤停刚发生时脑中尚存少量含氧的血液，可短暂刺激呼吸中枢，出现呼吸断续，呈叹息样或短促痉挛性呼吸，随后呼吸停止。皮肤苍白或发绀，瞳孔散大，由于尿道括约肌和肛门括约肌松弛，可出现二便失禁。

（4）生物学死亡　从心搏骤停至发生生物学死亡时间的长短取决于原发病的性质，以及心搏骤停至复苏开始的时间。心搏骤停发生后，大部分患者将在 4～6min 内开始发生不可逆脑损害，随后经数分钟过渡到生物学死亡。

【心搏骤停的处理】

心搏骤停的生存率很低，根据不同的情况，其生存率在 5%～60%。抢救成功的关键是尽早进行心肺复苏和尽早进行复律治疗，心肺复苏术的步骤如下：

1. 判定患者有无意识、反应（步骤 A）

方法：目击有人倒地，可重呼轻拍患者，可呼喊患者，轻轻摇动患者肩部，高声喊叫："喂，你怎么啦?"

报告："患者无（有）反应!"

2. 判断是否需要复苏（步骤 B）

① 呼吸。是无正常呼吸节律。

② 心搏。触摸颈动脉，感觉有无搏动（先触及患者喉结再滑向一侧 2cm，颈动脉搏动点即在此水平面的胸锁乳突肌前缘的凹陷处）。

报告："患者无（有）心搏、呼吸!"

③ 紧急呼叫。大叫"来人啊! 快打电话! 快取除颤器，通知上级医师"。

④ 将患者去枕平卧于硬板床或地上，摆成复苏体位（俯卧患者要翻身），打开上衣、松开裤带。

3. 胸外按压

（1）部位　胸骨中段或两侧乳头连线与胸骨交叉处。

（2）方法　以一手的掌根放于按压部，另一手掌根重叠于下一手背上，两手手指交叉翘起（上手指紧扣下手指防止移位），使手指端离开胸壁，术者的双臂与患者胸骨垂直（肩、肘、腕关节呈一线），向下用力按压，胸骨下陷深度 5～6cm。

（3）按压频率　成年人不少于 100 次/分（不宜超过 120 次/分）。

4. 打开气道

完成 30 次胸外按压后，打开气道，方法如下：

（1）仰头抬颏法　抢救者一手掌（小鱼肌）按于患者前额，使患者头后仰，另一手中指和示指抬起下颏/颌。

（2）仰面托颈法　抢救者一手掌（小鱼肌）起患者颈部。对疑有头、颈部外伤者不宜使用。

（3）托颌法　头、颈部外伤者，抢救者站在患者头后，双手中指和示指轻轻托起下颌。

5. 口对口或口对面罩（隔膜、导管）呼吸

术者用按于前额一手的拇指与示指捏闭患者鼻翼下端，将口紧贴患者口唇（或面罩、导管用力吹气，直至患者胸廓抬起。术者口离开，手松开鼻。共吹气 2 次，每次 1～2s。人工呼吸与心脏按压比例：成年人为 2∶30，儿童为 2∶15。

评估：连续 5 个周期后检查复苏有效指征。

① 能扪及颈动脉搏动。

② 呼吸改善或自主呼吸恢复。

③ 患者颜面、口唇、皮肤、指端颜色由紫转红。

④ 散大的瞳孔缩小。

⑤ 心电监护见规律自主心率，可测量血压。（此时应报告："自主循环恢复。"）

【高级生命支持】

即进一步生命支持（ALS），是基础生命支持的延伸，主要措施包括气管插管建立通气、除颤转复心律成为血流动力学稳定的心律、建立静脉通路并应用必要的药物维持已恢复的循环。

1. 纠正低氧血症

如果患者自主呼吸没有恢复应尽早行气管插管，充分通气的目的是纠正低氧血症。院外患者通常用简易气囊维持通气，医院内的患者常用呼吸机，开始可给予纯氧，然后根据血气分析结果进行调整。

2. 除颤和复律

心搏骤停时最常见的心律失常是心室颤动。及时的胸外按压和人工呼吸虽可部分维持心脑功能，但极少能将室颤转为正常心律，而迅速恢复有效的心律是复苏成功至关重要的一步。终止心室颤动最有效的方法是电除颤，时间是治疗室颤的关键，每延迟除颤 1min，复苏成功率下降 7%～10%。一旦心电监测显示为心室颤动，应立即用 200J 能量进行直流电除颤，若无效可立即进行第 2 次和第 3 次除颤，能量分别增至 200～300J 和 360J，如果连续 3 次除颤无效提示预后不良，应继续胸外按压和人工通气，并同时给予 1mg 肾上腺素静脉注射，随之再用 360J 能量除颤 1 次。如仍未成功，肾上腺素可每隔 3～5min 重复 1 次，中间可给予除颤。此时应努力改善通气和矫正血液生化指标的异常，以利重建稳定的心律。

3. 药物治疗

心搏骤停患者在进行心肺复苏时应尽早开通静脉通道。周围静脉通道常选用肘前静脉或颈外静脉，手部或下肢静脉效果较差尽量不用。中心静脉可选用颈内静脉、锁骨下静脉和股静脉。首选肾上腺素，严重低血压可以给予去甲肾上腺素、多巴胺、多巴酚丁胺。

【复苏后处理】

1. 心肺复苏后的处理原则和措施

包括维持有效的循环和呼吸功能，预防再次心搏骤停，维持水、电解质和酸碱平衡，防治脑水肿、急性肾衰竭和继发感染等，以上对所有心肺复苏后患者均适用，其中重点是脑复苏，包括维持有效循环、维持呼吸、防治脑缺氧和脑水肿。脑复苏是心肺复苏最后成功的关键。

主要措施包括：降温；脱水；防治抽搐；高压氧治疗。

2. 防治急性肾衰竭

防治急性肾衰竭时应注意维持有效的心脏和循环功能，避免使用对肾脏有损害的药物。若注射呋塞米后仍然无尿或少尿，则提示急性肾衰竭。此时应按急性肾衰竭处理。

3. 其他

及时发现和纠正水电解质紊乱和酸碱失衡，防治继发感染。对于肠鸣音消失和机械通气伴有意识障碍患者，应该留置胃管，并尽早地应用胃肠道营养。

【急救护理】

1. 抢救措施

①争分夺秒就地进行抢救，立即行胸外心脏按压，同时施行人工呼吸，加压给氧，行气管插管。

②取平卧头侧位，及时清除呼吸道分泌物，保持呼吸道通畅。

③建立两条静脉通道，根据医嘱给予升压药物，维持血压稳定，并保证其他药物及时输入。

④迅速备好各种抢救药品、物品，如阿托品、肾上腺素、利多卡因、吸引器、除颤器、人工呼吸机等，有条件者立即安装人工心脏起搏器。

⑤心脏复苏后，将病员移至监护室，做好心电监护，有心室颤动者立即除颤。

⑥严密观察呼吸变化，发现异常及时报告医师，并做好应急处理。

2. 心脏复苏后处理

①积极保护脑组织，防治脑水肿，一般采用头部降温，配合冬眠疗法，以减少脑细胞耗氧量，同时适当选用脱水剂，降低颅内压，减轻脑水肿。

②详细记录体温、脉搏、呼吸、血压、心率及心律的变化，观察每小时尿量，防止心功能、肾功能不全。

③观察患者意识、瞳孔、对光反射，及时发现病情变化。

④预防耳廓及枕部冻伤，随时调换冰袋中的冰块，每30min至1h测量体温1次。

⑤加强口腔、眼部及皮肤护理，预防褥疮等并发症。

⑥给予高热量饮食，昏迷者给予鼻饲饮食。

⑦预防呼吸道感染，清除呼吸道分泌物，保持呼吸道通畅，定时翻身拍背。

⑧气管切开者按气管切开护理常规。

⑨预防泌尿道感染，留置导尿患者，每日消毒尿道口2次。

⑩维持水、电解质及酸碱平衡，严格执行输液计划，准确记录出入量。

第五节　常见先天性心血管病

一、房间隔缺损

房间隔缺损（ASD）是先天性心脏病中最常见的一种，占先心病总数的15%～25%，根据缺损部位的不同，一般分为以下三种类型：①第二孔型缺损，占90%～95%，缺损常较大；②第一孔型缺损，占5%～10%；③房间隔缺如（或共同心房），极少见。

左心房的压力一般略高于右心房，故有房间隔缺损时左心房的血流可经缺损而分流入右心房。分流量的多少与缺损的大小、左右心室顺应性及阻力之比呈正相关。左向右分流的结果使右心房、右心室及肺循环的血流量明显增加而扩张。

【临床表现】

1. 症状和体征

轻症者可无症状；缺损较大或伴有心脏其他畸形者则多有气急、心悸、咳嗽、乏力及易患呼吸道感染。症状一般多在青年期后逐渐明显，壮年后或病程的后期可继发肺高压或心律失常而出现昏厥、咯血及心力衰竭。心脏浊音界扩大，心前区搏动增强。胸骨左缘第2～3肋间有2～4级喷射性收缩期杂音，多无震颤，第二心音（S2）明显分裂及肺动脉瓣成分（P2）亢进，此种分裂于吸气时不再增宽（称固定性分裂）。缺损在中度以上者，心前区可听到三尖瓣相对性狭窄的短促低调舒张期杂音，或伴有三尖瓣相对性关闭不全的收缩期反流性杂音。伴有重度肺高压者肺动脉瓣区的 S2 分裂反而减轻，而 P2 亢进显著，可听到有肺动脉瓣相对性关闭不全的舒张早期反流性杂音，脉搏常较细弱。

2. 辅助检查

（1）心脏 X 线　示右心房、右心室增大，肺动脉干膨出，肺动脉及其分支扩大，搏动增强；主动脉结较小。

（2）心电图　多数（80%～90%）示不完全性或完全性右束支传导阻滞，部分病例为右心室肥大；P 波增大，心电轴右偏。

（3）超声心动图　示右心房、右心室及肺动脉干内径增大；室间隔活动与后壁同向；三尖瓣活动速度增快、幅度增大；左心室、主动脉及二尖瓣活动幅度减低。缺损较大者可探查到房间隔回声波中断。多普勒超声示有左向右分流。

（4）心导管检查　可查出心房间有左向右分流和（或）导管可通过缺损进入左心房及肺静脉。根据各心腔的压力及血氧含量可计算出其自左向右的分流量及肺循环阻力等血流动力学参数。

【治疗预后】

第二孔型的预后一般较佳，平均寿限可达 40～50 岁，少数轻型病例可达 70 岁以上，患者多能胜任一般工作，妇女多能耐受妊娠及生育而不发生心力衰竭。但在病程后期可并发严重肺高压、右心衰竭及房性心律失常，进而导致死亡。

【治疗原则】

凡有症状，X 线及心电图有明显的改变，或右心导管检查示左向右分流达肺循环血流量的 20%～30% 以上者宜手术治疗。第二孔型手术成功率高达 99%；第一孔型手术危险性较大。肺动脉压力及肺循环阻力显著增高者为手术禁忌。手术年龄以 6 岁以下为理想；若病情进展快，则应早期手术。

二、室间隔缺损

单纯性室间隔缺损（VSD）约占先心病总数的 20%，男性稍多见。

【病理解剖及病理生理改变】

病理解剖一般可分为以下五型：①室上嵴上缺损。缺损位于室上嵴上方、肺动脉瓣下方，约占 10%。②室上嵴下缺损。位于室上嵴下方的膜部室间隔，占 60%～70%。③隔瓣后缺损。缺损的全部或部分位于三尖瓣隔瓣的后方，约占 20%。④肌部缺损。位于肌部室间隔，较少见。⑤共同心室。其室间隔缺如，少见。本病缺损大多为单发，亦可为多发，缺损直径大小不一，而以 1.0cm 左右为最常见。

本病经缺损的血液分流方向及大小，取决于缺损的大小、左右心室的压力及体肺循环的阻力之比。缺损小对血液分流的阻力大，故分流量少；反之，缺损大对血流分流的阻力小，故左向右分流量大，使左心室、右心室、肺循环血管及左心房的负荷增加而扩大。当肺循环压力增高而阻力无或仅轻度增高者，称动力性肺高压；若肺循环阻力亦增高至接近或超过体循环阻力而出现双向或右向左分流者，称阻塞性肺高压，即艾森门格综合征。

【临床表现】

1. 症状和体征

轻型缺损者多无自觉症状，于胸骨左缘第 3、4 肋间可听到响亮（3～4 级）的收缩期反流性杂音，持续时间长，可掩盖 S2，多伴有震颤。中、重型缺损者常感劳累后心悸、气急、咳嗽、胸闷、乏力，易患呼吸道感染，发育较迟缓；严重者可有左心衰竭。体检示心浊音界增大，心前区搏动增强，收缩期杂音的强度更响（4～5 级），多可扪及震颤，肺动脉瓣区的 S2 分裂、P2 亢进，心尖部有相对性二尖瓣狭窄的短暂、低调舒张期杂音。伴有重度肺高压时，肺充血的症状减轻，呼吸道感染的发生率减少，但心悸、胸闷、乏力的症状加重，且可有头晕、胸痛、咯血、心律失常及发绀等。体检示上述典型杂音的强度减轻或消失，肺动脉瓣区的 S2 分裂亦较不明显，但 P2 亢进显著，且有因肺动脉扩张所引起的收缩早期喷射音、相对性肺动脉瓣关闭不全的舒张早期杂音和（或）相对性三尖瓣关闭不全的收缩期杂音；严重者有发绀、杵状指（趾）、颈静脉怒张、肝大及浮肿等。

2. 辅助检查

（1）胸部 X 线检查　轻型者心影及肺血管影可无异常；中、重型者均有典型表现，即左或左右心室增大，肺动脉干鼓出，两侧肺动脉及其分支扩大，搏动增强，主动脉结较小；伴重度肺高压者，肺动脉干及两侧肺动脉扩大更明显，但其分支则较纤细，肺纹理稀疏，肺野较清晰。

（2）心电图　轻型者可无异常，中、重型者有左室或左右心室肥大；伴阻塞性肺高压者则示右心室肥大及劳损。

（3）超声心动图　左心室、左间隔回声波中断。多普勒超声能显示心室间的分流情况及分流部位。轻型缺损者可无异常。单心室者未能探查到有室间隔回声波。

（4）心导管　表现为心室水平有左向右分流；导管偶可通过缺损而进入左室。通过压力、心排血量、分流量及肺循环阻力等的测算，可了解其血流动力学改变情况。轻型缺损者可无异常发现。

【治疗预后】

轻型者预后较好，在儿童期中，缺损有自然闭合可能，但可合并感染性心内膜炎。重型缺损者可于 1 岁内死于心力衰竭或肺部感染；但若能存活至 2 岁以上者可继续有数年好转，很少并发感染性心内膜炎，生长及发育较差。并发肺高压者预后较差。

【治疗原则】

中度以上缺损者应及时手术，手术的理想年龄为 6 岁以下。若左向右分流量大、婴儿期即出现心力衰竭者应及时手术矫治；若无条件可先作肺动脉环扎术，使肺充血及肺高压减轻，以防继发肺小动脉阻塞性病变，待长大至学龄前作缺损修补术。对无须手术、未手术及不适于手术者，需注意随访及防治并发症。

三、动脉导管未闭

动脉导管未闭（PDA）发病率占先天性心脏病总数的 10%～15%，女性高于男性 2～3 倍。

【病理解剖及病理生理】

胎儿期肺的呼吸功能尚未开始进行，由上腔静脉流入右心房、右心室的血流绝大部分经由动脉导管而流入主动脉中。出生后，随着呼吸功能的进行，肺血管扩张，压力降低，动脉导管的功能即丧失而自行关闭，约 95% 婴儿在 1 岁内关闭，如仍开放即称为 PDA。未闭导管多呈管状型，亦可为漏斗型、窗型或动脉瘤型。

由于主动脉的收缩压及舒张压均明显高于肺动脉，故本病的主动脉血流在整个心动周期中均持续经未闭导管而分流入肺动脉中，使肺循环血管、左心房、左心室及升主动脉的血流增多及扩大。若继发肺高压，肺循环阻力增高，则右心室压力负荷增高而肥大，使自左向右分流量减少，甚而呈双向分流或右向左分流而出现发绀。

【临床表现】

1. 症状和体征

轻型者可无症状，中、重型者多有心悸、气急、咳嗽、乏力，易患呼吸道感染，生长及发育迟缓，严重者可有左心衰竭症状。继发重度肺高压者可有发绀、胸痛、心律失常及咯血。本病发绀的特征为下肢较上肢明显，左上肢较右上肢明显。典型者胸骨左缘第1、2肋间有机械样连续性杂音（因整个心动周期中，主动脉的血流持续向肺动脉分流所产生的），响度2~4级，多伴有收缩期或连续性震颤；P2有不同程度亢进，但除伴有肺高压者外，多被淹没在杂音之中；血压增高，脉压增大；有周围血管征。

2. 辅助检查

（1）胸部 X 线　轻型病例多无异常表现；中、重型者则有左心室及左心房增大，右心室稍大，肺动脉干鼓出，两侧肺动脉及其分支扩张、搏动增强；主动脉结多较增宽。伴有重度肺高压者，右心室、右心房增大；而肺充血反见减轻。

（2）心电图　轻型者可无异常或示左心室肥大；中至重型者则示电轴左偏及左心室或左右心室肥大；伴重度肺高压者则示右心室肥大、劳损及右心房肥大。

（3）超声心动图　示左心室内径及二尖瓣活动速度增大。二维超声心动图可显示未闭导管的病理类型，多普勒超声可显示经未闭动脉导管的分流情况。

（4）心导管及心血管造影　可见肺动脉血氧含量较右心室增高 0.6%（体积分数）以上；肺动脉压力正常或有不同程度增高，未闭导管较粗大者，导管尖易自肺动脉通过而进入主动脉中。逆行性升主动脉造影可见在锁骨动脉下方，相当于动脉导管开口处的主动脉弓降部有突出的漏斗状未闭导管阴影与左肺动脉沟通，肺动脉及其分支亦同。

【治疗预后】

轻型而无并发症者预后尚佳。重型病例，在婴儿期即可有频发呼吸道感染而引起心力衰竭。伴重度肺高压出现右向左分流者预后较差。

【治疗原则】

手术结扎或切断缝合未闭导管为目前公认的根治本病的方法，手术疗效较好，一般凡诊断确立后都应考虑手术治疗；年龄 35 岁以上者，若有症状亦应考虑手术矫治。并发感染性导管内膜炎或心力衰竭者，于控制后亦应手术治疗。严重肺高压及有发绀者则为手术的禁忌。

介入性导管法治疗，即将特制的导管装置，使通过未闭动脉导管进行非外科手术的永久性封闭未闭动脉导管。对婴儿病例应用抗前列腺素药物（如吲哚美辛或水杨酸）治疗，可使未闭导管在 1~2d 内闭合。

伴有连续性杂音的自左向右分流，病变中的其他主要病种有：主动脉窦动脉瘤穿破入右心，主、肺动脉隔缺损和冠状动脉瘘等。

四、肺动脉瓣狭窄

肺动脉瓣狭窄（PS）是由于各种原因致心脏肺动脉瓣结构改变，造成右心室收缩时，肺动脉瓣无法完全张开，导致心脏一系列病理生理改变。

【病理解剖及病理生理】

本病主要病理变化在肺动脉瓣及其上下，可分为三型。瓣膜型表现为瓣膜肥厚，瓣口狭窄，重者瓣叶可融合成圆锥状；瓣下型为右心室流出道漏斗部肌肉肥厚造成梗阻；瓣上型指肺动脉主干或主要分支有单发或多发性狭窄，此型较少见。

主要的病理生理为右心室的排血受阻，右心室压力增高，右心室代偿性肥厚，最终右心室扩大致衰竭。一般根据右心室压力高低来判断病情轻重，如右心室收缩压＜50mmHg 为轻型；＞50mmHg 但未超过左心室收缩压者为中型；超过左心室收缩压者为重型。右心室压力越高表明肺动脉瓣狭窄越重，而狭窄上下压力阶差也必然越大。

【临床表现】

1. 症状和体征

① 轻度狭窄可无症状，只在重体力劳动时出现心悸、气促等症状。

② 狭窄程度较重者，日常体力劳动可引起呼吸困难、心悸、乏力、胸闷、咳嗽，偶有胸痛或晕厥。

③ 后期出现腹胀、食欲下降、双下肢水肿等。

④ 心界向左、上扩大，胸骨左缘第二肋间可触及收缩期震颤。

⑤ 胸骨左缘第 2 肋间有 Ⅱ～Ⅴ 级粗糙收缩期杂音，呈喷射性，向左锁骨下区传导，肺动脉瓣区第二心音减轻并分裂。

2. 辅助检查

（1）X 线检查　示肺血管影细小，整个肺野异常清晰，肺动脉总干弧凸出，右心室增大。

（2）心电图　可有不完全性右束支传导阻滞、右心室肥大、右心室肥大伴心前区广泛性 T 波倒置。部分示 P 波增高。

（3）超声心动图　肺动脉瓣回声曲线的 a 斜波加深（＞10mm），可见肺动脉瓣狭窄、右心室肥大。

【治疗原则】

（1）对症治疗　纠正心力衰竭，减轻右心室负荷。

（2）手术治疗　肺动脉瓣扩张术、瓣膜置换术。

【用药原则】

① 早期轻型病例用药以口服异山梨酯、利尿剂为主。

② 中期病例口服药物加静脉滴注呋塞米、硝酸甘油疗效较佳。

③ 晚期重症病例以静脉用药为主，另可给予少量洋地黄类强心剂。

④ 本病主要且最有效的治疗手段是施行肺动脉瓣扩张术或瓣膜替换术。

五、主动脉窦动脉瘤

主动脉窦动脉瘤是一种少见的先天性畸形，但在我国则并不太少。患者男性多于女性。

【病理解剖及病理生理】

本病是在主动脉窦部包括左主动脉窦、右主动脉窦或后主动脉窦处形成动脉瘤，在其发展过程中瘤体突入心脏内，逐渐增大，其瘤壁逐渐变薄而破裂。可破入右心房、右心室、肺动脉、左心室或心包腔，后者可迅速引起死亡。临床上以右主动脉窦动脉瘤破入右心（尤其是右心室）造成主动脉-心脏瘘的，具有独特的临床表现。本病常伴有心室间隔缺损。

【临床表现】

1. 症状和体征

在动脉瘤瘤体未破裂前，一般无临床症状或体征。个别瘤体阻塞右心室流出道可产生肺动脉口狭窄的体征。破裂多发生在 20～67 岁，破裂时患者可突觉心悸、胸痛或胸部不适、气喘、咳嗽，并觉左胸出现震颤，随后逐渐出现右心衰竭的表现。但有些患者只有后一表现而无突然起病的感觉。

体征主要是在胸骨左缘第 3、4 肋间听到连续性响亮的机器声样杂音，在舒张期更响，伴有震颤；肺动脉瓣区第二心音亢进，心脏浊音界增大；舒张压降低，脉压增宽，有水冲脉和毛细血管搏动；肝脏肿大，下肢常有水肿。

2. 辅助检查

（1）X 线片　示肺充血、左心室和右心室增大。心电图可正常、左心室肥大或左右心室合并肥大。

（2）二维超声心动图　可显示主动脉窦增大，局部有囊状物膨出，囊底有裂口。

（3）彩色多普勒血流显像　可显示流经裂口的血液分流。

（4）右心导管检查和选择性指示剂稀释曲线测定　可发现在右心房、右心室或肺动脉水平由左至右分流，同时该心腔压力增高。

（5）经动脉的逆行选择性升主动脉造影　可显示出瘤囊（在瘤囊未破裂时），或见对比剂从升主动脉进入右心房、右心室或肺动脉，从而可判定主动脉-心脏瘘的部位所在。

【治疗原则】

本病可在体外循环的条件下，施行心脏直视手术治疗，切除破裂的瘤体，并予以修补缝合。手术疗效佳，故一旦确诊即宜尽早手术治疗。

六、艾森门格综合征

少见，但儿童期后为较常见的发绀型先天性心脏病。系指伴有阻塞性肺高压及右向左或双向分流者。其原发病约有十余种，其中以 VSD 或 PDA 者较常见。

【病理解剖】

除肺动脉干及其左右分支扩大、肺小动脉有阻塞性改变外，可有较大的 VSD、PDA 或 ASD 等心腔内或大血管间的异常通道；右心室、右心房增大肥厚，部分病例左心亦可增大。在病变早期，由于有大量左向右分流而引起肺动脉压力增高，继之，肺小动脉逐渐形成阻塞性改变，阻力增高，而引起阻塞性肺高压，出现双向或右向左分流。

【临床表现】

1. 症状和体征

患者症状多较明显，主要为气急、心悸、乏力、胸痛、咯血、发绀、晕厥。

体征为心前区搏动增强，肺动脉瓣区有收缩早期喷射音及喷射性收缩期杂音，S2 亢进显著，可有相对性肺动脉瓣关闭不全的舒张期杂音和（或）相对性三尖瓣关闭不全的收缩期杂音，而原有病变的特异体征均消失或较不明显。

2. 辅助检查

（1）胸部 X 线　示右心室、右心房增大，肺动脉段鼓出，肺门血管扩张、搏动增强，而远端突然变细呈秃支样改变，周围肺野透明度增加。

（2）心电图　示电轴右偏，右心室或左右心室肥大，可伴心肌劳损。

（3）超声心动图　除原有畸形表现外，肺动脉扩张及相对性肺动脉瓣及三尖瓣关闭不全支持本诊断。（>450mm/s）、右心室射血时间>0.095s；可显示原有心脏畸形的解剖异常。

（4）右心导管检查　示肺动脉压力明显增高，肺循环阻力增大，有右向左或双向分流。心血管造影能显示自右向左分流的部位以诊断原发病变；但对本病患者有一定危险性，应加注意。

【预后】

较差，晚期常因心律失常、肺部感染及心力衰竭而导致死亡。

【治疗原则】

因患者已有阻塞性肺高压，其原发病不适于采用手术纠治；内科主要为防治呼吸道感染、肺高压的并发症及合并症。

第六节 原发性高血压

原发性高血压是以血压升高为主要表现伴或不伴有多种心血管危险因素的综合征。其并发症有卒中、心脏病及肾脏病，严重威胁人民健康，致死、致残率高。我国人群高血压患病率呈持续增长趋势，2002 年全国居民营养和健康状况调查结果显示，18 岁以上人群高血压患病率达18.8%，卫生部心血管病防治研究中心于 2005 年修订《中国高血压防治指南》提出了符合国情的全人群、高危人群和患者相结合的防治策略，从控制危险因素水平、早诊断、早治疗和患者规范化管理三个环节入手，努力提高高血压的知晓率、治疗率和控制率。

【病因与诱发因素】

原发性高血压的发病与遗传因素和环境因素有关：①高血压有明显的家族聚集性。②环境因素是不同地区人群血压水平与饮食中盐的摄入量显著有关，摄入盐越多，血压水平及患病率越高；精神、神经作用，肾素-血管紧张素-醛固酮系统平衡失调。③其他因素。与胰岛素抵抗、避孕药的使用、吸烟、饮酒过度、肥胖及前列腺素 A 或 E 不足有关。

【临床表现】

1. 缓进型高血压

高血压病起病多数隐匿，早期无明显症状。高血压患者有头疼、头晕、疲劳、心悸、耳鸣。随着病情发展，血压持续性升高，则可出现脑、心、肾、眼底等器质性功能损害。

2. 高血压危重症表现

① 高血压危象。收缩压突然明显升高，舒张压也可升高，患者出现剧烈头痛、头晕、眩晕，亦可有恶心、呕吐、胸闷、心悸、气急、视力模糊、腹痛、尿少、尿频、排尿困难，可伴有自主神经紊乱症状，在伴有靶器官病变时，可出现心绞痛、肺水肿、肾功能衰弱、高血压脑病。多由于紧张、劳累或突然停用降压药引起。

② 高血压脑病。由于脑部小动脉持久而明显的痉挛，继之被动性或强致性扩张，引起急性脑循环障碍，导致脑水肿和颅内压增高的一系列临床表现，可表现为剧烈头痛、头晕、恶心、呕吐、烦躁不安、脉搏慢而有力、呼吸困难或减慢，视力障碍、神志不清、意识模糊甚至昏迷，也可出现暂时性偏瘫、失语，发作短暂者数分钟，长者达数小时或数天。

③ 脑血管病。脑出血、脑血栓、腔隙性脑梗死、短暂性脑缺血发作。

④ 心力衰竭。

⑤ 慢性肾功能衰竭。

⑥ 主动脉夹层。呈现突发、急起、剧烈而持续不能耐受的胸部疼痛，某些患者可因剧烈疼痛导致休克、虚脱。

3. 高血压的危险分层

• 低危组：男性年龄<55 岁、女性年龄<65 岁，高血压 I 级，无其他危险因素，属低危者。

• 中危者：高血压 II 级或 I～II 级，同时有 1～2 个危险因素。

• 高危组：高血压水平属 I～II 级，兼有 3 种或更多危险因素，兼患糖尿病或靶器官损害；或高血压水平属 III 级，但无其他危险因素。

很高危组：高血压Ⅲ级，同时有 1 种以上危险因素；或兼患糖尿病或靶器官损害；或高血压Ⅰ～Ⅲ级并有临床相关疾病，见表 5-6。

表 5-6 高血压的危险分层

其他危险因素和病史	Ⅰ级高血压	Ⅱ级高血压	Ⅲ级高血压
	收缩压 140～159mmHg 或 舒张压 90～99mmHg	160～179mmHg 或 100～109mmHg	≥180mmHg 或 ≥110mmHg
无其他危险因素	低危	中危	高危
1～2 个危险因素	中危	中危	很高危
≥3 个危险因素、靶器官损害或糖尿病	高危	高危	很高危
并存的临床情况	很高危	很高危	很高危

4. 辅助检查

（1）血常规　红细胞和血红蛋白基本正常，但急进型高血压时可有抗人球蛋白试验阴性的微血管病性溶血性贫血，伴畸形红细胞。血红蛋白高者血液黏度大。

（2）尿常规　肾浓缩功能受损时尿比重逐渐下降，有少量尿蛋白、红细胞。

（3）肾功能　成人肌酐>114.3μmol/L，老年人和妊娠者>91.5μmol/L。

（4）胸部 X 线检查　可见升主动脉弓部迂曲延长，其升、弓或降部可扩张。

（5）心电图　可发现心肌缺血、心脏传导阻滞和心律失常，如室性早波搏、心房纤颤，还可显示左心室肥厚。

（6）超声心动图　左心室、左心房心腔扩大，左心室壁收缩活动减弱。

（7）动态血压　根据血压的昼夜变化，可以将血压分为杓型和非杓型高血压。

（8）眼底检查　测量视网膜中心动脉压可见增高，不同疾病期有不同的改变。

- Ⅰ级：视网膜动脉痉挛。
- Ⅱ级：Ⅱ级为视网膜动脉轻度硬化，ⅡB级为视网膜动脉显著硬化。
- Ⅲ级：Ⅱ级加视网膜病变（出血或渗出）。
- Ⅳ级：Ⅲ级加视盘水肿。

（9）其他检查　血脂增高，部分患者血浆肾素活性、血管紧张素Ⅱ水平增高。

【治疗原则】

1. 治疗原则

（1）低危患者　改变不良生活方式，观察 6 个月后，无效再决定是否使用降压药。

（2）中危患者　在病情允许的情况下，积极改善生活方式，同时观察血压及是否存在危险因素数周，再决定是否用降压药。

（3）高危患者和极高危患者　立即开始对高血压及并存的危险因素和临床症状进行强化治疗。

2. 治疗目标

① 中青年，高血压血压降至 130/85mmHg 以下。

② 合并靶器官损害或糖尿病者，血压降至 130/80mmHg 以下。

③ 合并肾功能不全或蛋白尿者，血压降至 130/85mmHg 以下，甚至降至 125/75mmHg。

④ 老年人高血压，血压控制在 140/95mmHg 以下，尤其要控制收缩压。

3. 非药物治疗

（1）控制体重　体重应维持在理想范围：体重指数（BMI）＝体重（kg）/（身高）^{2}（m^2），体重指数控制在<24kg/m^2，或控制腰围至男性<85cm，女性<80cm。

（2）限制钠盐摄入　限盐每日<6g，不但使血压降低，还可使患者用药量减少。

（3）平衡膳食、合理营养　少食或不食含盐高的腌制品，减少膳食中饱和脂肪的摄入，多吃蔬菜水果及纤维素多的食物，摄入足量的蛋白质，注意钾、钙、镁的补充，严格限制饮酒。

（4）适量运动　应根据年龄、身体状况、经济条件可选择快走、慢跑、游泳、健身操等有氧训练。对于中、重度高血压患者，须避免竞争性体育运动，不宜选择过于强烈的运动，运动频度3～5次/周，每次持续30～50min，运动时最大心率＝170－年龄，或本人最大心率的70%～80%，作为运动适宜的心率。

（5）保持健康心态　高血压患者应努力保持充足的睡眠，减轻紧张繁忙的工作压力，保持心理平衡、乐观的健康心态。

4. 药物治疗

临床常用药物有五类，利尿剂、β受体阻断药、钙通道阻滞剂、血管紧张素转换酶抑制剂、血管紧张素Ⅱ受体阻滞剂。

药物治疗原则：

① 采用较小的有效剂量开始，以减少不良反应的发生，视血压控制情况逐渐增加用药量，达到控制血压目标。

② 推荐使用每日1次，24h平稳有效的长效制剂，以保证24h平稳降压，防止靶器官损害，血压突然升高所致的猝死、卒中和心脏并发症。

③ 单一药物疗效不佳时，及时采取两种或两种以上药物联合用药，提高降压效果，减少不良反应，不宜将一种药物的量加得过大。

④ 判断降压药物是否有效或是否需要更改治疗方案时，应考虑药物达到最大疗效。

5. 高血压急症治疗原则

① 迅速降低血压，选择静脉滴注给药。

② 控制血压。应采取逐步控制性降压治疗，即开始的24h内将血压降低20%～25%，48h内血压不低于160/100mmHg。

③ 选择起效迅速，短时间内达到最大作用；作用持续时间短，停药后作用消失较快；不良反应较小的降压药。另外，最好在降压过程中不明显影响心率、心排血量和脑血流量。硝普钠、硝酸甘油、尼卡地平和地尔硫草注射液相对比较理想。硝普钠往往是首选的药物。

【护理】

1. 评估

（1）健康史和相关因素　患者有无家族遗传性高血压病史，有无糖尿病、高血脂、冠心病、卒中或肾脏病家族史，有无长期精神紧张、吸烟、饮酒过渡、肥胖、长期食盐过多。

① 一般状况。患者的年龄、性别、职业、婚姻状态、营养状况，尤其注意与现患疾病相关疾病史和药物使用情况，过敏史、手术史、家族史。

② 发病特点。根据患者临床表现、血压水平和症状，评估心血管病危险因素和有无潜在并发症的危险。

③ 相关因素。判断高血压的原因（明确有无继发性高血压），初步判断高血压的发病时间、分级。

④ 评估影响高血压病程及疗效的个人心理、社会和环境因素，包括家庭情况、工作环境及文化程度。

⑤ 测量血压。必要时测量双下肢血压，计算体重指数，测量腰围及臀围。

⑥ 高血压分级。按血压水平将高血压分为Ⅰ、Ⅱ、Ⅲ级（表5-7）。

表 5-7　血压水平和分类

类别	收缩压/mmHg	舒张压/mmHg
正常血压	<120	<80

续表

类别	收缩压/mmHg	舒张压/mmHg
正常高值	120～130	80～89
高血压	≥140	≥90
Ⅰ级高血压（轻度）	140～159	90～99
Ⅱ级高血压（中度）	160～179	100～109
Ⅲ级高血压（重度）	≥180	≥110
单纯收缩期高血压	≥140	＜90

（2）身体状况

① 寻找靶器官损害以及相关临床的情况。

② 辅助检查。血常规、尿常规、肾功能、胸部 X 线检查、心电图、超声心动图、动态血压、眼底检查、其他检查（血脂增高，部分患者血浆肾素活性、血管紧张素Ⅱ水平增高）。

2. 护理要点

（1）判断护理问题和危险因素

① 疼痛。头痛与血压升高有关。

② 有受伤的危险。与头晕、视力模糊、意识改变或发生直立性低血压有关。

③ 潜在并发症。高血压急症，表现为高血压危象和高血压脑病。

④ 营养失调。高于机体需要量与摄入过多、缺乏运动有关。

⑤ 焦虑。与血压控制不满意，已发生并发症有关。

⑥ 知识缺乏。缺乏疾病预防保健和高血压用药知识。

（2）病情观察

① 观察高血压早期表现，如头疼、头晕、颈项板紧、疲劳。

② 观察高血压器官受累的表现，如胸闷、气短、心绞痛、多尿等。

③ 观察高血压并发症，如高血压危象、高血压脑病、脑血管病的表现，头痛、烦躁、眩晕、耳鸣、恶心、呕吐、心悸、气急及视力模糊等表现。

④ 舒张压持续≥130mmHg，并有头痛、视力模糊、眼底出血、渗出和乳头水肿，肾脏损害突出，持续蛋白尿、血尿与管型尿，恶性或急进型高血压的表现。

⑤ 观察并发症，如心绞痛、高血压脑病、脑血管病。脑血管病包括脑出血、脑血栓形成、腔隙性脑梗死、短暂性脑缺血发作。

⑥ 观察降压药的反应。

⑦ 观察肾功能。

⑧ 观察直立性低血压表现，如头晕、心悸、出汗、恶心、呕吐。

⑨ 观察生命体征，如心率、心律、血压、水肿的部位和程度，并做好护理记录。

（3）并发症的观察与护理

① 高血压急症。高血压急症是指短时期内（数小时或数天）血压重度升高，舒张压＞130mmHg 和（或）收缩压＞200mmHg，伴有重要器官组织如心脏、脑、肾脏、眼底、大动脉的严重功能障碍或不可逆性损害。及时处理高血压急症十分重要，紧急情况下在几分钟到 1h 内迅速降低血压，采用静脉途径给药；次急情况下在几小时到 24h 内降低血压，可使用快速起效的口服降压药。

a. 评估高血压的程度，严密监护生命体征和神志，及时发现高血压急症各类的临床表现。当血压＞180/120mmHg 伴即将发生或进行性靶器官损害，卧床休息，持续监测血压，尽快应迅速降低血压，选择适宜有效的降压药物。

b. 患者应入住监护室，持续监测心电、血压、血氧饱和度、呼吸，首选静脉降压药，降压目标是 1h 使动脉压迅速下降，但下降幅度不超过 25%；在 2～6h 内血压降至约 160/(100～110) mmHg。防止血压过快降低引起肾、脑或冠状动脉缺血。如果降低的血压水平可耐受且临床情况稳定，在 24～48h 内逐步降低血压达到正常水平。

c. 密切观察神志、瞳孔、呼吸频率、缺氧程度，持续吸氧，必要时使用无创呼吸机。

d. 急诊检查血生化、血常规、心肌酶、动脉血气分析。

e. 根据患者肝肾功能情况选择适当药物，有效控制血压。

f. 做好患者心理护理，尽可能消除患者的恐惧、紧张感，必要时给予镇静剂，保证患者充分休息，以提高降压药物的疗效，控制血压于稳定状态。

g. 掌握补液量和输液的速率，防止血容量短期内急骤增多，引起血压急剧升高，导致高血压危象。

h. 发生心绞痛，按心绞痛观察护理。

i. 发生心肌梗死，按心肌梗死观察护理。

j. 颅内出血按脑出血观察护理。

k. 急性左心衰竭按急性左心衰竭观察护理。

② 主动脉夹层观察护理。主动脉夹层动脉瘤 70%～80% 是由于高血压所致，该病是一种预后很差的血管疾病，临床诊断 48h 内死亡率高达 36%～72%，如病变累及肾动脉，死亡率可达 50%～70%。疑似病例应即刻进行鉴别诊断，确保救治及时。

a. 密切观察疼痛的部位及性质、意识、心率、血压、呼吸、氧饱和度、肾功能、下肢肢体血供的监测。

b. 有效止痛、平稳降压、减慢心率，防止夹层继续撕裂。

c. 患者病情平稳，即刻实施介入术。

d. 做好患者心理护理，避免患者精神紧张。

e. 卧床休息，保持排便通畅。

③ 急性冠脉综合征的护理。高血压合并急性冠脉综合征时出现持续胸痛。

a. 密切观察疼痛的部位和时间。

b. 监测血压变化。降血压可首选硝酸甘油，也可选择硝普钠，减低心脏前后负荷，缓解心绞痛症状。

c. 心绞痛症状持续不缓解，立即静脉注射吗啡，密切监测血压、心肌酶及心电图动态变化，防止及早期发现急性心肌梗死，采取有效血管再通治疗。

（4）一般护理

① 根据高血压的危险分层，限制活动。

② 防止发生意外伤害的护理。评估患者有无发生坠床的危险，嘱患者起床或体位变化时避免用力过猛，突然变换体位应注意，应加用床挡，避免坠床。

③ 警惕急性低血压反应。使用降压药后如有晕厥、恶心、乏力，立即平卧，采取头低脚高位，增加脑部血流量；如有头晕、眼花、耳鸣等症状时应卧床休息。

④ 静脉持续输入降压药的护理。静脉给药速率不可过快，避免血压骤降引起心、脑、肾灌注不足。

⑤ 使用利尿剂时应监测电解质，以防发生低血钾。

⑥ 在应用降压药物治疗过程中，应嘱其卧床休息，满足生活护理。在变化体位时动作应尽量缓慢，防止发生直立性低血压。

⑦ 血压稳定可进食时，及时改为口服药物维持血压。

⑧ 饮食宜低盐、低脂，限制动物脂肪、钠盐和热量的摄入，少食油脂性多的食物，如瓜子、花生、干果、黄油、冰淇淋。

【健康教育】

① 使患者了解相关高血压的知识、危险因素、非药物治疗与长期随访的重要性，坚持终身

治疗的必要性，有针对性地纠正不良生活方式，如紧张、吸烟、酗酒，正确认识高血压药物的疗效和副作用。

② 向患者说明高血压病需坚持长期规律治疗和保健护理的重要性，将血压控制在"理想"水平的目的是防止靶器官进一步损害，使心、脑、肾得以保护。

③ 养成良好的生活习惯，情绪稳定，劳逸结合，避免熬夜，掌握放松心态的调控方式。

④ 积极控制心血管病的危险因素，戒烟、戒酒，控制体重、血糖、血脂和血压。

⑤ 合理饮食，减少食盐、动物脂肪的摄入量，多食水果、蔬菜，减少食物中饱和脂肪酸的含量和脂肪总量，保持排便通畅。必要时服用缓泻剂。

⑥ 适当参加体育锻炼，并注意血压变化，如有不适应及时休息；血压持续升高或出现头晕、头痛、恶心、呕吐等症状时及时就医。

⑦ 服用降压药注意事宜

a. 采用较小的有效剂量。

b. 为有效防止靶器官的损害，24h 血压稳定于目标范围内。按时服用降压药物，不要随意换药和减少药物的用量。

c. 服用降压药物期间，定时测量血压、脉搏，当血压突然升高或降低时要及时就医。

d. 服用利尿剂的患者要定时复查血钾、血钠、血氯。

第七节 冠状动脉粥样硬化性心脏病

冠状动脉粥样硬化性心脏病指冠状动脉粥样硬化使血管狭窄或闭塞，或（和）冠状动脉功能性改变（痉挛），导致心肌缺血缺氧或坏死而引起的心脏病，统称冠状动脉性心脏病，简称冠心病。冠心病是严重危害人类健康的常见病。

一、稳定型心绞痛

冠状动脉固定性严重狭窄的基础上，由于心肌负荷的增加引起心肌急剧的、暂时的缺血与缺氧的临床综合征，典型特点为阵发性前胸压榨样疼痛，主要为胸骨后部，可放射至心前区和左上肢尺侧，常发生于劳力负荷增加时，持续数分钟，休息或服用硝酸酯制剂后消失。本症患者男性多于女性，年龄在 40 岁以上。

【病因与诱发因素】

本病的基本病因是冠状动脉粥样硬化，当冠状动脉的供血与心肌的需血之间发生矛盾，冠状动脉血流量不能满足心肌代谢的需要，引起心肌急剧的、暂时的缺血、缺氧时，即可发生心绞痛。劳累、情绪激动、饱食、受寒、急性循环衰竭等为常见的诱因。

【临床表现】

（1）心绞痛以发作性胸痛为主要临床表现　疼痛的特点为：

① 心绞痛的部位。主要在胸骨体中段或上段之后，可波及心前区，有手掌大小范围，甚至横贯前胸，界限不很清楚。常放射至左肩、左臂内侧达无名指和小指，或至颈、咽或下颌部。

② 心绞痛性质。胸痛常为压迫、发闷或紧缩性，也可有烧灼感，但不像针刺或刀扎样锐性痛，偶伴濒死的恐惧感觉。有些患者仅觉胸闷不适不认为有痛。发作时，患者往往被迫停止正在进行的活动，直至症状缓解。

③ 心绞痛诱因。常由体力劳动或情绪激动（如愤怒、焦急、过度兴奋等）所诱发，饱食、寒冷、吸烟、心动过速、休克等亦可诱发。疼痛多发生于劳力或激动的当时，而不是在一天劳累之后。典型的心绞痛常在相似的条件下重复发生，但有时同样的劳力只在早晨而不在下午引起心

绞痛，提示与晨间交感神经兴奋性增高等昼夜节律变化有关。

④ 心绞痛持续时间。疼痛出现后常逐步加重，然后在 3～5min 内渐消失，可数天或数星期发作 1 次，亦可一日内多次发作。

⑤ 心绞痛缓解方式。一般在停止原来诱发症状的活动后即可缓解；舌下含服硝酸甘油也能在几分钟内使之缓解。

⑥ 心绞痛持续时间超过 30min 不缓解，心电图有心肌缺血动态变化，心肌酶增高要警惕急性心肌梗死。

（2）辅助检查

① 心脏 X 线检查。如已伴发缺血性心肌病可见心影增大、肺充血等。

② 心电图检查。约有半数的患者心绞痛发作时心电图正常，心绞痛发作时可出现暂时性心肌缺血引起的 ST 段压低（≥0.1mV），有时出现 T 波倒置，平时 T 波倒置的患者，发作时可变为直立。

③ 心电图负荷试验和心电图连续动态监测可显著提高缺血性心电图的检出率。

④ 放射性核素检查。铊心肌显像所示灌注缺损，提示心肌供血不足或血流缺失，对心肌缺血有诊断价值。

⑤ 冠状动脉造影检查是确诊冠心病的金标准。

【治疗原则】

（1）非血运重建 改善冠状动脉的血供和降低心肌的耗氧，服用阿司匹林减少血栓形成，降低不稳定型心绞痛和心肌梗死的发生，有效的降血脂治疗可促使粥样斑块稳定。

应用硝酸酯制剂，β 受体阻断药，改善心肌氧供需平衡而治疗心肌缺血的曲美他嗪，"活血化瘀""芳香温通"和"祛痰通络"的中医中药治疗。

（2）血运重建 运用心导管技术疏通狭窄甚至闭塞的管腔，从而改善心肌血流灌注的方法，包括经皮冠状动脉腔内成形术、经皮冠状动脉内支架置入术、经皮冠状动脉旋切术、旋磨术和激光成形术。

（3）外科手术治疗 主要是在体外循环下施行主动脉-冠状动脉旁路移植手术。

【护理】

1. 评估

（1）健康史和相关因素

① 一般状况。患者的年龄、性别、职业、婚姻状态、营养状况，尤其注意近期有无脑出血、消化道出血，以及药物使用情况、过敏史、家族遗传史。

② 发病特点。患者有无诱发因素、疼痛部位、持续时间、缓解方式以及伴随症状。

③ 相关因素。包括既往史，男性患者是否吸烟、饮酒，生活饮食习惯，性格，可初步判断心绞痛分级以及对生活质量的影响。

（2）心绞痛严重度的分级 加拿大心血管病学会（CCS）分为四级。

- Ⅰ级，一般体力活动（如步行和登楼）不受限，仅在强、快或持续用力时发生心绞痛。
- Ⅱ级，一般体力活动轻度受限。快步、饭后、寒冷或处于寒风中、精神应激或醒后数小时内发作心绞痛。一般情况下平地步行 200m 以上或登楼 1 层以上受限。
- Ⅲ级，一般体力活动明显受限，一般情况下平地步行 200m，或登楼 1 层引起心绞痛。
- Ⅳ级，轻微活动或休息时即可发生心绞痛。

2. 护理要点

① 发作时的护理。心绞痛发作时立刻休息，一般患者在停止活动后症状即可消失。

② 监测血压、脉搏、呼吸，舌下含化硝酸甘油 0.6mg，低流量吸氧，观察心电图有无心肌缺血表现。

③ 观察药物治疗的作用和副作用。

a. 服用阿司匹林 100～300mg，注意观察胃肠道反应。

b. β受体阻断药。减慢心率、降低血压，减低心肌收缩力和耗氧量，注意血压的变化，初次小剂量开始，停用时逐步减量，对有低血压、支气管哮喘以及心动过缓、二度或以上房室传导阻滞者不宜应用。

c. 钙通道阻滞剂。扩张冠状动脉，解除冠状动脉痉挛：维拉帕米有头晕、恶心、呕吐、便秘、心动过缓、P-R 间期延长、血压下降等副作用；硝苯地平有头痛、头晕、乏力、血压下降、心率增快、水肿；地尔硫草副作用有头痛、头晕、失眠等。

d. 曲美他嗪。改善心肌的氧供需平衡而治疗心肌缺血。

④ 尽量避免各种明确的、足以诱发心绞痛发作的因素，如进食不应过饱、过快，禁烟酒。

⑤ 调整日常生活与工作量，减轻精神负担；保持适当的体力活动，但以不发生疼痛症状为度；一般无须卧床休息。

⑥ 运动锻炼疗法。谨慎安排进度适宜的运动锻炼有助于促进侧支循环的形成，提高体力活动的耐受量而改善症状。

二、不稳定型心绞痛

目前，临床上已趋向将除上述典型的稳定型劳力性心绞痛之外缺血性胸痛统称为不稳定型心绞痛，除变异型心绞痛具有短暂 ST 段抬高的特异的心电图变化而仍为临床所保留，原有心绞痛的其他分型命名临床均已弃用。这不仅是基于对不稳定的粥样斑块的深入认识，也表明了这类心绞痛患者临床上的不稳定性，有进展至心肌梗死的高度危险性，必须予以足够的重视。

【病因与发病机制】

与稳定型劳力性心绞痛的差别主要在于冠状动脉内不稳定的粥样斑块继发病理改变，使局部心肌血流量明显下降，如斑块内出血、斑块纤维帽出现裂隙、表面上有血小板聚集及（或）刺激冠状动脉痉挛，导致缺血加重。虽然也可因劳力负荷诱发，但劳力负荷中止后胸痛并不能缓解。

【临床表现】

胸痛的部位、性质与稳定型心绞痛相似，但同时还具有以下特点之一。

① 原为稳定型心绞痛，在 1 个月内疼痛发作的频率增加，程度加重、时限延长、诱发因素变化，硝酸类药物缓解作用减弱。

② 1 个月之内新发生的心绞痛，并因较轻的负荷所诱发。

③ 休息状态下发作心绞痛或较轻微活动即可诱发，发作时表现有 ST 段抬高的变异型心绞痛。此外，由于贫血、感染、甲状腺功能亢进症、心律失常等原因诱发的心绞痛称之为继发性不稳定型心绞痛。

④ 不稳定型心绞痛（UA）患者的严重程度不同，其处理和预后也有很大的差别，在临床分为低危组、中危组和高危组。低危组指新发或原有劳力性心绞痛恶化加重，达加拿大心血管病学会 CCS Ⅲ级或Ⅳ级，发作时 ST 段下移≤1mm，持续时间＜20min，胸痛间期心电图正常或无变化；中危组就诊前 1 个月内（但 48h 内未发）发作 1 次或数次，静息心绞痛及梗死后心绞痛，持续时间＜20min，心电图可见 T 波倒置＞0.2mV，或有病理性 Q 波；高危组就诊前 48h 内反复发作，静息心绞痛伴一过性 ST 段改变（＞0.05mV），新出现束支传导阻滞或持续性室性心动过速，持续时间＞20min。

⑤ UA 与非 ST 段抬高心肌梗死（NSTEMI）同属非 ST 段抬高性急性冠脉综合征（ACS），两者的区别主要是根据血中心肌坏死标记物的测定，因此对非 ST 段抬高性 ACS 必须检测心肌坏死标记物并确定未超过正常范围时方能诊断 UA。

【治疗原则】

不稳定型心绞痛病情发展常难以预料，应使患者处于医师的监控之下，疼痛发作频繁或持续不缓解及高危组的患者应立即住院。

（1）一般处理。卧床休息 1～3d，24h 心电监测。有呼吸困难、发绀者应给氧吸入，维持血氧饱和度达到 90％以上。

（2）止痛治疗。烦躁不安、剧烈疼痛者，静脉注射吗啡 5～10mg，硝酸甘油或硝酸异山梨酯持续静脉滴注或微泵输注，以 10μg/min 开始，每 3～5 分钟增加 10μg/min，直至症状缓解。另外，根据患者有无并发症等具体情况，选用钙通道阻滞剂或 β 受体阻断药。

（3）抗栓。阿司匹林、氯吡格雷和肝素（包括低分子量肝素）是治疗不稳定型心绞痛患者的重要措施，其目的在于防止血栓形成，阻止病情进展为急性心肌梗死。

（4）对不稳定型心绞痛患者，根据 GRACE 风险评分分层，属于高危患者尽早期采取侵入治疗，接受冠状动脉造影检查和介入治疗。

（5）UA 患者经治疗病情稳定，出院后应继续强调抗凝和调脂治疗，特别是他汀类药物的应用。

【护理】

1. 评估

（1）健康史和相关因素

① 一般状况。患者的年龄、性别、职业、婚姻状态、营养状况，尤其注意与现患疾病相关疾病史和药物使用情况、过敏史、家族遗传史。

② 发病特点。患者有无诱发因素、疼痛部位、持续时间、缓解方式以及伴随症状。

③ 相关因素。包括既往史，注意患者是否吸烟、饮酒，生活饮食习惯、性格，初步判断心绞痛分级以及对生活质量的影响。

（2）判断危险因素　有发生心肌梗死的危险。

2. 病情观察

① 心绞痛发作时，密切观察血压、脉搏、有无呼吸困难，面色是否苍白，有无出汗、恶心、呕吐等症状，警惕不稳定型心绞痛有进展至急性心肌梗死的可能性。

② 心绞痛的观察。评估疼痛的部位、性质、程度、持续时间，心绞痛持续时间＞20min，心电图有缺血改变，定时抽血观察心肌酶变化。

3. 护理要点

① 心绞痛发作时停止活动，席地而坐或是卧床休息。

② 低流量吸氧，观察心电图有无心肌缺血表现。

③ 用药护理。心绞痛发作时舌下含化硝酸甘油 0.5mg，用药后注意观察胸痛缓解情况，用药后 3～5min 不缓解，可重复服用，心绞痛发作频繁，遵医嘱静脉输入硝酸甘油，注意速率，告知患者和家属不要自行调整滴速，以防止低血压，少数患者会出现头部胀痛、面色潮红、心动过速、心悸不适。

④ 心绞痛发作频繁、持续时间＞30min、心电图有动态改变、心肌坏死标记物有升高的趋势，立即转入监护室，必要时紧急冠状动脉造影，考虑 PCI 治疗。

⑤ 心理护理。发作时及时处理，安慰鼓励患者，解除紧张不安情绪。

⑥ 减少和避免诱发因素。保持心情舒畅，排便通畅，必要时服用通便药。

⑦ 保持心情舒畅，改变争强好胜的性格。

⑧ 饮食护理。进食不宜过饱，多食入富含纤维的新鲜蔬菜和水果，以低盐、低脂为宜。

【健康教育】

① 冠心病患者随身携带硝酸甘油、患者身份证，并注明家庭住址、联系人以及联系方式，

确保在心绞痛发作时实施有效救治。

② 改变生活方式，生活起居有规律，戒烟、酒，合理膳食：宜摄入低热量、低脂、低胆固醇、低盐饮食。多食入新鲜水果和蔬菜，少食多餐。控制体重在正常范围，体重指数＞24kg/m² 为超重，＞30kg/m² 为肥胖，＜18kg/m² 为体重不足。定期测量腹围，腹围的控制目标为：正常男性腰围≤90cm，正常女性腰围≤80cm；腹围的具体测量方法是：脱掉上衣露出腹部，松开腰带，选取肋骨下缘与髂前上棘的中点（平脐水平），将软尺环绕腰部1周；放松，待呼气末读取软尺数据，记录腹围。

③ 适当运动。运动的方式以有氧运动为主，注意运动的强度和时间因病情和个体差异而不同。

④ 避免诱发因素。告知患者和家属，过劳、情绪激动、饱餐、寒冷刺激、搬重物、排便用力等均是心绞痛发作的诱因，应尽量避免。

⑤ 病情的自我监测。要会识别心绞痛时发作的表现，以及发作时的处理，特别是糖尿病或是老年人的心绞痛症状不典型；当含服第1片硝酸甘油不缓解时，或是近期心绞痛发作频繁、持续时间延长，应立即就诊或是拨打急救电话。

⑥ 根据自身的年龄、活动能力以及兴趣爱好选择适合的体力劳动强度和锻炼方式，最大活动量以不发生心绞痛症状为度。

⑦ 遵医嘱服用药物，不要擅自停用或是增加药物，自我监测药物不良反应，发现血压增高或降低，心律不齐、心率减慢或增快，应立即就诊。

⑧ 定期复查。告知患者要定期门诊复查心电图、血常规、血糖、电解质、血脂、肝功能，必要时复查冠状动脉CT。

三、急性心肌梗死护理

急性心肌梗死指在冠状动脉病变基础上，冠状动脉血流急剧减少或中断，使相应的心肌严重持久的急性缺血，导致心肌坏死，出现以剧烈胸痛、发热、白细胞计数和血清心肌酶升高、心电图进行性改变为特征的一种急性缺血性心脏病。临床分为急性ST段抬高和非ST段抬高心肌梗死。本病男性多于女性，患病年龄在40岁以上者占80%，女性较男性发病大约晚10年。近年来有资料报道，患病年龄呈提前趋势。急性心肌梗死起病急而凶险，常伴发心律失常（主要是心室颤动）和心力衰竭，死亡率高，预后差。急性心肌梗死发病后12h内因心室颤动而死亡者约占总死亡者的50%；发病后6h内若不能有效地使梗死相关冠状动脉再通，则大面积的梗死者多并发心力衰竭，存活者多数演变成慢性心力衰竭。急性心肌梗死是心血管病中最危重的急性事件，需要及时诊断和抢救治疗。

【病因和发病机制】

在动脉粥样硬化病变的基础上并发粥样斑块破裂、出血、血管腔内血栓形成，动脉内膜下出血或动脉持续性痉挛，使管腔迅速发生持久而完全的闭塞。导致动脉粥样硬化的易患因素有高龄、男性、高脂血症、高血压、吸烟和糖尿病，其次是脑力劳动紧张而体力活动少，食物含热量高、动物性脂肪高、胆固醇高而抗氧化物质如维生素E、维生素A少，以及肥胖、吸烟、A型性格、阳性家族史。

诱发急性心肌梗死因素有：①出血、休克或严重的心律失常，使心排血量骤减；②重体力劳动、情绪过分激动、疲劳、吸烟和饮酒；③饱餐（特别是进高脂肪饮食餐时）后血脂增高；④睡眠时迷走神经张力增高，使冠状动脉痉挛；⑤介入性诊治的操作损伤，可加重心肌缺血。

【临床表现】

1. 心肌梗死表现与梗死部位、大小、侧支循环情况密切相关

（1）先兆 健康男人第 1 次感到胸闷，疼痛部位多样，有胸痛、胃部不适、牙痛、肩背部放射到左前臂内侧，多在夜间发作。对已有心脏病或急性心肌梗死高危患者，突然发生或出现比以往剧烈而频繁的心绞痛，持续时间较以往长，含服硝酸甘油治疗、休息后仍然不能缓解。女性及老年人群发病时症状不典型，女性通常表现为不典型的缺血性胸痛，而老年人则更多地表现为周身不适或呼吸困难。

（2）症状 典型症状为持续性心前区、胸骨后或剑突下难以忍受的压榨性、闷胀性或窒息性疼痛并超过 30min，含服硝酸甘油 1～3 片仍不能缓解，伴有出汗、面色苍白及恶心、呕吐。通常胸痛可放射至左上肢尺侧，也可向双肩、双上肢、颈部、颌部或双肩胛间区反射。与心绞痛相比，胸痛程度更重，持续间更长，休息或含服硝酸甘油无效。不典型的症状可表现为胃部、背部、左上肢酸胀和不适；特别是某些老年人或糖尿病患者，心肌梗死时无胸痛，仅有周身不适、疲乏和恶心、呕吐等非特异性症状，及出汗、面色苍白等体征。某些老年人心肌梗死可以急性左心衰竭、高度房室传导阻滞、反复晕厥甚至心源性休克为首发表现，这些表现往往伴有恶心、呕吐、面色苍白和大汗淋漓等非特异性症状和体征。

（3）体征

① 心脏体征。心脏浊音界可正常也可轻度至中度增大；心率增快或减慢；心尖区第一心音减弱；可出现第三或第四心音奔马律，10%～20%的患者 2～3d 后出现心包摩擦音，为反应性纤维性心包炎所致；心尖区可出现粗糙的收缩性或中晚期喀喇音，为二尖瓣乳头肌功能失调或断裂，胸骨左下缘响亮的收缩期杂音；心室间隔穿孔。

② 血压。几乎所有的患者都有血压下降，心肌梗死前有高血压的患者，血压可降至正常。

③ 其他。如发生心律失常、休克或心力衰竭者则出现相关的体征和血压变化。

（4）常见并发症

① 心律失常。多发生在起病 1～2d，24h 内多见，以室性心律失常最多见，表现为频发室性期前收缩，短阵室性心动过速，心室颤动（原发性心室颤动）

a. 缓慢性心律失常。包括窦性心动过缓、窦房传导阻滞、房室传导阻滞，多见于急性下壁心肌梗死引起的迷走神经反射，多为一过性。三束支传导阻滞，多见于急性广泛前壁心肌梗死导致的弥漫性心肌损害。

b. 快速性心律失常。室上性心动过速、室性快速心律失常、急性心肌梗死并发心房颤动，提示左心功能较差，心房压升高，预后不良。

② 心力衰竭。急性心肌梗死时心功能分级以 Killip 分级，分为Ⅰ级（无心力衰竭表现），Ⅱ级（室性奔马律或双肺底湿啰音＜1/2 肺野），Ⅲ级（急性肺水肿）、Ⅳ级（心源性休克）。当出现烦躁不安、大汗淋漓、面色苍白、皮肤湿冷、神志迟钝、尿量减少时，要高度怀疑心源性休克，为广泛心肌（＞40%）坏死，心排血量急剧下降所致。

③ 机械性并发症

a. 乳头肌功能失调或断裂。主要为二尖瓣乳头肌因缺血、坏死而收缩无力或断裂，造成二尖瓣脱垂及关闭不全，心前区有响亮的吹风样收缩期杂音，轻者可以恢复，重者可损害左心功能发生急性左心衰竭，最终导致死亡。

b. 心脏破裂。常在起病 1 周内出现，多为心室游离壁破裂，偶有室间隔破裂。

c. 心室壁瘤。主要见于左心室，发生率 5%～20%，超声心动图可见心室部有反常运动，心电图示 ST 段持续抬高。室壁瘤可导致左心衰竭、心律失常、血栓形成。

（5）其他并发症

① 右心室梗死。下壁心肌梗死的患者 30%合并右心室梗死，前壁心肌梗死为 10%。右胸导联的 ST 段抬高可以确定诊断，右胸导联 V4 R 上 ST 段上抬 1mV，是右心室缺血最特异的心电

图表现，但可以是一过性，也可表现右心房和肺毛楔压的比率≥0.9，可能引起低血压和休克。右心室梗死三联征：双肺野清晰、低血压、右心衰竭。

② 左心室血栓形成。前壁心肌梗死的 5d 内，左心室坏死心肌易形成附壁血栓，血栓脱落可引起脑、脾、四肢等动脉栓塞。

③ 梗死后综合征。发生于心肌梗死后的 1～12 周内，可能为机体对坏死组织吸收产生过敏所致，表现为发热、胸痛及心包和胸腔积液，可能发展为缩窄性心包炎。

2. 辅助检查

（1）心电图

① 超急性期高尖 T 波。20～30min 内重复记录，动态观察 ST 段变化，决定是否溶栓治疗。

② ST 段抬高≥1mm。相邻两个以上导联（前壁、下壁、侧壁）可以确定诊断。

③ 左束支传导阻滞。高度怀疑急性心肌梗死，按心肌梗死给予治疗。

（2）心肌损伤特异性标志物　包括血清肌酸激酶（CK）、肌酸激酶同工酶（CK-MB）、肌钙蛋白 T（TnT）、肌钙蛋白 I（cTnI）、乳酸脱氢酶（LDH），谷草转氨酶（GOT）也有一定提示作用，心肌梗死时 CK-MB/CK＞5％ TnT 与 LDH 升高持续时间达 1 周以上。

① CK。发病 6h 内出现，24h 达高峰，48～72h 后消失。

② CK-MB。其诊断的敏感性和特异性均极高，在心肌梗死后 3～4h 内升高，20～24h 达高峰，48h 恢复正常，应每 6～8h 检测 1 次，至少连续 3 次检测正常才可排除急性心肌梗死。

③ TnT。较肌红蛋白升高慢，但特异性强，持续时间较长，3～8h 开始升高，对于梗死后 3～4d 也有诊断意义。

④ LDH。24～48h 内升高，3～6d 内达高峰，持续 8～14d，特异性差。

（3）超声心动图

① 局限性室壁运动减弱，提示严重心肌缺血和梗死。

② 室壁变薄，提示陈旧性心肌梗死。

（4）急诊心导管术　对持续性的胸痛伴异常心电图 ST 段压低和 T 波倒置，合并有危险因素的患者应考虑此项检查。

【治疗原则】

对急性心肌梗死的治疗原则是早期开通梗死相关的动脉。

1. 急救治疗措施

① 绝对卧床休息、镇痛、吸氧，建立静脉通道和持续心电图监测。

② 及时发现和处理致命性心律失常。

③ 维持血流动力学稳定。

④ 尽快准备并开始冠状动脉再灌注治疗。

⑤ 抗凝血药物治疗常用药物：阿司匹林、氯吡格雷、替罗非班、低分子肝素、肝素。

⑥ 抗心肌缺血及其他药物治疗，如硝酸酯类、β 受体阻断药、钙通道阻滞剂、血管紧张素转换酶抑制剂、降血脂药。

2. ST 段抬高心肌梗死治疗

冠状动脉造影显示，90％以上可以见到闭塞性冠状动脉血栓形成，治疗应采取急诊介入治疗梗死相关动脉。ST 段抬高心肌梗死患者首选冠状动脉支架置入术。介入治疗死亡率取决于患者从到达急诊室至开始首次球囊扩张的时间，这一时间应控制在 90min 内，最好是 60min。

3. 非 ST 段抬高心肌梗死治疗

非 ST 段抬高心肌梗死的患者以多支血管病变的可能性大，与 ST 段抬高心肌梗死比较，糖尿病、高血压、心力衰竭、周围血管疾病、高龄患者更常见。急诊介入治疗是首选。对于低危组患者，急性期可行内科保守治疗，择期行冠状动脉造影或介入治疗（入院 48h 后）；对于中危、高危患者可行急诊介入治疗（2h 内），应给予抗凝血酶和阿司匹林；对于心绞痛反复发作者，应给予硝酸酯类，而后给予足量的 β 受体阻断药。不能达到充分的 β 受体阻断药效果或有禁忌证者，考虑钙通道阻滞剂治疗。

4. 溶栓治疗

受医疗条件限制，或是因患者就诊延误，或转送患者至可施行介入治疗的医院，均可能会错过再灌注时机，如无禁忌证应立即（接诊患者后 30min 内）行溶栓治疗。

（1）适应证

① 两个或两个以上相邻导联 ST 段抬高（胸导联≥0.2mV，肢导联≥0.1mV），或病史提示急性心肌梗死伴左束支传导阻滞，起病时间<12h，患者年龄<75 岁。

② ST 段显著抬高的心肌梗死患者年龄≥75 岁，经慎重权衡利弊仍可考虑。

③ ST 段抬高心肌梗死发病时间已达 12~24h，但如仍有进行性缺血性胸痛，广泛 ST 段抬高者也可考虑。

（2）禁忌证 ①既往发生过出血性卒中，1 年内发生过缺血性卒中或脑血管事件；②颅内肿瘤；③近期（2~4 周）有活动性内脏出血；④未排除主动脉夹层；⑤入院时严重且未控制的高血压（>180/110mmHg）或慢性严重高血压病史；⑥目前正在使用治疗剂量的抗凝药或已知有出血倾向；⑦近期（2~4 周）创伤史，包括头部外伤、创伤性心肺复苏或较长时间（>10min）的心肺复苏；⑧近期（<3 周）外科大手术；⑨近期（<2 周）曾有在不能压迫部位的大血管行穿刺术。

（3）溶栓药物

① 尿激酶 30min 内静脉滴注 150 万~200 万单位。

② 链激酶或重组链激酶以 150 万单位静脉滴注，在 60min 内滴完。

③ 重组组织型纤溶酶原激活物 100mg 在 90min 内静脉给予：先静脉注入 15mg，继而 30min 内静脉滴注。

5. 紧急主动脉-冠状动脉旁路移植术

介入治疗失败或溶栓治疗无效有手术指征者，宜争取 6~8h 内施行主动脉-冠状动脉旁路移植术。

【护理】

1. 评估

（1）健康史和相关因素

① 一般状况。患者的年龄、性别、职业、婚姻状态、营养状况，尤其注意既往有无发生过出血性卒中、1 年内发生过缺血性卒中或脑血管事件、药物使用情况、过敏史、家族遗传史。

② 发病特点。诱发因素、有无典型心肌梗死症状、心电图缺血动态改变，实验室检查显示心肌损伤的心肌酶特异性标志物增高，超声心动图示局限性室壁运动减弱并提示严重心肌缺血和梗死，冠状动脉造影结果。

③ 相关因素。包括既往史，患者有无家族遗传心肌梗死病史、高血压、糖尿病、高脂血症、吸烟、饮酒、熬夜、超重、生活饮食不规律等危险因素。

④ 精神情感状况。心肌梗死患者发作时胸痛的程度异常剧烈，伴有濒死感，由此产生恐惧心理；由于心肌坏死使患者的生活自理能力下降，患者易焦虑；入住监护室，频繁的抽血、检查以及监护设施进一步增加了患者的焦虑和恐惧。

（2）危险分层 早期准确地对患者进行危险分层，有助于选择合适的治疗方案，从而改善预后。

① 非 ST 段抬高心肌梗死的危险分层依据心肌梗死溶栓治疗（TIMI）方法，危险因素主要为 7 个：a. 年龄≥65 岁；b. 至少存在 3 个冠心病危险因素（家族史、糖尿病史、高血压、高胆固醇血症、吸烟）；c. 冠状动脉狭窄显著（已知冠状动脉狭窄≥50%）；d. ST 段压低；e. 严重心绞痛症状（24h 心绞痛≥2 次）；f. 7d 应用过阿司匹林；g. 心肌酶升高［CK-MB 和（或）心肌特

异性肌钙蛋白]。

上述每1个危险因素评分1分，TIMI评分0～1分时患者发生心血管事件的危险性为4.7%，TIMI评分为6～7分时，发生血管事件的危险性可达40.9%。

② ST段抬高心肌梗死的危险分层依据TIMI危险评分系统。a. 年龄＞74岁和收缩压＜100mmHg各为3分；b. 年龄65～75岁、心率超过100次/分、Killip分级Ⅱ～Ⅳ级床旁危险分级各为2分；c. 有冠心病、高血压和心绞痛病史各为1分；d. 体重低于67kg或开始治疗时间＞4h各为1分；e. 前壁心肌梗死或左束支传导阻滞为1分。

上述危险评分介于0～14分之间，30d死亡率分别为，0分，0.8%；2分，1.6%；3分，2.2%；4分，7.3%；5分，12%；6分，16%；7分，23%；8分，27%；8分以上，36%。

2. 护理要点及措施

（1）判断危险因素

① 心泵功能衰竭的危险。

② 心律失常的危险。

（2）提出预见性护理措施

① 心力衰竭护理

a. 评估患者心功能，以Killip分级为依据。

b. 评估心肌梗死的部位及面积大小，当梗死面积＞40%，多合并心源性休克和左心功能衰竭。

c. 观察患者是否呼吸困难、咳嗽、烦躁、发绀、尿少，听诊肺部有无湿性啰音等发生急性心力衰竭的表现，重者出现颈静脉怒张、肝大、水肿等右心衰竭体征。

d. 观察有无面色苍白、皮肤湿冷、脉细而快、大汗淋漓、烦躁不安、尿量减少等心源性休克的表现。

e. 备好急救物品和药品。

f. 加强心理护理，避免情绪烦躁，安慰和鼓励患者战胜疾病，必要时使用镇静剂。

g. 饮食应清淡、易消化，不宜饱餐。

② 心律失常护理

a. 评估发生心律失常的危险因素。75%～95%的患者多发生在起病1～2周内，以前24h内最常见，以室性心律失常最多见，表现为频发室性期前收缩，短阵室性心动过速，心室颤动。

b. 持续心电血压监护，发现室性心律失常、室上性心律失常和缓慢心律失常时，遵医嘱采取不同药物治疗或电除颤。

c. 监测电解质和酸碱平衡状况。

d. 准备除颤仪器、呼吸器等急救设备。

（3）直接经皮冠状动脉介入治疗护理

（4）溶栓治疗护理

① 溶栓治疗前的准备

a. 评估患者有无溶栓适应证。

b. 常用的药物有尿激酶、链激酶、重组组织型纤溶酶原激活物。静脉给药剂量：尿激酶100万～150万单位/(30～60)min内滴完，链激酶75万～150万单位/(30～60)min内滴完，重组组织型纤溶酶原激活物100mg在90min内给予，先静脉注射15mg，继而30min内静脉滴注50mg，其后的60min再静脉滴注35mg。

c. 溶栓治疗监测。询问患者溶栓前后的症状减轻程度，严密观察心律、心率、血压、呼吸，以及皮肤、黏膜、呼吸道、消化道、泌尿道有无出血征象。

d. 溶栓前、后3h内每半小时描记1次12导联心电图（正后壁、右心室梗死加做V7～V9和V3R～V5R，共18导心电图），观察ST变化。

e. 观察溶栓前后血常规、出凝血时间、肝肾功能、血糖、血脂变化。

f. 观察心肌梗死发病后 8~12h，18~24h 和 48h 3 次心肌酶学和肌钙蛋白 T 和肌钙蛋白 I 的变化，必要时于发病后 8h、12h、16h、20h、24h 和 48h 检查 CPK、CK-MB，以观察峰值前移情况。

② 溶栓治疗后冠状动脉血管再通的判断

a. 2h 内胸痛基本消失或减轻，或突然加剧后再明显减轻。

b. 上抬的 ST 段迅速回降，30min 内回降＞50％，甚至回到等电位线。

c. 血清 CPK、CK-MB 的酶峰值提前，分别提前至发病 16h 和 14h 以内。

（5）溶栓治疗并发症的观察护理

① 出血。常有牙龈、口腔黏膜和皮肤穿刺部位及尿中大量红细胞，可密切观察，不必处理；若出现消化道大出血或腹膜后出血，则应给予止血药和输血治疗；如出现颅内出血，应在严密监护下行开颅手术。

② 过敏反应。主要见于链激酶溶栓的患者，可有寒战、发热、支气管哮喘、皮疹，甚至出现低血压和休克。

③ 低血压。可以是再灌注的表现，也可能是过敏反应或是溶栓剂输注过快所致，发生时迅速扩容和输注多巴胺，对合并心动过缓者静脉注射阿托品。

【健康教育】

（1）消除冠心病危险因素　强调控制血压在 120/80mmHg 的理想水平以内；糖尿病患者空腹血糖保持在 4.4~6.2mmol/L；使用他汀类药物，抑制斑块局部炎症的作用；戒烟，控制高热量和高脂肪饮食；控制体重在正常范围。

（2）保持情绪稳定，逐渐恢复日常活动　所有的心肌梗死患者出院时均应接受如何恢复性生活、驾车、工作及运动的信息；提示心肌梗死后应节制房事，因为性高潮时，心率可增加至120~140 次/分，血压也增高，这对冠心病患者是超负荷的。即使冠心病发作少者，在过性生活前也要服用长效硝酸甘油制剂，其中如果出现胸闷、气短等应立即中止。

（3）控制饮食　减少饮食中总脂肪、饱和脂肪酸及胆固醇的摄入，限制饮食，每餐保持在七八分饱即可，增加植物蛋白尤其是大豆蛋白的摄入，少吃甜食，多食富含纤维素的食物和水果、蔬菜，以利于降低胆固醇和体重。

（4）遵医嘱按时服用阿司匹林和氯吡格雷　氯吡格雷（波立维）是预防支架血栓非常重要的药物，阿司匹林是终身服用，波立维的用法是：75mg/次，1 次/d，连续服用 1 年；其他抗心肌缺血、抗神经内分泌因子和他汀类药物也要遵医嘱服用。

（5）并发症的预防

① 保持大便通畅，避免排便用力诱发急性心功能不全、心律失常而导致猝死。

② 对有心室壁瘤的患者，要避免血压升高，定期复查心电图和心脏超声检查。

③ 预防感冒，注意保暖，避免呼吸道感染、肺部感染，加重心力衰竭，诱发心肌缺血。

（6）定期复查　急性心肌梗死后根据梗死的部位、心功能分级以及治疗效果，在出院后的 1个月、3 个月、半年之中，按时到医院复查。

（7）康复治疗　实施居家心脏早期康复治疗。

第八节　常见心脏瓣膜病

风湿性心脏病简称风心病，是风湿性炎症过程所致瓣膜损害，主要累及 40 岁以下人群。我国风心病的人群发病率在 20 世纪 70 年代成人为 0.19％~0.29％，儿童为 0.04％~0.27％，在20 世纪 80 年代分别为 0.199％和 0.025％，较 70 年代已有所下降，但风心病仍是我国常见的心脏病之一。

心脏瓣膜病是由于炎症、黏液样变性、退行性改变、先天性畸形、缺血性坏死、创伤等原因引起的单个或多个瓣膜结构（包括瓣叶、瓣环、腱索或乳头肌）的功能或结构异常，导致瓣口狭窄及（或）关闭不全。二尖瓣最常受累，其次为主动脉瓣。

一、二尖瓣狭窄

【常见病因】

虽然青霉素的应用，使风湿热和风湿性瓣膜病的发病率有所下降，但风湿性二尖瓣狭窄仍是我国主要的瓣膜病。二尖瓣狭窄的最常见病因为风湿热。2/3 的患者为女性，约 50％的患者无急性风湿热史，但多有反复链球菌扁桃体炎或咽峡炎史。急性风湿热后，至少需 2 年形成明显二尖瓣狭窄，多次发作急性风湿热较 1 次发作出现二尖瓣狭窄早。单纯二尖瓣狭窄占风心病的 25％，二尖瓣狭窄伴有二尖瓣关闭不全占 40％。主动脉瓣常同时受累。

【临床表现】

1. 症状

通常情况下，从初次风湿性心脏病到出现明显二尖瓣狭窄的症状可长达 10 年；此后10～20年逐渐丧失活动能力。

（1）呼吸困难　为最常见的早期症状。患者首次呼吸困难发作常以运动、精神紧张、性交、感染、妊娠或心房颤动为诱因，并多先有劳力性呼吸困难，随狭窄加重，出现静息时呼吸困难、端坐呼吸和阵发性夜间呼吸困难，甚至发生急性肺水肿。

（2）咯血　有以下几种情况：①突然咯大量鲜血，通常见于严重二尖瓣狭窄，可为首发症状。支气管静脉同时回流入体循环静脉和肺静脉，当肺静脉压突然升高时，黏膜下淤血、扩张而壁薄的支气管静脉破裂引起大咯血，咯血后肺静脉压减低，咯血可自止。多年后支气管静脉壁增厚，而且随病情进展，肺血管阻力增加及右心功能不全，使咯血的发生率降低。②阵发性夜间呼吸困难或咳嗽时的血性痰或带血丝痰。③急性肺水肿时咳大量粉红色泡沫状痰。④肺梗死伴咯血为本症晚期伴慢性心力衰竭时少见的并发症。

（3）咳嗽　尤其在冬季明显，有的患者在平卧时干咳，可能与支气管黏膜淤血、水肿而易患支气管炎或左心房增大压迫左主支气管有关。

（4）声嘶　较少见，由于扩大的左心房和肺动脉压迫左喉返神经所致。

2. 体征

重度二尖瓣狭窄常有"二尖瓣面容"，双颧绀红。

（1）二尖瓣狭窄的心脏体征　①望诊，心尖搏动正常或不明显；②心尖区可闻及第一心音亢进和开瓣音，提示前叶柔顺、活动度好；③心尖区有低调的隆样舒张中晚期杂音，局限，不传导，常可触及舒张期震颤。窦性心律时，由于舒张晚期心房收缩促使血流加速，使杂音此时增强；心房颤动时，不再有杂音的舒张晚期加强。

（2）肺动脉高压和右心室扩大的心脏体征　右心室扩大时可见心前区心尖搏动弥散，肺动脉高压时肺动脉瓣区第二心音亢进或伴分裂。

3. 辅助检查

（1）X 线检查　左心房增大，后前位见左心缘变直，右心缘有双心房影，左前斜位可见左心房使左主支气管上抬，右前斜位可见增大的左心房压迫食管下段后移。其他 X 线征象包括右心室增大、主动脉结缩小、肺动脉干和次级肺动脉扩张、肺淤血、间质性肺水肿（如 Kerley B 线）和含铁血黄素沉着等征象。

（2）心电图　重度二尖瓣狭窄可有"二尖瓣型 P 波"，P 波宽度＞0.12s，伴切迹，PV 终末负性向量增大。QRS 波群示电轴右偏和右心室肥厚表现。

（3）超声心动图　为明确和量化诊断二尖瓣狭窄的可靠方法。M 型示二尖瓣城墙样改变

（EF斜率降低，A峰消失），后叶向前移动及瓣叶增厚。二维超声心动图可显示狭窄瓣膜的形态和活动度，测绘二尖瓣口面积。

（4）心导管检查 如症状、体征与超声心动图测定和计算二尖瓣口面积不一致，在考虑介入或手术治疗时，应经心导管检查同步测定肺毛细血管压和左心室压，以确定跨瓣压差和计算瓣口面积，正确判断狭窄程度。

【治疗方法】

1. 专科治疗

① 有风湿活动者应给予抗风湿治疗。特别重要的是预防风湿热复发，一般应坚持至患者40岁，甚至终生应用苄星青霉素120万单位，每4周肌内注射1次。

② 预防感染性心内膜炎。

③ 无症状者避免剧烈体力活动，定期（6～12个月）复查。

④ 呼吸困难者应减少体力活动，限制钠盐摄入，口服利尿剂，避免和控制诱发急性肺水肿的因素，如急性感染、贫血等。

2. 并发症的治疗

（1）大量咯血 应取坐位，头偏向一侧，使用镇静剂，静脉注射利尿剂，以降低肺静脉压。

（2）急性肺水肿 处理原则与急性左心衰竭所致的肺水肿相似。①避免使用以扩张小动脉为主、减轻心脏后负荷的血管扩张药物，应选用扩张静脉系统、减轻心脏前负荷为主的硝酸酯类药物；②正性肌力药物对二尖瓣狭窄的肺水肿无益，仅在心房颤动伴快速心室率时可静脉注射毛花苷C，以减慢心室率。

（3）心房颤动 控制心室率，争取恢复和保持窦性心律，预防血栓栓塞。如血流动力学不稳定，出现肺水肿、休克、心绞痛或晕厥时，应立即电复律，如复律失败，应尽快应用药物减慢心室率。慢性心房颤动：如心房颤动病程＜1年，左心房直径＜60mm，无高度或完全性房室传导阻滞和病态窦房结综合征，可行电复律或药物转复，成功恢复窦性心律后需长期口服抗心律失常药物，预防或减少复发。

（4）右心衰竭 为晚期常见并发症。

3. 介入和手术治疗

（1）经皮球囊二尖瓣成形术 为缓解单纯二尖瓣狭窄的首选方法。术后症状和血流动力学立即改善，严重并发症少见，主要应注意减少二尖瓣关闭不全、脑栓塞和心房穿孔所致的心脏压塞，手术死亡率＜0.5%。其近期与远期（5年）效果与外科闭式分离术相似，基本可取代后者。

（2）闭式分离术 经开胸手术将扩张器由左心室心尖部插入二尖瓣口，分离瓣膜交界处的粘连融合，适应证和效果与经皮球囊二尖瓣成形术相似，目前临床已很少使用。

（3）直视分离术 适于瓣叶严重钙化、病变累及腱索和乳头肌、左心房内有血栓的二尖瓣狭窄患者。在体外循环下，直视分离融合的交界处、腱索和乳头肌，去除瓣叶的钙化斑，清除左心房内血栓。较闭式分离术解除瓣口狭窄的程度大，因而血流动力学改善更好。手术死亡率＜2%。

（4）人工瓣膜置换术 适应证为如下：①严重瓣叶和瓣下结构钙化、畸形，不宜做分离术者；②二尖瓣狭窄合并明显二尖瓣关闭不全者。手术应在有症状而无严重肺动脉高压时考虑。严重肺动脉高压增加手术风险，但非手术禁忌，术后多有肺动脉高压减轻。人工瓣膜置换术手术死亡率（3%～8%）和术后并发症均高于分离术。术后存活者，心功能恢复较好。

二、主动脉瓣疾病

【常见病因】

（1）风心病 风湿性炎症导致瓣膜交界处粘连融合，瓣叶纤维化、僵硬、钙化和挛缩畸形，因而瓣口狭窄。几乎无单纯的风湿性主动脉瓣狭窄，大多伴有关闭不全和二尖瓣损害。

（2）先天性畸形

① 先天性二叶瓣畸形为最常见的先天性主动脉瓣狭窄的病因。

② 其他先天性主动脉瓣畸形。先天性单叶瓣少见，如狭窄开始时轻，多在成年期进行性钙化使狭窄加重。

（3）退行性老年钙化性主动脉瓣狭窄　为 65 岁以上老年人单纯性主动脉狭窄的常见原因。无交界处融合，瓣叶主动脉面有钙化结节而限制瓣叶活动，常伴有二尖瓣环钙化。

【临床表现】

1. 症状

出现较晚。呼吸困难、心绞痛和晕厥为典型主动脉狭窄常见的三联征。

（1）呼吸困难　劳力性呼吸困难为晚期肺淤血引起的常见首发症状，见于 90％的有症状患者。进而可发生阵发性夜间呼吸困难、端坐呼吸和急性肺水肿。

（2）心绞痛　见于 60％的有症状患者。常由运动诱发，休息后缓解。主要由心肌缺血所致，极少数可由瓣膜的钙质栓塞冠状动脉引起。部分患者同时患有冠心病，进一步加重心肌缺血。

（3）晕厥或接近晕厥　见于 1/3 的有症状患者。多发生于直立、运动中或运动后即刻，少数在休息时发生，由于脑缺血引起。

2. 体征

① 第一心音正常。如主动脉瓣钙化僵硬，则第二心音主动脉瓣成分减弱或消失。

② 收缩期喷射性杂音在第一心音稍后或紧随喷射音开始，止于第二心音前，为吹风样。

3. 辅助检查

（1）X 线检查　心影正常或左心室轻度增大，左心房可能轻度增大，升主动脉根部常见狭窄后扩张。在侧位透视下可见主动脉瓣钙化。晚期可有肺淤血征象。

（2）心电图　重度狭窄者有左心室肥厚伴 ST-T 继发性改变和左心房大。可有房室传导阻滞、室内传导阻滞（左束支传导阻滞或左前分支传导阻滞）、心房颤动或室性心律失常。

（3）超声心动图　为明确诊断和判定狭窄程度的重要方法。M 型诊断本病不敏感和缺乏特异性。

（4）心导管检查　当超声心动图不能确定狭窄程度并考虑人工瓣膜置换时，应行心导管检查。

【主动脉瓣狭窄治疗】

1. 内科治疗

治疗措施如下：①预防感染性心内膜炎，如为风心病合并风湿活动，应预防风湿热。②无症状的轻度狭窄患者每 2 年复查 1 次，应包括超声心动图定量测定。中和重度狭窄的患者应避免剧烈体力活动，每 6～12 个月复查 1 次。③如有频发房性期前收缩，应予抗心律失常药物，预防心房颤动。主动脉瓣狭窄患者不能耐受心房颤动，一旦出现，应及时转复为窦性心律。其他可导致症状或血流动力学后果的心律失常也应积极治疗。④心绞痛可试用硝酸酯类药物。⑤心力衰竭者应限制钠盐摄入，可用洋地黄类药物和小心应用利尿剂。

2. 外科治疗

人工瓣膜置换术为治疗成人主动脉瓣狭窄的主要方法。无症状的轻、中度狭窄患者无手术指征。重度狭窄（瓣口面积＜0.75cm，或平均跨瓣压差＞50mmHg）伴心绞痛、晕厥或心力衰竭症状为手术的主要指征。无症状的重度狭窄患者，如伴有进行性心脏增大和（或）明显左心室功能不全，也应考虑手术。严重左心室功能不全、高龄、合并主动脉瓣关闭不全或冠心病，增加手术和术后晚期死亡风险，但不是手术禁忌证。手术死亡率≤5％。有冠心病者，需同时作冠状动脉旁路移植术。术后的远期预后优于二尖瓣疾病和主动脉关闭不全的换瓣患者。

儿童和青少年的非钙化性先天性主动脉瓣严重狭窄，甚至包括无症状者，可在直视下行瓣膜交界处分离术。

3. 经皮球囊主动脉瓣置换术

经股动脉逆行将球囊导管推送至主动脉瓣，用生理盐水与对比剂各半的混合液体充盈球囊，裂解钙化结节，伸展主动脉瓣环和瓣叶，解除瓣叶和分离融合交界处，减轻狭窄和症状。

三、三尖瓣狭窄及关闭不全

(一) 三尖瓣狭窄

【常见病因】

最常见病因为继发于肺动脉高压的肺动脉干根部扩张，引起瓣环扩大，见于风湿性二尖瓣疾病、艾森曼格综合征等情况。可发生于感染性心内膜炎、肺动脉瓣狭窄或法洛四联症术后、类癌综合征和风心病。

【临床表现】

1. 症状
心排血量低引起疲乏，体循环淤血致腹胀，可并发心房颤动和肺栓塞。

2. 体征
① 颈静脉扩张。
② 胸骨左下缘有三尖瓣开瓣音。
③ 胸骨左缘第4、第5肋间或剑突附近有紧随开瓣音后的，较二尖瓣狭窄杂音弱而短的舒张期隆隆样杂音，伴舒张期震颤。杂音和开瓣音均在吸气时增强，呼气时减弱。
④ 肝大伴收缩期前搏动。
⑤ 腹水和全身水肿。

3. 辅助检查
(1) X线检查　心影明显增大，后前位右心缘见右心房和上腔静脉突出，右心房缘距中线的最大距离常>5cm。
(2) 心电图　Ⅱ和Ⅴ导联P波振幅>0.25mV，提示右心房增大。
(3) 超声心动图　二维超声心动图确诊三尖瓣狭窄具有高度敏感性和特异性，心尖四腔观可见瓣叶增厚，舒张期呈圆拱形。通过连续多普勒测定的经三尖瓣口最大血流速率，可计算出跨瓣压差。彩色多普勒血流显像可见三尖瓣口右心室侧高速"火焰形"射流。
(4) 心导管检查　同步测定右心房和右心室压以了解跨瓣压差。

(二) 三尖瓣关闭不全
三尖瓣关闭不全远较狭窄多见。
① 功能性三尖瓣关闭不全，常见。
② 器质性三尖瓣关闭不全，较少见。
严重的三尖瓣关闭不全的血流动力学特征为体循环静脉高压及运动时右心室心排出量相应增加的能力受限，晚期出现右心室衰竭。如无肺动脉高压或右心室收缩期高压，不致引起上述血流动力学异常。

第九节　感染性心内膜炎

感染性心内膜炎为心脏内膜表面的微生物感染，伴赘生物形成。赘生物为大小不等、形状不一的血小板和纤维素团块，内含大量微生物和少量炎症细胞。

【常见病因与发病机制】

1. 自体瓣膜心内膜炎

链球菌和葡萄球菌分别占自体瓣膜心内膜炎病原微生物的 65％ 和 25％。急性者主要由金黄色葡萄球菌引起。亚急性者中由草绿色链球菌引起的最常见。

亚急性中至少占据 2/3 的病例，发病与以下因素有关。

（1）血流动力学因素　亚急性者主要发生于器质性心脏病，首先为心脏瓣膜病，其次为先天性心血管病，约 3/4 的感染性心内膜炎患者有基础心脏病。

（2）非细菌性血栓性心内膜炎　当内膜的内皮受损暴露其下结缔组织的胶原纤维时，血小板在该处聚集，形成血小板微血栓和纤维蛋白沉着，成为结节样无菌性赘生物，称非细菌性血栓性心内膜炎，是细菌定居瓣膜表面的重要因素。无菌性赘生物偶见于正常瓣膜，但最常见于湍流区、瘢痕处（如感染性心内膜炎后）和心外因素所致内膜受损区。

（3）短暂性菌血症　各种感染或细菌寄居的皮肤黏膜的创伤（如手术、器械操作等）常导致暂时性菌血症。

（4）细菌感染无菌性赘生物　取决于发生菌血症的频度和循环中细菌的数量以及细菌黏附于无菌性赘生物的能力。

2. 人工瓣膜心内膜炎

人工瓣膜心内膜炎发生于人工瓣膜置换术后 60d 以内者为早期人工瓣膜心内膜炎，60d 以后发生者为晚期人工瓣膜心内膜炎。早期者，致病菌约 1/2 为葡萄球菌；晚期者以链球菌最常见。除赘生物形成外，常致人工瓣膜部分破裂、瓣周漏，瓣环周围组织和心肌脓肿。最常累及主动脉瓣。早期者常为急性暴发性起病，晚期以亚急性表现常见。术后发热、出现新杂音、脾大或周围栓塞征，血培养同一种细菌阳性结果至少 2 次，可诊断本病。预后不良，早期与晚期者的病死率分别为 40％～80％ 和 20％～40％。

【临床表现】

1. 发热

发热是感染性心内膜炎最常见的症状。亚急性者起病隐匿，可有全身不适、乏力、食欲缺乏和体重减轻等非特异性症状，可有弛张性低热，一般 <39℃，午后和晚上高。急性者呈暴发性败血症过程，有高热寒战。

2. 心脏杂音

80％～85％ 的患者可闻心脏杂音，可由基础心脏病和（或）心内膜炎导致瓣膜损害所致。急性者较亚急性者更易出现杂音强度和性质的变化，或出现新的杂音。

3. 周围体征

包括：①淤点，可出现于任何部位，以锁骨以上皮肤、口腔黏膜和睑结膜常见，病程长者较多见；②指和趾甲下线状出血；③Roth 斑，为视网膜的卵圆形出血斑，其中心呈白色，多见于亚急性感染；④Osler 结节，为指和趾垫出现的豌豆大的红或紫色痛性结节，较常见于亚急性者；⑤Janeway 损害，为手掌和足底处直径 1～4mm 无痛性出血红斑，主要见于急性患者。引起这些周围体征的原因可能是微血管炎或微栓塞。

4. 动脉栓塞

赘生物引起动脉栓塞占 20％～40％，尸检检出的亚临床型栓塞更多。栓塞可发生在机体的任何部位，以脑栓塞、肺栓塞常见。

5. 感染的非特异性症状

①脾大；②贫血。

6. 并发症

（1）心脏病　心力衰竭为最常见并发症，其次可见心肌脓肿、急性心肌梗死、心肌炎和化脓性心包炎等。

（2）细菌性动脉瘤　多见于亚急性者，受累动脉依次为近段主动脉、脑、内脏和四肢。

（3）迁移性脓肿　多见于急性患者，常发生于肝、脾、骨髓和神经系统。

（4）神经系统疾病　脑栓塞最为常见，另有脑细菌性动脉瘤、脑出血、中毒性脑病、脑脓肿、化脓性脑膜炎等不同神经系统受累表现。

（5）肾损害　大多数患者有肾损害，包括肾动脉栓塞和肾梗死等。

7. 辅助检查

（1）实验室检查

① 尿液。常有显微镜下血尿和轻度蛋白尿。

② 血液。C反应蛋白的正常化常预示着病情好转、需要手术的机会降低以及治疗有效。亚急性者正常色素型正常细胞性贫血常见，白细胞计数正常或轻度升高，分类计数轻度核左移。急性者常有血白细胞计数增高和明显核左移。

③ 免疫学检查。25％的患者有高丙种球蛋白血症。80％的患者出现循环中免疫复合物。病程6周以上的亚急性患者中，50％患者类风湿因子试验阳性。上述异常在感染治愈后消失。

④ 血培养。是诊断菌血症和感染性心内膜炎的最重要方法。近期未接受过抗生素治疗的患者血培养阳性率可高达95％以上，其中90％以上患者的阳性结果获自入院后第1天采集的标本。本病的菌血症为持续性，无须在体温升高时采血。每次取静脉血10～20ml用作需氧和厌氧培养。血培养阴性率为2.5％～64％。

（2）X线检查　肺部多处小片状浸润阴影提示脓毒性肺栓塞所致肺炎。左侧心力衰竭时有肺淤血或肺水肿征。主动脉细菌性动脉瘤可致主动脉增宽。细菌性动脉瘤有时需经血管造影诊断。CT扫描有助于脑梗死、脓肿和出血的诊断。

（3）心电图　偶可见急性心肌梗死或房室、室内传导阻滞，后者提示主动脉瓣环或室间隔脓肿。

（4）超声心动图　超声是入院后感染性心内膜炎患者最重要检查。经胸超声检查可检出50％～75％的赘生物；经食管超声（TTE）可检出＜5mm的赘生物，敏感度高达95％以上，有研究显示TEE和TEE对瓣环周围脓肿检测的敏感度分别为42.8％和92.8％。当临床诊断或怀疑感染性心内膜炎时，主张行TEE检查。但由于TEE具有费用低和非侵入性等优点，应该作为超声检查的首选。

【治疗原则】

早期进行血培养，根据血培养结果选择抗生素；选择静脉或肌内注射途径给药；联合用药早期控制感染；长期充足疗程治疗防止复发；在感染控制基础上进行手术治疗。早期手术治疗作为治疗感染性心内膜炎的重要手段，而被推荐使用于有手术适应证的患者。

【护理】

1. 评估

① 评估患者有无发热情况。

② 评估患者的皮肤情况，有无皮肤瘀点、甲床下出血、Osler结和Janeway损害等皮肤黏膜病损及其消退情况。

③ 评估心脏杂音，如杂音的部位、强度、性质有无改变。新杂音的出现、杂音性质的改变多与赘生物导致瓣叶破损、穿孔或腱索断裂有关。

④ 评估有无栓塞征象。

⑤ 评估患者是否因疾病造成的躯体不适而引起烦躁、焦虑、情绪低落、悲观、厌世情绪。

2. 护理要点及措施

（1）饮食护理　给予高热量、高蛋白质、高维生素、易消化的半流质或软食，以补充发热引起的机体消耗；做好口腔护理。

（2）高热患者护理　应卧床休息，给予物理降温如冰袋、温水擦浴等，及时记录降温后体温变化。患者出汗多时可在衣服与皮肤之间衬以柔软毛巾，便于潮湿后及时更换，以增加舒适感，以防止患者因频繁更衣而受凉。每4~6小时测量体温1次，准确绘制体温曲线，以反映体温动态变化，判断病情进展及治疗效果。

（3）正确留取合格的血培养标本

① 未经治疗的亚急性患者，应在第1天间隔1h采血1次，共3次。如次日未见细菌生长，重复采血3次后，开始抗生素治疗。

② 已用过抗生素者，停药2~7d后采血，必要时需补充特殊营养或采用特殊培养技术，以提高血培养阳性率。

③ 采血时间选在寒战或体温正在升高之时，每次采血量10ml左右，做需氧菌和厌氧菌培养，至少应培养3周。告诉患者暂时停用抗生素和反复多次采血培养的必要性，已取得患者的理解与配合。

（4）定期进行心脏超声检查　如果超声检查见到巨大赘生物，应嘱咐患者绝对卧床休息，避免剧烈运动和突然改变体位，以防赘生物造成动脉栓塞。密切观察栓塞表现，当患者出现偏瘫、失语、感觉障碍时考虑为脑栓塞；出现肢体剧痛、局部皮肤温度下降、动脉搏动消失考虑为外周动脉栓塞；出现腰痛、蛋白尿、血尿考虑为肾栓塞；出现突然剧烈胸痛、呼吸困难、发绀、咯血等表现考虑为肺栓塞。出现栓塞表现积极抢救治疗，予以溶栓、抗凝血等药物。

（5）给予抗生素治疗，观察用药效果　告诉患者病原体隐藏在赘生物内和皮下，需坚持大剂量、全疗程、较长时间的抗生素治疗才能杀灭，严格按照时间点用药，以确保维持有效地血药浓度。注意保护静脉，可使用静脉留置针，避免多次穿刺而增加患者的痛苦。注意观察药物可能产生的副作用和毒性作用，并及时报告医师。

（6）心理护理　加强与患者的沟通，安慰患者，稳定情绪。向患者讲解有关本病的知识，耐心向患者解释病情，鼓励患者积极配合治疗。当患者卧床休息时，允许进行一些自我护理，如翻身、盥洗，进行一些不费力的自娱活动（如看电视、听广播、阅读书报等）。当患者接受检查时，护士应耐心解释检查的目的及注意事项，耐心解答患者提出的问题，配合医师做好实验检查，尤其是留取合格的血培养标本，尽快明确病原，及早使用抗生素，以缓解不适症状引起的焦虑。向家属做好解释工作，争取他们的配合，共同为患者提供有效的心理支持。

【健康教育】

① 告知患者应充分休息，合理饮食。

② 疾病知识指导。向患者和家属讲解本病的病因与发病机制、致病菌侵入途径、坚持足够剂量和足够疗程抗生素治疗的重要性。

③ 生活指导。嘱患者平时注意防寒保暖，避免感冒，加强营养，增强集体抵抗力，合理安排休息。保持口腔和皮肤清洁，少去公共场所。勿挤压痤疮、疖、痈等感染病灶，减少病原体入侵的机会。

④ 许多资料表明，牙科操作是感染性心内膜炎的主要诱因。在实行口腔手术如拔牙、扁桃体摘除术，上呼吸道手术或操作，泌尿、生殖、消化道侵入性检查或其他外科手术治疗前，应说明自己患有心瓣膜病、心内膜炎等病史，使用抗生素预防。

⑤ 教会患者自我监测体温，最常监测腋温，安静休息30min后测量，时间为10min。有研究认为，16：00体温最能反映一天中体温的最高值，16：00的平均体温高于14：00的体温，相差0.3~1.3℃。

⑥ 教育家属应给患者以生活照顾、精神支持，鼓励患者保持良好的精神状态，放下思想包袱，树立战胜疾病的信心。

⑦ 病情自我监测指导。教会患者自我监测体温变化、有无栓塞，定期门诊随访。

第十节 心 肌 病

心肌病是指除心脏瓣膜病、冠状动脉粥样硬化性心脏病、高血压心脏病、肺源性心脏病、先天性心血管病和甲状腺功能亢进性心脏病等以外的以心肌病变为主要表现的一组疾病。心肌病是一组主要为心肌结构异常的疾病，症状常表现为心力衰竭。其潜在的危险因素有时可以确定，但是病因尚不明确，分为扩张型心肌病、肥厚型心肌病、限制型心肌病及致心律失常型右室心肌病。

【常见病因】

（1）扩张型心肌病特征 心室腔扩大，收缩功能受损；单侧或双侧心腔扩大，心肌收缩期功能减退，伴或不伴有充血性心力衰竭。本病常伴有心律失常，病死率较高。病因迄今不明，除特发性、家族遗传性外，近年来认为持续病毒感染是其重要原因。

（2）肥厚型心肌病特征 室壁肥厚，舒张功能受损，而收缩功能多正常。本病常有明显家族史（约占 1/3），目前被认为是常染色体显性遗传疾病，肌肉收缩蛋白基因如心脏肌球蛋白重链及心脏肌钙蛋白 T 基因突变是主要的致病因素。

（3）限制型心肌病特征 心肌僵硬（纤维化或异物沉积所致），舒张功能受损，收缩功能正常或接近正常。限制型心肌病以单侧或双侧心室充盈受限和舒张容量下降为特征，但收缩功能和室壁厚度正常或接近正常。以心脏间质纤维化增生为其主要病理变化。

【临床表现】

1. 扩张型心肌病

（1）症状 起病缓慢，多在临床症状明显时方就诊，如有气急，甚至端坐呼吸、水肿和肝大等充血性心力衰竭的症状和体征时，始被诊断。部分患者可发生栓塞或猝死。

（2）体征 主要为心脏扩大，常可听到第三或第四心音，心率快时呈奔马律。常合并各种类型的心律失常。

（3）辅助检查

① 胸部 X 线检查。心影常明显增大，心胸比＞50％，肺淤血。

② 心电图。可见多种心电异常如心房颤动，传导阻滞等各种心律失常。低电压，R 波减低，少数可见病理性 Q 波，多系心肌广泛纤维化的结果，但需与心肌梗死相鉴别。

③ 超声心动图。本病早期即可有心腔轻度扩大，后期各心腔均扩大，以左心室扩大早而显著，室壁运动普遍减弱，提示心肌收缩力下降，以致二尖瓣、三尖瓣本身虽无病变，但在收缩期不能退至瓣环水平而致关闭不全，彩色血流多普勒显示二尖瓣、三尖瓣反流。

④ 心脏放射性核素检查。核素血池扫描可见舒张末期和收缩末期左心室容积增大，左室射血分数降低；核素心肌显影表现为灶性散在性放射性减低。

⑤ 心导管检查和心血管造影。早期近乎正常。有心力衰竭时可见左、右心室舒张末期压，左心房压和肺毛细血管楔压增高；心搏量，心脏指数减低。心室造影可见心腔扩大，室壁运动减弱，心室射血分数低下。冠状动脉造影多无异常，有助于与冠状动脉性心脏病的鉴别。

⑥ 心内膜心肌活检。可见心肌细胞肥大、变性、间质纤维化等。活检标本除发现组织学改变外，尚可进行病毒学检查。

2. 肥厚型心肌病

（1）症状 部分患者可无自觉症状，而因猝死或在体检中被发现。许多患者有心悸、胸痛、劳力性呼吸困难，伴有流出道梗阻的患者由于左心室舒张期充盈不足，心排血量减低可在起立或运动时出现眩晕，甚至神志丧失等。

（2）体征 体格检查可有心脏轻度增大，能听到第四心音；流出道有梗阻的患者可在胸骨左缘第3、4肋间听到较粗糙的喷射性收缩期杂音；心尖部也常可听到收缩期杂音。

（3）辅助检查

① 胸部X线检查。心影增大多不明显，如有心力衰竭则呈现心影明显增大。

② 心电图。因心肌肥厚的类型不同而有不同的表现。

③ 超声心动图。是临床上主要诊断手段，可显示室间隔的非对称性肥厚，舒张期室间隔的厚度与后壁之比≥1∶3，间隔运动低下。有梗阻的病例可见室间隔流出道部分向左心室内突出、二尖瓣前叶在收缩期前移、左心室顺应性降低致舒张功能障碍等。超声心动图无论对梗阻性与非梗阻性的诊断都有帮助。APH型则心肌肥厚限于心尖部，以前侧壁心尖部尤为明显。

④ 心导管检查和心血管造影。左心室舒张末期压上升。有梗阻者在左心室腔与流出道间有收缩期压差，心室造影显示左心室腔变形，呈香蕉状、犬舌状、纺锤状（心尖部肥厚时）。冠状动脉造影多无异常。

⑤ 心内膜心肌活检。心肌细胞畸形肥大，排列紊乱有助于诊断。

3. 限制型心肌病

（1）症状　以发热、全身倦怠为初始症状，白细胞增多，特别是嗜酸性粒细胞增多较为特殊。

（2）体征　逐渐出现心悸、呼吸困难、水肿、肝大、颈静脉怒张、腹水等心力衰竭症状。其表现酷似缩窄性心包炎，有人称之为缩窄性心内膜炎。

（3）辅助检查　心电图常呈窦性心动过速、低电压、心房或心室肥大、T波低平或倒置。可出现各种类型心律失常，以心房颤动较多见。心导管检查示舒张期心室压力曲线呈现早期下陷，晚期高原波型，与缩窄性心包炎的表现相类似。左心室造影可见心内膜肥厚及心室腔缩小，心尖部钝角化。活检可见心内膜增厚和心内膜下心肌纤维化。

【治疗原则】

1. 扩张型心肌病治疗原则

针对充血性心力衰竭和各种心律失常。限制体力活动，低盐饮食，应用洋地黄和利尿剂。此外常用扩血管药物、血管紧张素转换酶抑制剂等长期口服。本病在扩大的心房心室腔内易有附壁血栓形成，对有心房颤动或深静脉血栓形成等发生栓塞性疾病风险且无禁忌证的患者宜口服阿司匹林预防附壁血栓形成。对于已经有附壁血栓形成和发生血栓栓塞的患者必须长期抗凝治疗，口服华法林，调节剂量使国际标准化比值保持在2～2.5。对一些重症晚期患者，左室射血分数降低和NYHA心功能Ⅲ～Ⅳ级，QRS增宽＞120ms，提示心室收缩不同步，可通过双心室起搏器同步刺激左、右心室，即心脏再同步化治疗，通过调整左右心室收缩程序，改善心脏功能，缓解症状，有一定疗效。少数患者有严重的心律失常，危及生命，药物治疗不能控制，LVEF＜30%，伴轻至中度心力衰竭症状、预期临床状态预后尚好的患者可置入心脏电复律除颤器，预防猝死的发生。

2. 肥厚型心肌病

梗阻性肥厚型心肌病治疗以β受体阻断药及钙通道阻滞剂为最常用，以减慢心率，减轻流出道肥厚心肌的收缩，缓解流出道梗阻，增加心搏出量，并可治疗室上性心律失常。常用美托洛尔或维拉帕米（由小剂量逐渐增加）。

3. 限制型心肌病

典型的限制型心肌病一般预后极差，本病无特效防治手段，主要避免劳累、呼吸道感染，预防心力衰竭，只能对症治疗。

【护理】

1. 评估

（1）评估患者的健康史　心肌受损程度及诱发因素。

（2）评估患者的身体状况　心功能情况、主要临床表现及查体情况。

（3）评估患者的心理状况　对疾病的认知程度及心理应对能力。

2. 护理要点及措施

① 观察患者生命体征，有无呼吸困难等充血性心力衰竭表现。半卧位和氧气吸入，指导患者有效的呼吸技巧，心力衰竭者低盐饮食，预防感冒和上呼吸道感染。

② 改善心排血量。监测周围血管灌流情况，如脉搏、皮肤温度、皮肤颜色、毛细血管充盈等；监测左心衰竭和右心衰竭的征象；卧床休息，限制活动；严格限制液体治疗，遵医嘱给予利尿剂，并监测有无电解质紊乱。

③ 观察患者疼痛的部位、性质、程度和持续时间。调整情绪，促进身心健康，不良情绪使交感神经兴奋，心肌耗氧量增加。了解其思想顾虑并进行劝慰，关心其疾苦，促进身心休息，减轻心脏负荷，从而改善心功能，延缓心力衰竭发生。

④ 用药护理

a. 扩张型心肌病。以控制心力衰竭为主，选用洋地黄、利尿剂、血管扩张剂。在使用洋地黄时应密切观察，采用缓给法，剂量宜小，因心肌病患者对洋地黄敏感性增强，易致中毒；还可应用血管扩张剂以减轻心脏负荷；在使用β受体阻断药时，心功能不全者应慎用，防血压过低和心动过缓；同时给以改善心肌代谢药物（如 FDP、辅酶 Q_{10}）。

b. 肥厚型心肌病。主要是长期应用β受体阻断药（普乃洛尔）、钙通道阻滞剂（维拉帕米、硝苯地平），能减轻流出道肥厚心肌的收缩，降低流出道梗阻程度，改善症状，对于晚期患者，梗阻症状不明显而心功能已减退者不宜多用；当心力衰竭时应慎用洋地黄及利尿剂，因可使心室收缩力加强及减少心室充盈量，反可加重流出道梗阻，使病情加重；心绞痛发作时，不宜用硝酸酯类药物，以免加重左心室流出道梗阻。

⑤ 并发症的预防及护理

a. 栓塞。给予抗凝血剂，以防血栓形成。心脏附壁血栓脱落则致动脉栓塞，因此需随时观察有无偏瘫、失语、血尿、胸痛、咯血等症状出现，以便及时作出处理。

b. 心绞痛。肥厚型心肌病发生晕厥时应立即取平卧位，抬高下肢，使心室充盈度增加，从而增加心搏量。安慰患者，解除紧张情绪。如有心绞痛应帮助患者舌下含服硝酸甘油或硝苯地平等药物，必要时给予持续吸氧。本病猝死机会多，应备好抢救用物和药物，以及电复律仪等急救设施。

【健康教育】

（1）休息　心肌病患者限制体力活动甚为重要，可使心率减慢，心脏负荷减轻，心力衰竭得以缓解。当心力衰竭控制后，仍应限制活动量，促使心脏扩大得到恢复。肥厚型心肌病患者休息可使心肌做功减少，收缩下降，心室充盈量增多，减轻梗阻症状。

（2）合理饮食　宜低盐、高维生素、富营养，避免高热量和刺激性食物。防止因饮食不当造成的水、钠潴留，心肌耗氧增加及便秘而增加心脏负荷。

（3）避免诱发因素　扩张型心肌病患者强调避免劳累，宜较长期休息，使心脏扩大减轻，心功能得以恢复，同时应避免病毒感染、酒精中毒及其他毒素对心肌的损害。肥厚型心肌病患者须避免剧烈运动、情绪激动、突然用力或提取重物，以免心肌收缩力增加，加重流出道梗阻，可减少猝死发生。

第十一节　心　肌　炎

心肌炎指心肌本身的炎症病变，有局灶性或弥漫性，也可分为急性、亚急性或慢性，总体分为感染性和非感染性两大类。感染性可有细菌、病毒、螺旋体、立克次体、真菌、原虫、蠕虫等所引起；非感染性包括过敏、变态反应（如风湿热等）、化学、物理或药物（如阿霉素等）。近年来，由于风湿热和白喉等所致心肌炎逐渐减少，而病毒性心肌炎的发病率显著增多，本节重点叙述病毒性心肌炎。

【常见病因与发病机制】

很多病毒都可能引起心肌炎，其中以肠道病毒包括柯萨奇 A、B 组病毒，孤儿病毒，脊髓灰质炎病毒等为常见，尤其是柯萨奇 B 组病毒占 30%～50%。此外，人类腺病毒、流感病毒、风疹病毒、单纯疱疹病毒、脑炎病毒、肝炎（A、B、C 型）病毒及人类免疫缺陷病毒等均能引起心肌炎。

病毒性心肌炎的发病机制为病毒的直接作用，包括急性病毒感染及持续病毒感染对心肌的损害；病毒介导的免疫损伤作用，主要是 T 细胞免疫；多种细胞因子和一氧化氮等介导的心肌损害和微血管损伤。这些变化均可损害心脏功能和结构。

【临床表现】

（1）症状　临床表现常取决于病变的广泛程度，可能完全无症状，也可能猝死。约 50% 的于发病前 1～3 周有病毒感染的前驱症状，如发热、全身倦怠感，即"感冒"样症状，或恶心、呕吐等消化道症状，然后出现心悸、胸痛、呼吸困难、水肿。

（2）体征　体检可见与发热程度不平行的心动过速，各种心律失常，可听到第三心音或杂音。或有颈静脉怒张、肺部啰音、肝大等心力衰竭体征。重症者可出现心源性休克。

（3）辅助检查　心电图常见 ST 改变和各型心律失常，特别是室性心律失常和房室传导阻滞等。超声心动图检查可示正常，左心室舒张功能减退，节段性或弥漫性室壁运动减弱，左心室增大或附壁血栓等。出现血清肌钙蛋白（T 或 I）、心肌肌酸激酶增高，红细胞沉降率加快，高敏 C 反应蛋白增加等。

【治疗原则】

应卧床休息，进食富含维生素及蛋白质的食物。心力衰竭时使用利尿剂、血管扩张剂、血管紧张素转换酶抑制剂等。期前收缩频发或有快速心律失常者，采用抗心律失常药物。

【护理】

1. 评估
（1）评估患者的健康史　发病前有无先驱病感染病史。
（2）评估患者的身体状况　活动耐力、主要临床表现及查体情况。
（3）评估患者的心理状况　对疾病的认知程度及心理应对能力进行评估。

2. 护理要点及措施
（1）调整情绪　避免不良情绪加重心脏负荷，应耐心解释病情。本病需卧床休息的时间较长，而患者的自我感觉尚可，所以往往耐不住寂寞，而增加起床活动时间，加重心脏负担，影响心肌细胞恢复，从而延误病情。因此应说明休息、营养的重要。

（2）休息与营养

① 急性期需卧床休息 1 个月，加强营养。重症或伴有心律失常、心功能不全者需绝对卧床休息至症状消失和心电图检查恢复正常后，方可起床轻微活动。首先鼓励患者白天坐在椅子上休息，采取缓慢的重复性的活动保持肌肉张力。下床前要做充分的准备活动。告诉患者体力的恢复需要一定的时间，不要急于求成。合理安排每日的活动计划。

② 心电监护，加强床旁巡视，观察并询问有无不适。准备好抢救药品和物品。如出现 ST-T 下移，Q-T 间期延长，QRS 增宽及 U 波应立即急救处理。

（3）用药护理　重症患者激素治疗（一般病例病初 10d 内不用，以免抑制干扰素合成而加重心肌损害）可抑制抗原抗体作用，减少过敏反应，以保护心肌细胞和减轻水肿，控制心力衰竭。短期应用大剂量激素可帮助患者渡过险关。心肌炎时对洋地黄耐受性差，一般选用利尿剂、血管扩张剂以减轻心脏负荷。

【健康教育】

（1）合理安排休息与活动　注意不同病期的休息与活动，急性期如症状明显、心脏已扩大者，应严格卧床休息一段较长时间，以减轻心脏负荷，减少心肌耗氧，使心功能得到恢复。出院后继续休息 2～3 个月，半年至 1 年内避免重体力劳动。对转为慢性者，出现心功能减退，持久心律失常时应限制活动并充分休息。

（2）饮食调整　恢复期仍应注意营养以促进心肌修复与代谢，提高机体抵抗力。心力衰竭患者应限制钠盐，避免食入刺激性食物。

（3）避免诱发因素　如过劳、缺氧、营养不良、呼吸道感染等因素使机体抵抗力下降，病毒易于侵入，并可诱发心力衰竭和心律失常，应特别注意避免。

（4）坚持药物治疗　定期随访，病情变化时及时就医。

第十二节　心包疾病

心包疾病除原发感染性心包炎症外，尚有肿瘤、代谢性疾病、自身免疫性疾病、尿毒症等所致非感染性心包炎。按病情进展，可分为急性心包炎（伴或不伴心包积液）、慢性心包积液、粘连性心包炎、亚急性渗出性缩窄性心包炎等。

一、急性心包炎

急性心包炎是常见的心包疾病，是心包膜脏层和壁层的急性炎症，可以同时并存心肌炎和心内膜炎，也可以是唯一的心脏病损。其常是全身疾病的一部分或由邻近器官组织病变蔓延导致。

【病因与发病机制】

1. 病因

常见的病因为风湿热、结核及细菌感染。近年来，病毒、肿瘤、尿毒症性及心肌梗死性心包炎发病率明显增加。

（1）感染性　病毒、细菌、真菌、寄生虫、立克次体等感染引起。

（2）非感染性　常见的有急性非特异性心包炎、自身免疫疾病（系统性红斑狼疮、类风湿性关节炎、多发性大动脉炎等）、2 型自身免疫（急性风湿热、自身反应性心包炎、心脏损伤后综合征、心肌梗死后综合征、心包切开综合征）、代谢性疾病（尿毒症、胆固醇性心包炎、黏液性水肿、痛风等）、肿瘤性疾病（原发性或继发性肺癌、乳腺癌、淋巴瘤、白血病、胃肠肿瘤等）、药物反应性、创伤、邻近脏器病变、放射性、其他疾病（结节病、淀粉样变性等）。

2. 发病机制

心包是包裹心脏的密闭液囊，内层为心包的脏层，外层为心包的壁层。心包腔内有少量液体，15～50ml。心包主要生理功能是固定心脏在纵隔内位置，减少心脏与周围组织间的摩擦，屏障作用，辅助或协调左、右心室舒张功能的相互作用，维持心室的顺应性。心室射血时心包腔内负压利于心房充盈。急性炎症反应时可分为纤维蛋白性或渗出性两种。在急性期，心包壁层和脏层上纤维蛋白、白蛋白及少许内皮细胞渗出，此时无明显液体积聚，为纤维蛋白性心包炎；随后如液体增加，则转变为渗出性心包炎，常为浆液纤维蛋白性，液体量可由 100ml 至 2～3L 不等，多为黄而清的液体，偶可混浊不清、化脓性或呈血性。急性纤维蛋白性心包炎或少量积液不致引起心包压力升高，故不影响血流动力学。但如液体迅速增多，心包无法伸展以适应其容量的变化，使心包内压力急骤上升，即可引起心脏受压，导致心室舒张期充盈受阻，并使周围静脉压升高，最终使心排血量降低，血压下降，构成急性心脏压塞的临床表现。

【临床表现】

1. 纤维蛋白性心包炎

（1）症状　心前区疼痛为主要症状，如急性非特异性心包炎及感染性心包炎；缓慢发展的结核性或肿瘤性心包炎疼痛症状可能不明显。疼痛性质可尖锐，与呼吸运动有关，常因咳嗽、深呼吸、变换体位或吞咽而加重；位于心前区，可放射至颈部、左肩及左肩胛骨，也可达上腹部；疼痛也可呈压榨样，位于胸骨后。本病需注意与心肌梗死相鉴别。

（2）体征　心包摩擦音是纤维蛋白性心包炎的典型体征，因炎症而变得粗糙的壁层与脏层在心脏活动时相互摩擦而发生，呈搔刮样粗糙音，与心音的发生无相关性，往往盖过心音又较心音更接近耳边；多位于心前区，以胸骨左缘第3、4肋间最为明显；坐位时身体前倾、深吸气或将听诊器胸件加压可更容易听到。

2. 渗出性心包炎

（1）症状　呼吸困难是心包积液时最突出的症状，可能与支气管、肺受压及肺淤血有关。呼吸困难严重时，患者呈端坐呼吸，身躯前倾、呼吸浅速、面色苍白，可有发绀，也可因压迫气管、食管而产生干咳、声音嘶哑及吞咽困难。

（2）体征　心脏叩诊浊音界向两侧增大，皆为绝对浊音区；心尖搏动弱，位于心浊音界左缘的内侧或不能扪及；心音低而遥远；在有大量积液时可在左肩胛骨下出现浊音及左肺受压迫所引起的支气管呼吸音。大量渗液可使收缩压降低，而舒张压变化不大，故脉压变小。按积液时心脏压塞程度，脉搏可正常、减弱或出现奇脉。

3. 心脏压塞

快速心包积液时可引起急性心脏压塞，出现明显心动过速、血压下降、脉压变小和静脉压明显上升，如心排血量显著下降，可产生急性循环衰竭、休克等。如积液积聚较慢，可出现亚急性或慢性心脏压塞，表现为体循环淤血、颈静脉怒张、静脉压升高、奇脉等。

4. 辅助检查

（1）化验检查　取决于原发病，感染性者常有白细胞计数增加、红细胞沉降率增快等炎症反应。

（2）X线检查　对纤维蛋白性心包炎诊断价值不大，对渗出性心包炎有一定价值；可见心脏阴影向两侧增大，心脏搏动减弱或消失；尤其是肺部无明显充血现象而心影显著增大是心包积液的有力证据，可与心力衰竭相区别。成人液体量<250ml、儿童<150ml时，X线难以检出其积液。

（3）心电图　急性心包炎时，心电图异常来自心包下的心肌，主要表现为：常规导联（除aVR外）普通ST段抬高呈弓背向下型，一至数天后，ST段回到基线，出现T波低平及倒置，持续数周至数月后T波逐渐恢复正常。渗出性心包炎，心包积液时可有QRS波群低电压及电交替，无病理性Q波，无Q-T间期延长；常有窦性心动过速。

（4）超声心动图　对诊断心包积液简单易行，迅速可靠。M型或二维超声心动图中均可见液性暗区。心脏压塞时的特征为：右心房及右心室舒张期塌陷；吸气时右心室内径增大，左心室内径减少，室间隔左移等。可反复检查以观察心包积液量的变化。

（5）心包穿刺　心包穿刺的主要指征是心脏压塞和未能明确病因的渗出性心包炎。抽取心包穿刺液行常规涂片、细菌培养和寻找肿瘤细胞等。

（6）心包镜及心包活检　有助于明确病因。

【治疗原则】

针对原发病因有效治疗、预防和治疗并发症。各种心包炎如出现压塞综合征，临床观察一旦出现心包填塞应及时心包穿刺引流，以缓解症状。结核性心包炎如不积极治疗，常可演变为慢性缩窄性心包炎。

对症处理主要是限制活动或卧床休息，镇痛。

二、缩窄性心包炎

缩窄性心包炎是指心脏被致密厚实的纤维化或钙化心包所包围，使心室舒张期充盈受限而产生一系列循环障碍的病征。

【病因与发病机制】

1. 病因

缩窄性心包炎继发于急性心包炎，其病因在我国仍以结核性为最常见，其次为化脓性或创伤性心包炎后演变而来。

2. 发病机制

急性心包炎后，随着渗液逐渐吸收可有纤维组织增生、心包增厚粘连、壁层与脏层融合钙化，使心脏及大血管根部受限。心包增厚可为全面的，也可仅限于心包的局部。心脏大小仍正常，偶可较小；长期缩窄，心肌可萎缩。心包缩窄使心室舒张期扩张受阻，心室舒张充盈减少，使心排血量下降。为维持心排血量，心率必然增快；同时上、下腔静脉回流也因心包缩窄而受阻，出现静脉压升高、颈静脉怒张、肝大、腹水、下肢水肿等。吸气时周围静脉回流增多而已缩窄的心包使心室失去适应性扩张能力，致静脉压增高，吸气时颈静脉更明显扩张，称 Kussmaul 征。

【临床表现】

1. 症状体征

心包缩窄多在急性心包炎后 1 年内形成，少数可长达数年。常见症状为呼吸困难、疲乏、食欲不振、上腹胀满或疼痛；呼吸困难为劳力性，主要与心排血量降低有关。

体征有颈静脉怒张、肝大、腹水、下肢水肿、心率增快，可见 Kussmaul 征。患者腹水常较皮下水肿出现得早且明显得多，这与一般心力衰竭中所见者相反。产生这种现象的机制尚未肯定，可能与心包的局部缩窄累及肝静脉回流以及与静脉压长期持续升高有关。心脏体检可发现：心尖搏动不明显，心浊音界不增大，心音减低，通常无杂音，可闻及心包叩击音；后者系一额外心音，发生在第二心音后 $0.09\sim0.12s$，呈拍击性质，系舒张期充盈血流因心包的缩窄而突然受阻并引起心室壁的振动所致。心律一般为窦性，有时可有心房颤动。脉搏细弱无力，动脉收缩压降低，脉压变小。

2. 辅助检查

（1）X 线检查　可示心影偏小、正常或轻度增大，左右心缘变直，主动脉弓小或难以辨认；上腔静脉常扩张，有时可见心包钙化。

（2）心电图　显示 QRS 低电压、T 波低平或倒置。

（3）超声心动图　对缩窄性心包炎的诊断价值远较对心包积液为低，可见心包增厚、室壁活动减弱、室间隔矛盾运动等。

（4）右心导管检查　其特征性表现是肺毛细血管压力、肺动脉舒张压力、右心室舒张末期压力、右心房压力均升高且都在同一高水平；右心房压力曲线呈 M 或 W 波形，右心室收缩轻度升高，呈舒张早期下陷及高原形曲线。

【治疗】

早期施行心包切除术以避免发展到心源性恶病质、严重肝功能不全、心肌萎缩等。通常在心包感染被控制、结核活动已静止即应手术，并在术后继续用药 1 年。

第十三节 主动脉和周围血管疾病

一、主动脉夹层

主动脉夹层指主动脉腔内血液从主动脉内膜撕裂处进入主动脉中膜并使中膜分离,沿主动脉长轴方向扩展形成主动脉壁的二层分离状态,又称主动脉壁间动脉瘤或主动脉夹层动脉瘤。

本病少见,发病率每年每百万人口 5~10 例,高峰年龄 50~70 岁,男女比例为 (2~4):1。其发病多急剧,65%~70% 在急性期死于心脏压塞、心律失常等,故早期诊断和治疗非常必要。

【常见病因及发病机制、分型】

1. 易患因素

① 高血压,主动脉粥样硬化。

② 主动脉中层病变。

③ 内膜撕裂,二叶主动脉瓣、主动脉狭窄。

④ 妊娠、主动脉炎、创伤。

2. 发病机制

① 主动脉内膜的退行性病变,内膜、中膜层撕裂后高压血流进入中膜层与外膜层之间,将血管中外膜层剥离,形成瘤样血管假腔。

② 中层囊性坏死,中层滋养动脉破裂产生血肿后压力增高,导致中膜层撕裂。

③ 撕裂口好发于主动脉应力最强部位。

3. 分型

(1) De Bakey 分型 De Bakey 等根据病变部位和扩展范围将本病分为三型。

- Ⅰ型:内膜破口位于升主动脉,扩展范围超越主动脉弓,直至腹主动脉,此型最为常见。
- Ⅱ型:内膜破口位于升主动脉,扩展范围局限于升主动脉或主动脉弓。
- Ⅲ型:内膜破口位于降主动脉峡部,扩展范围累及降主动脉或腹主动脉。

(2) Stanford 分型

- A 型:凡升主动脉受累者为 A 型(包括Ⅰ型和Ⅱ型),又称近端型。
- B 型:未累及升主动脉者为 B 型(相当于 De Bakey Ⅲ型),又称远端型。

【临床表现】

1. 疼痛

患者首发症状为突发性剧烈"撕裂样"或"刀割样"胸痛、腹部剧痛,疼痛的位置反映了主动脉的受累部位,疼痛有迁移的特征,提示夹层进展的途径。

2. 休克与血压异常

患者多有在短时间内血压突然异常增高史。不少患者原有高血压,起病后剧痛使血压更增高。剧烈疼痛、瘤体破裂、血管内膜撕裂累及主动脉瓣膜撕裂导致心脏压塞,均可导致低血压,甚至休克。患者可有焦虑不安、大汗淋漓、面色苍白、心率加速,但血压常不低或者增高,如外膜破裂出血则血压降低。

3. 心血管系统

① 主动脉瓣关闭不全。夹层血肿涉及主动脉瓣环或影响心瓣-叶的支撑时发生,故可突然在主动脉瓣区出现舒张期吹风样杂音,脉压增宽,急性主动脉瓣反流可以引起心力衰竭。

② 脉搏改变,一般见于颈、肱或股动脉,一侧脉搏减弱或消失,反映主动脉的分支受压迫或内膜裂片堵塞其起源。

③ 胸锁关节处出现搏动或在胸骨上窝可触到搏动性肿块。

④ 可有心包摩擦音，夹层破裂入心包腔可引起心脏压塞。

⑤ 胸腔积液，夹层破裂入胸膜腔内引起。

4. 神经症状

当主动脉夹层沿无名动脉或颈总动脉向上扩展时或因发生休克，均可引起脑或脊髓急性供血不足，可出现头晕、意识模糊、定向力障碍、失语、嗜睡、晕厥、昏迷或对侧偏瘫、腱反射减弱或消失、病理反射（＋）、同侧失明、眼底检查呈现视网膜苍白等。

5. 压迫症状

主动脉夹层压迫腹腔动脉、肠系膜动脉时可引起恶心、呕吐、腹胀、腹泻、黑粪等症状；压迫颈交感神经节引起霍纳（Horner）综合征；压迫喉返神经致声嘶；压迫上腔静脉致上腔静脉综合征；撕裂累及肾动脉可有血尿、尿闭及肾缺血后血压增高。

6. 辅助检查

① 主动脉造影术。

② 食管超声心动图。

③ CT、MRI、血管内超声。

【治疗原则】

① 内科非手术治疗，如减慢心率、镇静止痛、控制血压。

② 外科手术治疗，如根部替换、人工血管移植。

③ 介入治疗，如覆膜支架置入术。

【护理】

1. 护理评估

① 评估疼痛部位、性质、时间程度。

② 评估血压水平及降压治疗效果。

③ 评估患者心理状态。

④ 评估患者有无压迫症状，如头晕、恶心、呕吐、声音嘶哑、脉搏改变等。

⑤ 知识缺乏，与缺乏有关疾病的信息来源有关。

2. 护理要点及措施

（1）病情观察

① 严密观察疼痛的部位、性质、时间、程度，使用强镇痛剂后，观察疼痛是否改善。疼痛不缓解或进行性加重提示夹层进行性扩展。部分度过急性期的 Stanford 分型 B 型患者，夹层进行性扩展也可能无疼痛症状，此时仍要警惕夹层破裂。随着夹层瘤的进行性增大，破裂的风险愈发加剧，猝死风险增大。如遵医嘱使用镇痛药，则需根据临床表现判断夹层是否有扩展，以免掩盖病情。

② 严密监测心电、血压、心率、呼吸等生命体征变化。立即进行持续心电监护、血压监测。测量四肢血压。

③ 观察意识状态、判断定向力，观察面部、口角及肢体活动、运动状况，如发现异常，应观察瞳孔变化。

④ 观察有无头晕、恶心、呕吐、声音嘶哑、脉搏、上肢麻木等症状。准确记录出入量。新发的或进行性加重的头晕、肢体麻木、尿少等临床表现，提示夹层瘤有进行性撕裂的可能。

（2）症状护理

① 疼痛护理。疼痛刺激导致交感神经张力增加，血压升高，加速夹层瘤体破裂。需认真倾听患者对疼痛的主诉，及时协助减少疼痛刺激。协助患者对舒适的需求。帮助选取舒适姿势，保持病床单位整洁。必要时遵医嘱服用镇静、镇痛药物，用药后观察疼痛是否改善。

② 高血压护理。遵医嘱使用起效快的降压药物，控制血压维持在（90～120)/(60～90)mmHg。

尽可能在最短时间内将血压降至目标值。血压忽升、忽降会增加血流对破裂口的撕裂，应尽可能避免。应严格控制药物的输入速率，严禁调整药物输入浓度，严密观察血压变化。

③ 低血压的护理。患者出现低血压是急救的指征。如低血压伴休克表现，应立即呼叫医师，根据低血压发生的原因进行急救，如药物升压、心包穿刺等。如低血压不伴休克表现，需排除锁骨下动脉受累，应测量对侧肢体血压，进行确认。

④ 应严密观察有无呼吸困难、咳嗽、咯血。如发作呼吸困难，应立即给予吸氧，遵医嘱使用药物止咳。有头痛、头晕、晕厥、偏瘫、失语、视力模糊、肢体麻木无力、大小便失禁、意识丧失等征象，应按脑血管意外常规护理。定时观察双侧颈动脉、桡动脉压、股动脉、足背动脉搏动的情况。新发的异常，应通知患者制动，并立即报告医师，进行判断。

（3）一般护理

① 绝对卧床休息，严密监测心电、血压、心率、呼吸等生命体征变化。

② 心理护理。因剧烈的疼痛，患者易产生烦躁不安、精神紧张、焦虑心理，应加强心理护理，及时与患者沟通，消除紧张情绪。

③ 避免剧烈咳嗽，饮食以清淡、易消化、富含维生素的流质或半流质食物为宜；做好口腔护理，鼓励患者多饮水，进食新鲜水果、蔬菜和低盐低脂的食物。

④ 协助患者采取舒适体位。定时协助患者床上翻身，翻身时动作应轻柔，尽量减少患者自己用力，以免加重病情。同时用软垫保护受压部位，预防褥疮；适当增加粗纤维素的摄入，保持大便通畅，减少便秘，必要时给予通便药物，以减少因排便用力致血压骤升，导致的夹层破裂。

（4）用药护理

遵医嘱使用 α、β 受体阻断药，如血压降低应测量中心静脉压，定期观察下肢有无水肿，使用 α 受体阻断药，如血压较低，应测量中心静脉压，定期观察下肢有无水肿；患者使用 β 受体阻断药时应观察心率、心律的变化，及时发现传导阻滞等心律变化。目前国内尚多使用硝普钠控制血压，硝普钠遇光易分解变质，应注意避光使用，现用现配，超过 6h 应重新配制；大剂量或使用时间长时应注意观察患者面色，有无恶心、呕吐、头痛、精神错乱、震颤、嗜睡、昏迷等不良反应。

【健康教育】

① 按时休息，活动量要循序渐进，注意劳逸结合。

② 嘱低盐低脂饮食，多食新鲜水果、蔬菜及富含粗纤维的食物，以保持大便通畅。

③ 按医嘱坚持服药，控制血压，不擅自调整药量，教会患者自测心率、脉搏、血压。

④ 指导患者学会自我调整心理状态，调控不良情绪，保持心情舒畅，避免情绪激动。

⑤ 定期门诊复查，若出现胸、腹、腰痛症状及时就诊。

二、动脉粥样硬化性周围血管病

外周动脉疾病（PAD）是指冠状动脉以外的动脉血管发生了病变。其主要原因是动脉发生了粥样硬化。粥样硬化累及脑动脉、肾动脉和肢体动脉等时，可使患者发生残疾，生活质量下降或日常生活不能自理，重者可导致死亡。本节重点介绍动脉粥样硬化累及主动脉及其分支导致的周围血管病。

【病因和发病机制】

动脉粥样硬化引起动脉管腔不同程度的狭窄和堵塞，使受阻动脉远端缺血、组织坏死，引起组织器官一系列的临床表现。如脑动脉的病变可导致脑组织供血不足而发生萎缩，严重者有智力减退，甚至发生痴呆。肾动脉病灶导致的肾动脉供血不足可致肾血管性高血压，下肢动脉缺血时，患者会出现跛行等，锁骨下动脉缺血会导致上肢无脉和（或）脑部供血不足。

动脉管腔狭窄或闭塞继发血栓形成时，血栓脱落会造成栓塞，如脑动脉粥样硬化斑块继发血栓形成可导致脑梗死（软化），肾动脉血栓形成造成肾组织梗死。

严重的粥样斑块部位血管萎缩，局部形成动脉瘤。如主动脉病灶可形成主动脉瘤。脑动脉病灶可形成小动脉瘤，在血压突然升高时并发脑出血。

导致动脉粥样硬化的临床因素主要有：血脂异常、吸烟、高血压、糖尿病、早发冠心病史和年龄。代谢因素包括：高甘油三酯血症、凝血和纤溶功能异常、炎症反应、氧化应激、同型半胱氨酸和代谢综合征等。生活因素包括：导致动脉粥样硬化性饮食、超重和肥胖、缺乏运动、心理社会因素、遗传影响、性别等。

【临床表现】

1. 肢体动脉缺血

下肢动脉发生动脉粥样硬化斑块的概率高于上肢动脉。

① 下肢动脉缺血的早期表现为患肢麻木，运动后易疲劳，局部皮肤温度较对侧偏凉。随着动脉管腔狭窄的加重，患者可出现间歇性跛行，是一种特征性的运动障碍，表现为运动（行走）时局部疼痛，停止运动（行走）即可缓解，再次运动（行走）疼痛可反复出现，为狭窄的血管腔内血流不能满足运动肌群的灌注需求所致。随着动脉管腔狭窄的进一步加重，患者会在静息状态下感到下肢局部疼痛、麻木、感觉异常，部分患者会出现夜间加重的静息痛。下肢动脉管腔完全堵塞而无法代偿时，可引起坏疽。

② 上肢缺血多以上肢乏力、桡动脉搏动消失、双上肢血压明显不等为就诊原因，可伴有上肢皮肤温凉、上肢麻木、活动后上肢易疲劳等症状，如合并锁骨下动脉窃血，可有头晕、耳鸣、视力下降等症状。

2. 肾动脉缺血

肾动脉狭窄可引起肾性高血压，患者可有头痛、头晕、视力减退等表现。患者血压升高进程较急骤，且表现为药物难控制，肾区闻及血管杂音。

3. 腹主动脉瘤

动脉粥样硬化侵袭使动脉形成动脉瘤，腹主动脉瘤较常见。

腹主动脉瘤多为查体发现的腹部搏动性肿物，部分患者会有脐周及中上腹部的胀痛不适。由于动脉瘤瘤体的压迫或破裂会引起相关部位的疼痛、出血。粥样硬化斑块继发血栓形成，血栓脱落会引起斑块远端栓塞。如肠系膜动脉栓塞，患者会出现剧烈腹痛、腹胀。如肠壁组织缺血梗死引起便血和麻痹性肠梗阻。腹主动脉瘤的急性破裂可导致失血性休克。

【辅助检查】

① 多普勒血管超声。通过描记动脉搏动血流的波形协助诊断。肢体动脉缺血时可通过描记动脉波形、测定肢体各部位的节段收缩压及计算踝/臂指数，判断下肢缺血程度。

② 血管彩色超声。通过探查动脉管径、管壁和粥样斑块大小帮助诊断。

③ 血管造影。通过动脉插管注入对比剂，确认病变的部位、范围，为进一步的治疗方案提供依据。因腹主动脉瘤内常有血栓形成，故在一定条件下选择使用。

④ MR 血管成像。特异性和敏感性优于其他无创检查，精确性高，尤其适用于慢性肾功能不全，不能耐受对比剂的患者。

⑤ CT 血管成像（CTA）。特异性和敏感性接近动脉造影，在血管疾病的诊断上应用较广泛。

⑥ 肾图、超声波和肾显像、排泄性尿路造影、血浆肾素活性测定可协助肾动脉狭窄的诊断。

⑦ 腹部 X 线片。肿块较大、钙化明显时可辅助腹主动脉瘤的诊断。

【治疗原则】

1. 二级预防和药物治疗

① 控制动脉硬化的危险因素，如戒烟、饮食结构调整、降低血压、控制血糖、增加运动、

控制体重。

② 肢体动脉闭塞患者应使用抗凝、扩血管药物，根据疼痛程度使用镇痛药物。常用药物有阿司匹林、硫酸氢氯吡格雷、华法林、低分子肝素、前列地尔等。

③ 腹主动脉瘤患者避免瘤体破裂。主要应注意：a. 控制血压，避免血压值的剧烈波动；b. 限制活动，避免腹部受到外力挤压；c. 控制情绪；d. 防止便秘；e. 减少导致腹压骤然增高的因素，如剧烈咳嗽等。

2. 介入治疗

介入治疗是局限性动脉狭窄的首选方法。锁骨下动脉狭窄、肾动脉等介入治疗技术已广泛应用于临床。方法为将造影导管送入狭窄部位，通过造影了解狭窄有关的信息后，沿指引导丝送入球囊导管，通过高压球囊的挤压作用在狭窄部位进行球囊扩张。扩张后如残余狭窄高于预期，则放置血管内支架。腹主动脉瘤则需行腔内隔绝术。

3. 手术治疗

下肢动脉闭塞有严重的间歇跛行、静息痛、缺血性坏疽及长期不愈合的缺血性溃疡，应考虑血管重建，以挽救肢体。常见手术方式：动脉内膜剥脱术、人工血管旁路移植术或自体静脉旁路移植术、静脉动脉化。

肾动脉病变常见手术包括：肾动脉病变内膜剥脱术、肾动脉狭窄段切除吻合术、血管壁成形术、旁路移植术、脾肾动脉吻合术、自体肾移植。

腹主动脉瘤手术方法是切除肾动脉瘤的同时进行人工血管重建腹主动脉。

【护理】

1. 评估

（1）健康史及相关因素

① 一般情况，如患者的年龄、性别、职业、婚姻状况、营养。

② 疼痛与运动疼痛的部位、性质、程度、发作的诱因和持续时间，有无麻木、肢冷、针刺感，有无运动后肢体疲乏，有无间歇跛行及静息痛。了解跛行距离和跛行时间。静息痛有无夜间加重。

③ 既往史

a. 吸烟史，应详细询问烟龄，每日吸烟量。

b. 生活史，是否长期在湿冷的环境中工作或生活。

c. 感染和外伤史。

（2）查体

① 观察患者四肢皮肤颜色、温度、弹性；有无肌肉萎缩、坏疽、溃疡和感染；详细记录。

② 触摸双侧肱动脉、桡动脉、双侧胫后动脉、足背动脉搏动。

③ 测量四肢血压并记录。

④ 测量跛行距离和跛行时间。

⑤ 肾动脉粥样狭窄患者听诊肾区有无血管杂音。

⑥ 了解患者心理，其家庭成员是否能够给予足够支持。

（3）辅助检查

影像学检查提示动脉闭塞的部位、范围、性质、程度和侧支循环。

2. 护理要点及措施

（1）饮食护理　控制饮食，给予清淡、低脂饮食。禁止酗酒，绝对禁烟。

（2）皮肤护理

① 注意观察患肢的肤色及温差、远端动脉搏动情况，保持足部清洁干燥，避免足部受伤，注意肢体保温，禁止局部热敷或冷敷。未明确患肢局部无血栓形成时，不建议局部按摩，避免挤压患肢的按摩动作。

② 有坏疽或溃疡时，应制动。抬高患肢 30°～50°，密切观察溃疡伤口有无异味、创面有无出血及分泌物。保持伤口清洁干燥，及时清除坏死组织及分泌物，局部换药，1 次/d。也可用双氧水、生理盐水依次清洗，应用祛腐药及生肌药，必要时切开引流。注意伤口包扎不能过紧，避免软组织损伤。如发生干性坏疽，应每日换药时评估伤口，仔细修剪干痂，减少创面棱角，减少坏死物质吸收。

（3）活动与休息　及时消除患肢疼痛，因疼痛不能入睡或不思饮食，应选择药物镇痛。加强肢体活动，促进侧支循环。根据患者运动能力，以运动后无疼痛感觉为标准，指导合理运动。避免因疼痛引起的畏惧运动情绪。如怀疑合并局部血栓形成，则不宜增加患肢运动。

（4）一般护理

① 合并糖尿病者，严格控制血糖，维持在 5～8mmol/L。需要行截肢手术的患者，术前空腹血糖应控制在<6.7mmoL/L，术后血糖应控制在<10mmoL/L。

② 积极控制血压，避免血压波动。

③ 消除患者紧张情绪，促进患者积极配合治疗。

④ 老年患者，合并有高血压、冠心病等疾病者，应警惕伴发的心脑血管意外。做好相应的观察护理。

（5）预防感染　控制局部及全身感染，预防合并全身的感染。

（6）行介入术治疗或人工血管旁路移植术者，按相关术后护理常规　重点是严密观察生命体征，预防再灌注损伤。及时发现患肢疼痛、非凹陷性水肿、关节僵硬等。严密观察术口渗血情况。注意观察远端动脉搏动恢复及肢温的变化，同时应注意观察患肢疼痛、肤色、感觉平面、足趾、踝关节活动等情况。及时发现下肢动脉旁路移植术后早期血栓形成等并发症的发生。

【健康教育】

① 指导患者坚持遵医嘱服药，不能随意停用或漏服。嘱患者如服用华法林，定期复查凝血功能，以调整华法林的剂量。

② 嘱患者坚持低脂、清淡饮食，禁烟，减轻血液黏度。

③ 加强身体锻炼，加速周围循环的血液流动，减少血栓形成。

④ 防止坏疽肢体再损伤。教会患者选择正确体位，避免局部感染，避免双膝交叠动作，加强患肢保暖，避免受凉，选择平底软布鞋、软布棉袜，勤换鞋袜，预防真菌感染。

⑤ 指导患者增强自我防护意识，如服用抗凝药物，则更应防止跌碰伤、摔伤，刷牙时用软毛刷，动作轻柔。不要抠鼻。减少黏膜受损。若有牙齿出血、鼻血、便血、女患者月经过多等情况，应及时来院复诊。

三、静脉血栓症

静脉血栓症是静脉的一种急性非化脓性炎症，伴有继发性血管腔内血栓的形成，病变主要累及四肢浅表静脉或下肢深静脉。其临床特点为患者局部肿痛，皮下可扪及有压痛的条索状物或伴有病变远端浅表静脉曲张等静脉回流受阻现象。可因血栓脱落而造成肺栓塞。

【常见病因】

静脉血栓是血管内的沉积物，由不同程度的纤维蛋白、红细胞和血小板构成，因血管系统、血液成分、血流动力学（Virchow 三联征）异常所导致。

（1）静脉壁损伤　完整的静脉内膜是防止深静脉血栓形成的前提，内皮细胞表面的覆盖物中含有大量的肝素，具有良好的抗凝作用，并能防止血小板的黏附。薄弱内膜上发生极为微小的裂伤，会使血小板黏附，出现纤维蛋白沉积。

（2）静脉血流缓慢　静脉血流缓慢时可因组织缺氧导致细胞代谢障碍，产生凝血酶积聚；并由于细胞的破坏而释出血清素和组胺，使血流中的血小板黏附其上，引起凝血物质的释放和激活。

(3) 异常的血液高凝状态 血细胞和血浆蛋白的改变，如血小板黏附性增高，血小板数量增加，血浆纤维蛋白原增加，有助于静脉血栓形成。

【临床表现】

(1) 浅静脉血栓形成 本症不致造成肺栓塞和慢性静脉功能不全。浅静脉血栓形成是血栓性静脉炎的主要临床表现，在曲张的静脉中也常发生，本症多半发于持久、反复静脉输液，尤其是输入刺激性较大的药物时，由于静脉壁有不同程度的炎性病变，腔内血栓常于管壁粘连，不易脱落。

(2) 深部静脉血栓形成 有些患者可全无症状，而以大块肺栓塞表现成为第一症状，其炎症和血栓形成多发生于小腿静脉或腘静脉内，局部疼痛，走路时加重。轻者仅有局部沉重感，站立式明显。患肢肿胀，小腿肌肉、腘窝、腹股沟内侧等处有压痛。

【辅助检查】

深部静脉血栓形成时可作下列检查：①血液检查；②静脉压测量；③非创伤性检查，如放射性核素检查、超声血管检查、体积描记法、皮肤温度测定；④X 线静脉造影；⑤磁共振静脉显像；⑥螺旋 CT 非血管造影检查。

【治疗原则】

1. 浅静脉血栓形成治疗

① 去除促发病因，停止输液、去除局部静脉直管的感染因素。

② 卧床休息、抬高患肢，宜穿循环减压弹力袜。

③ 止痛，可用非甾体抗炎药。

对于大隐静脉血栓患者，应该应用多普勒超声监测，若血栓发展至股-隐静脉连接处，应用低分子肝素抗凝、做大隐静脉剥脱术或隐股静脉结合点结扎术，防止深静脉血栓形成。

2. 深部静脉血栓形成的治疗

(1) 一般治疗 卧床休息 1～2 周，穿弹力袜。

(2) 抗凝治疗 阿司匹林、低分子肝素、华法林。

(3) 溶栓治疗 应用链激酶、尿激酶。

(4) 介入治疗 球囊扩张和支架置入，腔静脉滤器置入。

【护理】

1. 护理评估

① 评估患者有无易患因素，包括年龄、近期卧床制动、手术史、外伤史、口服避孕药、中心静脉插管、静脉血栓史、恶性肿瘤。

② 评估患者发生肿胀的时间、部位，肢体皮肤温度与色泽，以及脉搏的变化。

③ 评估抗凝治疗期间有无出血倾向，及时报告医师。

2. 护理措施及要点

(1) 病情观察 观察患者是否出现呼吸困难、胸痛、气促、心动过速、晕厥、发绀，如出现上述症状，立即给予平卧，避免剧烈咳嗽，给予心电监护，高浓度吸氧，观察生命体征和氧饱和度。测量双侧肢体周长并对比，一般选膝关节上下各 10cm 处测量并记录，观察肢体皮肤颜色、温度的变化。

(2) 症状护理

① 心理护理。宣教疾病相关知识，消除恐惧心理。

② 深静脉血栓形成。急性期患者绝对卧床休息 1～2 周，床上活动避免动作幅度过大，患肢

禁止热敷、按摩，抬高患肢高于心脏水平 20～30cm，促进静脉回流。

③ 抗凝治疗期间，严密观察有无眼底、牙龈、胃肠道出血，皮肤紫癜，有创穿刺点按压止血时间要适当延长。

（3）加强生活基础护理 及时满足患者合理生活需要。

【健康教育】

① 保持良好心态，情绪稳定，正确使用弹力袜，避免长距离行走及久站，当患肢不适时，及时卧床休息，抬高患肢高于心脏水平 20～30cm。

② 饮食清淡，以低脂高纤维素食物为主，多饮水，降低血液浓度，增加血流速率。保持情绪稳定，避免激动。

③ 以严格遵医嘱按时服药，切忌擅自停药、漏服。

④ 定期门诊复查凝血功能，下肢血管超声检查，如发现有牙龈出血、胃肠道出血症状，及时就诊。

第一节 冠状动脉介入诊疗围术期护理常规

一、手术前

1. 按心血管病一般护理常规护理

2. 护理评估

（1）健康史　了解患者有无药物、食物、碘过敏史；有无高血压、糖尿病、肾功能不全及消化道溃疡、出血及凝血功能异常等病史。

（2）药物治疗史　了解服用降压药物、减慢心率药物、降糖药物，如氨氯地平、倍他乐克、拜糖平等。

（3）身体状况　通过问诊了解患者的主诉和身体状况，评估生命体征和主要临床表现；有无呼吸困难、是否能平卧位；了解各主要脏器功能，有无心、肺、肝以及肾功能不全；有无糖尿病、脑血管疾病、贫血、水肿、水电解质失衡。

（4）心血管系统状况　评估急性冠脉综合征心绞痛发作次数、持续时间、缓解方式以及伴随症状；心电图变化；心功能分级。

3. 术前宣教

向患者和家属讲解介入治疗的相关知识、术中配合方法、术后注意事项。

4. 患者准备

（1）实验室检查　血常规、尿常规、粪便常规。

（2）血液检查　包括出凝血时间、血型、凝血酶原时间、肝功能、肾功能、血糖、电解质，血清甲型肝炎、乙型肝炎、人类免疫缺陷病毒及梅毒检测。

（3）辅助检查　心电图、心脏超声、胸部 X 线、运动平板试验、动态心电图、动态血压、冠状动脉 CTA 检查。

（4）药物食物过敏试验　既往使用对比剂情况，有无过敏；对含碘的食物、药物制剂过敏史。

（5）皮肤准备　股动脉穿刺的患者需将双侧腹股沟、大腿内侧、会阴部的毛发刮净，若经桡动脉穿刺的患者体毛较重，应将右前臂皮肤毛发刮净。

（6）拟行桡动脉穿刺的患者，术前行 Allen's 试验　检查桡、尺动脉通畅和相互吻合情况；检查者两手拇指压前臂远端桡动脉和尺动脉处，阻断血液通过，让患者握拳放开，然后松开尺动脉，10s 内手掌皮肤颜色恢复，表明手掌由桡尺动脉双重供血，可选择桡动脉径路穿刺。

（7）用物准备　白色毛巾 1 条，1kg 食用盐 2 袋，便器 1 个，尿壶 1 个，一次性垫巾数块，矿泉水 2 瓶（550ml/瓶），吸水管。

（8）药物准备　口服双联抗血小板药物。

（9）睡眠充足　保证手术前充足睡眠，必要时口服镇静药。

（10）告知并教会术中配合的动作　主要是呼吸和咳嗽，冠状动脉造影过程中，需患者先深吸一口气，然后憋住气，这个动作可使造影图像更加清晰；每次造影结束后，医师会让患者咳嗽，以使对比剂尽快从冠状动脉内排出，增加安全性。经股动脉穿刺的患者术前应练习床上使用便器。

（11）冠状动脉介入手术　无须禁食水，术前排尽大小便。

二、手术后

1. 按心血管病一般护理常规护理

2. 病情观察

① 了解术中冠状动脉造影血管病变、术中病情变化、介入干预血管，针对性观察病情变化。

② 持续 24h 心电、血压、呼吸监测；了解穿刺部位，术后 8h 内每 15～30 分钟观察生命体征、术侧肢体脉搏搏动、皮温、色泽，穿刺伤口出血以及渗血的程度，8h 后无并发症，可适当延长观察时间。

③ 术后正常进食水，进食清淡、易消化食物，不宜进食牛奶、豆制品等胀气性食物。

④ 术后适量饮水，以利于对比剂排出，4h 内进食水量不超过 2000ml，包括静脉补液、饮水及食物中含水量；心功能不全患者，要限制饮水，4h 内饮水 800～1000ml。

⑤ 术侧肢体保持平直位 12h（盐袋压迫 6h，无出血后仍然平卧位 6h），穿刺部位未见渗血可床上活动，24h 后拆除弹性绷带可下地活动。

⑥ 对于出血后重新加压包扎的时间应重新开始计算。老年人、女性患者，合并严重的股动脉硬化、糖尿病的患者要适当延长制动和卧床时间。

3. 术后并发症观察护理

（1）股动脉、桡动脉穿刺局部出血、血肿　出血和血肿是最常见的并发症。术后 8h 内密切关注血压、脉搏以及穿刺部位有无出血；对比同部位双侧肢体温度、色泽以及动脉搏动。小量出血可重新加压包扎，中等量到大量出血后伴有血压下降、桡动脉穿刺部位导致骨筋膜室综合征、失血性休克，予以升压、输血等对症治疗。

（2）腹膜后出血　动脉后壁穿刺是腹膜后的血肿最常见原因，观察腹部疼痛性质，动态观察血红蛋白变化。床旁超声有助确诊。

（3）急性、亚急性血栓　支架术后＜24h 发生的血栓为急性血栓；术后 24h～30d 为亚急性血栓。表现为再发心绞痛和 ST-T 改变，严重时导致支架的血管闭塞，引发急性心肌梗死甚至死亡。①密切观察胸痛的部位和性质，观察心电图的动态改变；②立即做好急诊 PCI 的术前准备，即刻进入导管室行冠状动脉造影；③可应用血小板糖蛋白 Ⅱb/Ⅲa 受体拮抗药；④再次应用经皮腔内冠状动脉成形术（PTCA）软导丝，扩张至残余狭窄＜20%，且无充盈缺损；⑤术后持续输入肝素或皮下注射低分子肝素以预防支架血栓。

（4）迷走反射　主要诱发因素有：①拔除股动脉鞘管或压迫时操作手法粗暴、疼痛；②精神因素，如紧张、焦虑；③血容量不足，出汗较多、呕吐、大量失血；④空腔脏器扩张、尿潴留、胃肠道突然剧烈扩张。发生迷走反射时，首先去除诱发因素，头偏向一侧，防止呕吐导致窒息。静脉注射阿托品 0.5～1mg，多巴胺 20mg，快速、大量补充胶体液体，做好心理护理，安慰患者避免紧张。

（5）冠状动脉穿孔导致心脏压塞　一般发生在术中或术后数小时内。一旦发生，可引起严重的血流动力学障碍，进而出现严重的胸闷、憋气、呼吸困难、血压下降、心率快。给予升压药和快速补液血压仍不能回升，心音低钝，床旁 B 超示心包积液，最有效、最直接的治疗是在 B 超定位下进行心包穿刺，抽出心包积液。

（6）意想不到的术后并发症　包括消化道出血、脑出血、对比剂过敏反应等。

4. 股动脉穿刺处使用 Angioseal 血管闭合器的护理

冠状动脉介入治疗术后使用 Angioseal 血管闭合器，卧床制动 4h，但在临床使用中有部分患者发生出血情况，因此对患有高血压、术后用肝素抗凝治疗、体重超重者，个别患者出血与术者操作失误有关，术后仍应高度关注穿刺部位出血、皮下血肿。

5. 介入术后皮下注射低分子肝素免淤血技术

注射前先用示指、中指、无名指，捏起腹部皮下组织30s，垂直进针，注射完毕后左手持续捏提皮下组织，并以右手的食指向下压迫注射部位3min，3min后轻轻松开捏提注射部位。

6. 术后不良反应的观察与护理

（1）腹胀、呃逆 对比剂刺激膈肌、术中受凉以及胃肠蠕动减慢所致，术后加盖棉被，抬高床头，口服消胀片，禁止使用热水袋，防止烫伤。

（2）腰痛 多由于卧床时间长引起，应告诉患者起床活动后会自然消失，可适当活动对侧肢体，或在腰部垫一些柔软、舒适的棉织品，定时做腰部按摩。

（3）排尿困难 多由于患者不习惯床上排尿所致，术前应该训练床上排尿，做好心理疏导，解除床上排尿时紧张心理；排除环境干扰，诱导排尿，听流水声或用温水冲洗尿道口，会阴部等办法，诱导排尿无效可行导尿术。

（4）失眠 术后患者精神紧张、卧床制动不舒可能会造成睡眠障碍，引起心率增快，血压升高，可采用解除心理上的紧张和恐惧，保持环境安静，必要时应用镇静剂。

（5）面部潮红 通常发生于术后次日，表现为颜面部、颈部、胸前部皮肤潮红，少数患者低体温，37～37.1℃，应告诉患者与术中使用对比剂有关，术后活动后随着对比剂的排出，症状消失。

7. 基础护理

① 做好晨晚间护理，股动脉路径不能床上坐起的患者，术后清晨使用稀释的双氧水漱口。

② 卧床排尿时，注意保护穿刺伤口，避免尿液污染伤口，尿液污染伤口纱布后，应重新更换纱布和弹力绷带。

第二节 先天性心脏病介入治疗护理常规

先天性心脏病属于先天性发育畸形，心肌或大血管存在解剖学的缺损或狭窄，手术治疗为主要的治疗手段。近年来由于影像学、各种导管技术以及使用的介入器材的不断改进与发展，使得非手术的介入治疗在一定范围内取代了手术治疗，主要针对狭窄或缺损型的病变，采用球囊扩张、支架置入技术和缺损或异常通道的封堵技术。

一、手术前

1. 护理评估

（1）健康史 了解患者有无药物、食物、碘过敏史；近期有无活动性溃疡出血；有无出、凝血机制障碍；有无感染性心内膜炎等病史。

（2）身体状况 包括患者的神志及生命体征；有无心、肾功能不全，有无贫血，全身营养状况及水、电解质。

2. 术前宣教

由于患者及家属对手术不了解，担心手术能否成功，护理人员应针对患者的年龄、心理、文化背景，以最佳的方法实施心理护理及健康教育；使用通俗易懂的宣传资料与患者及家属进行沟通，向其介绍手术的目的、过程，消除紧张感，增强手术治疗的信心。

3. 患者准备

① 实验室检查。血常规、尿常规、粪便常规，肝功能、肾功能、血糖、电解质。

② 血液检查。包括出凝血时间、血型、凝血酶原时间，血清甲型肝炎、乙型肝炎、HIV病毒及梅毒检测，动脉血气分析。

③ 辅助检查。心电图、心脏超声、胸部X线、运动平板试验、动态心电图、动态血压，必要时核磁共振检查。

④ 药物过敏试验。常规青霉素过敏试验；确认含碘的食物、药物、制剂过敏者，应做好术前脱敏治疗以及术中的抗过敏治疗。

⑤ 皮肤准备。手术部位的皮肤准备，需将双侧腹股沟、大腿内侧、会阴部的毛发刮净。

⑥ 用血准备常规做交叉配血试验，备血 800ml。

⑦ 用物准备。准备压迫股动脉穿刺伤口的食盐 1～2 袋，包裹食盐白色毛巾 1 条，便器 1 个，尿垫 1 包。

⑧ <7 岁患儿不能配合手术，采取全身麻醉；术前叮嘱陪伴家属须看护好患儿，严格做到禁食、水。

二、手术后

1. 按心血管病一般护理常规护理

2. 病情观察

手术全身麻醉患者，持续心率、血压、呼吸、血脉氧饱和度监测，直到神志清楚。病情平稳后拆除弹性绷带。术后 8h 内每 15～30 分钟密切观察生命体征、术侧肢体脉搏搏动、皮肤温度、色泽、穿刺伤口出血以及渗血的程度；注意观察尿量及尿液颜色，8h 后可适当延长观察时间。

3. 穿刺部位的观察

观察股动脉和（或）股静脉穿刺局部有无渗血、血肿、触痛，术侧肢体远端皮肤颜色、温度、足背动脉。

4. 术后并发症观察及护理

（1）球囊房间隔造口术　通常并发症较少见，可有一过性心律失常。偶尔发生左心房、肺静脉、右心房及下腔静脉撕裂，心脏压塞（心脏填塞），房室瓣损伤可快速出现反流引起心功能不全，以上需外科手术治疗。

（2）经皮球囊肺动脉瓣成形术　术中出现球囊加压扩张时一过性低血压、心动过缓及期前收缩。另外血管损伤、三尖瓣腱锁损伤至关闭不全及心脏穿孔偶尔发生，以上需外科手术治疗。

（3）经皮球囊主动脉瓣成形术　可发生较多严重并发症，主要为穿刺处动脉大出血、动脉栓塞（尤其婴幼儿）、明显的主动脉瓣反流、严重心律失常、心功能不全、左心室及升主动脉穿孔、二尖瓣损伤，需分别采用对症、介入或外科急诊置换瓣膜、心脏修补手术。

（4）动脉导管未闭封堵术　溶血是由残留分流引起，可见血尿，临床表现为皮肤、巩膜黄染、血红蛋白尿。处理：给予激素、碳酸氢钠，酌情输血；再次介入治疗可加弹簧圈封堵。严密观察病情，非手术治疗无效者行外科手术。

（5）Amplatzer 室间隔堵塞装置关闭室间隔缺损　常见的并发症及处理如下：

① 心脏及血管穿孔。急诊手术。

② 封堵器脱漏、栓塞。介入法或手术取出。

③ 瓣膜明显反流。短期观察无改善，由封堵器安置不当引起者须外科手术。

④ 溶血。对症治疗，封堵器位置不当引起分流需外科手术。

⑤ 神经系统并发症。如头痛、卒中，需做 CT 对症治疗。

⑥ 局部血栓形成及周围血管栓塞。溶栓治疗、介入或外科手术。

⑦ 过敏反应、心律失常、感染。对症治疗。

配合术肢伸直制动 12～24h，要勤观察，请家长配合看护，必要时遵医嘱给予小剂量镇静剂。

5. 基础护理

① 婴幼儿介入术后，大多数患儿不能配合治疗护理，因此术前加强对家长培训，全身麻醉术后平卧，6h 待患儿清醒后可饮水、进清流饮食，术后呕吐不止则禁食、水，防止窒息。

② 排尿时注意保护股动脉和（或）股静脉穿刺伤口，以免尿液污染，一旦尿液污染伤口纱

布，应重新更换纱布和弹性绷带。

③ 做好口腔护理。股动脉路径不能坐起的患者，术后清晨使用稀释的过氧化氢溶液漱口，保持口腔清新。

第三节　心脏起搏器置入术护理常规

心脏起搏器是一种医用电子仪器，它通过发放一定形式的电脉冲，刺激心脏，使之激动和收缩，即模拟正常心脏的冲动形成和传导，以治疗由于某些心律失常所致的心脏功能障碍。其是通过不同的起搏方式纠正心率和心律的异常，及左右心室的协调收缩，以提高患者的生存质量，减少病死率的。

一、手术前

1. 护理评估

（1）健康史　了解患者有无药物、食物过敏史；有无冠心病、高血压、糖尿病、肾病及消化道溃疡、出血及凝血功能异常等病史。

（2）身体状况　包括患者的神志及生命体征；有无心、肾功能不全；有无贫血及水、电解质失衡。

2. 术前宣教

患者多对起搏器知识了解不多，有的对自身疾病不甚了解，有的担心手术是否成功，产生多种心理负担。根据患者的不同特点，仔细介绍相关疾病知识、手术方式、术后可能出现的不适及注意事项等，消除患者及家属的思想顾虑，配合医护人员做好起搏器的安装及手术前后的护理，提高患者的生活质量。

3. 患者准备

（1）实验室检查　血常规、尿常规、便常规、肝功能、肾功能、血糖、电解质。

（2）血液检查　包括出凝血时间、血型、凝血酶原时间，血清甲肝病毒、乙肝病毒、HIV病毒、梅毒病毒检测。

（3）辅助检查　心电图、心脏超声、胸部 X 线、运动试验、动态心电图。

（4）药物过敏试验　青霉素过敏试验。

（5）皮肤准备　手术部位皮肤准备，需将右侧胸部及腋下毛发刮净，清洗干净后沐浴。

（6）用物准备　白色毛巾 1 条、1kg 食用盐 2 袋、便器 1 个。

（7）停用抗凝药物　遵医嘱术前 3d 停用抗血小板药物。

（8）充足睡眠　手术前一晚保证充足睡眠，必要时口服安眠药。

二、手术后

1. 严密观察生命体征

术后即刻描记心电图 1 次，密切观察心电示波，每 15～30 分钟记录心率、脉搏、血压 1 次，注意观察心率和起搏频率是否一致，发现异常立即汇报医师，同时注意询问病人有无不适主诉，以便及早发现及时处理。

2. 伤口护理

嘱患者术侧肢体制动 6h，防止伤口裂开出血、血肿。严密观察伤口处皮肤色泽，触摸皮下有无波动感，了解皮下有无出血、皮下血肿情况，若有异常及时处理。

3. 预防感染

① 观察体温，常规使用抗生素 7d。

② 换药时严格无菌技术操作，保持伤口敷料清洁干燥，每日更换敷料 1 次。

③ 减严密观察患者伤口有无红肿、触痛、热痛、渗液等情况，注意体温波动，有无畏寒，

若有异常立即报告医师处理。

4. 防止术侧肢体血栓形成

督促患者术后早下床活动，术侧前臂可握拳、活动腕关节、肘关节，避免肩关节外展，以促进手臂血液循环，防止发生术侧肢体血栓。

5. 防止电极脱出

① 术后1周内易发生电极早期脱位。电极置入右心室后，是倒挂于心肌上，根据其重力作用嘱患者术后1周内予左侧卧位，以防止电极脱位。

② 术肢3个月内电极未完全固定牢固时，术肢活动幅度应尽量缩小，防止牵拉脱位脱出。

③ 观察监护仪显示的波形，起搏有无脱漏、停搏现象。

6. 基础护理

做好晨晚间护理和口腔护理，股动脉路径不能坐起的患者，使用稀释的双氧水漱口，保持口腔清新。

第四节 电生理检查与射频消融术常规护理

电生理检查用于心律失常的电生理诊断。在完成导管放置后，连接导管尾端与电生理记录仪。一般先行心室刺激，然后行心房刺激，以免引起心房颤动，影响进一步检查与消融。

射频消融术是指射频消融仪通过导管头端的电极释放射频电能（射频电能是一种低电压高频电能），与局部心肌内膜之间电能转化为热能，达到一定温度后，使特定的心肌细胞脱水、变性、坏死，自律性和传导性能均发生改变，从而使心律失常得以根治。

一、手术前

1. 护理评估

（1）健康史 了解患者有无药物、食物、碘过敏史；近期有无活动性溃疡出血；有无出、凝血机制障碍；有无感染性心内膜炎等病史。

（2）身体状况 包括患者的神志及生命体征；有无心、肾功能不全；有无贫血及水、电解质失衡。

（3）药物治疗史 术前72h停用所有抗心律失常药物，遵医嘱术前3d停止抗血小板药物。

2. 术前宣教

根据患者的年龄、受教育的程度及心理素质的不同，采用不同的方法，用通俗易懂的语言，向患者讲解该手术的目的、意义、手术过程，也可请手术成功者介绍经验，以解除患者的恐惧心理，增强对手术治疗的信心。

3. 患者准备

① 实验室检查。血常规、尿常规、便常规、肝功能、肾功能、血糖、电解质。

② 血液检查包括出凝血时间、血型、凝血酶原时间，血清甲肝病毒、乙肝病毒、HIV病毒、梅毒病毒检测。

③ 辅助检查。心电图、心脏超声、胸部X线、运动试验、动态心电图。

④ 药物过敏试验。

⑤ 皮肤准备。需将双侧颈部，锁骨上、下区，腹股沟，大腿内侧，会阴部的毛发刮净。

⑥ 协助患者术前训练。教会患者床上练习深吸气、屏气、咳嗽、排尿、排便。

⑦ 手术用物准备。白色毛巾1条、1kg食用盐2袋、便器1个、尿垫1包、矿泉水2瓶、吸水管1包。

⑧ 良好的睡眠。手术前一晚保证充足睡眠，必要时口服镇静药物。

⑨ 术前当日晨起观察体温变化，如体温高于正常及时报告术者，以决定手术是否安排。

二、手术后

① 观察生命体征的。术后严密监测生命体征，行床旁心电图检查，观察心率及心律的变化，必要时给予多功能重症监护仪监护，发现异常立即报告医师处理。

② 常见并发症。伤口出血、血栓形成、气胸、迷走反射、二度或三度房室传导阻滞、心包填塞。

③ 伤口的观察。经股动脉穿刺者，盐袋压迫6h，术侧肢体制动16h；经股静脉穿刺，穿刺伤口无须加压包扎，卧床6h后，密切观察术侧肢体皮肤颜色、温度和感觉及足背动脉搏动情况，局部未见渗血、血肿，可下地活动排尿。

④ 迷走反射。常因术前禁食，手术时间过长，术中心动过速、精神紧张引起出汗，体力精力消耗过大，术后出现低血容量状态或严重的疼痛性迷走反射，拔管时关注患者主诉、血压、心率，必要时备好多巴胺、阿托品；发生迷走反射，头偏向一侧，防止发生误吸。

⑤ 心包填塞。有无恶心呕吐、胸痛胸闷、出冷汗、血压下降、心率增快、奇脉、心音低等表现。

⑥ 术后每天描记全导联心电图，观察各种心律失常及房室传导阻滞，必要时术后行24h动态心电图检查。

⑦ 注意观察有无阵发性或持续性呼吸困难，低血压等肺栓塞的表现和疼痛，以及肢体苍白、远端无脉等肢体栓塞的表现。

⑧ 基础护理。协助做生活护理，股动脉路径不能坐起的患者，术后清晨使用稀释的双氧水漱口，保持口腔清新。

第五节　临时心脏起搏器置入术的护理配合

人工心脏起搏是一种用电子仪器，通过人工心脏起搏器发出脉冲电流，导线和电极的传导刺激心肌，使之激动和收缩，从而替代正常的心脏起搏点，模拟心脏的冲动形成和传导，使心脏有效的搏动，以治疗由于某些心律失常所致的心脏功能异常。

【操作前评估要点】

① 评估患者的一般状态、相关疾病及有无过敏病史。

② 评估手术部位皮肤准备情况及有无破溃。

③ 评估患者的精神状态及合作能力。

【操作程序】

① 物品准备

a. 起搏器电极、起搏器、无菌敷料器械包、起搏器专用器械包、治疗巾、动脉鞘、缝合针、刀片、测试线、无菌手术衣、注射器、显影纱布、碘伏溶液。

b. 备好局部麻醉药，如盐酸利多卡因注射液。

c. 备好电刀、急救车、呼吸机。

d. 手术清点核对单、护理记录单。

② 环境准备。在手术室进行，提前半小时进行空气净化。

③ 核对医嘱，携用物至患者检查床旁。

④ 辨识患者，向患者解释起搏器置入的目的和过程，以取得配合。

⑤ 协助患者平卧位，连接心电、血压、氧饱和度监测。暴露手术部位（图6-1）。

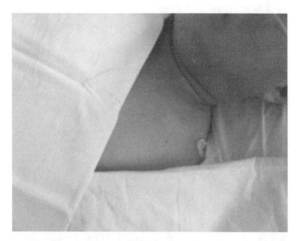

图 6-1　暴露穿刺部位

⑥ 铺无菌台，打开无菌敷料器械包，将术中用物逐一递上手术台（图 6-2）。

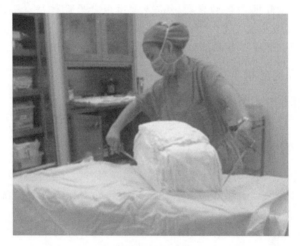

图 6-2　铺无菌台

⑦ 协助医师穿无菌衣，消毒穿刺处皮肤，铺无菌巾，局部麻醉（图 6-3）。

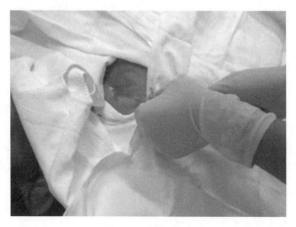

图 6-3　局部麻醉

⑧ 协助术者从头静脉或锁骨下静脉穿刺插入导管，将电极送入心脏，固定电极，测试电极性能，皮下置入永久起搏器，将电极接上起搏器，缝合（图6-4）。

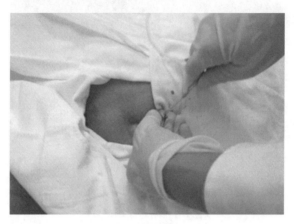

图 6-4　协助穿刺

⑨ 术中协助医师调试起搏器各种参数设定，观察患者生命体征，询问患者有无不适主诉，及时报告术者。术后协助医师做好伤口固定。

⑩ 记录置管的时间、部位、穿刺部位的情况、起搏器起搏频率、输出电压、感知灵敏度。

【操作结果异常原因分析】

① 患者起搏器工作正常，无不适主诉。

② 患者伤口包扎好，穿刺处无渗血。

【与患者及家属沟通要点】

① 告知患者手术侧肢体不宜过度活动或外展，以免脉冲发生器位置移动。

② 告知患者翻身时避免压迫起搏器囊袋位置，避免外力撞击，避免洗澡过度搓洗，避免强磁场区域停留，外出时携带起搏器安装卡片。

③ 告知患者自行检查置入部位有无红、肿、热、痛或出血现象，每天自测脉搏2次，不适及时告知医护人员。

【操作注意环节】

① 术前禁食、水6h，停用血小板抑制剂3～5d。

② 术后注意观察起搏器的起搏功能和感知功能是否正常，监测心律、心率、心电图的变化。

第六节　血管内超声检查

血管内超声（IVUS）技术是利用安装在心导管顶端的微型超声探头，实时显示血管的截面图像的检查技术。IVUS能清晰显示管壁结构的厚度、管腔大小和形状等，精确地测量血管腔径及截面积，甚至可以辨认钙化、纤维化和脂质池等病变，发现冠状动脉造影不能显示的血管早期病变。

【临床应用】

1. 诊断

（1）冠状动脉造影未能检出的病变　IVUS能在冠状动脉造影上看似正常的部位检出粥样硬

化病变，可能是由于血管壁发生代偿性扩张而使造影结果正常，IVUS 检出的早期病变对临床上所造成的影响尚不清楚。

（2）严重程度不明确的病变 IVUS 不受投照位置的影响，能精确定量测定狭窄程度，并能阐明造影上所见的界限性病变的狭窄程度。IVUS 能确定开口处和分叉处病变的特征，而造影要显示这些病变尤其困难。

（3）心脏移植血管病 由于大多数心脏移植患者无胸痛症状，对移植心脏冠状动脉粥样硬化病变的识别是非常重要并且极具挑战性的。许多临床中心在每年对这些患者进行导管检查时常规进行 IVUS 检查。

2. 冠心病介入治疗

① 确定斑块性质以帮助治疗方法的选择。

② 研究介入治疗扩大管腔的机制。

③ 精确定量测定。

④ 指导定向旋切。

⑤ 介入术后夹层分离的性质。

⑥ IVUS 在左主干病变中的应用。

⑦ IVUS 在支架内再狭窄中的应用。IVUS 在支架内再狭窄患者中的应用包括：a. 决定支架内再狭窄的程度是否需要再次 PCI 治疗；b. 巴识别导致支架内再狭窄的可能原因；c. 识别支架内再狭窄的类型；d. 评价治疗后的即刻效果。

在决定支架内再狭窄是否需要再次 PCI 治疗时，与管腔新生内膜增生的数量相比，管腔的直径似乎更为重要。

【安全性】

严重的不良反应并不常见，5% 的患者发生短暂冠状动脉痉挛，可由冠状动脉内注射硝酸甘油迅速缓解，在对严重狭窄和小血管进行检查时可能引起短暂心肌缺血，撤出导管后可缓解。尽管 IVUS 检查非常安全，但冠状动脉内进行操作总是存在引起血管损伤的危险，需要配备能马上恢复血管通畅性的人员和设备。

【新的血管内显像装置】

IVUS 技术方面的发展方向包括 0.014～0.018 英寸（1 英寸＝2.54cm）的 IVUS 导丝；IVUS 显像和经皮血管成形导管（PTCA、DCA）联合的导管，以及信号处理的改进以与组织的组织学性状相关性更优。软件的改进可进行纵轴和三维的血管重建。

【适应证】

① 研究"临界"病变，以决定是否需进行介入治疗。

② 在有疑问的情况下，选择导管的大小。

③ 在有疑问的情况下，选择球囊的大小。

④ 仔细评价造影上有钙化的病变，以指导治疗。

⑤ 评价"不理想"的介入结果，以区分夹层分离和"残留斑块"，以指导下一步的治疗。

⑥ 评价放置不理想的支架，以决定是否需采用更大的球囊及更高的压力进行扩张。

【检查（治疗）前准备】

1. 患者告知

检查（治疗）前向患者及家属解释检查（治疗）的必要性，介绍先进的技术知识和仪器设备。讲述此类检查（治疗）的相关知识及检查（治疗）后效果。

2. 检查（治疗）中护理

（1）保持静脉通畅 冠状动脉 IVUS 手术的危险性大，并发症发生率高，需随时准备处理。

故术中必须保证静脉通畅，并根据病情随时用药，根据心率、血压、呼吸调整滴速，以防止病情加重。

（2）做好心电监护和压力监测　检查（治疗）中常因导管导丝刺激冠状动脉、迷走反射、对比剂反应、导管堵塞冠状动脉造成心律失常、ST 段变化、压力改变。由于心脏传导系统的供血来自右冠状动脉，因此在右冠状动脉造影及 IVUS 时易出现心率减慢、窦性停搏、传导阻滞、室性心动过速、心室颤动。

（3）掌握好时间同步记录　当超声导管到达被检查血管的远端时，应准备好 IVUS 机器，术者缓缓撤出超声导管时同步记录冠状超声图像，才能获得更有价值的资料。

3. 检查（治疗）后护理

（1）生命体征的观察　IVUS 后患者安置在冠心病监护病房（CCU）病房，严密观察生命体征的变化，尤其是血压和心率的变化。由于患者紧张、禁食、应用硝酸酯类等药物，检查后低血压、心律失常较为常见。检查后每半小时测血压 1 次，直至平稳；持续心电监护，密切观察心率及心电图的变化。

（2）出血的观察　检查后穿刺部位用绷带加压包扎后，沙袋压迫 6h，严密观察穿刺部位有无出血、血肿、渗血及足背动脉的搏动情况，穿刺侧肢体皮肤的颜色及温度的变化。由于术中应用抗凝药物肝素，此类药物干扰了凝血过程，故检查后应密切观察皮肤、大小便有无出血现象，尤其有高血压病史、消化道出血史的高危险性出血可能的患者，更应加强监护。

（3）体位的指导　IVUS 后卧床休息 24h，穿刺侧下肢制动，避免屈曲，防止穿刺部位绷带移位而出血。

第七节　光学相干断层成像

光学相干断层成像系统（OCT）集光学技术、超灵敏探测技术和计算机图像处理技术之大成，能够获得生物组织内部微观结构的高分辨图像。

【检查（治疗）方法】

经动脉途径，选择 6F 指引导管，指引导丝选用常规经皮冠状动脉介入治疗指引导丝，如果决定行球囊预扩张和置入支架，根据造影结果目测决定球囊和支架尺寸，在经皮冠状动脉介入治疗前后分别行 OCT 检查。

OCT 成像系统可以清晰显示各种冠状动脉腔内的特征，评价支架后（尤其是药物洗脱支架）支架支撑杆是否未贴壁、支架位置是否不良、组织撕裂、组织脱垂、支架再狭窄及观察血栓等均有重要临床意义。基本斑块识别、易损斑块的识别。

【适应证】

1. 基本斑块识别

纤维性斑块的影像为丰富均一的高信号区；纤维钙化斑块影像为边界清晰的低信号区；脂质斑块影像为边界模糊的低信号区。

2. 易损斑块识别

冠状动脉内 OCT 技术可以提供高清晰度的血管腔横断面图像，最小分辨率达 $10\mu m$，适于检测易损斑块纤维帽厚度和纤维帽的细胞成分（巨噬细胞），并可判断这些炎性细胞到底局限于纤维帽还是整个斑块中。因此 OCT 能够较好地识别纤维帽和脂质核（敏感度均达 90% 以上），可能成为对斑块进行危险分层的有力工具。

【检查（治疗）前准备】

1. 患者告知

检查前向患者及家属解释手术的必要性，介绍先进的技术知识和仪器设备，讲述此类手术的相关知识及术后效果。

2. 患者准备

同"第六节　血管内超声检查"。

【检查（治疗）配合】

1. 导管室护士配合

将器材依次放置手术台上，熟悉手术步骤及术者的意图。术中严密观察病情变化，随时备好各种抢救用品。

2. 患者配合

嘱患者放松平卧手术床上，有不适感觉及时告诉医护人员。

【护理】

1. 检查（治疗）前护理

（1）检查（治疗）前护理准备　一般为了避免检查中及检查（治疗）后可能出现的一些并发症，医师检查（治疗）前会给患者一些药物治疗（如钙通道阻滞药、抗凝药、抗过敏药等）护士，翻阅病历并与患者交谈，及时了解药物服用情况及患者情况，充分做好 OCT 前的护理准备工作，协助患者取平卧位，正确摆放右上肢，询问患者有无药物过敏史。迅速连接多导生理记录仪及测压仪，将压力换能器固定在检查床边。根据检查（治疗）需要，准备并及时给予肝素、硝酸甘油、维拉帕米等检查（治疗）常规用药，备齐急救药品和器材。及时调整投照体位，确保检查（治疗）顺利进行，尽量缩短检查（治疗）时间。

（2）心理疏导　OCT 检查时，大多数患者由于对检查缺乏了解，容易产生紧张、恐惧等负性心理负担，还有某些患者对于检查前要铺无菌巾而裸露身体有羞怯心理，对诊治康复不利。在检查前应向患者做必要的解释，简单介绍检查方法、诊治的目的、临床意义、所需时间及注意事项，以取得患者的信任和配合，使其消除顾虑，积极主动地配合检查。尽量减少患者身体裸露时间，力争使患者以最佳心理状态接受诊治。

2. 检查（治疗）中护理

（1）一般护理　整个检查过程中患者的神志始终清醒，他们对心导管室的陌生环境加上周围各种仪器发出的信号和声音，不免会产生紧张心理。护士应尽可能多陪伴在患者床旁，安排患者舒适的体位，指导患者运用分散注意力的方法和松弛疗法使之心情平静，心搏规律，呼吸平稳，肌肉、关节、韧带放松，有利于桡动脉穿刺。患者虽然看不到手术情况，但会全力去倾听和猜测手术的进展情况。因此医护之间尽量用专业术语交谈，护士随时观察患者的表情，主动询问患者有无不适。一方面分散患者的注意力，另一方面给患者以心理支持，而专心与术者配合，保证手术的顺利进展。

（2）严密观察心电图变化　由于检查刺激可引起患者心率减慢、室性心动过速、室性期前收缩等，故应根据具体情况及时对症处理。当心率少于 60 次/分，立即嘱患者咳嗽，以提高心率，必要时给予阿托品 0.5～1mg 静脉注射或用临时起搏器。心律失常患者心电监护应重点观察有无多形性室性期前收缩、室性期前收缩二联律或三联律、多源性室期前收缩、Ron-T 现象，甚至室上性心动过速、室性心动过速、心室扑动、心室颤动等。完全性传导阻滞患者须仔细观察心电示波动态的改变，尤其是阻滞部位在双束支时，应密切观察心搏的频率，如心室率低于 40 次/分，应立刻报告医师进行处理。

（3）密切观察血压，及时记录冠状压力曲线　由于用高压注射器注射生理盐水冲洗 OCT 球囊导管，同时充盈球囊堵塞血管，并且球囊充盈堵塞冠状动脉时间较长，可引起冠脉内压力的降低，应及时给予对症处理。

第八节 冠状动脉血流储备分数测定

冠状动脉血流储备分数（FFR）测定在 1993 年提出，该技术通过一种导丝技术，有效测量冠状动脉狭窄与完全正常时的最大供血量之比，从而准确判断心肌的缺血情况，可反映冠状动脉狭窄病变对心肌灌注所造成的影响。在判断冠状动脉病变的严重程度、是否需要置入支架、预后评价等方面为临床治疗提供重要的参考依据。FFR 是一种简单、可靠、重复性好的生理学指标，已经成为冠状动脉狭窄功能性评价的公认指标。

【原理】

冠状动脉发生狭窄或阻塞时，血流经过狭窄部位时会损失能量，导致狭窄远端压力降低，在心室收缩、管腔内压力达峰值时尤为明显。因此，冠状动脉狭窄两端的压力改变可反映狭窄病变对心肌灌注的影响。通过分别测定狭窄冠状动脉的近端主动脉压力和狭窄远端压力，再利用两者比值 FFR 反映冠状动脉狭窄的严重程度，进而评估冠状动脉狭窄造成的心脏生理功能的改变。

【临床应用】

① 相比冠状动脉造影（CAG），FFR 能够更真实反映狭窄造成的心肌灌注受损的程度，对复杂病变的判定方面，如中度狭窄（50％～70％）、多支血管病变、侧支循环形成、弥漫性病变和连续性病变等，可以准确评估心肌缺血程度。

② 对于左主干病变，特别是左主干临界病变的治疗有着更好的指导意义。

③ 冠状动脉临界病变 FFR≤0.75 是 PCI 的指征；FFR 0.76～0.79 为"灰区"，结合患者情况判断是否 PCI 治疗；FFR≥0.80 可考虑延期 PCI，应积极药物治疗。

【手术方法】

冠状动脉造影检查后，经桡动脉或股动脉置入 6～7F 的无侧孔指引导管至冠状动脉口，首先在冠状动脉内注入硝酸甘油，使冠状动脉血管充分扩张，经指引导管推送 0.014 英寸压力导丝，动脉检测仪器相连接并设置零点，经指引导管将压力导丝送至靶冠状动脉，压力导丝头端送入靶病变远端 3cm 处。注射血管活性药物使血管充分扩张，从而使心肌达到最大充血状态，此时通过压力导丝测定充血期的远端冠状动脉压力（P_d），通过指引导管测定充血期的平均主动脉压力（P_a），即 FFR＝P_d/P_a。

【术前准备】

① 完善术前常规化验和检查，按医嘱口服阿司匹林、氯吡格雷及其他药物。

② 做好检查前宣教，让患者了解 FFR 测定的过程和必要性，消除顾虑，取得合作。

③ 做好心理安慰，减少桡动脉痉挛的发生。

④ 肘正中留置 18～20G 静脉留置针。

【术中配合及护理】

1. 常规护理

① 给予心电、血压及血氧饱和度监护，贴监护电极时注意避开心脏投影部位，监护导线妥善放置，保证 CAG 图像清晰；注意与患者沟通，缓解紧张情绪。

② 合理安排护理人员，分工明确，协作完成，提高护理效率，确保护理安全。

③ 加强医护配合，护士应熟悉医师的操作步骤，掌握设备的测量原理及常见问题的处理方法，准确配合，及时反馈。

2. 病情观察

① 严密观察患者的意识和血压等情况，注意患者的主诉，有无胸痛、胸闷、大汗、心慌等症状。密切观察心电图变化，及时发现 ST 段下移或抬高、室性心动过速、心动过缓等异常情况，提醒医师给予处理。

② 监测血压、心率及尿量，警惕低血压，防止血管内血栓形成，导致血管急性闭塞等。

③ 注意预见性观察护理，警惕严重并发症，术中需将压力导丝头端送至冠状动脉靶病变远端，操作不当会引起冠状动脉夹层、血肿及冠状动脉穿孔等严重并发症。

3. 用药护理

（1）肝素 根据年龄、体重、出血史等遵医嘱应用。注意观察出血情况，询问患者有无头痛、头晕，观察患者意识变化，警惕脑出血。

（2）硝酸甘油 使用时注意观察血压，特别是容量不足时易引低血压，遵医嘱给予扩容及升压药物。

（3）使心肌达到最大充血状态药物的使用护理 静脉给药剂量：$140 \sim 180 \mu g/(kg \cdot min)$，配制为 1mg/ml；给药方式：静脉泵入或冠状注射，多采用肘正中或股静脉给药；输液速率（ml/h）＝体重（kg）×8.4（或 10.8）；静脉泵入药物避免 Valsalva 动作，以免阻碍静脉回流，影响药物起效。药物不良反应：头晕、头胀、胸闷、低血压、心动过缓及房室传导阻滞、气管痉挛等，部分患者诉胸闷、轻微胸痛，密切注意血压、心电图变化。用药时也可能发生一过性胸闷及面部潮红等，一般持续时间短，无严重不良反应，向患者做好解释工作。

【术后护理】

① 手术后拔除桡动脉鞘管时可能发生迷走神经反射时，遵医嘱立即静脉注射阿托品及升压药等处理。

② 术后多功能重症监护，监测心率、心律、血压、尿量，及早发现手术后急性血管闭塞和心包填塞等严重并发症。

③ 观察穿刺部位有无出血，肢体远端颜色、温度及感觉，发生血肿立即给予局部加压包扎，避免骨筋膜室综合征的发生。

第九节 直立倾斜试验

直立倾斜试验（TTT）是一项用于检查静脉血管是否正常的辅助检查方法，在晕厥鉴别诊断中是一个非常重要的手段。直立倾斜试验阳性结果，对血管性晕厥具有诊断意义。其通常适用于有器质性心脏病同时伴有不能解释的晕厥、无器质性心脏病而有反复晕厥出现、老年人不能解释的晕厥以及评估应用药物治疗的疗效等。

【原理】

在血管迷走性晕厥受试者中，当体位由平卧位变成倾斜位时，身体下部静脉的血流淤积程度较健康人更为显著，回心血量突然过度减少，左心室强力收缩，刺激左心室后下区的机械感受器 C 纤维，由此感受器产生强烈冲动传至脑干，反射性引起交感神经活性减低，迷走神经兴奋亢进，导致心率减慢和周围血管扩张，心排血量减少，血压下降，发生晕厥。

【临床应用】

① 评估不明原因的反复发作的晕厥。

② 在高风险情况下发生的不明原因的单次晕厥事件（如晕厥发生可能导致创伤或从事高风险职业）；或无器质性心脏病反复发生晕厥；或虽然存在器质性心脏病，但心源性晕厥的可能已经被排除。

③ 明确受试者发生神经介导性晕厥的易感程度。

④ 鉴别反射性晕厥和直立性低血压性晕厥。

⑤ 鉴别伴有抽搐的晕厥和癫痫。

⑥ 评估频繁晕厥和心因性疾病的受试者。

【检查方法】

被试者平卧于倾斜床上，安静状态下平卧 10min，连接好心电、血压、氧饱和度监测，建立静脉通道；常规测血压、心率后，3～5s 将床倾斜至 60°～80°，持续 25～45min，每 3～5 分钟测血压心率 1 次。

（1）基础试验阶段　持续时间随阳性反应随时停止；如果未出现阳性反应，应持续到最长时间 45min。

（2）药物激发试验阶段　基础试验阴性者，倾斜床回复至水平位，给予口服硝酸甘油或静脉滴注异丙肾上腺素，观察被试者有无阳性反应出现。

① 硝酸甘油。固定剂量 300～400μg（国产硝酸甘油 0.5mg，3/4 片），最长持续时间 20min。

② 异丙肾上腺素。给予异丙肾上腺素时，从 1μg/min 开始，每 5 分钟增加 1μg/min，至 3μg/min，使平均心率超过基线水平的 20%～25%，最快心率不得超过 150 次/分，最长持续时间 20min。

【检查前准备】

1. 物品和器械准备

（1）检查物品准备　直立倾斜检查床、床旁监护设备（具备心电、血压、血氧饱和度监测功能）、电极片等，应摆放有序。

（2）静脉穿刺物品准备　止血带、碘伏棉签、一次性使用留置针、贴膜、胶带等。

（3）急救药品准备　利多卡因、血管活性药物（硝酸甘油、多巴胺等）、抗心律失常药（阿托品、异丙肾上腺素、胺碘酮等）、去乙酰毛花苷等药品。

（4）急救设备准备　除颤仪、床旁吸氧装置等处于备用状态。

2. 受试者准备

① 完善直立倾斜试验前各项常规化验和检查。

② 检查当日指导受试者空腹≥4h。

③ 做好健康宣教，让受试者了解直立倾斜试验的过程和检查的必要性，做好心理护理，减少受试者紧张情绪，取得合作。

④ 给予受试者手背或前臂留置 18～20G 静脉留置针。

【检查中配合及护理】

1. 常规护理

① 受试者平卧于检查床上，给予心电、血压及血氧饱和度监护。

② 检查过程中，注意与受试者沟通，缓解紧张情绪。

③ 加强医护配合，护士应熟悉直立倾斜试验检查的操作步骤，掌握设备的测量原理及常见问题的处理方法，准确配合，及时反馈。

2. 病情观察

① 注意受试者的主诉，有无胸闷、大汗、心慌等症状，出现异常，及时汇报。

② 严密观察受试者的意识、心率、心电波形、血压、氧饱和度等指标的变化，及时发现异常情况（如心脏停搏、室性心律失常、心房颤动、反复阵发性房室传导阻滞等），提醒医师给予处理。

3. 用药护理

① 药物激发试验阶段。必要时给予硝酸甘油或异丙肾上腺素时，遵医嘱用药，保证准确及时给药，注意受试者主诉，注意观察血压、心率的变化。

② 受试者发生病情变化时，配合医师做好抢救工作，遵医嘱及时准确适用急救药物，注意观察用药效果及药物不良反应。

【检查后护理】

① 检查完毕后，给予受试者取下心电、血压、血氧饱和度监测，擦去受试者身上导电糊。

② 受试者无头晕、胸闷等不适主诉后，协助受试者缓慢由检查床上下来，协助受试者整理用品及衣物。

③ 给予拔除静脉留置针，指导受试者按压穿刺点方法，防止穿刺点出血。

第十节 常见检查结果正常参考值及意义

心血管内科实验室常见检查结果的正常参考值及意义见表 6-1～表 6-4。

表 6-1 心血管内科常用生化指标正常参考值及意义

项目名称	采集方法	正常值范围	临床意义
甘油三酯	空腹 12h 以上；静脉血 5ml；生化管留取；采集后室温保存，及时送检	0.56～1.81mmol/L	增高：可由遗传、饮食因素或继发于某些疾病，如糖尿病、肾病等 降低：见于甲状腺功能亢进症，肾上腺皮质功能低下，肝实质性病变，原发性 β 脂蛋白缺乏及吸收不良
胆固醇	同上	2.8～6.5mmol/L	用于蛋白血症与异常脂蛋白血症的诊断及分类、脑血管病的危险因素的判断 增高或过低可以是原发的营养因素或继发于某些疾病，如甲状腺病、肾病等
脂蛋白	同上	0～300mg/L	为冠心病危险遗传因子 增高：冠心病率和死亡率较正常人大为增加，改变饮食结构不会下降，应以药物治疗
高密度脂蛋白	同上	1.03～1.89mmol/L	增高：可见于胆固醇转移蛋白缺乏症、COPD、饮酒及长期体力活动者 降低：见于脑血管病、冠心病、高甘油三酯血症、严重疾病或手术后、吸烟、缺少运动等
低密度脂蛋白	同上	1.95～3.20mmol/L	临床意义同血清总胆固醇测定。当低密度脂蛋白胆固醇值在 3.36～4.14mmol/L 时，为危险边缘；＞4.14mmol/L 为危险水平

表 6-2　心内科常用心力衰竭指标

项目名称	采集方法	正常值范围	临床意义
B 型尿钠肽	静脉血 3ml; 生化管留取; 采集后室温保存,立即送检	<150ng/ml	主要用于诊断心力衰竭、监测病情进展、对疗效和预后进行评估,同时用于急性心肌梗死患者在治疗后对其心室功能的恢复状况进行评估

表 6-3　心内科常用心肌梗死指标

项目名称	采集方法	正常值范围	临床意义
肌酸激酶	静脉血 3ml; 急诊生化管留取;采集后室温保存,立即送检	酶耦联测定法 男:38~170U/L 女:26~140U/L	增高:心肌梗死 4~6h 开始升高,18~36h 可达正常值的 20~30 倍,为最高峰,2~4d 恢复正常;病毒性心肌炎、皮肌炎、肌肉损伤、肌营养不良、心包炎、脑血管意外及心脏手术等都可以使肌酸激酶增高
肌酸激酶同工酶	同上	0~25U/L	用于心肌梗死的诊断和监视,敏感性最高的酶,100%存在于心肌细胞内
肌钙蛋白 T	同上	<0.1μg/L	临床诊断心肌损伤尤其心肌梗死灵敏度和特异度最好的生物标志物
肌红蛋白	同上	男性:20~80μg/L 女性:10~70μg/L	诊断心肌梗死早期最灵敏的指标。但特异性差,骨骼肌损伤、创伤、肾功能衰竭等疾病都可导致其升高。阳性虽不能确诊急性心肌梗死,但可用于早期排除急性心肌梗死的重要指标

表 6-4　心内科常用凝血指标

项目名称	采集方法	正常值范围	临床意义
凝血酶时间测定	静脉血 1.8ml;含有枸橼酸钠溶液抗凝蓝色真空管留取;采集后室温保存,及时送检	16~18s	延长:见于①低纤维蛋白原血症,纤维蛋白原浓度为 0.9g/L 或更低 ②血中存在肝素或类似肝素的抗凝物质,如肝病、肾病等 ③在纤溶状态下,纤维蛋白原的功能降低 ④存在异常纤维蛋白原 缩短:见于异常维蛋白血症和巨球蛋白血症,可作为溶栓和抗凝治疗的检测指标,尤其在肝素治疗时
血浆凝血酶原时间测定	同上	12~16s	延长:见于先天性或获得性凝血因子异常 缩短:见于口服避孕药、高凝状态 用于香豆素类等口服抗凝剂的监控,应维持在正常参考值的 2 倍左右,即 25~30s
出血时间测定	同上	纸片法: 1~6min	延长:见于血小板大量减少和血小板功能缺陷、急性白血病、维生素 C 缺乏症等
血浆 D-二聚体	同上	<0.5μg/ml	用于鉴别原发与继发纤溶亢进 原发纤溶症时正常,继发性纤溶亢进时则显著增高(如,DIC 继发纤溶亢进、深静脉血栓形成、肺栓塞、先兆子痫、慢性肾脏疾病等) 当 D-二聚体<0.5mg/L 时,血栓形成的可能性小,但如果临床上已有明显的血栓形成所致的症状和体征时,D-二聚体仍<0.5mg/L,则应考虑患者有无纤溶活性低下的可能 随年龄增高,D-二聚体有增高趋势

续表

项目名称	采集方法	正常值范围	临床意义
国际标准化比值	同上	0.85~1.15R	观察患者服用抗凝药物效果 预测血栓及出血风险
部分活化凝血活酶时间测定	同上	30~45s	活化部分凝血活酶时间是内源性凝血因子缺乏最可靠的筛选试验,主要用于发现轻型血友病 结果超过正常对照 10s 以上即为延长 APTT 缩短:见于 DIC、血栓前状态及血栓性疾病
血浆纤维蛋白原	同上	2~4g/L	增加:见于月经期和妊娠期、糖尿病、动脉硬化症、大叶性肺炎等或剧烈运动后 减少:见于先天性纤维蛋白原缺乏症、异常纤维蛋白原血症、新生儿、早产儿、烧伤等

第七章

心血管内科常用急救技能标准化培训

第一节 主动脉内球囊反搏术的护理配合

主动脉内球囊反搏术（IABP）是机械辅助循环方法之一，系通过动脉系统置入一根带气囊的导管到降主动脉内左锁骨下动脉开口远端，在舒张期气囊充气，在心脏收缩前气囊排气，增加冠状动脉的血灌，降低心肌的耗氧量，起到辅助心脏的作用。

【操作前评估要点】

① 评估患者有无置入主动脉内球囊反搏的适应证和禁忌证。
② 评估患者手术部位皮肤准备情况及有无皮肤破溃、瘢痕等情况。
③ 评估患者精神状态及合作能力、患者双下肢皮温、皮色及足背动脉搏动情况。

【操作程序】

① 物品准备
a. 物品，如主动脉内球囊反搏泵、压力套组、主动脉反搏导管、穿刺鞘、加压袋、主动脉内球囊置管包、治疗巾、一次性注射器、无菌方纱、无菌手术衣、缝合线、贴膜、碘伏溶液。
b. 药品，如盐水利多卡因注射液、生理盐水、肝素钠注射液。
c. 其他抢救物品，如急救车、呼吸机、临时起搏器。
② 环境准备。在手术室进行，关闭门窗，调室温。
③ 核对医嘱。携用物至患者检查床旁。
④ 辨识患者，向患者解释主动脉内球囊反搏术的目的及过程，以取得配合。
⑤ 打开电源，连接 IABP 的心电监护，配制肝素盐水，放置压力袋内充气（图 7-1）。

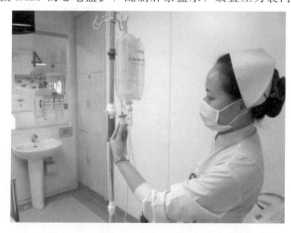

图 7-1　加压袋充气

⑥ 协助患者取平卧位，暴露穿刺部位，备皮（图7-2）。

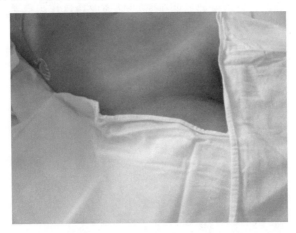

图 7-2　暴露穿刺部位

⑦ 协助医师穿无菌手术衣，消毒穿刺部位，铺无菌治疗巾，局部麻醉（图7-3）。

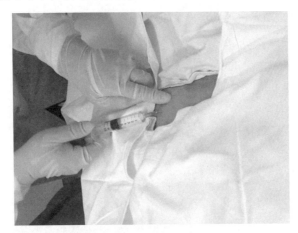

图 7-3　局部麻醉

⑧ 协助术者穿刺股动脉，置入主动脉内球囊反搏导管（图7-4）。

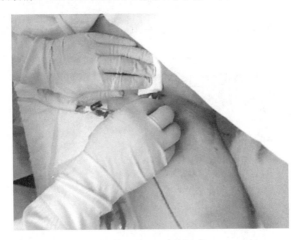

图 7-4　置入球囊导管

⑨ 置管中密切观察患者生命体征，询问患者有无不适主诉。

⑩ 连接压力套装各管路，检查管路是否通畅，置管成功后压力套装头端与患者相接，冲管（图 7-5）。

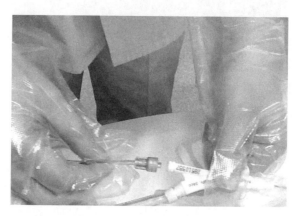

图 7-5　连接压力套装头端

⑪ 将气囊延长管与主动脉内球囊反搏泵相连，固定，检查管路有无弯曲、打折（图 7-6）。

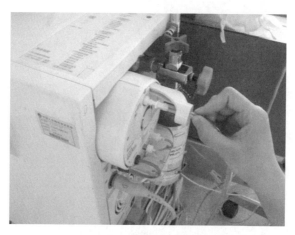

图 7-6　接氦气管

⑫ 压力调零，选择触发模式，将气囊充气，然后按开始键，根据病情选择反搏比（图 7-7）。

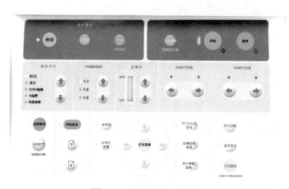

图 7-7　调节触发模式

⑬ 妥善固定导管及覆盖敷料，标记置管时间（图 7-8）。

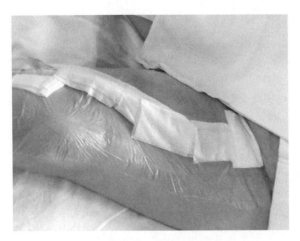

图 7-8　固定导管

⑭ 记录置管的时间、部位、穿刺处皮肤情况、主动脉内球囊反搏频率、反搏压、动脉内压力等情况。

⑮ 整理各种管理，协助患者取舒适卧位。

【操作结果观察】

① IABP 是否工作正常。

② 患者有无不适主诉。

③ 股动脉置管处伤口包扎固定，有无渗血、渗液。

【与患者及家属沟通要点】

① 指导患者术后置管侧肢体保持伸直状态，翻身时注意管路，防止管路打折或脱出。

② 指导患者使用床旁呼唤装置，一旦发生胸闷等不适，立即呼叫医护人员。

【操作注意环节】

① 术中重视患者主诉，注意观察患者下肢血运情况，观察管路有无弯曲，观察尿液颜色，出现异常及时报告。

② 保证压力换能器与心脏在同一水平。

③ 注意穿刺侧肢体皮肤的颜色、温度及足背动脉搏动情况。定期测量双侧肢体的周径。

第二节　中心静脉置管术的护理配合

大静脉置管是指经皮肤自颈内静脉、颈外静脉、锁骨下静脉和股静脉等进行穿刺，沿血管走向直至腔静脉的插管，成人一般置入 $18\sim20$cm。用于：①测量中心静脉压；②为危重症患者建立输液通路。

【操作前评估要点】

① 评估患者穿刺处血管（颈内静脉、锁骨下静脉、股静脉等）有无钙化、斑块形成情况及

局部皮肤有无硬结、炎症等情况。

②评估患者精神状态、合作能力及体位。

【操作程序】

①物品准备

a. 中心静脉导管、大静脉切开包、无菌手套、换药包、2%碘伏、盐酸利多卡因注射液、10ml 注射液器、砂轮、生理盐水 100ml、肝素盐水 10ml、5ml 注射器、贴膜、胶布、纱布数块、一次性缝线（必要时）。

b. 床旁监护仪。

c. 备好急救物品及药品，如急救车、除颤仪。

②环境准备。关闭门窗，调室温，必要时屏风遮挡。

③核对医嘱，携用物至患者床旁。

④辨识患者，向患者及家属解释技术执行的目的及过程，并取得同意。

⑤协助患者取适当体位，暴露穿刺部位，必要时备皮。

⑥协助医师消毒穿刺部位、铺治疗巾，局部麻醉（图 7-9～图 7-11）。

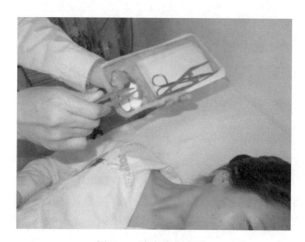

图 7-9　消毒穿刺部位

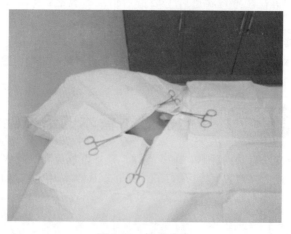

图 7-10　铺治疗巾

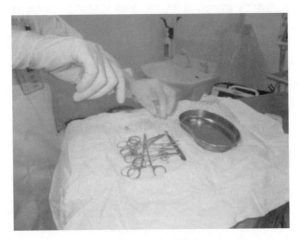

图 7-11　局部麻醉

⑦ 穿刺过程中，护士严密观察患者生命体征，询问患者感受，如有不适及时告知术者（图 7-12）。

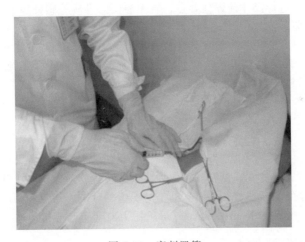

图 7-12　穿刺置管

⑧ 穿刺成功后，护士记录导管外露长度，无菌贴膜固定，如穿刺处有少量渗血，可在穿刺处垫纱球再以无菌贴膜覆盖（图 7-13）。

⑨ 连接输液管路，进行输液治疗或测量中心静脉压，如暂不输液应封管，接正压接头以备用。

⑩ 记录置管部位、置管深度、穿刺部位伤口情况。

【操作结果观察】

① 管路是否通畅。

② 导管固定好，置管穿刺处皮肤有无出血、渗血。

【与患者及家属沟通要点】

① 指导患者活动时注意保护管路，防止导管打折、脱出。

② 告知患者穿刺处保持清洁、干燥，避免潮湿。

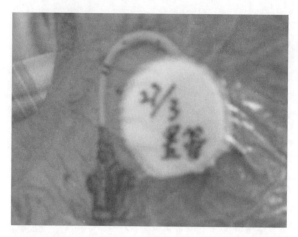

图 7-13　贴膜固定

【操作注意环节】

① 妥善固定导管，每班测量导管外露长度，防止导管脱出。

② 每日对穿刺部位进行操作前评估要点，有无渗血、渗液等感染迹象，及时更换伤口敷料。

③ 输液过程中避免导管的打折，液体输入完毕后使用肝素盐水 10ml 封管，防止管路堵塞。

④ 如导管不慎脱出，应先操作前评估要点导管脱出长度，如仍在腔静脉内，可进行重新缝合固定，消毒穿刺处，无菌敷料覆盖，切勿将脱出导管送回；如导管已脱出腔静脉，应拔除导管，进行穿刺处消毒后纱布包扎，重新置管。

第三节　血流动力学监测技术

血流动力学监测是通过皮肤、黏膜或经体表插入各种导管或监测探头到心腔或血管腔内等途径获取有关心血管功能的各项参数，从而有助于对疾病的诊断、治疗和预后。本节中主要介绍动脉压监测、中心静脉压监测、Swan-Ganz 漂浮导管压力监测、脉搏指示连续心排血量监测。

一、有创动脉压监测技术

有创动脉压监测是指将动脉导管置入周围动脉内直接测量动脉内压力的方法。其可反映动脉压的动态变化，可以提供准确、连续的动脉血压数据，指导临床治疗，且方便动脉血气标本的采集。

【操作前评估要点】

① 评估患者血流动力学状态。

② 评估患者有无禁忌证，如对肝素过敏、穿刺局部疑有感染或已有感染、严重出血性疾病。

【操作程序】

① 物品准备

a. 一般用物，如穿刺置管包（内有缝线）、动脉穿刺置管（桡动脉为 20G 套管针、股动脉为单腔或双腔中心静脉置管）、袋装肝素生理盐水（肝素钠注射液 100mg 加入 500ml 0.9％氯化钠注射液）、加压袋（检查有无漏气）、贴膜、治疗巾、2％盐酸利多卡因注射液、10ml 注射器、0.9％氯化钠注射液 250ml。

b. 压力监测系统，包括多功能重症监护仪、压力套装（内含压力换能器和冲管装置）、压力监测导联线（与压力套装相匹配）（图7-14）。

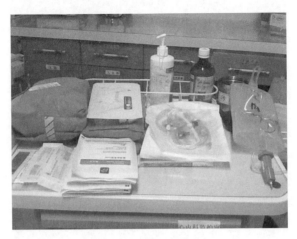

图7-14 物品准备

c. 护理记录单。

d. 其他抢救物品，如急救车、除颤器。

② 环境准备。关闭门窗，调室温，必要时屏风遮挡。

③ 核对医嘱，携用物至患者床旁。

④ 辨识患者，向患者及家属解释有创动脉压监测的目的及过程，并取得同意。

⑤ 连接多功能重症监护仪，安装压力监测导联线，标尺为AP。测量生命体征并记录（图7-15）。

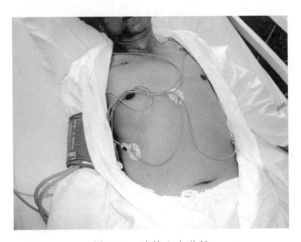

图7-15 连接心电监护

⑥ 固定输液架，将肝素生理盐水放入压力袋中，连接压力套组并向压力袋内充气至压力在（26.7～40kPa）300mmHg左右，排尽管道内空气（图7-16）。

⑦ 协助患者取平卧位，暴露穿刺部位。

⑧ 协助医师消毒穿刺部位皮肤，铺无菌巾，局部麻醉，穿刺（图7-17）。

⑨ 置管成功后压力套装再次排气，连接动脉置管，冲管通畅。

⑩ 压力调零。关闭调节夹，转动压力传感器压力换能器三通开关使压力换能器与大气相通，按下监护仪的调零键，监护仪屏幕上压力线为"0"时，转动压力换能器三通开关使压力换能器

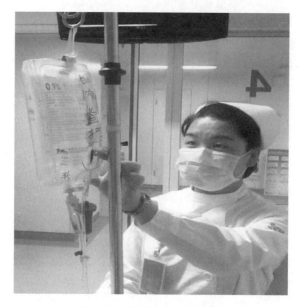

图 7-16　连接固定压力套装

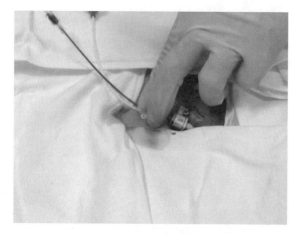

图 7-17　协助穿刺

与动脉相通。读取收缩压、舒张压和平均压的数值与波形（图 7-18，图 7-19）。

⑪ 记录置管时间、部位、长度及穿刺处有无渗血、血肿，和动脉压数值。

⑫ 整理床单位，固定导联线，协助患者取舒适体位。

【操作结果观察】

① 压力套装冲管是否通畅，患者动脉压力数值及波形是否正常。

② 患者动脉穿刺部位有无红肿、渗液。

③ 压力换能器与右心房是否保持同一水平位。

【与患者及家属沟通要点】

① 指导患者置管侧肢体尽量保持伸直，注意保护管路，防止导管打折、脱出。

② 指导患者使用床旁呼唤装置，一旦发生胸闷等不适，立即呼叫医护人员。

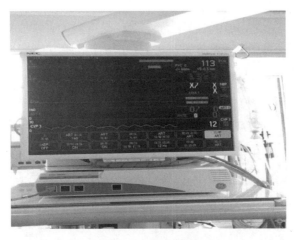

图 7-18 压力调零

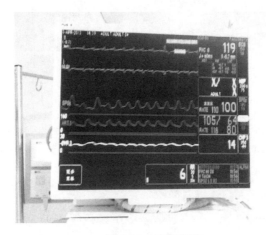

图 7-19 动态监测

【操作注意环节】

① 保持测压管路固定、通畅,局部清洁,班班交接置管深度,定时更换穿刺部位敷料。

② 每次测压前必须先进行压力调零,压力传感器位置应平齐于第 4 肋间腋中线水平,过高或过低均可影响动脉压读数。

③ 加压输液袋压力保持在 300mmHg,以 3ml/h 的速率均匀冲洗管路。

④ 测压装置的延长管不宜长于 100cm,直径应>0.3cm,防止压力衰减。

二、中心静脉压监测技术

中心静脉压是指上、下腔静脉进入右心房处的压力。其通过上、下腔静脉或右心房内置管测得,反映右房压。测定中心静脉压对了解有效循环血容量和右心功能具有重要意义。成人正常值为 $5\sim12cmH_2O$,儿童为 $3\sim10cmH_2O$。用于了解患者循环血容量、右心功能,指导临床补液量。

【操作前评估要点】

① 评估患者中心静脉导管是否通畅。

② 评估患者生命体征是否平稳。

【操作程序】

① 物品准备，如无菌治疗巾、软包装 0.9％氯化钠注射液 100ml、密闭输液器、一次性三通、压力管、输液架、消毒棉签（图 7-20）。

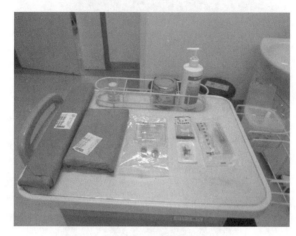

图 7-20　物品准备

② 环境准备。关闭门窗，调室温，必要时屏风遮挡。

③ 核对医嘱。携用物至患者床旁。

④ 辨识患者，向患者及家属解释中心静脉压监测目的及过程，并取得同意。

⑤ 协助患者取去枕平卧位，暴露大静脉置管部位，固定输液架（图 7-21）。

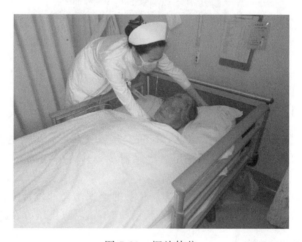

图 7-21　摆放体位

⑥ 检查无菌包后打开，取治疗巾铺于大静脉置管处下方。

⑦ 检查输液器并连接液体，再次核对后，挂液体于输液架上排气至软管接头处（图 7-22）。

⑧ 连接三通，排尽三通内气体，关闭三通（图 7-23）。

⑨ 大静脉置管接头处，并连接三通于接头处，打开输液器调节阀看液路是否通畅后撤去三通侧孔帽。

⑩ 打开测压包，取出压力管连接于三通侧孔处，使压力管的零刻度线于腋中线平齐（图 7-24）。

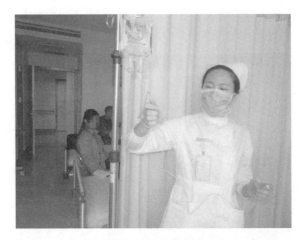

图 7-22 挂液体排气

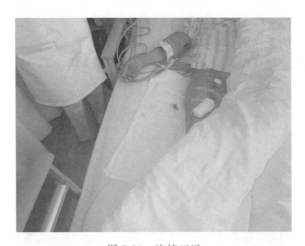

图 7-23 连接三通

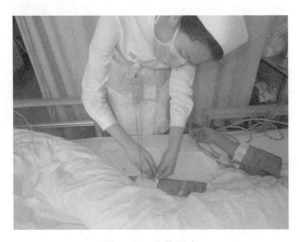

图 7-24 连接压力

⑪ 调节三通关闭静脉端，使输液管与测压管相通，使液体充满压力管后关闭输液端，再使压力管与静脉导管相通，压力管液面缓慢下降，当液面水平不再下降时，压力管上的读数即为中心静脉压值（图 7-25）。

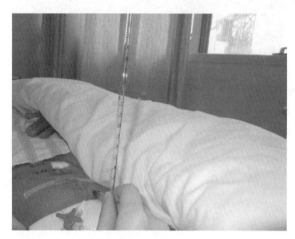

图 7-25　测量压力

⑫ 关闭测压通路，取下测压管及输液装置。

⑬ 记录中心静脉压数值在护理记录单上，整理床单位（图 7-26）。

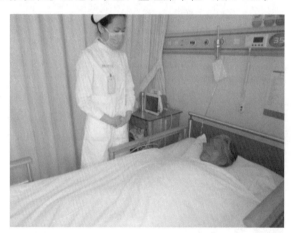

图 7-26　整理床单位

【操作结果异常原因分析】

中心静脉压测量数值不准确，可能与体位不当有关，应为平卧位，测压管置于右心房水平。使用呼吸机正压通气，呼气末正压通气（PEEP）治疗、吸气压＞25cmH$_2$O 时胸腔内压增加，测压时可暂时脱开呼吸机。

【与患者及家属沟通要点】

① 指导患者测压前安静休息 15min 以上，全身放松，呼吸均匀，消除影响因素。

② 指导患者测压过程中勿移动身体，避免咳嗽等动作，以免影响压力值。

【操作注意环节】

① 测压时"L"形玻璃管应保持垂直位，零点刻度应与右心房最低位在同一水平。读数时视

线应与液柱平面在同一水平。

②　当液面下降较快时，中心静脉压可能为负值，此时应及时关闭三通调节阀，防止空气进入静脉通路。

③　使用呼吸机的患者应减去 PEEP 值。

三、Swan-Ganz 漂浮导管压力监测技术

Swan-Ganz 漂浮导管压力监测是利用漂浮导管经外周静脉插入心脏右心系统和肺动脉，进行心脏、肺血管压力以及心排血量等参数测定的方法，用于直接监测肺动脉压及肺毛细血管楔压，可利用热稀释法获取心排血量。

【操作前评估要点】

①　评估患者穿刺处血管（颈内静脉、锁骨下静脉、股静脉等）有无钙化、斑块形成情况及局部皮肤有无硬结、炎症等情况。

②　评估患者精神状态及合作能力。

【操作程序】

①　物品准备

a. 一般用物，包括穿刺置管包（内有缝线）、Swan-Ganz 漂浮导管、袋装肝素生理盐水（肝素钠注射液 100mg 加入 500ml 0.9％氯化钠注射液）、加压袋（检查有无漏气）、贴膜、治疗巾、2％盐酸利多卡因注射液、10ml 注射器、0.9％氯化钠注射液 250ml。

b. 压力监测系统，如多功能重症监护仪、压力套装（内含压力换能器和冲管装置）、压力监测导联线（与压力套装相匹配的）（图 7-27）。

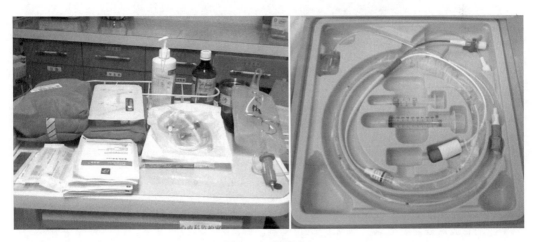

图 7-27　物品准备

c. 护理记录单。

d. 备好其他抢救物品，如急救车、除颤器。

②　环境准备。关闭门窗，调室温，必要时屏风遮挡。

③　核对医嘱，携用物至患者床旁。

④　辨识患者，向患者及家属解释留置漂浮导管的目的及过程，并取得同意。

⑤　连接多功能重症监护仪，安装压力监测导联线。测量生命体征并记录。

⑥　固定输液架，将肝素生理盐水放入压力袋中，连接压力套组并向压力袋内充气至压力在（26.7～40kPa）300mmHg 左右，排尽管道内空气。

⑦ 协助患者取平卧位，暴露穿刺部位。

⑧ 协助医师消毒穿刺部位皮肤，铺无菌巾，局部麻醉，穿刺置管（图7-28）。

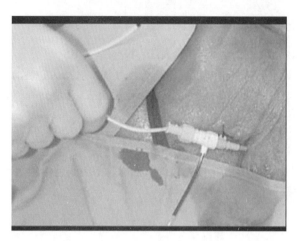

图 7-28　穿刺置管

⑨ 置管穿刺成功后，将压力监测装置前端与漂浮导管肺动脉端口连接，导管进入右心房，读取右心房压力，将气囊充气 1～1.5ml，继续送入导管，直至气囊嵌顿在肺小动脉，根据压力曲线变化，读取右心室压力、肺动脉压力、肺动脉楔压数值。测压后，及时抽空气囊，锁住阀门（图7-29，图7-30）。

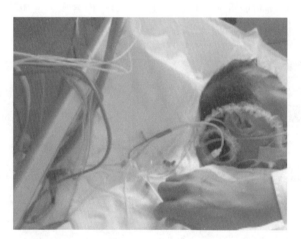

图 7-29　气囊充气

⑩ 冲洗管腔后固定导管，并用无菌贴膜覆盖保护。

⑪ 调整心排血量仪的各项校正参数，采用热稀释法测定心排血量。

⑫ 协助患者取舒适体位，整理床单位。

⑬ 记录置管的时间、部位、穿刺处伤口情况及肺动脉压、肺楔压及心排血量值等参数值。

【操作结果异常原因分析】

（1）管道阻塞　导管内可能存在血栓形成。

（2）气囊破裂　可能与气囊充气过度有关。气囊最大充气量应<1.5ml。气囊充气后如无弹性回缩说明气囊有可能破裂。

（3）导管脱出　与患者活动不当有关。

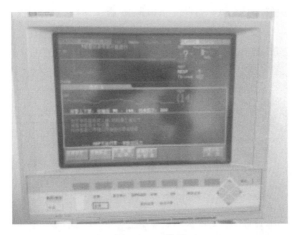

图 7-30　测压

【与患者及家属沟通要点】

① 指导患者活动时注意保护管路，防止导管打折、脱出。

② 告知患者保持置管部位清洁、干燥，避免潮湿。

③ 指导患者使用床旁呼唤装置，一旦发生胸闷等不适，立即呼叫医护人员。

【操作注意环节】

① 保持管道通畅，肝素盐水每小时冲洗导管端孔 1 次，若管腔已经阻塞，切不可用力推注，应先抽吸后推注，以免发生栓子脱落造成栓塞。

② 妥善固定导管，注意导管在体外的刻度。

③ 气囊未充气时要锁住注射器阀门。

④ 每次测压前要进行零点校正。

⑤ 注意观察各波形的变化，若肺动脉压或右心房压力波形发生异常，应检查管腔是否堵塞。

四、脉搏指示连续心排血量监测技术

脉搏指示连续心排血量监测（PICCO）是一种较新的微创心排血量监测技术，是经单指示剂应用肺热稀释技术和脉搏轮廓分析技术相结合的监测方法，不但可以连续测量心排血量和动脉压力，还可以测量胸腔内血容量和血管外肺水，动态监测反映心脏功能的各项参数。可了解心脏泵功能，指导临床用药。

【操作前评估要点】

① 评估患者有无禁忌证，如对肝素过敏、穿刺局部疑有感染或已有感染及严重出血性疾病等。

② 评估患者精神状态及合作能力。

【操作程序】

① 物品准备

a. 一般物品，包括 PICCO 导管、中心静脉导管、压力套装（内含压力换能器和冲管装置）、压力套装（内含压力换能器、冲管装置及温度探头）、大静脉穿刺包、无菌手术衣、缝合线、注射器、无菌方纱、贴膜、碘伏溶液。

b. 药品，如利多卡因、肝素钠注射液、生理盐水及急救药品。

c. 仪器，如心电监护仪、PICCO 监测仪、电除颤器、氧气、气管插管（图 7-31）。

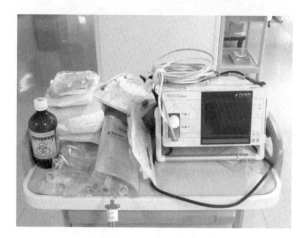

图 7-31 物品准备

② 环境准备。关闭门窗，调室温，必要时屏风遮挡。

③ 核对医嘱，携用物至患者床旁。

④ 辨识患者，向患者及家属解释脉搏指示连续心排血量监测的目的及过程，并取得同意。

⑤ 连接多功能重症监护仪，安装压力监测导联线。测量生命体征并记录。

⑥ 固定输液架，将肝素生理盐水放入压力袋中，连接压力套组并向压力袋内充气至压力在（26.7～40kPa）300mmHg 和 150mmHg 左右，排尽管道内空气。

⑦ 协助患者取平卧位，暴露穿刺部位。常为颈内或锁骨下静脉。

⑧ 协助医师消毒穿刺部位皮肤，铺无菌巾，局部麻醉。

⑨ 中心静脉导管穿刺成功后，将温度探头连接压力套装于中心静脉管腔，并将"水温探头固定仓"与温度探头相连接，固定换能器位置固定于腋中线第四肋间心房水平，调零。测量中心静脉压数值（图 7-32，图 7-33）。

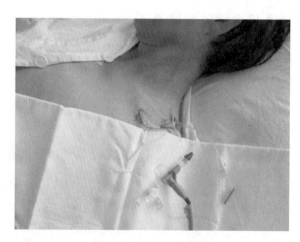

图 7-32 连接温度探头

⑩ 冲洗管腔后固定导管，并用无菌贴膜覆盖保护。

⑪ 股动脉穿刺成功后，连接压力换能器和心排血量监测仪，固定换能器位固定于腋中线第四肋间心房水平置，调零（图 7-34，图 7-35）。

⑫ 冲洗管腔后固定导管，并用无菌贴膜覆盖保护。

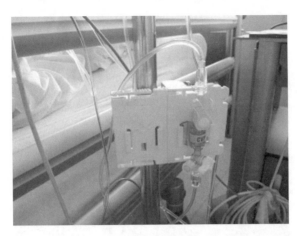

图 7-33 固定换能器

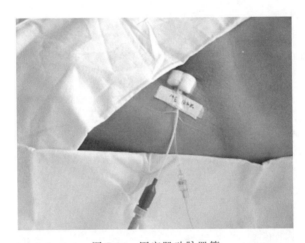

图 7-34 固定股动脉置管

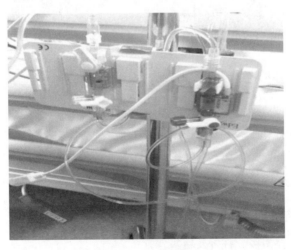

图 7-35 固定换能器

⑬ 打开 PICCO 监测仪，输入患者身高、体重、中心静脉压数值以及预设注射冰盐水的容积（图 7-36）。

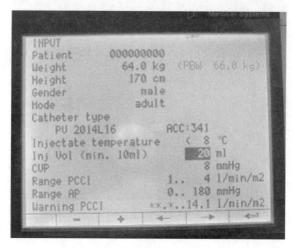

图 7-36　设置参数

⑭ 注射冰盐水（0～8℃）（图 7-37），在测量界面基线稳定状态下尽可能快速而平稳地从中心静脉导管注射溶液（在 7s 以内），重复进行 3 次热稀释测量，平均后记录心排血量、血管外肺水等参数（图 7-38）。

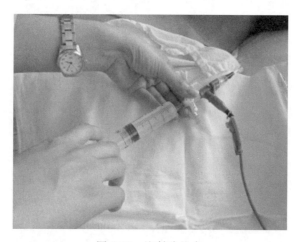

图 7-37　注射冰盐水

⑮ 记录置管时间、部位、穿刺处皮肤情况、各参数值。

【操作结果观察】

① 置管后患者生命体征平稳，有无不适主诉。
② 各项监测数值及压力波形是否正常。
③ 穿刺部位有无红肿、渗液。
④ 压力套装是否通畅，换能器是否与右心房同一水平。

【与患者及家属沟通要点】

① 告知患者防止管路滑脱、打折及堵塞。
② 指导患者若有穿刺部位的不适，及时告知护理人员。

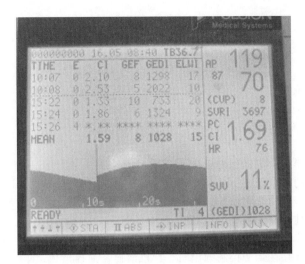

图 7-38 显示仪器界面

③ 指导患者使用床旁呼唤装置，一旦发生胸闷等不适，立即呼叫医护人员。

【操作注意环节】

① 保持换能器位置于腋中线第 4 肋间心房水平，一般每 6～8h 进行一次调零。

② 根据患者的情况，选择合适的注射液温度和容积，每次注射液体容量必须与心排血量仪预设容积一致。

③ 定时冲洗管路，防止管路堵塞。

第四节 体外膜氧合技术的应用及护理配合

体外膜氧合（ECMO）是将血液从体内引到体外，经体外膜氧合器（膜肺）氧合再用泵将血灌入体内，可进行长时间心肺支持。ECMO 治疗期间，心脏和肺得到充分的休息，全身氧供和血流动力学处在相对稳定的状态。此时膜肺可进行有效的二氧化碳排除和氧的摄取，驱动泵使血液周而复始地在机体内流动。应用 ECMO 可以较长时间地进行有效呼吸循环支持，降低心脏前负荷，有效改善低氧血症，同时可避免长期高氧所致的氧中毒，以及机械通气所致的气道损伤。应用 ECMO 可以为心功能及肺功能的恢复赢得宝贵时间。随着体外循环技术的发展，材料生物相容性的改善，ECMO 应用日趋广泛。同时，ECMO 应用于呼吸支持的比例逐渐下降，循环支持越来越多，使急诊复苏的效果大幅提高。

【适应证】

ECMO 作为危重患者的抢救治疗手段，主要应用于呼吸支持、循环支持及替代体外循环。

（1）呼吸支持

① 急性呼吸窘迫综合征。

② 新生儿肺部疾病。

（2）循环支持

① 急性心肌炎效果最佳。

② 急性心肌梗死所致的心源性休克。

③ 心脏术后的心源性休克。

④ 安装心室辅助装置、人工心脏及心脏移植前的过渡。

（3）替代体外循环

① 肺移植。

② 神经外科。

③ 供体脏器支持。

④ 急性肺栓塞的抢救。

【禁忌证】

（1）绝对禁忌证

① 主动脉夹层、严重的主动脉瓣反流。

② 无目标性治疗的终末期心脏功能障碍。

③ 肺功能不全终末期的非移植候选人。

④ 不可逆的严重神经系统损伤。

（2）相对禁忌证

① 不能全身抗凝及存在无法控制的出血、严重溶血、血栓形成。

② 患有其他终末期疾病，如恶性肿瘤。

③ 存在多脏器功能衰竭。

④ 无法治疗的败血症性休克。

⑤ 存在严重的免疫功能缺陷。

⑥ 不可逆的心肺功能损伤。

⑦ 预计 ECMO 不能使其获得较好的生活质量。

【ECMO 常见模式】

ECMO 的实施包括静脉血引流，经过氧合器氧（膜肺）合并排除二氧化碳变成动脉血，最终进入人体动脉（V-A）或静脉（V-V）系统，见图 7-39 和表 7-1。

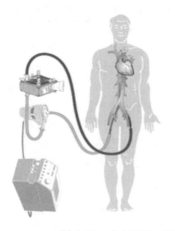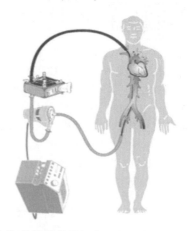

图 7-39　成人静脉-动脉及静脉-静脉体外膜氧合示意

表 7-1　ECMO 两者模式的区别和特点

因素	V-A ECMO	V-V ECMO
插管位置	颈内静脉、右心房或股静脉→右颈总动脉、腋动脉、股动脉或主动脉	单独颈内静脉，颈内静脉-股静脉，股静脉-股静脉，大隐静脉-大隐静脉，或右心房
PaO_2	60～150mmHg	45～80mmHg
氧供监测指标	SvO_2、PaO_2，计算氧耗量	静脉饱和度、跨膜氧分压差，患者 PaO_2，膜肺前氧饱和度趋势

续表

因素	V-A ECMO	V-V ECMO
对心脏的影响	前负荷降低,后负荷增加;脉搏搏动减弱;左心室血液提供冠状动脉氧供;心功能顿抑发生率高	影响较小;中心静脉压和脉搏搏动不受影响;改善冠状动脉的氧供;降低右心室前负荷
氧供能力	高	中等,提高引流量可增加氧供
循环支持	部分或全部代替心脏做功	不提供直接循环支持,但可通过增加冠状动脉流量和改善肺循环而提供间接循环支持
对肺循环血量的影响	降低	不变或增加肺的氧合血血流量
氧合血再循环	无	有,15%～50%(影响氧供的主要因素)

(1) 静脉-动脉（V-A）模式　通过大静脉或右心房将患者体内的未氧合血引流至氧合器（膜肺），然后将氧合血液经大动脉泵入患者体内，保证机体血供，使心肺得到充分休息，为心肺功能的恢复赢得宝贵的时间，用于严重的循环衰竭和呼吸衰竭患者。

(2) 静脉-静脉（V-V）模式　通过大静脉将体内的静脉血引流至氧合器（膜肺），然后将氧合血液经静脉泵入患者体内，增加机体氧供，使肺得到充分休息。V-V ECMO 代替肺进行气体交换，不提供直接的循环支持，主要用于严重的呼吸衰竭而不需要循环支持的患者。

【操作流程】

(1) 评估要点

ECMO 为相对复杂、高危的临床操作，必须由经验丰富 ECMO 救治团队实施。

(2) 操作程序

① 物品准备　ECMO 设备及耗材、预充液、电源、气源、吸引装置、抢救设施备用药物等。

② 患者准备

a. 密切监测患者生命体征，应用血管活性药物，备齐抢救药品、物品，随时准备复苏。

b. 做好呼吸支持，必要时行气管插管，呼吸机辅助呼吸。

c. 化验检查。遵医嘱行血气分析、活化全血凝固时间（ACT）、血常规、生化等检查。

d. 评估置管部位。评估置管部位血运，必要时借助床旁血管超声。

e. 备皮。

f. 予黏性敷料保护骨隆突处。

g. 予患者取平卧位。铺无菌巾，建立无菌区。

h. 建立 3 个以上静脉通路，最好位于左侧肢体。

③ 人员及环境准备

a. 医护人员需穿无菌手术衣，戴口罩、帽子、无菌手套。

b. 病房环境宽敞，将不必要的物品推至病房外。

c. 患者空间足够大，无点滴架，无输液泵等物品。

(3) 安装中护理

① 预充 ECMO 管路。

② 协助医师完成穿刺置管。

③ 调节泵速，检查最大血流量，连接氧流量管。

④ 协助医师缝合。

⑤ 缝合固定管理。

(4) 运行中护理

① 病情的监护及观察

a. 密切观察生命体征变化及心电图变化，持续有创动脉压力监测动态血压及平均动脉压。维持体温在 36.5～37℃。

b. 持续监测患者中心静脉压力。

c. 观察并记录血泵的转速及流量、管道压力。

d. 观察并记录患者每小时尿量，观察患者尿液颜色。

e. 每小时行血气分析，注意纠正酸碱及电解质紊乱。

② 管路的安全

a. 避免脱管。各管路接头处连接牢固并妥善固定；患者更换体位时应多人协助完成；予患者适当镇静及保护性约束；泵和膜肺应安置在有车闸的治疗车上。定时检查，防止管道打折。

b. 避免空气进入管路。膜肺放置位置应低于患者，保证肺膜一侧的气体压力低于另一侧的血流压力，有条件者血液回流端可安装气泡探测器。

③ 抗凝的护理　ECMO 应用期间，患者需全身肝素化，应做好抗凝的护理。

a. 抗凝期间应定时测量患者 ACT 值。ECMO 中 ACT 应维持在 180～200s，有出血的患者维持在 140～160s，遵医嘱一般早期每小时监测 ACT，稳定后每 3～6 小时监测 1 次。

b. 肝素的应用。插管前首次给予肝素 100U/kg，插管后输注速度一般为 25～100U/(kg·h)。应采用注射泵泵入，以维持速率及剂量的恒定，尽量采取单独的通路输注。

c. 防止出血。尽量避免血管穿刺，穿刺后应延长按压时间；为患者进行操作时，如吸痰、翻身应动作轻柔；观察伤口渗血情况，必要时予沙袋压迫。

d. 每 4～6 小时观察 ECMO 循环系统内有无血栓形成，用听诊器听泵的异常声音，用手电照射整个 ECMO 管路，血栓为管路表面颜色深暗且不随血液移动的区域，如出现＞5mm 的血栓或仍在继续扩大的血栓应考虑更换 ECMO 系统。

④ 气管插管的护理。密切监测并记录患者呼吸机参数；使用呼吸机期间要严格无菌吸痰，做好呼吸道湿化，及时清理呼吸道分泌物；如患者痰液黏稠、咳嗽能力差、痰液不易吸出时进行纤维支气管镜下吸痰，以防止痰液淤积和肺不张，预防肺部感染；注意观察并记录患者痰液的量、性质、颜色；重视口腔护理，预防呼吸机相关性肺炎。

【操作中观察要点】

（1）生命体征的监测　严密监测患者心率（律）、血压、呼吸、脉氧饱和度、有创动脉血压、中心静脉压及意识的变化，如躁动及时报告医师去除诱发因素，应用镇静镇痛或肌松药物，观察用药效果，每小时观察瞳孔 1 次。

（2）流量控制与循环支持　流量正常范围：儿童 80～100ml/(kg·min)，成人 50～80ml/(kg·min)。

① 动脉血氧饱和度＞80％并且静脉血氧饱和度＞70％时，可以认为达到了充分的支持力度。

② 转速与流量是呈正相关的关系，转速越高，流量越大。当流量下降低于警戒线时，机器报警，考虑是否出现管路打折、容量不足或者血栓形成等。

③ 在医师调节 ECMO 转速的同时观察患者各项指标的变化，包括：动脉血压、心率、中心静脉压、动脉血氧饱和度、静脉血氧饱和度和指脉氧饱和度等，如有波动及时记录。应用 V-A 模式支持心肺功能时，尤其注意动脉压及中心静脉压的变化（当以 ECMO 血流为主时，因其提供的是无脉动血压，此时应关注平均动脉压），必要时可使用心排仪监测心功能，以判定循环功能的状况。

（3）凝血系统的观察与护理

① 在 ECMO 置管前要遵医嘱抽取静脉血标本（包括常规、生化、凝血以及血栓弹力）、活化部分凝血活酶时间（APTT）、活化全血凝血时间（ACT）等。

② 在 ECMO 上机初期至少每 2 小时监测 ACT 和（或）APTT，如超出范围应及时报告

医师。

③ ECMO 体外转流期间，持续泵注肝素以防止循环中血栓形成。以 ACT 控制 180～220s，或 APTT 在正常值的 1.5～2.5 倍（60～80s）为目标范围进行调整。

④ 观察各类导管穿刺处有无渗血、出血，如有渗血要及时更换敷料、加压包扎，观察止血效果。

⑤ 每小时观察患者瞳孔变化，警惕发生脑出血。

⑥ 观察鼻、口腔黏膜的完整性，有无充血及出血点。

⑦ 观察痰液颜色，有无气道出血。吸痰时动作轻柔，防止吸痰压力过大或过频引起气道黏膜出血。

⑧ 每 2 小时抽胃液观察性状、颜色及量，观察大便颜色、性状及量，以及时发现消化道出血。

（4）呼吸机与血气的监测

① 常采用呼吸频率 5～10 次/分，通气量 7～10ml/kg，呼吸机给氧浓度＜50％，PEEP 6～8cmH$_2$O，气道峰值压力 20～25cmH$_2$O，应视实际情况进行调整，防止发生肺部感染及肺不张。如清醒患者，左心功能及胸部 X 线片较好、痰液较少且非常配合的患者，可酌情拔出气管插管，有利于呼吸道的管理。

② 持续 ECMO 治疗过程中需要每 2～4 小时监测动脉血气 1 次，注意血气的 pH 值、PaO$_2$、PaCO$_2$、HCT 等值，如有异常及时报告医师。纠正 pH、PaO$_2$、PaCO$_2$、乳酸紊乱可调节呼吸机、ECMO 流量参数，尽量避免使用碳酸氢钠纠正酸中毒。

③ 掌握好氧供，SaO$_2$ 正常范围为 95％～100％，SvO$_2$ 正常范围为 68％～77％；平均 75％即可。血小板＜50×10^9/L 应及时补充。Hb＜100g/L，HCT＜30％应输入血细胞。

（5）管路的安全及维护

① 颈内静脉置管/股静脉置管。置管时用 0 号慕斯线缝合两个部位，穿刺点处、管路卡口处透明敷料覆盖。同时在近端导管接触皮肤处垫以泡沫敷料，使用弹力绷带或寸带绕头固定导管于耳缘上方；股静脉置管者，在大腿近端 1/3 处绕腿标记并固定。

② 管道远端应用。ECMO 专用管钳固定在床单上。管路及泵头连接处使用匝带（专用）固定，避免管路脱开。管路连接应简洁化，接头越少越好。尽可能减少在管路上方进行操作，尤其不要大幅度晃动管路。

③ 保持 ECMO 管路整理摆放有序，固定牢固，避免打折，强力牵拉。更换体位时需要多人保护管路，必要时给予患者适度镇静和保护性约束，同时固定好泵和膜肺，使膜肺位置低于患者穿刺处，以便利于重力引流。

④ 观察动脉血氧饱和度、静脉血氧饱和度的数值大小及差值，必要时监测膜肺前后血气分析对数值进行对比，或监测跨膜压力判断膜肺功能。

⑤ 使用强光手电筒观察氧合器内有无血凝块形成、有无液体积聚及血液/血浆渗漏，以保障膜肺有效气交换功能。当氧合器内血凝块过多或血液/血浆渗漏明显时，配合医师及时更换膜肺。

⑥ 如观察到氧合器后管道内有大量气体流向动脉插管时，要暂停 ECMO 辅助，立即钳夹动静脉管道，防止气体进入患者体内。停止泵，开放桥通道排气，同时可通过对患者进行手控通气以达到可接受的氧饱和度。

⑦ 观察有无"管道震颤"（俗称"抖管"）现象发生。持续管道震颤提示 ECMO 静脉插管吸壁致流量下降。可调低 ECMO 流量，同时可根据病情扩容并缓慢增加 ECMO 流量。

（6）温度的管理　ECMO 应用期间应维持患者体温在 35～37℃。患者体温过高，机体氧耗增加，不利于内环境紊乱的纠正；体温过低，又容易发生凝血机制、血流动力学的紊乱和心室颤动。由于 ECMO 水箱温度直接影响转机期间的血液温度，因此可应用水箱进行患者体温管理。

(7) 出入量的管理

① 每小时观察记录患者出入量，遵医嘱调整出入量，以免液体过多导致肺水肿，或液体不足导致容量不足。

② 各种液体有计划性的输入，避免一次性大量输入液体，特殊药物可使用微量泵或输液泵输入，以保证出入量精准管。

(8) 胃肠道及营养支持　对于可经口进食患者应进食清淡易消化饮食；留置胃管患者给予鼻饲，利于胃肠道功能恢复。使用静脉营养支持者禁止使用脂肪乳注射液。同时密切监测胃液性质、胃肠蠕动、排气、排便情况。

(9) 基础与生活护理　采取预防性措施，如使用气垫床、泡沫敷料等措施。防止出现压力性损伤，尤其是术侧肢体及各受压部位。

(10) 心理护理　对于清醒患者，注重沟通，消除紧张、恐惧心理，帮助树立信心，鼓励配合治疗。

【常见并发症的预防及处理】

在 ECMO 治疗过程中，常见并发症有：出血、氧合器（膜肺）功能异常、空气栓塞、感染、溶血、末端肢体缺血。

(1) 出血的预防及处理

① 避免不必要的穿刺等操作，如静脉穿刺、吸痰等。

② 局部出血使用止血材料或加压止血等。

③ 凝血机制的保护，每 2～4 小时监测凝血指标，APTT 或 ACT。避免脑出血，应控制血压，每小时观察意识及瞳孔 1 次。

④ 消化道出血时，在控制抗凝和补充缺失的凝血因子同时，使用冷生理盐水洗胃或制酸剂，必要时使用垂体升压素或内镜下局部治疗。

⑤ 准确记录出血量，根据化验结果给予成分输血。

(2) 氧合器功能异常的预防及处理

① 密切观察氧合器的工作状态，如有无血浆渗漏、血栓形成、漏血等现象发生。

② 使用强光手电筒，密切观察氧合器是否有血栓形成，必要时更换氧合器。

③ 观察氧合器功能状态，可根据膜肺前后动脉血气分析值以及测量跨膜压力，判断是否存在能效降低，如功能异常及时更换。

(3) 空气栓塞的预防及处理

① 上机前充分预冲环路。运行中发现环路内有气体，需暂停 ECMO 辅助，立即夹闭管路，防止气体扩散，同时立即汇报医师，进行相关处理。

② 尽量避免在泵前连接三通，避免泵前输液、给药等操作，以防止环路进气，引起空气栓塞。

(4) 感染的预防及处理

① 加强病房管理，将患者置于单间病房，保持空气清洁；加强消毒隔离措施，限制人员进出，避免交叉感染；加强病房空气、地面、用物等消毒，定时做细菌培养。

② ECMO 使用过程中的各种操作均应严格无菌操作，应用最大无菌屏障。切口、各穿刺处部位如有出血或渗出及时消毒更换无菌敷料，保持局部无菌干燥。

③ 加强肺部护理，按需定时吸痰或支气管镜清除呼吸道分泌物，对呼吸功能尚好的患者尽早拔除气管插管。

④ 遵医嘱实施全身性抗感染措施，常规使用抗生素治疗预防感染。

⑤ 合理调整 ECMO 各项参数，通过有效的心肺支持缩短 ECMO 时间。

(5) 溶血的预防及处理

① 密切观察尿色，有无黄疸，监测患者游离血红蛋白、血常规、肝肾功能，及时告知医师

给予相应处理。

② 控制辅助流量和血细胞比积，减少红细胞破坏。

③ 碱化尿液及维持尿量。

④ 当出现严重溶血同时有血栓形成时更换 ECMO 装置。

（6）末端肢体缺血的预防及处理

① 维持稳定的全身性血液抗凝，避免局部血栓形成及血管栓塞。

② 选择合适的周围血管的插管以及正确的插管技术。

③ 密切观察插管肢体的末梢循环，确定远端灌注管畅通。注意肢体活动度及末梢颜色、温度。建立初期，每半小时监测足背动脉搏动及下肢皮肤颜色、温度；运转期间，每小时监测上述指标并记录。

【常见报警及处理】

（1）电源脱落报警的应急处理

① 立即查找原因，迅速恢复通电，常规要求 ECMO 电源插头要单独接电源，不与其他仪器共用插排。

② 若电路一时无法恢复供电，立即启动蓄电池供电，ECMO 蓄电池在充满的情况下可以运转 2h。

③ 准备好手摇泵，若持续无法供电，可以使用手摇泵手摇发电维持运转。

（2）管道脱落的应急处理

① 机器报警，发现管道脱落。

② 立即夹闭动静脉管路，同时在管路脱出血处加压止血。

③ 呼叫医师，随时准备心外按压。

④ 调整呼吸机参数和正性肌力药物，维持循环系统稳定，保证组织氧合与灌注。

⑤ 根据患者循环状态评估是否需要再次安置 ECMO，并选择同侧再次置入或对侧置入（建议优先选择对侧，安装速度快），见图 7-40。

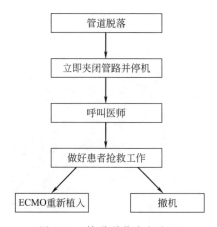

图 7-40　管道脱落应急流程

（3）流量骤减或无流量的处理

① 机器报警，发现流量骤减或者无流量，静脉管抖动。

② 判断分析原因，常见有患者容量不足、管路不畅、插管位置不佳等。

③ 结合血流动力学指标判断患者是否出现容量不足，及时补充血容量，适当降低转速。

④ 查看患者有无搬动，插管位置有无变化，各个环路有无打折、夹闭、堵塞，如发现异常及时汇报医师处理。

⑤ 检查流量探头是否正常工作，发现异常及时处理。

第五节　心脏电复律术

心脏电复律术是用较强的脉冲电流通过心脏来治疗各类快速性异位心律，使之转复为窦性心律的技术。电复律时作用于心脏的是一次瞬时高能脉冲，一般持续时间是 4～10ms，电能 40～400J（焦耳）。

一、同步电复律术

同步电复律脉冲的发放是利用心电图 R 波触发同步装置，放电与心电图 R 波同步，使电刺激落在心室绝对不应期中。其适用于有 R 波存在的各种快速性异位心律失常。

【操作前评估要点】

① 评估患者是否适合应用同步电复律。
② 评估患者是否已停用洋地黄类药物。
③ 评估患者胸前区皮肤有无破溃及置入性金属物。

【操作程序】

① 物品准备
a. 除颤仪、导电糊（也可使用 0.9％生理盐水代替），电极板预先包裹 5～6 层纱布。
b. 急救药品、氧气、吸引器、气管插管、心电图机。
c. 护理记录单。
② 环境准备。选择安静的病房或检查室，请无关人员回避。
③ 核对医嘱，携用物至患者床旁。
④ 辨识患者，向患者及家属解释同步电复律的目的及过程，并取得同意。
⑤ 患者仰卧于硬木板床上，给予吸氧，测心率、血压，建立静脉通路（图 7-41）。

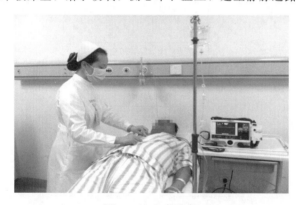

图 7-41　患者准备

⑥ 打开除颤仪电源，选择以 R 波为主的心电示波导联，将电钮放在"同步"位置（图 7-42）。
⑦ 电极板上涂导电糊或以纱布包裹蘸生理盐水备用（图 7-43）。
⑧ 静脉快速注射地西洋（安定）10～20mg，观察患者意识状态和呼吸，当患者进入朦胧状态时即可操作程序电复律（图 7-44）。
⑨ 将除颤仪充电，选择能量，一般心房扑动能量 50J；心房颤动为 100～200J；室上性心动

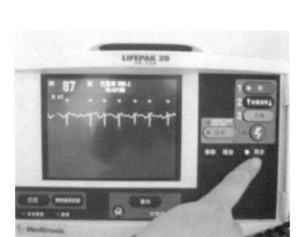

图 7-42　设置除颤仪

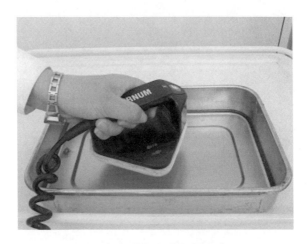

图 7-43　电极板蘸生理盐水

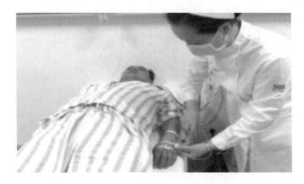

图 7-44　静脉注射镇静药物

过速为 50～100J；室性心动过速为 100～200J（图 7-45）。

⑩ 左手柄放至右锁骨中线第二肋间（心底部），右手柄放至左锁骨中线第四肋间平腋中线（心尖部），电极板紧贴胸壁（图 7-46）。

⑪ 提醒其他人员勿靠近病床，双手拇指同时按下两电极板手柄上的放电键放电。

⑫ 除颤完毕，观察心电示波是否转复，并记录心电示波、血压、呼吸、氧饱和度及神志（图 7-47）。

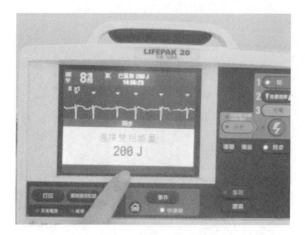

图 7-45　选择能量

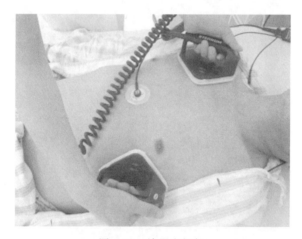

图 7-46　放置电极板

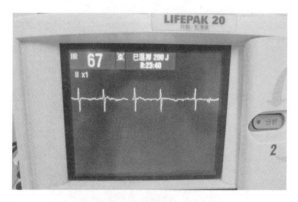

图 7-47　转复后心律

⑬ 操作完毕，关闭除颤仪电源。

⑭ 清洁患者皮肤，协助其取舒适卧位休息，注意保暖。

【操作结果异常原因分析】

（1）患者皮肤烧灼伤　可能与电极板未紧贴皮肤、导电糊涂抹不均匀等有关。

（2）除颤失败　可能与电极板放置位置不正确有关。

【与患者及家属沟通要点】

① 告知患者电复律术前禁食、水 4h，取掉假牙。
② 嘱患者复律后卧床休息，头偏向一侧，如有不适，立即呼叫医护人员。

【操作注意环节】

① 术前 1d 常规查血电解质，若有低钾、酸中毒应及时纠正。
② 静脉应用镇静药物时，应严密注意呼吸和神志变化，把握好复律时机。
③ 放电时操作者及有关人员避免与患者的床接触，以免被电击。

二、非同步电复律术

采用复律除颤器释放一定量的脉冲电流经胸壁作用于心脏，用于转复心室颤动的一种方法，临床常称非同步电除颤，用于纠正恶性心律失常，恢复心脏有效循环。

【操作前评估要点】

① 评估患者是否出现心室颤动、伴有血流动力学改变的多型室性心动过速。
② 评估患者胸前区皮肤有无破溃及置入性金属物。

【操作程序】

① 物品准备
a. 除颤仪（图 7-48）导电糊（也可使用 0.9％生理盐水代替），电极板预先包裹 5～6 层纱布。

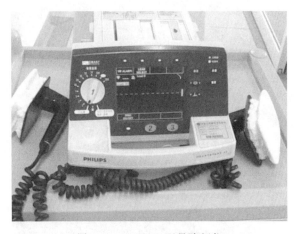

图 7-48　SCP922 型号除颤仪

b. 护理记录单。
c. 其他抢救物品，如急救车、呼吸机、临时起搏器。
② 判断意识。推除颤仪至患者床旁，大声呼叫患者，判断患者意识情况。若意识丧失，报告"患者意识丧失，立即给予电除颤"。同时，大声呼叫其他医护人员"快来人抢救"，看抢救时间（图 7-49）。
③ 摆放体位。患者取平卧位，撤去被子，解开衣扣，撤除床档（图 7-50）。
④ 打开除颤仪电源，拿起手柄涂导电糊或蘸盐水。
⑤ 旋转能量选择按钮，双向电流 150J（图 7-51）。
⑥ 右手拇指按下所持电极板手柄上的充电键。

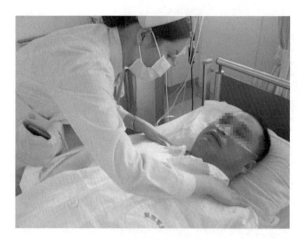

图 7-49 判断意识

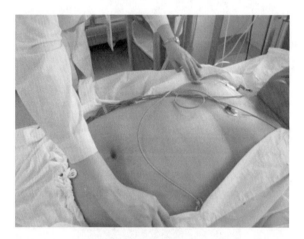

图 7-50 摆放体位

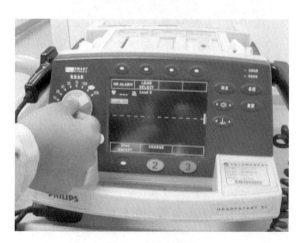

图 7-51 选择能量

　⑦ 左手柄放至患者右锁骨中线第二肋间（心底部），右手柄放至左锁骨中线第四肋间平腋中线（心尖部），电极板紧贴胸壁（图 7-52）。

　⑧ 提醒其他人员勿靠近病床，双手拇指同时按下两电极板手柄上的放电键放电。

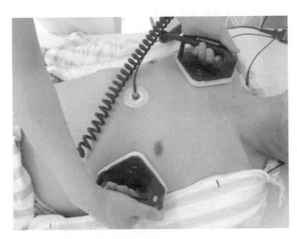

图 7-52 电极放置位置

⑨ 除颤完毕，观察心电示波是否转复（图 7-53）。

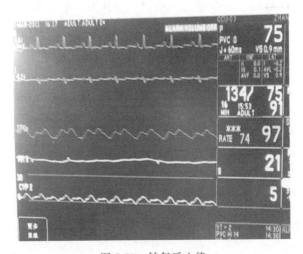

图 7-53 转复后心律

⑩ 做好护理记录，详细记录抢救过程，以及患者意识状态、生命体征、心律转复情况。
⑪ 关闭除颤仪电源；清洁患者皮肤，整理床单位；除颤仪整理好备用。

【操作结果异常原因分析】

见"一、同步电复律术"。

【与患者及家属沟通要点】

① 向患者解释心律失常的危险。
② 告知患者心律失常常见诱因、如何预防心律失常并发症。
③ 指导患者使用床旁呼叫装置，一旦发生头晕等不适，立即呼叫医护人员。

【操作注意环节】

① 除颤时避开贴电极位置、皮肤破溃处、永久起搏器置入部位等。
② 两电极板位置距离 10cm 以上。
③ 断开与患者相连的其他仪器设备，如心电图机。

④ 操作者及有关人员避免与患者的床接触，以免被电击。

第六节　心肺复苏术

心肺复苏术是恢复患者自主循环和呼吸的关键急救技术，心肺复苏又分为初级心肺复苏和高级心肺复苏。

【操作前评估要点】

① 评估患者意识。
② 评估患者呼吸。
③ 评估患者颈动脉搏动。
④ 评估救治现场。

【物品准备】

心脏按压板、简易呼吸器、治疗盘、手电筒、血压计、听诊器、脚凳、手消液、护理记录单。

【操作程序】

① 判断意识。双手拍打患者双肩并呼叫患者（喂！喂！你怎么啦?），观察有无反应。口述患者意识丧失。

② 判断颈动脉搏动。右手示指、中指并拢，沿患者的气管纵向滑行至喉结处，在旁开 2～3cm 处停顿触摸搏动。同时目视观察患者胸廓起伏，判断颈动脉搏动时间大于 5s，小于 10s，颈动脉搏动消失，呼叫医师携带除颤仪到床旁抢救患者，抢救计时（报告×时×分开始抢救），立即行胸外心脏按压。

③ 安置体位。撤去枕头，使患者去枕平卧，取仰卧位，胸部下垫按压板，头、颈、躯干在同一轴线上，双手放于两侧，身体无扭曲。

④ 抢救者站位。患者右侧，解开衣扣、松解裤带，暴露胸腹部。

⑤ 垫脚凳，调整高度。

⑥ 胸外心脏按压 30 次

a. 按压部位为两乳头连线中点。

b. 按压手法采用双手叠扣法，腕、肘关节伸直，利用身体重力，垂直向下用力按压。

c. 按压深度为胸骨下陷>5cm。

d. 按压频率为 100～120 次/分，并数 1～30 下（10 下之前及 25 下以后需数出声音）。

e. 按压要求为按压与放松比为 1∶1，胸廓充分回弹。按压时掌根不得离开胸壁。

⑦ 清除口腔内分泌物，取出活动性义齿（按压时间中断<10s）。

⑧ 开放气道。常用仰头提颏法，抢救者左手小鱼际置于患者前额，手掌用力向后压使其头部后仰，右手中指、示指上提下颏（判断颈部无损伤）。

⑨ 人工呼吸。用简易呼吸器给予正压通气两次，1～2s/次，通气量：有氧时 500～600ml（挤压球囊 1/2），无氧时 700～1000ml（挤压球囊 2/3），可观察到明显胸廓起伏（口述 1 组 1，1 组 2）。

⑩ 按压与人工呼吸之比为 30∶2，连续做 5 个循环，除颤仪到达立即给予电除颤，然后进行评估，操作 5 个循环后，判断并报告复苏效果。

⑪ 评估（心肺复苏有效指征）

a. 口述："颈动脉搏动可触及，自主呼吸恢复"。检查方法：右手示、中指触摸颈动脉，数

10s（要数出声音），如自主呼吸恢复，颈动脉搏动恢复，立即报告"成功救治时间×时×分"。

　　b. 测量血压（收缩压至 60mmHg 以上），报告数据，并整理血压计。

　　c. 观察口唇、颜面、甲床发绀减轻，末梢循环改善。

　　d. 口述："瞳孔缩小，对光反射存在。"用手电筒观察患者双侧瞳孔对光反射，瞳孔较前缩小，表示大脑有足够的氧和血液供应。报告观察情况，如评估后要报告"复苏成功，继续给予高级生命支持"。

　　⑫ 复苏成功后撤按压板，给患者整理衣服，头部垫枕，盖好棉被。

　　⑬ 操作完毕洗手，并记录。

【操作注意环节】

　　① 胸外按压与人工呼吸比，无论单人和双人法均为 30 : 2，按压中断时间＜10s。

　　② 胸外按压位置要正确，偏高造成无效按压，偏低易引起肝破裂，偏向两侧易致肋骨骨折产生气胸、心包积血等。

　　③ 胸外按压方式应正确，即手臂伸直，按压时不能弯曲；向下压及向上放松的时间大致相等；垂直用力向下，不要左右摆动。

　　④ 呼叫患者时注意不要摆动患者，做到"轻拍重唤"。

　　⑤ 把持简易呼吸器时采用 E-C 手法，面罩要包严患者的口鼻，以防漏气。简易呼吸器使用后消毒备用。

【并发症】

　　可发生肋骨骨折、心包积血或心脏压塞、气胸、血胸、肺挫伤、肝脾撕裂及脂肪栓塞。应遵循正确的操作方法，尽量避免并发症发生。

第七节　心力衰竭超滤脱水装置的临床应用与护理配合

　　水钠潴留和容量负荷增加是心力衰竭的标志，大多数心力衰竭的发生和发展均与此相关，并导致肺淤血症状和全身静脉充血症状。心力衰竭超滤脱水装置（图 7-54）是心力衰竭超滤专用设备，针对充血性心力衰竭的水钠潴留病理、生理状态，在最小化循环负荷的前提下，采用单纯超

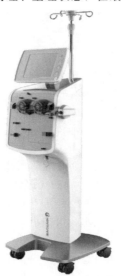

图 7-54　心力衰竭超滤脱水装置

滤技术，实现机械性利水利钠，从而达到治疗心力衰竭的目的。它以血泵驱动为动力，经外周静脉建立体外循环通路；使用专用管路，在超滤泵的负压抽吸下，通过滤器实现单纯的血液超滤机械性利尿，从而达到纠正容量负荷过重，缓解钠潴留的目的。

【操作前评估要点】

① 评估患者穿刺处血管（颈内静脉、股静脉等）有无钙化、斑块形成及局部皮肤有无硬结、炎症等情况。

② 评估患者体位及合作能力、精神状态。

【操作程序】

① 物品准备

a. 12F 血透导管、大静脉置管包、无菌手套、换药包、2%碘伏、盐酸利多卡因，10ml 注射器、5ml 注射器、砂轮、生理盐水 250ml、肝素钠 2 支、贴膜、胶布、纱布数块、一次性缝合线。

b. 监护仪。

c. 备好急救物品及药品，包括急救车、除颤仪。

② 环境准备。关闭门窗，调节室温，必要时屏风遮挡。

③ 核对医嘱，携带用物至患者床旁。

④ 查对知情同意书签字情况，查对患者，再次向患者及家属解释操作目的及过程。

⑤ 协助患者取适当体位，暴露穿刺部位，必要时备皮。

⑥ 协助医师消毒穿刺部位、铺治疗巾，局部麻醉。

⑦ 穿刺过程中，护士严密观察患者生命体征，询问患者，如有不适主诉及时告知术者。

⑧ 穿刺成功后，护士记录导管置入及外露长度，无菌贴膜固定，如穿刺处有少量渗血，可在穿刺处垫纱球再以无菌贴膜覆盖。

⑨ 给予 1：1 肝素盐水（2ml 盐水＋2ml 肝素），分别用 1.7ml 和 1.8ml 封管，接正压接头以备用。

⑩ 记录置管部位、置管深度、穿刺部位伤口情况。

【操作结果】

① 管路通畅。

② 导管固定好，置管穿刺处皮肤有无出血、渗血、皮下血肿。

【与患者及家属沟通要点】

① 指导患者床上活动时注意保护管路，避免牵拉，防止导管打折、脱出。

② 告知患者穿刺处保持清洁、干燥，避免污染。

③ 告知发现置管脱出、穿刺部位出血，立即呼叫医护人员，同时压迫穿刺点，避免大出血。

【操作注意环节】

① 妥善固定导管，每班观察导管情况，防止导管脱出。

② 每日对穿刺部位进行评估，上机操作前再次评估，评估生命体征、神志、血压、体温及穿刺部位有无渗血、渗液等感染迹象，定时更换伤口敷料。

③ 上机治疗前需先抽出导管内肝素盐水，再抽出 3～5ml 静脉血，确认无静脉血栓形成后再行上机治疗。

④ 导管维护操作步骤。未进行规律超滤治疗，导管维护隔日 1 次，即抽出导管内肝素盐水，再抽出 3～5ml 静脉血，观察有无静脉血栓形成，使用 10ml 盐水分别冲洗导管的静脉端和动脉端，后再使用 1：1 肝素盐水封管，更换伤口敷料后备用。

第八节　心力衰竭超滤脱水装置的操作程序

【密闭式预冲操作程序】

心力衰竭超滤脱水装置体外循环管路系统中约有100ml容量，在进行治疗前用生理盐水排净体外循环管路中的气体称为预冲。

(1) 预冲的目的

① 将滤器和管路中的空气彻底排净，确保每1根中空纤维都能够充满生理盐水。

② 通过预冲，将滤器中残留的微小颗粒清除干净。

③ 防止致热原、消毒液、细菌、病毒等进入人体内，也避免治疗开始后回路中形成气泡。

(2) 预冲的用物准备及要求

① 按医嘱准备滤器、透析管路、0.9%生理盐水1000ml、肝素1支。

② 检查生理盐水1000ml包装是否完好、有效期、液体对光检查透明度，有无杂质。

③ 安装管路应严格按照无菌操作原则进行，一次到位，避免动作反复。

④ 检查滤器外包装是否严密、有无潮湿、破损，是否在有效期内，安装滤器，将滤器置于滤器夹具内（动脉端在下、静脉端在上），将旁路接口加盖无菌保护。

⑤ 检查滤器管路外包装是否严密，有无潮湿、破损，是否在有效期内。安装管路，先安装静脉管路，静脉管路末端接于废液收集袋→废液收集袋挂于脱水装置输液架上→安装动脉管路→动脉管路接口与冲洗针与生理盐水连接→安装超滤管路→超滤管路接于滤器→末端接废液袋→废液袋挂于脱水装置下方；形成闭式管路冲洗系统。

⑥ 所有监测阀安装一步到位。采用密闭式预冲方法，避免管路开口，减少与空气接触。

⑦ 肝素生理盐水流向为动脉端→滤器→静脉端，不得逆向预冲。

⑧ 管路与滤器、冲洗管等连接处严格按照螺纹衔接，连接紧密，避免脱落、漏气和污染。

⑨ 脱水装置使用的滤器为干膜，预冲时泵速为30～50ml/min，闭式循环冲洗生理盐水用量约为600ml，超滤袋重60g以上即提示完成预冲，超滤袋重100g时机器声音提示完成预冲。

⑩ 预冲完成后点击脱水装置界面上的"结束预冲"，进入治疗界面。

【建立体外循环（上机）】

血管通路建立完毕后，连接动脉管路与透析置管动脉端，打开血泵，将血液引出通过滤器，当血液流到静脉端时关泵，连接静脉管路与透析置管静脉端，是心力衰竭超滤治疗的重要环节。

(1) 上机的要求

① 连接管路时严格按照无菌操作进行，连接管路的接头不能被污染。

② 连接患者前要确保管路无漏水、漏气。

③ 连接患者前要确保管路内无气泡、杂质。

④ 体外循环建立后必须按照血流走向依次对每个连接口进行二次查对，避免差错。

⑤ 体外循环建立后必须按照医嘱查对各参数值，开展治疗。

(2) 上机的程序

① 上机前半小时遵医嘱静脉应用初始剂量的低分子肝素。

② 再次查对患者姓名、腕带。

③ 透析管路连接动脉端后，调节血泵流速为30ml/min，打开动脉端和管路夹子，开泵。

④ 左手持静脉端管路夹子，右手放置在血泵开关键上，待血液流至静脉壶时，同时夹闭静脉端管路夹子及关泵。

⑤ 连接静脉管路与静脉端。

⑥ 取治疗巾将管路固定于床边。

⑦ 开泵，调节血流量，打开超滤，计时，治疗开始。

⑧ 测血压，记录各参数值。

⑨ 治疗开始后每 6 小时追加 1 次半量低分子肝素。

⑩ 治疗过程中，密切观察患者血压、脉搏等生命体征，观察穿刺部位有无渗血，准确记录治疗参数，保证治疗的顺利进行。

【结束体外循环（下机）】

超滤治疗结束后，或患者因病情变化、参数指标异常等其他意外情况需提前结束治疗，采用密闭式回血法进行回血，将患者体外循环的血液安全、完整地回输至患者体内。

（1）下机的要求

① 在回血的过程中，要求注意力集中，防止造成空气栓塞。

② 回动脉端血时要求边回生理盐水边观察，切勿挤压静脉壶。

③ 下机后，透析管路按 1∶1 肝素盐水，分别用 1.7ml、1.8ml 封管，更换穿刺处敷料备用。

（2）下机的程序

① 操作者洗手。

② 分离动脉管路与动脉端，动脉管路接生理盐水，将残留在透析管内的血液回输到患者体内。

③ 导管动脉端用 10ml 盐水冲管后封管。

④ 回血过程中观察患者生命体征，切勿挤压静脉壶，用 100ml 生理盐水即可。

⑤ 回血后夹闭管路和静脉端夹子，分离管路与静脉端，静脉端处理同动脉端。

⑥ 测量血压，更换导管穿刺处敷料，记录治疗单，护士签名。

⑦ 拆卸管路，整理用物。

⑧ 交代注意事项，协助患者采取舒适卧位。

（3）下机注意事项

① 全程用生理盐水回血，避免使用止血钳反复挤压管路和敲打滤器。

② 严禁空气回血，严禁回血时将管路从安全夹子中强制取出。

第九节 心包穿刺术的护理配合

心包穿刺术是借助穿刺针直接刺入心包腔的诊疗技术。心包腔穿刺术常用于判定积液的性质与病原；有心包填塞时，穿刺抽液以减轻症状；化脓性心包炎时，穿刺排脓、注药。目前多在超声引导下进行穿刺，情况特别危急时，也可由有经验的医师直接进行穿刺。

【操作前评估要点】

① 评估患者意识状态、生命体征及病情变化。

② 评估患者卧位、能否配合穿刺。

③ 评估环境是否安全、安静，备有急救设备。

【操作程序】

① 与心脏超声室联系，探明心包积液范围，确定穿刺部位。

② 护士衣帽整齐，洗手，戴口罩。

③ 物品准备。治疗盘内盛 5ml 和 50ml 注射器各 1 支，心包穿刺包 1 个（内有心包穿刺针、针座接胶管、7 号针头、血管钳、洞巾、纱布），局麻药利多卡因（40mg/支），无菌手套 2 副，试管数个，量杯 1 个，抗感染中心静脉导管 1 根。

④ 备好特护记录单。

⑤ 备好心电图机、急救车、吸氧装置、心电监护仪 1 台，心脏除颤器。

⑥ 医师向患者和家属告知穿刺目的、配合要求和风险，签字备案。

⑦ 超声波确定穿刺部位（图 7-55）。

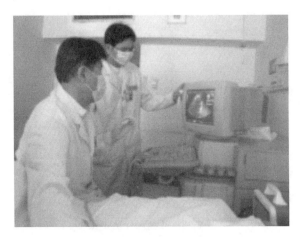

图 7-55　超声定位

⑧ 穿刺前禁食水 4h。

⑨ 抬高床头，取坐位或半卧位，低流量吸氧（图 7-56）。

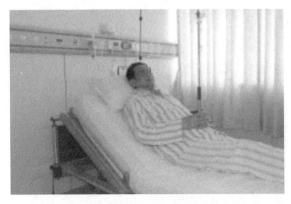

图 7-56　半卧位

⑩ 前臂留置针穿刺输液，连接心电监护，测量血压和心率，并做记录（图 7-57）。

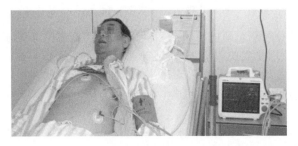

图 7-57　心电监护

⑪ 穿刺部位

a. 胸骨下穿刺。剑突下与左肋缘相交的夹角处；穿刺针方向与胸前壁成 30°，针刺向上、后、中刺入心包底部，边进边吸，至吸出液体即停止前进，穿刺不宜过深，一般进针 3～5cm 即可达到心包腔（图 7-58）。

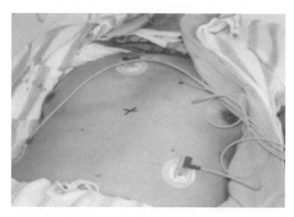

图 7-58 心前区穿刺定位

b. 心前区穿刺。胸骨左侧第 5 肋间心浊音界内 1～2cm 处为穿刺点，沿第 6 肋骨上缘自下而上向后上方刺入心包。

⑫ 常规皮肤消毒，护士协助医师打开穿刺包及无菌手套。

⑬ 术者铺巾，局部麻醉后，持穿刺针并用血管钳夹紧胶管，按选定部位及所需方向缓慢推进。当刺入心包腔时，感到阻力突然消失，并有心脏搏动感，即固定针头，医师助手协助抽液（图 7-59）。

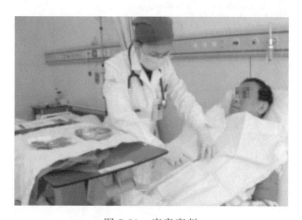

图 7-59 床旁穿刺

⑭ 如以超声引导进行穿刺，则应沿穿刺引导架用 12 号针进入心包腔，成功穿刺后拔除针芯，置入导引钢丝，沿导引钢丝使用扩张鞘扩张皮肤及皮下组织后，置入中心静脉导管约 12～20cm，弃去导引钢丝，导管尾端固定后，连接注射器抽取心包积液（图 7-60）。

⑮ 抽液完毕，若需注入药物，将事先准备好的药物注入心包，注射后拔出心包穿刺针，局部盖以无菌纱布，胶布固定（图 7-61）。

⑯ 如心包积液反复发生或迁延不愈时，心包穿刺后插入导管予以长期引流（图 7-62）。

⑰ 记录并观察抽取心包积液性质、量、神志、血压、呼吸、心包引流管置入长度、时间

⑱ 协助患者取舒适卧位，整理用物，洗手。

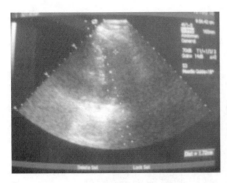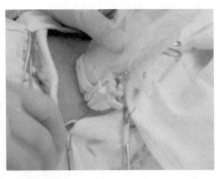

图 7-60 超声引导下穿刺

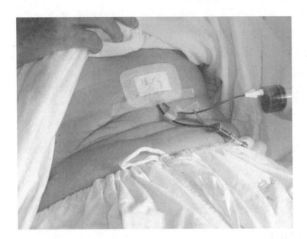

图 7-61 抽取积液

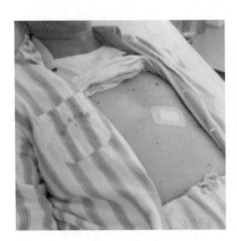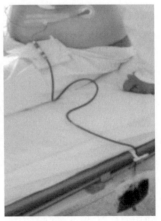

图 7-62 覆盖伤口，连接引流袋

【操作结果异常原因分析】

（1）心包引流管脱出 固定欠妥、患者躁动、自行拔管。

（2）心包引流管局部感染 无菌敷料保持干燥、覆盖穿刺伤口、严格消毒。

（3）穿刺处皮肤渗血、渗液 积液多、引流管堵塞、凝血机制异常。

【与患者及家属沟通要点】

① 向患者和家属解释心包穿刺的目的和危险。

② 向患者讲解心包积液的常见原因、如何治疗心包积液。

③ 指导患者穿刺术后卧床休息，如发生穿刺部位的疼痛，立即呼叫医护人员。

【操作注意环节】

① 严格无菌技术操作，防止心包继发感染。

② 嘱患者穿刺过程中切勿咳嗽或深呼吸。

③ 抽取心包积液过程中应注意随时夹闭胶管，防止空气进入心包腔内。

④ 抽液速率宜缓慢，首次抽液量不得超过 100ml，以后每次抽液 300～500ml，抽液速率要慢，过快、过多会使大量血回心导致肺水肿。

⑤ 保持引流管通畅，每次抽取心包积液后，使用配置的肝素盐水或盐水封管。

⑥ 抽液过程不顺利时，可变换多个体位引流，直到抽吸干净。

⑦ 抽取心包积液过程中严密观察患者症状，警惕迷走反射、心肌损伤、急性心肌梗死、心律失常、心包填塞、急性肺水肿等并发症，一旦发生立即救治。

⑧ 穿刺过程中出现心跳加快、出冷汗、面色苍白、气短应停止操作，予以对症治疗。

⑨ 穿刺前，告知患者操作过程，配合医护人员操作，避免过度紧张引发迷走反射发生。

⑩ 评估有置管脱出、感染的危险，要观察体温，固定好心包穿刺管，做到班班交接班。

⑪ 保持覆盖穿刺管的敷料干燥，一旦有渗液、渗血及时更换，以免感染。

第十节　异常心电图识别

一、心电图基础知识

（一）心脏的传导系统

心脏的特殊传导系统由窦房结、结间束（分为前、中、后结间束）、房间束（起自前结间束）、房室结、希氏束、束支（分为左、右束支，左束支又分为前分支和后分支）以及浦肯野纤维构成。心脏的传导系统与每一心动周期顺序出现的心电变化密切相关。

正常心电活动始于窦房结，兴奋心房的同时经结间束传导至房室结，然后循希氏束至左、右束支至浦肯野纤维顺序传导，最后兴奋心室。这种先后有序的电激动的传播，引起一系列电位改变，形成了心电图上的相应的波段，临床心电学对这些波段规定了统一的名称：P 波、P-R 段、QRS 波群、ST 段、T 波、U 波。

（二）12 导联体系

肢体导联包括标准导联Ⅰ、Ⅱ、Ⅲ及加压单极肢体导联 aVR、aVL、aVF。

胸导联包括 V_1～V_6 导联。肢体导联电极主要放置于右臂（R）、左臂（L）、左腿（F）、右腿（N）。胸导联电极安放位置：V_1 位于胸骨右缘第 4 肋间；V_2 位于胸骨左缘第 4 肋间；V_3 位于 V_2 与 V_4 两点连线的中点；V_4 位于左锁骨中线与第 5 肋间相交处；V_5 位于左腋前线 V_4 水平处；V_6 位于腋中线 V_4 水平处。

（三）正常心电图波形特点和正常值（图 7-63）

1. P 波

代表心房肌除极的电位变化。P 波方向在Ⅰ、Ⅱ、aVF、V_4～V_6 导联直立，aVR 导联倒置，其余导联呈双向、倒置或低平均可。P 波时间一般 0.05～0.10s。P 波振幅在肢体导联一般 0.05～0.25mV，胸导联一般 0.05～0.20mV。

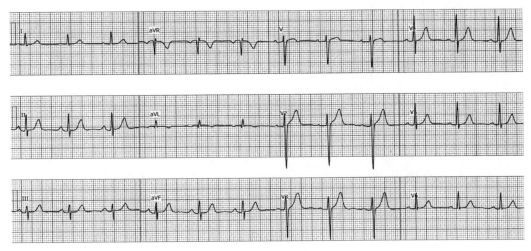

图 7-63　正常心电图

2. P-R 间期

从 P 波的起点至 QRS 波群的起点，代表心房开始除极至心室开始除极的时间。心率在正常范围时，P-R 间期为 0.12～0.20s。

3. QRS 波群

代表心室肌除极的电位变化。正常成年人 QRS 时间为 0.05～0.10s。正常人 V_1、V_2 导联多呈 rS 型，V_1 的 R 波一般不超过 1.0mV。V_5、V_6 QRS 波群可呈 qR、qRs、Rs 或 R 型，且 R 波一般不超过 2.5mV。正常人胸导联的 R 波自 V_1 至 V_6 逐渐增高，S 波逐渐变小，V_1 的 R/S＜1，V_5 R/S＞1。在 V_3 或 V_4 导联 R 波和 S 波的振幅大致相等。Ⅰ、Ⅱ、Ⅲ 导联的 QRS 主波一般向上，aVR 导联 QRS 主波向下。Ⅰ 导联的 R 波＜1.5mV，aVL 导联的 R 波＜1.2mV，aVF 导联的 R 波＜2.0mV。6 个肢体导联的 QRS 波群振幅一般不应都＜0.5mV，6 个胸导联的 QRS 波群振幅一般不应都＜0.8mV，否则成为低电压。除 aVR 导联外，正常人的 Q 波时间＜0.04s，Q 波振幅小于同导联中 R 波的 1/4。正常人 V_1、V_2 导联不应出现 Q 波，但偶尔可呈 QS 波。

4. J 点

QRS 波群的终末与 ST 段起始之交接点称为 J 点，J 点大多在等电位线上，通常随 ST 段的偏移而发生移位。J 点抬高：早期复极、心肌梗死急性期。

5. ST 段

自 QRS 波群的终点至 T 波起点间的线段，代表心室缓慢复极过程。在任何一导联，ST 段下移一般不超过 0.05mV；ST 段上抬在 V_1～V_3 导联一般不超过 0.3mV，肢体导联及 V_3、V_4 导联不超过 0.1mV。

6. T 波

代表心室快速复极时的电位变化。正常情况下，T 波的方向大多与 QRS 主波方向一致。T 波方向在 Ⅰ、Ⅱ、V_4～V_6 导联向上，aVR 导联向下，Ⅲ、aVL、aVF、V_1～V_3 导联可以向上、双向或向下。若 V_1 导联的 T 波向上，则 V_2～V_6 导联的 T 波就不应向下。除 Ⅲ、aVL、aVF、V_1～V_3 导联外，其他导联的 T 波一般不应低于同导联 R 波的 1/10。T 波在胸导联有时可高达 1.2～1.5mV 尚属正常。

7. Q-T 间期

QRS 波群的起点至 T 波终点的间距，代表心室肌除极和复极全过程所需的时间。

8. U 波

代表心室后继电位，产生机制尚未完全清楚。U 波方向大体与 T 波相一致。U 波在 V_3、V_4 导联较为明显，U 波明显增高常见于血钾过低。

（四）快速判读心电图

确定心律、心率（有无 P 波、心律不齐、心动过缓或过速等）；QRS 波形有无异常（增宽、Q 波）；ST 段（ST 段抬高、压低）；T 波（低平、高尖、倒置）。

（五）影响心电图质量因素

导联线接触不良，肌颤干扰，静电干扰，电极片质量差；导联线接触不良包括（碳电极夹子长期磨损、松动，线路板接口松动，冬天患者皮肤干燥，可用酒精擦拭）；肌颤干扰（室温较低时，肌肉收缩）；静电干扰（特别是一次性手术单，摩擦产生静电，心电图波形干扰明显）；电极片质量（有些电极片导电糊比较少，与患者皮肤接触不良）。

二、正常心电图识别

（一）心电图各波段的组成（图 7-64）

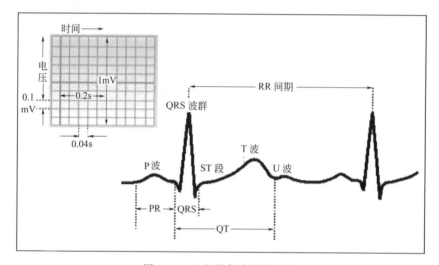

图 7-64　心电图各波段模式图

（二）正常窦性心律（图 7-65）

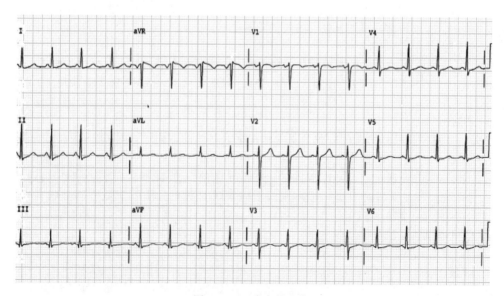

图 7-65　正常窦性心律

心电图特征：

① P 波规律出现，钝圆形，在Ⅰ、Ⅱ、V₅导联直立，aVR 导联倒置；

② P-R 间期 0.12～0.20s；

③ 频率 60～100 次/分。

三、异常心电图识别

（一）窦性心动过速（图 7-66）

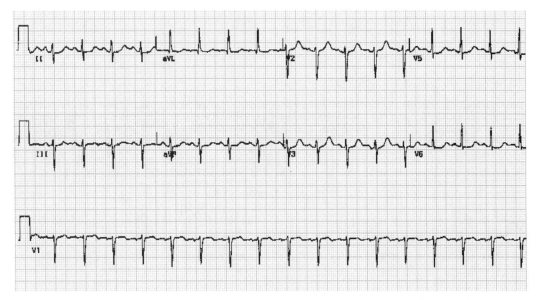

图 7-66　窦性心动过速

（1）心电图特征　符合窦性心律特征，频率＞100 次/分。

（2）生理情况　见于饮酒、运动、激动、疼痛等。

（3）病理情况　发热、失血、甲状腺功能亢进症、休克、心肌缺血、心力衰竭，使用肾上腺素、阿托品药物等均可引起窦性心动过速。

（二）窦性心动过缓（图 7-67）

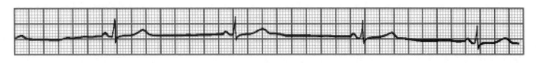

图 7-67　窦性心动过缓

（1）心电图特征　符合窦性心律特征，频率＜60 次/分。

（2）生理情况　见于老年人、运动员、睡眠状态。

（3）病理情况　颅内压增高、甲状腺功能低下、尿毒症，或使用 β 受体阻断药、洋地黄类药物作用时。

（三）窦性停搏（图 7-68）

（1）心电图特征　比正常 P-P 间期明显延长的时间内无 P 波，或 P 波与 QRS 波均不出现。

（2）病理情况　急性心肌梗死、脑血管病变、血钾过高、洋地黄中毒、窦房结功能低下等。迷走神经张力增高或颈动脉窦过敏也可发生窦性停搏。

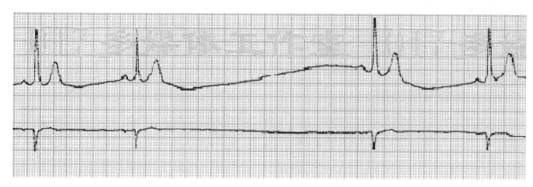

图 7-68　窦性停搏

（四）房性期前收缩（图 7-69）

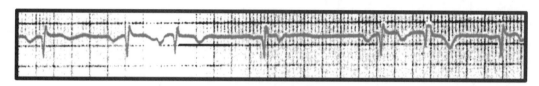

图 7-69　房性期前收缩

（1）心电图特征　①P 波提前出现，且形态与窦性 P 形态不同，其后多见于不完全性代偿期；②P 波重叠于 T 波上→未下传的房性期前收缩；③P 波在 T 波上，且出现 P-R 间期延长。

（2）生理情况　见于多数正常人，饮酒、浓茶、咖啡、疲劳。

（3）病理情况　心力衰竭、心肌梗死、心房病变等。

（五）房性心动过速（图 7-70）

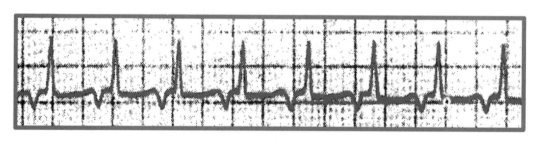

图 7-70　房性心动过速

（1）心电图特征　①心房率通常为 150～200 次/分；②P 波形态与窦性不同；③常出现二度Ⅰ型或Ⅱ型房室传导阻滞。

（2）病理情况　大量饮酒、心肌梗死、慢性阻塞性肺疾病、洋地黄中毒、低血钾等。

（六）心房扑动（图 7-71）

（1）心电图特征　P 波消失，代之以大小、形态相同、节律规则、快速的连续性锯齿样扑动波（F 波）是诊断心房扑动最重要依据，心房率通常为 250～300 次/分。

（2）病理情况　风湿性心脏病、冠心病、高血压性心脏病、心肌病等。

（七）心房颤动（图 7-72）

（1）心电图特征　①P 波消失，出现形态、振幅、间期完全不一样的心房颤动波（f 波）；②RR 间期绝对不等；③频率 350～600 次/分。

（2）生理情况　正常人在情绪激动、运动或急性酒精中毒时可发生心房颤动。

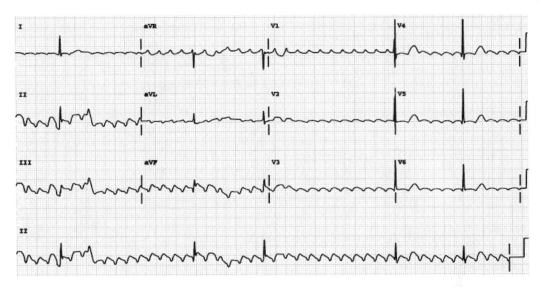

图 7-71　心房扑动

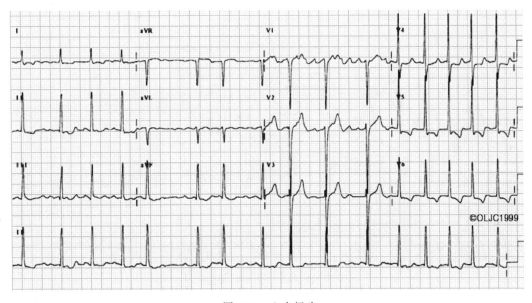

图 7-72　心房颤动

（3）病理情况　风湿性心脏病、冠心病、高血压性心脏病、缩窄性心包炎，感染性心内膜炎等。

（八）室性期前收缩（图 7-73）

（1）心电图特征　①提早出现的 QRS 波群，宽大畸形，时限通常＞0.12s；②期前收缩之前无与其相关的 P 波；③ST 段与 T 波的方向与 QRS 主波方向相反；④室性期前收缩后可见一完全性代偿期。

（2）病理情况　冠心病、心肌病、心肌炎、风湿性心脏病、药物中毒、电解质紊乱；精神紧张、过量烟酒也可诱发室性期前收缩。

（九）阵发性室性心动过速（图 7-74）

（1）心电图特征　①室性期前收缩连续出现 3 次以上；②QRS 波群呈宽大畸形，时限超过

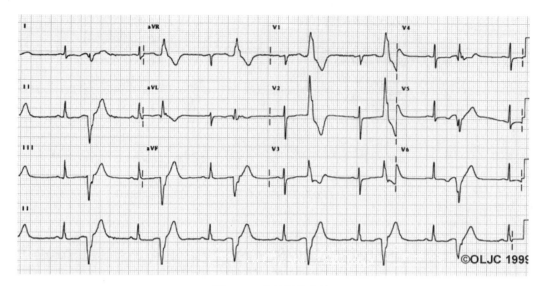

图 7-73 室性期前收缩

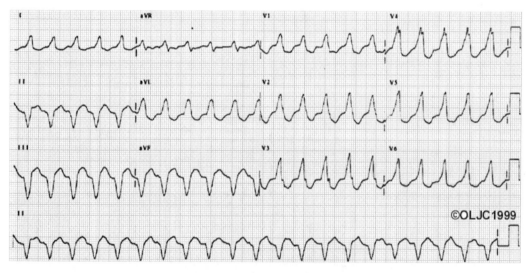

图 7-74 阵发性室性心动过速

0.12s；ST-T 波方向与 QRS 波主波方向相反；③心室率 100～250 次/分；④心律规则或略不规则，即 RR 间期规整或稍不规整。

（2）病理情况 各种器质性心脏病患者，最常见的为冠心病，尤其是心肌梗死；其次是心肌病、心力衰竭、二尖瓣脱垂、心瓣膜病。

（十）心室扑动（图 7-75）

（1）心电图特征 ①各导联无 P 波；②QRS-T 波群无法分辨代之以正弦型的大扑动波，规则、向上与向下的波幅相等；③频率 180～250 次/分。

（2）病理情况 缺血性心脏病。

（十一）心室颤动（图 7-76）

（1）心电特征 ①表现为形态、频率及振幅均完全不规则的颤动波；②频率 150～500 次/分；③颤动波大者称粗颤，纤细者为细颤。

（2）病理情况 缺血性心脏病。

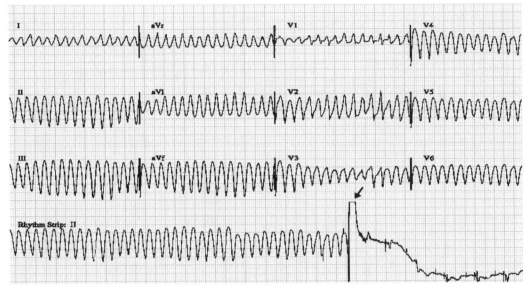

图 7-75 心室扑动

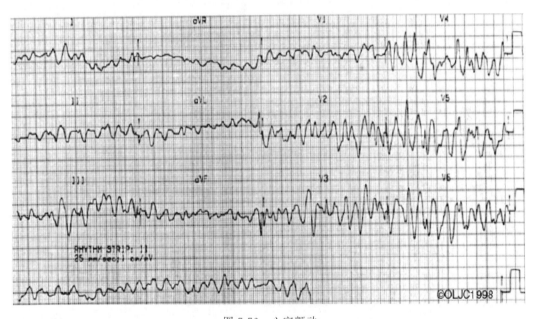

图 7-76 心室颤动

(十二) 房室传导阻滞

正常人或运动员可出现房室传导阻滞，与迷走神经有关，常发生在夜间，更多见于病理情况下，如急性心肌梗死、冠状动脉痉挛、病毒性心肌炎、心肌病等。

1. 一度房室传导阻滞 (图 7-77)

心电图特征：P-R 间期延长超过 0.20s，所有心房激动均可下传心室，当 P-R 间期显著延长时，P 波可隐伏于前一心动周期的 T 波内。一度房室传导阻滞部位多在房室结，QRS 波多为正常。

2. 二度Ⅰ型房室传导阻滞 (图 7-78)

(1) 心电图特征　①P-R 间期逐渐延长，直到一个 P 波后出现 QRS 波的脱漏，脱落后的 P-

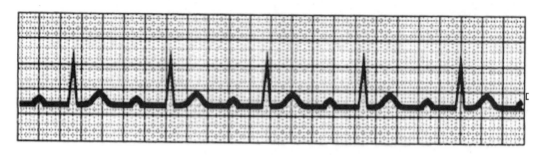

图 7-77 一度房室传导阻滞

临床无自觉症状，有时可闻第一心音减弱。

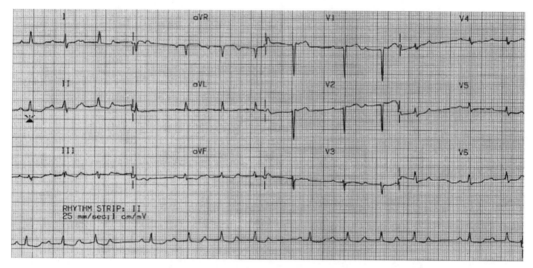

图 7-78 二度Ⅰ型房室传导阻滞

R 间期缩短；②P 波为规则窦性 P 波；③QRS 波脱漏后再次出现同样的变化。

（2）病理情况 功能性或阻滞部位在房室结或希氏束近端，该型很少发展为三度房室传导阻滞。

3. 二度Ⅱ型房室传导阻滞（图 7-79）

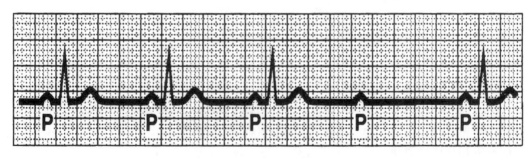

图 7-79 二度Ⅱ型房室传导阻滞

（1）心电图特征 ①P 波规则地出现，发生周期性的 QRS 波群脱漏，每隔 1 个或数个心动周期出现心室漏搏；②P-R 间期固定，下传搏动的 P-R 间期大多正常；③当 QRS 波多增宽，形态异常时，阻滞部位多在希氏束以下。

（2）病理情况 器质性病变，本型易转变为三度房室传导阻滞。

4. 三度房室传导阻滞（完全性房室传导阻滞）（图 7-80）

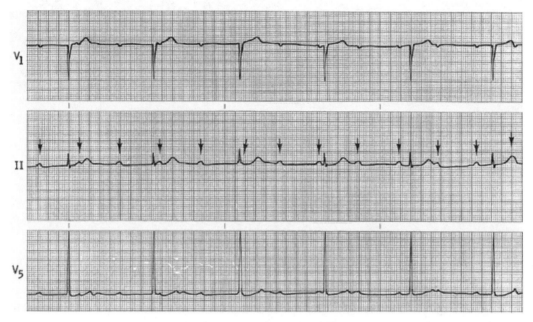

图 7-80　三度房室传导阻滞

心电图特征：①P-P 和 R-R 间距基本规则；②P 波与 QRS 波群之间无固定关系；③P 波的频率较 QRS 波群频率快，即心房率快于心室率。

第一节 日常生活活动能力评定

日常生活活动是指人们在每日生活中，为了照料自己的衣食住行，保持个人卫生整洁和进行独立的社区活动所必需的一系列的基本活动，是人们为了维持生存及适应生存环境而每天必须反复进行的、最基本的、最具有共性的活动。

【评估目的】

① 确定日常生活活动的独立程度，为制定可行性活动提供依据。
② 确定日常活动需要帮助内容，为提供帮助提供依据。
③ 为预判疾病预后，制定康复目标和康复治疗方案提供依据。

【评估内容】

主要分为基础性日常生活活动和工具性日常生活活动。

（1）基础性日常活动　是指每日生活中与穿衣、进食、保持个人卫生等自理活动和坐、站、行走等身体活动有关的基本活动。

（2）工具性日常生活活动　是指人们在社区独立生活所需的关键性的较高级的技能，包括使用购物、做饭、家事处理、洗衣、服药、理财、使用交通工具、处理突发事件以及在社区内的休闲活动等。

【评估工具】

1. 基础性日常活动评估工具（表 8-1）

表 8-1　Barthel 指数评定量表

序号	项目	完全独立	需部分帮助	需极大帮助	完全依赖
1	进食	10	5	0	——
2	洗澡	5	0	——	——
3	修饰	5	0	——	——
4	穿衣	10	5	0	——
5	控制大便	10	5	0	——
6	控制小便	10	5	0	——
7	如厕	10	5	0	——
8	床椅转移	15	10	5	0
9	平地行走	15	10	5	0
10	上下楼梯	10	5	0	——

Barthel 指数量表：可以用来评定治疗前后的功能状况，而且可以预测治疗效果、住院时间及预后，包括 10 项内容，根据是否需要帮助及其帮助程度分为 0、5、10、15 分 4 个功能等级，总分为 100 分，得分越高，独立性越强，依赖性越小。总分评定≤40 分提示患者日常活动全部需要他人照护，总分评定 41～60 分提示患者日常活动大部分需要他人照护，总分 61～99 分提示患者日常活动少部分需他人照护，总分 100 分提示患者日常生活无须他人照护。

Barthel 指数评定细则。

① 进食。用合适餐具将食物由容器送到口中，包括用筷子（勺子或叉子）取食物、对碗（碟）把持、咀嚼、吞咽等过程。

10 分—可独立进食；5 分—需部分帮助；0 分—需极大帮助或完全依赖他人，或留置胃管。

② 洗澡。

5 分—准备好洗澡水，可自己独立完成洗澡过程；0 分—在洗澡过程中需他人帮助。

③ 修饰。包括洗脸、刷牙、梳头、刮脸等情况。

5 分—可自己独立完成；0 分—需他人帮助。

④ 穿衣。包括穿（脱）衣服、系扣子、拉拉链、穿（脱）鞋袜、系鞋带等情况。

10 分—可独立完成；5 分—需部分帮助；0 分—需极大帮助或完全依赖他人。

⑤ 控制大便。

10 分—可控制大便；5 分—偶尔失控，或需要他人提示；0 分—完全失控。

⑥ 控制小便。

10 分—可控制小便；5 分—偶尔失控，或需要他人提示；0 分—完全失控，或留置导尿管。

⑦ 如厕。包括去厕所、解开衣裤、擦净、整理衣裤、冲水等过程。

10 分—可独立完成；5 分—需部分帮助；0 分—需极大帮助或完全依赖他人。

⑧ 床椅转移。

15 分—可独立完成；10 分—需部分帮助；5 分—需极大帮助；0 分—完全依赖他人。

⑨ 平地行走。

15 分—可独立在平地上行走 45m；10 分—需部分帮助；5 分—需极大帮助；0 分—完全依赖他人。

⑩ 上下楼梯。

10 分—可独立上下楼梯；5 分—需部分帮助；0 分—需极大帮助或完全依赖他人。

Barthel 指数评定量表，用于评定治疗前、后的功能状况，同时可以预测治疗效果、住院时间。包括 10 项内容，根据是否需要帮助及其帮助程度分为 0、5、10、15 分四个功能等级，总分为 100 分，得分越高，独立性越强，依赖性越小（表 8-2）。

表 8-2 自理能力分级

自理能力等级	等级划分标准	需要照护程度
重度依赖	总分≤40 分	全部需要他人照护
中度依赖	总分 41～60 分	大部分需要他人照护
轻度依赖	总分 61～99 分	少部分需他人照护
无须依赖	总分 100 分	无须他人照护

2. 工具性日常活动评估工具（表 8-3 和表 8-4）

表 8-3 工具性日常活动评估工具

项目	问题	完成情况			
1	自己搭乘公共汽车	1	2	3	4
2	到家(病区)附近的地方走走	1	2	3	4

项目	问题	完成情况			
3	自己做饭（打饭）	1	2	3	4
4	做家务（收拾东西）	1	2	3	4
5	吃药	1	2	3	4
6	吃饭	1	2	3	4
7	穿脱衣服	1	2	3	4
8	梳头、刷牙	1	2	3	4
9	洗自己的衣服	1	2	3	4
10	在平坦的室内走动	1	2	3	4
11	上下楼梯	1	2	3	4
12	上下床、坐下或站起	1	2	3	4
13	提水煮饭或洗澡	1	2	3	4
14	洗澡（水由别人放好）	1	2	3	4
15	剪脚指甲	1	2	3	4
16	逛街、购物	1	2	3	4
17	定时去厕所	1	2	3	4
18	打电话	1	2	3	4
19	处理自己的钱财	1	2	3	4
20	独自在家	1	2	3	4

注：1—自己完全可以做；2—可以做但有些困难；3—有较大困难需要帮助；4—完全需要帮助。

表 8-4　工具性日常活动评估结果及护理措施

自理能力等级	自理能力分数	护理措施程度
完全自理	50～80 分	指导完成
部分依赖	20～50 分	部分协助
完全依赖	0～20 分	完全提供

【评估量表使用方法及注意事项】

使用日常生活活动能力评估工具，不是一种猜测游戏，我们应该从科学的观点对家属和患者进行健康教育。

① 评估前，应与患者交谈，讲明评定的目的，以取得患者的理解与合作；同时，还应了解患者的基本情况，如肌力、肌张力、关节活动范围、平衡性、协调性、感觉等，已确定其残存的功能和缺陷。

② 评估中，注重观察患者的实际操作能力，而不能仅依赖其口述，同时给予患者的指令应详细、具体，不要让患者感觉到无所适从。

③ 当患者在家属帮助下才可完成某种活动时，要对家属给予帮助的方法与帮助程度予以详细记录，同时予以鼓励。

④ 评估应在适宜的时间和地点进行。常规在患者入院时、晨间护理时，责任护士对患者实施穿衣、洗漱、刮脸或化妆等各种自理活动的评估，以求表现真实。

⑤ 再次评定日常生活活动的目的是为了观察康复疗效、检验治疗方法以及为及时调整治疗

方案提供依据以及判断预后。

⑥ 再次评定的时机选择，安排在一个疗程结束时以及出院前。

⑦ 当出现新的功能障碍时应进行新一轮的评估，重新记录时间。

第二节　跌倒危险因素评估及管理

跌倒是指突发、不自主的、非故意的体位改变，倒在地上或更低的平面上。防范住院患者跌倒是医院护理质量中的一个重要方面，也是评价医院护理质量的一个指标，据报道＞65 岁以上老年人每年约有 1/3 的人跌倒过 1 次以上，而且比例随着年龄增长而增长，80 岁以上的老年人跌倒的发生率可高达 50％，跌倒不仅使患者感到恐惧和焦虑，而且跌倒后 5％～15％会造成脑部损伤、软组织损伤、骨折、脱臼等并发症，甚至死亡。

【评估目的】

① 增强护理人员的安全意识，加强住院患者的安全管理，预防住院患者跌倒与坠床的发生。

② 减少意外发生，保障患者诊疗过程安全。

③ 减少医患纠纷，提高患者满意度，提高护理的效率和护理安全。

【评估内容】

① 年龄。≥65 岁或≤9 岁。

② 跌倒（坠床）史。过去的 3 个月内曾有超过 1 次的跌倒（坠床）史。

③ 疾病因素。外伤、出血、手术后及各类疾病引起的虚弱无力、眩晕。

④ 活动能力。活动受限、退行性改变、脑血管病后遗症、残障等引起的行动不便、感觉运动功能障碍。

⑤ 视觉功能。视物模糊、视野缺失、偏盲等。

⑥ 使用特殊药物。麻醉、镇痛、镇静、催眠药、降血糖药、降压药以及其他易引起跌倒（坠床）危险的药物。

⑦ 精神状态的改变。各种原因引起的嗜睡、模糊、定向力失常、躁动等。

⑧ 其他方面。长期卧床后开始下床活动。

【评估工具】

（1）Morse 跌倒危险因素评估量表　见表 8-5。

表 8-5　Morse 跌倒危险因素评估量表

项目	评分标准		MFS 分值
近 3 月有无跌倒	无：0	有：25	
超过一个疾病诊断	无：0	有：15	
步行需要帮助	否：0	拐杖、助步器、手杖：15	
	轮椅、平车：0		
接受药物治疗	否：0	是：20	
步态/移动	正常、卧床不能移动：0		
	虚弱：10	严重虚弱：20	
精神状态	自主行为能力：0		
	无控制能力：15		
总得分：			

（2）Morse 跌倒风险等级　　见表 8-6。

表 8-6　Morse 跌倒风险等级

危险程度	MFS 分值	措施
零度危险	0~24	一般措施
低度危险	25~45	标准防止跌倒措施
高度危险	≥45	高危险防止跌倒措施

【评估量表使用方法及注意事项】

（1）使用 Morse 跌倒危险因素评估量表，对新入院患者进行跌倒风险评估

① 跌倒评估内容。跌倒病史、病情诊断、步行需要帮助、使用药物、步态/移动、精神状况、环境因素、教育评估。

② 有跌倒风险患者执行相关防护措施。要有跌倒警示标识，告知患者和家属并在告知书上签字，需要做好定期评估。

（2）评估时机

① 初始评估。责任护士对新入院患者/转入患者均需根据 Morse 跌倒危险因素评估量表进行风险等级评估，当班完成评估，总分记录在护理单上。

② 过程评估。

a. 零度危险（0~24 分）。环境布局合理、安全，加强防跌倒宣教，提高防范意识教育，加强患者及家属安全教育并做好相应的防护措施来保证患者安全。

b. 低度危险（25~45 分）。评估有潜在危险因素，与疾病相关风险要有预警措施；观察药物副作用；悬挂防跌倒警示标识；对 >65 岁、活动能力较差，应使用双床档保护，协助如厕、穿衣、进食等生活护理、起床活动时护理员应在床边指导、协助，以免发生意外。

创造安全环境：床头安置呼叫装置，并教会正确的使用方法，将生活日用品放在患者触手可及地方，加床档并固定，保持地面清洁、干燥，穿稳定性好、防滑鞋子。夜间保证照明，使起床时能看清病室环境，提示患者注意地面障碍物及地面情况，防止发生意外。

c. 高度危险（≥45 分）。提示患者处于易受伤危险中，应采取积极相应的防护措施。除一般及标准措施外，还应包括以下措施：尽量将患者安置距离护士站较近病房；告知家属应有专人陪护患者；对高危情况并进行有针对性治疗；加强巡视；将两侧四个床档抬起；必要时限制患者活动，适当约束。

③ 跟踪评估。对发生了病情变化、跌倒患者，要及时评估，将评估结果记录在护理单中，防止重复发生跌倒事件。

（3）报告制度及处理

① 立即妥善安置跌倒患者，并通知医生，评估生命体征、意识、瞳孔及受伤部位，有无颅内出血、骨折、内脏破裂等，伤情严重的立即给予紧急处理，如：止血、包扎、吸氧、建立静脉输液通路、急诊行 CT/X 线/MRI 等检查。

② 当发生跌倒而导致功能损害、非预期永久性功能丧失，应立即上报。

③ 将患者跌倒/坠床经过、受伤部位及伴随症状与体征、相应的处理等情况准确、及时记录在护理单上，做好连续性观察病情，做好交接班工作。

④ 安抚患者和家属情绪，做好安抚、解释工作，避免医患纠纷。

⑤ 评估与分析患者跌倒/坠床新发危险因素，建立警告标识，提高护理人员、患者及陪伴人员警惕性，加强防范。

⑥ 在发生跌倒意外事件后，医护人员要逐级上报不良事件，填写不良事件报告表，分析原因并提出整改措施。

【对患者和家属宣教的注意事项】

① 使用跌倒/坠床危险因素评估量表是准确判别高危患者、记录评估结果重要手段，护理人员要熟悉量表内容要求，准确应用临床工作中。

② 在进行评估时，要向患者和家属讲清楚使用评估跌倒/坠床量表的必要性和重要性，使其知晓一旦发生跌倒/坠床，不仅会延长住院时间、增加经济负担，严重者还会危及患者生命安全，对身体康复造成不可挽回的影响，以取得患者和家属理解和配合。

③ 要全过程做好患者住院期间防跌倒，有效避免患者发生跌倒事件。

④ 遇有不能主动和自觉配合患者时，特别与患者家属或陪护人员重点强调各项防跌倒措施和要求，防止防护措施落实不到位。

⑤ 护士长定期检查责任护士对住院患者跌倒评估及预防措施落实情况，排查病区安全隐患，并监督各班护士、保洁人员做好环境保护措施。

第三节 压力性损伤评估及管理

压力性损伤是位于骨隆突处、医疗或其他器械下的皮肤和（或）软组织的局部损伤。可表现为完整皮肤或开放性溃疡，可能会伴疼痛感。损伤是由于强烈和（或）长期存在的压力或压力联合剪切力导致。软组织对压力和剪切力的耐受性可能会受到微环境、营养、灌注、合并症以及软组织情况的影响。

【评估目的】

筛选出高危患者，采取预防措施，防止压力性损伤的发生。

【评估内容】

压力性损伤的评估内容应包含以下几方面：

（1）临床病史 结合病史及伴随的全身症状，如心、肾功能不全，糖尿病，皮肤病，肿瘤晚期化疗者，恶病质，皮肤过敏，严重营养不良等。

（2）皮肤评估 主要包括红斑、褪色反应、局部发热、水肿、硬结、皮肤破损等。

（3）全身状况评估 营养状况、神志情况、活动能力、行走能力、大小便排泄功能。

（4）移动度和活动度的评估 评估患者能否配合翻身、移动、四肢活动能力。

（5）营养评估

① 身高、体重、体质指数。

② 有无明显原因的体重增加或减低。便秘、腹泻等情况。

③ 食物摄入情况。每日摄入食物的量及品种数量。

④ 牙齿和口腔情况。如牙龈有无出血，牙齿有无松动、酸痛、咬合痛、塞牙，牙齿缺失，口腔溃疡等情况。

⑤ 有无吞咽困难。如消化道肿瘤、胃癌切除术后、食道恶性肿瘤等情况。

⑥ 获得及准备食物的能力。

⑦ 文化的影响。如受教育程度的不同。

⑧ 营养不良或有营养不良风险的患者进行生化检查。

（6）失禁评估 询问是否有尿失禁病史及既往史，体格检查如一般状况、全身体检及专科检查，辅助检查如尿常规、血常规、B超、尿量检查、尿动力学检查等。

（7）认知评估 包括感知觉评估、注意力评估、记忆力评估、思维评估、语言能力评估、定向力评估、智能评估等。

（8）外在风险因素的评估　外部环境和事物导致风险发生，造成其他的损伤。

【评估皮肤时注意事项】

① 对于存在压疮风险的患者，进行全身的皮肤评估。

② 对于全身营养状况不良、循环衰竭、恶病质患者，应增加皮肤评估的频次。

③ 进行从头到脚的评估，特别关注骨隆突处的皮肤，包括骶部、坐骨结节、大转子和足跟。

④ 每次给患者变换体位时都是进行简要皮肤评估的机会。

⑤ 经确认有压力性损伤风险的患者，检查其皮肤有无红斑，鉴别红斑区域的原因与范围。

⑥ 对于医疗器械下方和周围受压皮肤进行检查，至少每天 2 次。

【评估工具】

采用诺顿评分表（表 8-7）。

表 8-7　诺顿评分表

评估项目	4 分	3 分	2 分	1 分
营养状况	良好	一般	差	非常差
神志	清醒	嗜睡	模糊	浅昏迷
活动	自如	协助行走	卧床可活动	卧床不可活动
行走	完全	少许限制	非常限制	不能行走
大小便失禁	无	有时失禁	经常失禁	失禁

注：评分≤14 分，为易发生压疮危险人群，须采取预防压疮的护理措施。

【评估量表使用方法及注意事项】

评估压力性损伤并记录评估结果是压力性损伤管理的重要组成部分。对于住院患者发生压力性损伤，护士将评估结果及处理方法及预后，详细地记录在护理记录单上。记录内容包括：受压部位皮肤颜色、面积、深度、有无渗出、有无感染。

① 对于存在压力性损伤风险的患者，进行全面的皮肤评估。

a. 入院后在首诊本班内完成评估。

b. 对于评分≤14 分、存在有压力性损伤风险的患者，进行连续性评估。

c. 当全身状况恶化时，应增加评估频次，按照从头到脚的评估顺序，尤其要关注骨隆突处的皮肤，包括骶部、坐骨结节、股关节和足跟。每次给患者变换体位时都要进行皮肤评估。

② 经确认有压力性损伤风险的患者，检查其受压皮肤有无红斑，要对受压部位皮肤的红斑实施连续性观察，直到红斑消失，记录红斑消失时间，切记红斑处皮肤再次受压。

③ 每次评估皮肤时观察的内容包括：皮温、水肿程度、受压组织与周围组织硬度的对比。

a. 对肤色较深的患者进行皮肤评估时，要优先评估皮温、水肿、受压组织与周围组织硬度的对比。由于并非总能在颜色较深的皮肤上发现红斑，所以对肤色较深者来说，局限热感、水肿、受压组织相对周围组织硬度的改变是早期压力性损伤所致重要指标。

b. 每次评估皮肤时都要进行局部疼痛的评估。

④ 对医疗器械下方和周围受压皮肤进行检查，至少每天 2 次，查看周围组织有无压力相关的损伤。

a. 对易发生体液移动和（或）表现局部/全身水肿的患者，在皮肤-器械接触区域进行更为频繁的皮肤评估。

b. 体液容量状况的变化，或低蛋白血症，可导致局部水肿，导致原本贴合良好的医疗器械对皮肤施加压力，导致压力性损伤，形成皮肤破溃。

⑤ 患者发生难免性压力性损伤时，当班护士及时上报病区护士长，填写不良事件报告表积极采取有效措施，班班交接。

【对患者和家属宣教的注意事项】

① 在评估时使用通俗易懂语言，向患者及家属讲解评估压力性损伤必要性，并进行压力性损伤风险防护措施培训。

② 向患者及家属示范保护患者皮肤完整性护理措施，提供保护皮肤必备生活物品，取得患者和家属的理解与配合。

③ 做好尿液、粪便失禁管理，遵医嘱留置导尿管，保持会阴部皮肤干燥；及时清理粪便，保持肛周皮肤清洁干燥，必要时使用皮肤保护膜。

④ 向患者和家属说明翻身必要性，取得患者和家属的理解与配合。

⑤ 做好健康宣教，指导患者进食富含营养饮食，促进身体康复。

第四节 营养状况评估及管理

营养评定是通过膳食调查、人体测量、临床检查、实验室检查及多项综合营养评价方法等手段，判定人体营养状况，通过营养评定，可以判定机体营养状况，确定营养不良类型和程度；评估营养不良所致危险性，并监测营养支持疗效。

【评估目的】

① 通过对患者进行营养调查，初步判断患者营养状况，从而为临床医师和营养科医师制订营养治疗方案提供重要依据，防止因营养不良导致并发症。

② 为临床营养支持提供依据，评估营养治疗效果。

【评估内容】

① 病史采集包括膳食调查、病史、精神史、用药史及生活功能史。

② 膳食调查记录一段时期（24h）内每餐摄入食物和饮料量。

③ 体格检查检查患者是否存在肌肉萎缩、毛发脱落、皮肤损害、皮肤水肿或浮肿、维生素及微量元素缺乏体征、必需氨基酸缺乏体征。

④ 人体成分测量测量身高、体重，计算体重指数、肱三头肌皮褶厚度、上臂肌围。

⑤ 血生化及实验室检查患者血浆蛋白测定、氮平衡、肌酐升高指数、3-甲基组氨酸、免疫功能等项目。

【评估工具】

（1）新入院患者营养风险筛查工具

① 营养风险筛查2002（NRS-2002） 由责任护士对新入院患者进行营养风险筛查。

② 营养风险筛查2002评分表的计算方法 评分由三部分组成：包括营养状况评分、疾病严重程度评分和年龄调整评分（若患者≥70岁，加1分），三部分之和为其总分，总评分0～7分。具体内容见（表8-8）。

③ 营养风险筛查评分结果的意义 当患者NRS-2002评分≥3分时，患者存在营养不良风险时，责任护士与主管医生沟通，主管医生申请营养科医生会诊，制订营养支持治疗方案；当NRS2002评分<3分时，若患者将接受重大手术，则每周重新评估其营养状况。

（2）膳食调查方法 主要包括饮食习惯（地域特点、餐次、饮食禁忌、软烂、口味、烹饪方法），饮食结构，膳食摄入量（每日三餐及加餐食物品种和摄入量），计算出每天能量和所需要各

表 8-8 NRS-2002 营养风险筛查评分表

营养状态受损评分：

无（0 分）	正常营养状态
轻度（1 分）	a. 3 个月内体重丢失＞5％；b. 最近 1 个星期内食物摄入为正常需要量 50％～75％
中度（2 分）	a. 2 个月内体重丢失＞5％；b. 最近 1 个星期内食物摄入为正常需要量 25％～50％；c. BMI 为 18.5～20.5
重度（3 分）	a. 1 个月内体重丢失＞5％；b. 最近 1 个星期食物摄入为正常需要量 25％以下；c. BMI＜18.5；d. 人血清白蛋白＜35g/L

疾病严重程度评分：

无（0 分）	正常营养需要量
轻度（1 分）	a. 髋骨骨折；b. 慢性疾病有并发症；c. COPD；d. 长期血液透析；e. 肝硬化；f. 糖尿病；g. 肿瘤；h. 其他
中度（2 分）	a. 腹部大手术；b. 脑卒中；c. 重度肺炎；d. 血液系统肿瘤
重度（3 分）	a. 颅脑损伤；b. 骨髓抑制；c. APACHE＞10 分 ICU 患者

年龄评分：

0 分	年龄＜70 岁
1 分	年龄≥70 岁

种营养素摄入量。

（3）人体成分测量指标　身高、体重、体重指数、肱三头肌皮褶厚度、上臂肌围。

① 实际体重占理想体重百分比。见表 8-9。

表 8-9 体重评价标准

百分比	体重评价
≤60％	重度营养不良
60％～80％	中度营养不良
80％～90％	轻度营养不良
90％～110％	正常
110％～119％	超重
120％～129％	轻度肥胖
130％～149％	中度肥胖
≥150％	重度肥胖

理想体重计算方法：

$$理想体重(kg) = 身高(cm) - 105$$
$$理想体重(kg) = [身高(cm) - 100] \times 0.9$$

② 体重指数（BMI）。见表 8-10。

表 8-10 体重指数评价标准

等级	体重指数	等级	体重指数
正常	18.5～23.9	轻度营养不良	17.5～18.4
超重	24～27.9	中度营养不良	16～17.4
肥胖	≥28	重度营养不良	＜16

$$BMI = 体重(kg)/身高^2(m^2)$$

③ 肱三头肌皮褶厚度（TSFT）。见表 8-11。

表 8-11 肱三头肌皮褶厚度评价标准

体脂重度减少	体脂中度减少	体脂轻度减少	正常	肥胖
＜60％	60％～80％	80％～90％	90％～110％	＞120％

测量方法：被测者自然站立，被测部位充分裸露，上臂自然下垂，测量者在其肩峰至尺骨鹰嘴突之间中点上 2cm 做标记，以左手拇指、示指、中指将该点皮肤连同皮下组织捏提，在拇指下方用压力 10g/mm² 皮褶厚度计，连续测量 3 次，取平均值。

参考值：男性均值 12.5mm，女性均值 16.5mm。

④ 上臂肌围（MAC）。见表 8-12。

表 8-12 上臂肌围评价标准（测量值/参考值）

营养正常	轻度营养不良	中度营养不良	重度营养不良
＞90％	80％～90％	60％～80％	＜60％

测量方法：上臂自然下垂时其中点处周长。

参考值：男性均值 27.5cm，女性均值 25.8cm。

⑤ 血液化验指标。见表 8-13。

表 8-13 人血清白蛋白化验指标评价标准

轻度营养不良	中度营养不良	重度营养不良
28～35g/L	21～27g/L	＜20g/L

人血清白蛋白正常值：35～55g/L。

（4）综合营养评定 综合营养评定主要包括预后营养指数、营养危险指数、营养评定指数、住院患者预后指数、主观全面营养评价、微型营养评定。采用综合营养评定方法可以提高营养评价灵敏性和特异性。

① 主观全面营养评价（SGA）。是美国肠外肠内营养学会推荐临床营养状况评价工具，是一种以详细病史和临床检查为基础，省略人体测量和生化检查的综合营养评价方法。

a. 评定内容包括。近 2 周体重变化、饮食改变、胃肠道症状、活动能力改变、患者疾病状态下代谢需求。身体评估主要包括：肌肉消耗、肱三头肌皮褶厚度、踝部水肿、骶部水肿、腹水。

b. 评定结果。按严重程度分为 A、B、C 三个等级，其中 A 最轻，C 最严重。在主观全面营养评价 8 项内容中，至少 5 项属于 C 或 B 级者，可分别定为重度或中度营养不良（表 8-14）。

表 8-14 主观全面营养评价主要内容及评定标准

指标	A 级	B 级	C 级
近期（2 周）体重变化	无/升高	减少＜5％	减少＞5％
饮食改变	无	减少	不进食/低热量流食
胃肠道症状（持续 2 周）	无/食欲不振	轻微恶心、呕吐腹胀或大便 2～3 次/d	严重恶心、呕吐腹胀或大便＞3 次/d
活动能力改变	无/减退	能下床活动	卧床
应激反应	无/低度	中度	高度

续表

指标	A 级	B 级	C 级
肌肉消耗	无	轻度	重度
肱三头肌皮褶厚度	正常	轻度减少	重度减少
踝部水肿	无	轻度	重度

② 水肿情况。见表 8-15。

表 8-15　水肿情况评分

水肿	检测要点	0 分	1 分	2 分	3 分
踝部水肿	患者仰卧按压 5s	无凹陷	轻微凹陷	介于轻微凹陷与凹陷不明显之间	凹陷非常明显,不能回弹
骶部水肿	患者仰卧按压 5s	无凹陷	轻微凹陷	介于轻微凹陷与凹陷不明显之间	凹陷非常明显,不能回弹
腹水	有无移动性浊音、振水音、腹围是否增大	无移动性浊音、无振水音、腹围无增大	左右侧卧时有移动性浊音	患者平卧时有振水音	患者感到腹胀明显,腹围增大

【评估量表使用方法及注意事项】

为进一步规范住院患者营养评估与营养治疗护理管理,为患者提供合理的营养治疗,根据《三级综合医院等级评审标准》有关规定,可结合医院实际情况,制订相关管理规定。营养评估包括营养风险筛查和营养状况评价。新入院患者入院后责任护士在本班次内完成对患者营养风险筛查。

(1) 营养风险筛查总分＜3 分患者　无营养不良风险,责任护士应采取下列方式改善患者营养状况,降低营养风险。

① 鼓励患者多食入有利于病情恢复食物,并改善不良饮食习惯。

② 责任护士鼓励并协助生活不能自理患者多进食,加强营养支持。

③ 必要时请营养科会诊。

(2) 营养风险筛查总分≥3 分患者　有营养不良风险,需要营养支持治疗。责任护士应及时上报经治医生,经治医生应在 24h 内向营养科发出会诊申请,营养科在接到会诊申请后,24～48h 内到病区进行会诊;针对危重症患者可打电话通知营养科,营养科在接到会诊申请后,30min 内会诊,对患者进行营养状况评价。

(3) 记录营养风险筛查结果　为临床营养支持提供重要依据,对于住院患者进行营养评估,护士需将评估结果、处理方法及预后,详细记录在护理单上。

【对患者和家属宣教的注意事项】

① 为避免患者住院期间发生营养失调、营养不足,在评估前需使用通俗易懂语言,向患者及家属讲解营养状况评价的必要性,营养不良所致后果危险性,用于制订营养支持计划,并观察营养支持疗效。

② 需要把膳食调查、人体测量、临床检查和实验室检查结果相结合,进行营养状况综合评价,以确定营养不良类型及程度。

③ 对患者进行营养状态评估,不应用作营养评价唯一指标,应综合判断。

第五节　血栓与出血评估及管理

一、非瓣膜性房颤应用抗凝治疗血栓与出血风险评估

血栓是指在心脏和血管内，血液中某些有形成分凝集形成固体质块。

出血是指血液自心、血管腔外流。流出的血液逸入体腔或者组织内，称为内出血；血液流出体外称为外出血。

心房颤动是最常见的心律失常之一，随着年龄增长，心房颤动发病率不断增加。心房颤动常见类型如下：首诊心房颤动、阵发性心房颤动、持续性心房颤动、长期持续性心房颤动及永久性心房颤动。

心房颤动并发血栓栓塞危险性甚大，尤以脑栓塞危害最大，常可危及生命并严重影响患者生存质量。血栓风险随着心房颤动患者合并疾病及年龄增长而发生变化，因此对于心房颤动患者应定期评估其血栓栓塞风险。

心房颤动患者栓塞发生率较高，抗凝治疗是心房颤动治疗重要内容，心房颤动管理指南推荐在心房颤动患者中使用 CHA_2DS_2-VASc 评分评估血栓栓塞危险分层（表 8-16），CHA_2DS_2-VASc 评分≥2 分者，需抗凝治疗；心房颤动患者抗凝治疗前需同时进行出血风险评估，临床上常用 HAS-BLED 评分系统见（表 8-17），评估出血风险。应对心房颤动患者抗凝治疗进行血栓栓塞及出血风险评估，才能保证患者安全。

【评估目的】

① 评估患者血栓和出血危险因素，为医护人员制订抗凝策略及预防出血提供临床依据。
② 动态监测抗凝抗栓治疗效果。

【评估内容】

① 详细采集患者一般资料，如年龄、性别。
② 仔细询问患者既往史，如高血压、心脏功能、糖尿病、卒中、出血或血栓史等疾病。
③ 评估患者用药史。

【心房颤动血栓与出血风险评估工具】

表 8-16　非瓣膜性心房颤动卒中危险 $CHADS_2$ 和 CHA_2DS_2-VASc 评分

危险因素	分值
心力衰竭/左心室功能障碍(C)	1 分
高血压(H)	1 分
年龄≥75 岁(A)	2 分
糖尿病(D)	1 分
卒中/TIA/血栓栓塞病史(S)	2 分
血管疾病(V)	1 分
年龄(65~74 岁)(A)	1 分
性别(女性,Sc)	1 分

注：心房颤动患者血栓风险分值≥2 分，提示血栓发生风险较高，需行抗凝治疗；评分 1 分，根据获益与风险权衡，优选抗凝治疗；评分为 0 分，无须抗凝治疗。

表 8-17　出血风险评估（HAS-BLED）评分

临床特点	计分（分）
高血压（H）	1
肾、肝功能异常（各 1 分，A）	1 或 2
卒中（S）	1
出血（B）	1
INR 易波动（L）	1
高龄（＞65 岁，E）	1
药物或嗜酒（各 1 分，D）	1 或 2
最高值	9

注：1. 高血压定义为收缩压＞160mmHg（1mmHg＝0.133kPa）；肝功能异常定义为慢性肝病（如肝纤维化）或胆红素≥2 倍正常值上线，丙氨酸氨基转移酶＞3 倍正常值上限；肾功能异常定义为慢性透析或肾移植或。

2. 血清肌酐≥200μmol/L；出血指既往出血史和（或）出血倾向。

3. INR 易波动指 INR 不稳定，在治疗窗内的时间＜60%。

4. 药物指合并应用抗血小板药物或非甾体抗炎药物。

5. 评分≥3 分，提示服用抗凝血药警惕高出血风险。

【评估量表使用方法及注意事项】

① 对于非瓣膜性心房颤动患者，评估血栓栓塞及出血风险时，要做到客观、真实、准确、及时，完整记录评估结果是护理工作重要组成部分。

② 及时地评估和记录，可快速发现患者存在血栓栓塞和出血风险。HAS-BLED 出血风险评估列举收缩压＞160mmHg，肝肾功能异常，合并使用药物（抗血小板药物或非甾体抗炎药），酒精依赖等均是可纠正出血风险因素。如果患者血压升高，收缩压＞160mmHg，出血风险将增加，一旦将血压降低至 160mmHg 以下，出血风险将回落。因此，及时发现可纠正出血危险因素，并予以干预，将有效控制抗凝治疗出血风险。

③ 住院期间发生血栓栓塞与出血事件，责任护士需详细记录发生时间、临床表现、检查和化验指标、治疗措施、观察内容、病情转归。

【对患者和家属宣教的注意事项】

① 在住院期间，对于心房颤动患者使用量表进行评估，是护理工作重要组成部分。

② 为确保患者在住院期间安全用药，责任护士在评估前需使用通俗易懂的语言，向患者及家属讲明评估血栓栓塞风险和出血风险的重要性，取得理解并配合。

③ 做好患者服用抗凝药华法林用药宣教与指导，确保患者服药期间用药安全。

a. 口服华法林定期检测 INR，使其保持在 2.0～3.0 之间，能安全而有效地预防卒中发生。

b. 告知患者如果需要服用抗生素及进行介入或手术治疗时，应主动向医生提供正在服用华法林的信息。

c. 特别强调按时、按剂量服用抗凝药物，不要自行增加和减少剂量，以免增加出血和血栓栓塞风险。

d. 观察服用抗凝药物出血副作用，如皮肤出血点、瘀斑、牙龈出血、鼻出血等表现。

e. 保持饮食种类及数量相对固定，避免突然大量摄入富含维生素 K 的蔬菜，如绿苋菜、香菜、菠菜、芹菜、甘蓝、西蓝花等蔬菜，上述蔬菜会减弱华法林抗凝效果；常见增强华法林抗凝效果的食物包括：大蒜、芒果、柚子、鱼肝油等食物。

f. 指导患者养成良好起居习惯，使用软毛牙刷刷牙，避免牙龈出血；日常活动避免擦伤、划伤、割伤、碰伤，避免引起伤口部位出血不止。

二、急性冠脉综合征抗栓治疗合并出血评估与管理

抗栓治疗已成为急性冠脉综合征（ACS）药物治疗的基石，对于 ACS 及其接受经皮冠状动脉介入治疗（PCI）的患者，双联抗血小板治疗（DAPT，阿司匹林联合 P2Y12 受体抑制剂）能够显著降低早期和长期不良心血管事件的发生率。同时，ACS 急性期和 PCI 术中应用抗栓药物能进一步减少血栓性事件的发生。然而，与抗栓治疗相关的各种出血并发症也日渐增加，非穿刺部位和穿刺部位出血分别使围术期死亡风险增加 4.0 倍和 1.7 倍。其中，胃肠道出血、腹膜后出血和颅内出血分别使死亡风险增加 3 倍、6 倍和 23 倍。抗栓治疗合并出血增加了死亡等不良事件风险，因此对于 ACS 患者应用抗栓治疗应定期评估其出血的风险。

【评估目的】

① 评估患者血栓和出血的危险因素，识别出高危人群。
② 制定高危人群最佳治疗策略，防止血栓性事件和出血并发症的发生。
③ 评价抗栓治疗措施的效果，动态监测抗栓治疗效果。

【出血评估内容】

评估抗栓治疗后出血的预测因素

（1）患者因素 高龄、女性、低体重、慢性肾脏病、贫血、心力衰竭、高血压、糖尿病、原有血管疾病、血小板减少症、既往出血病史、抗血小板药物高反应性等。

① 高龄（≥75 岁）患者由于全身器官退化、合并症多发、药动学改变、对药物敏感性增加，常同时存在缺血和出血双重高危因素，药物治疗的剂量与时间窗口均较窄。

高龄患者使用阿司匹林和 P2Y12 抑制剂的维持治疗剂量无须调整。

接受静脉溶栓的 STEMI 高龄患者，P2Y12 抑制剂建议选择氯吡格雷，且不使用负荷量，高龄患者应根据肾功能调整依诺肝素的剂量和皮下注射间隔时间，或应用出血风险较低的磺达肝癸钠替代。

② 高出血风险的高龄。术中抗凝可采用比伐芦定。需长期口服抗凝药物（OAC）的高龄患者，为降低出血风险，华法林治疗的目标国际标准化比值（INR）应在 1.8～2.5。调整维持剂量时，应加大 INR 的监测频率，INR 范围应随年龄增加而适当降低。

③ 低体重。低体重（＜60kg）往往与高龄、女性、肾功能不全等因素并存。根据体重调整 UFH 剂量，其抗凝效果明显优于使用固定剂量。低体重是应用依诺肝素抗凝出血的独立危险因素，即使是根据体重调整依诺肝素的用量，低体重的患者出血发生率依然较高。

④ 肾功能不全是 ACS 患者出血事件的独立危险因素。建议术前常规应用估算的肾小球滤过率（eGFR）评价肾功能，尤其高龄、女性、低体重或血清肌酐升高的患者。

肾功能不全患者华法林在肝脏的代谢延迟，需要密切监测 INR，酌情调整剂量。对于正在接受血液透析的患者应用华法林要谨慎，以维持 INR 于 1.5～2.5 为宜。

对于维持性血液透析的患者，需要权衡使用抗栓药物的利弊，必要时使用单一抗栓药物。但在血液净化时，需要根据活化部分凝血活酶时间（APTT）或 ACT 或抗 Ｘa 因子活性来调整抗凝药物的剂量。

（2）药物因素。如抗栓药物的种类、剂量、时程，联合用药的数量，以及交叉重叠使用等。

① 阿司匹林。所有无禁忌证的 ACS 患者发病后，应立即口服水溶性阿司匹林或嚼服阿司匹林肠溶片 300mg，之后以 100mg/d 长期维持。长期服用宜选择肠溶制剂，不宜掰开或咬碎服用，不建议餐后服用（多建议临睡前服用），以降低胃肠道损伤风险。阿司匹林可通过全身作用和局部作用引起胃肠道黏膜损伤，氯吡格雷虽不直接损伤胃肠道黏膜，但可影响胃肠道黏膜损伤的愈合，两者导致出血的机制分别见图 8-1、图 8-2 所示。

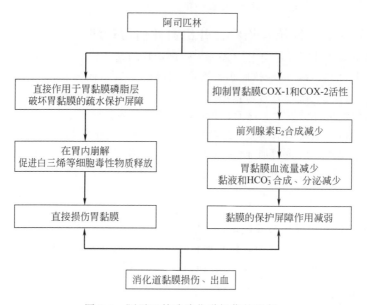

图 8-1 阿司匹林致消化道损伤的机制

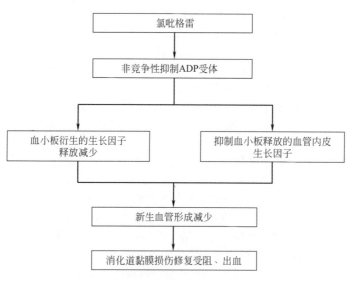

图 8-2 氯吡格雷致消化道损伤的机制

知识拓展

抗栓药物包括抗血小板药物和抗凝药物两大类

抗血小板药物：阿司匹林、西洛他唑、氯吡格雷、替格瑞洛、普拉格雷、替罗非班、依替巴肽等。

抗凝药物：普通肝素（UFH）、低分子量肝素（LMWH）、磺达肝癸钠、比伐芦定、达比加群、华法林等。

---

② P2Y12 受体抑制剂。所有 ACS 患者建议在阿司匹林基础上联合使用一种 P2Y12 受体抑制剂。所有无禁忌证的非 ST 段抬高急性冠脉综合征（NSTE-ACS）患者，无论接受早期侵入策略还是药物保守治疗策略，均应给予 P2Y12 受体抑制剂治疗至少 12 个月。

若出血风险不高（如 CRUSADE≤30 分），建议优先选择替格瑞洛负荷量 180mg，维持量 90mg，2 次/d；也可选择氯吡格雷负荷量 300～600mg，维持量 75mg/d。

接受直接 PCI 的 STEMI 患者，建议优先选择负荷量替格瑞洛 180mg，其后给予维持量 90mg，2 次/d；或氯吡格雷负荷量 300～600mg，维持量 75mg，1 次/d。

PCI 术后 P2Y12 受体抑制剂一般建议维持 12 个月。接受溶栓治疗的 STEMI 患者，如年龄≤75 岁，给予 300mg 负荷量氯吡格雷，随后 75mg/d，维持至少 14 天至 12 个月；如年龄>75 岁，则不给负荷量，直接给予氯吡格雷 75mg/d，维持 14 天至 12 个月。

③ 非口服抗凝药物。对于 NSTE-ACS 患者，若出血风险较高（如 CRUSADE≥31 分），PCI 术前建议选用磺达肝癸钠（2.5mg 皮下注射，1 次/d）。

对于拟行 PCI 且出血风险为中、高危的患者（如 CRUSADE 评分≥31 分），PCI 术中抗凝建议选用比伐芦定（静脉推注 0.75mg/kg，继而 1.75mg/(kg·h) 静脉滴注，并以此剂量维持至 PCI 后 3～4h）。

对于拟行 PCI 的患者，若存在肝素诱导的血小板减少症（HIT），PCI 术中推荐使用比伐芦定，且术后强调高剂量维持应用；若存在高出血风险（如 CRUSADE≥41 分），PCI 术中亦推荐使用比伐芦定，但术后不强调高剂量维持应用。

出血风险低（如 CRUSADE≤30 分）且无 HIT 的患者，可使用 UFH（70～100U/kg），尽量不与 GPI 联合使用，以降低出血发生风险。无论选择 UFH 还是比伐芦定抗凝，建议监测凝血酶原激活时间（ACT），其有效安全范围为 225～350s。

应用比伐芦定的患者如术中 ACT 高于 350s，应停止或减量泵入，并于 5～10min 后再次测定 ACT，待 ACT 恢复至正常范围后可继续使用。

④ DAPT（双联抗血小板治疗）时程。对长期使用 DAPT 的患者进行 DAPT 风险评分，以评估 1 年后继续使用的风险与获益（表 8-18）。

表 8-18 双联抗血小板治疗时程评分

项目	分数
年龄≥75 岁	—2
65～74 岁	—1
当前吸烟	1
糖尿病	1
心肌梗死（就诊时）	1
既往心肌梗死或 PCI	1
支架直径≤3mm	1
紫杉醇洗脱支架	1
充血性心力衰竭或 LVEF<30%	2
大隐静脉移植 PCI	2

注：DAPT 评分≥2 分的患者延长使用的净获益更大，而评分<2 分的患者延长非但不减少缺血事件，还可增加出血风险，因而不建议继续使用。

增高 DAPT 评分的因素包括糖尿病、当前吸烟、PCI 或心肌梗死病史、充血性心力衰竭或左室射血分数<30%、心肌梗死入院、静脉桥血管 PCI 和支架直径<3mm，降低 DAPT 评分的因素包括高龄。

（3）介入操作与器械因素

① 如血管径路、血管鞘外径、血管鞘置入时间以及是否应用血管缝合器等。

② 在介入过程中，应强调规范操作，尽量避免发生与穿刺、推送导管或导丝等相关的出血。

③ 建议优先选择桡动脉路径，以减少穿刺部位出血。

【出血评估工具】

① 双联抗血小板治疗时程（表 8-18）。

② BARC 标准对 ACS 抗栓治疗后出血分型（表 8-19）。

③ 应用 CRUSADE 评分预测出血风险（表 8-20）。

④ 依据估算的肾小球滤过率调整抗栓药物用法的有关建议（表 8-21）。

⑤ 依据出血程度（BARC 出血分型）、部位、原因及止血方法对出血患者进行评估并采取不同的干预措施（表 8-22）。

表 8-19　BARC 标准对 ACS 抗栓治疗后出血分型

出血类型	临床指征
0 型	无出血
1 型	无须立即干预的出血,患者无须因此就医或住院,包括出血后未经咨询医师而自行停药等情况
2 型	任何明显的,有立即干预征象的出血(如出血量多于根据临床情况估算的出血量,包括仅在影像学中发现的出血),尚达不到以下 3～5 型标准,但符合以下至少 1 项者:①需要内科、非手术干预;②需要住院或提升治疗级别;③需要进行评估
3 型	
3a 型	明显出血且血红蛋白下降 30～<50g/L;需输血的明显出血
3b 型	明显出血且血红蛋白下降≥50g/L;心脏压塞;需外科手术干预或控制的出血(除外牙齿、鼻部、皮肤和痔疮);需静脉应用血管活性药物的出血
3c 型	颅内出血(除外微量脑出血、脑梗死后出血性转化,包括椎管内出血);经尸检、影像学检查、腰椎穿刺证实的亚型;损害视力的出血
4 型	冠状动脉旁路移植术(CABG)相关的出血:①围术期 48h 内颅内出血;②胸骨切开术关胸后为控制出血而再次手术;③48h 内输入≥1000ml 全血或浓缩红细胞;④24h 内胸管引流≥2L
5 型	致死性出血
5a 型	未经尸检或影像学检查证实的临床可疑的致死性出血
5b 型	经尸检或影像学检查证实的确切的致死性出血

表 8-20　CRUSADE 出血风险评分

危险因素	数值	V 评分
基线血细胞比容/%	<31.0	9
	31.0～33.9	7
	34.0～36.9	3
	37.0～39.9	2
	≥40.0	0
肌酐清除率/(ml/min)	≤15	39
	16～30	35
	31～60	28
	61～90	17
	91～120	7
	>120	0

续表

危险因素	数值	V 评分
心率/(次/分)	≤70	0
	71~80	1
	81~90	3
	91~100	6
	101~110	8
	111~120	10
	≥121	11
收缩压/mmHg	≤90	10
	91~100	8
	101~120	5
	121~180	1
	181~200	3
	≥200	5
性别	男	0
	女	8
症状中有充血性心力衰竭的征象	否	0
	是	7
糖尿病	否	0
	是	6
既往周围血管疾病史或卒中史	否	0
	是	6

注：根据评分将出血风险分为很低危（≤20 分）、低危（21~30 分）、中危（31~40 分）、高危（41~50 分）和很高危（>50 分），其相应的院内出血风险分别为 3.1%、4.5%、8.6%、11.9%和 19.5%。

表 8-21 依据估算的肾小球滤过率（eGFR）调整抗栓药物用法的有关建议

药物	调整建议
阿司匹林	无须调整
氯吡格雷	eGFR≥15ml·min^{-1}·1.73m^{-2}者可正常应用
	eGFR<15ml·min^{-1}·1.73m^{-2}或接受血液透析且存在某些选择性指征（如预防支架内血栓）的患者可以应用
替格瑞洛	eGFR≥15ml·min^{-1}·1.73m^{-2}者可正常应用
	eGFR<15ml·min^{-1}·1.73m^{-2}或接受血液透析的患者，因目前缺乏证据，不建议应用
普通肝素	无须调整
依诺肝素	eGFR≥30ml·min^{-1}·1.73m^{-2}者无须调整剂量
	eGFR15~29ml·min^{-1}·1.73m^{-2}的患者，建议改为 1mg/kg,1 次/24h 应用
	eGFR<15ml·min^{-1}·1.73m^{-2}的患者不建议应用
磺达肝癸钠	eGFR<20ml·min^{-1}·1.73m^{-2}的患者不建议应用
比伐芦定	eGFR≥30ml·min^{-1}·1.73m^{-2}者无须调整剂量
	eGFR15~29ml·min^{-1}·1.73m^{-2}的患者，静脉推注 0.75mg/kg,继而 1.0mg·kg^{-1}·h^{-1}
	eGFR<15ml·min^{-1}·1.73m^{-2}并血液透析的患者，静脉推注 0.75mg/kg,继而 0.25mg·kg^{-1}·h^{-1}

表 8-22　出血相关评估的主要内容和意义

要素	内容	意义
出血程度	BARC 出血分型 血流动力学状态,是否需要输血、血红蛋白下降程度等	小出血(如 BARC 出血分型＜3 型)或经局部处理能完全控制的出血,在严密监测的基础上无须中断抗血小板的治疗
出血部位	穿刺部位、皮肤黏膜等 消化道、颅内、腹膜后等	穿刺部位和皮下出血一般无须中断抗血小板治疗
出血原因	穿刺、插管或压迫止血相关 外伤或创伤(如拔牙、内镜检查、非心脏手术等) 溃疡或胃黏膜损伤(如药物、幽门螺杆菌感染等),脑血管畸形,脑淀粉样血管病等 血液系统疾病(如凝血因子病,HIT 或 HIPTS 等)	明确原因对于选择止血方法,预估止血效果具有重要意义
止血方法	存在有效止血方法,经局部处理能完全控制 无有效止血方法或采用特定方法仍无法控制	对于无效止血方法的大出血应早期中断抗血小板治疗

【缺血评估内容】

与缺血事件相关的因素较多,决策者需结合临床特征、介入操作及器械特征、术中并发症、PCI 时间以及血小板功能等综合评估。

【缺血评估工具】（表 8-23）

表 8-23　缺血相关评估的主要内容与意义

要素	内容	意义
冠心病诊断	SIHD,NSTE-ACS,STEMI	按发生血栓事件的风险依次为 SIHD＜NSTE-ACS＜STEMI;ACS 患者无论是否置入支架,或无论置入何种 DES,DAPT 应维持使用 12 个月
临床合并症	高龄、糖尿病、恶性肿瘤、高脂血症、妊娠、创伤、应激反应等	应结合临床,病变和介入情况综合评估缺血事件风险
靶血管病变	左主干病变、主动脉-冠状动脉开口病变、分叉病变、小血管病变、严重钙化病变、冠状动脉瘤样扩张等	左主干病变 PCI 术后尤应警惕血栓风险;严重钙化病变预处理不充分,易出现支架贴壁不全并增加血栓事件风险
PCI 复杂程度	分叉病变双支架术,弥漫长支架(full metal jacket)、重叠支架等	分叉双支架术,重叠长支架等术后亚急性血栓风险增高
支架性能	支架类型:BMS、DES、BVS 等 DES 分代;第一代 DES、新一代 DES 涂层类型;无涂层、可降解涂层、永久聚合物涂层	第一代 DES(如 Cyper 系列、Taxus 系列)采用的永久聚合物涂层,可增高晚期支架血栓风险。采用氟聚合物涂层或 BioLink 涂层的新一代 DES(如 Xience 系列、Resolute 系列等),以及采用完全可降解涂层或无涂层的 DES,术后晚期血栓发生率较低,必要时可考虑 PCI 后 6 个月早期停用 P2V12 受体抑制剂
术中合并症	高血栓负荷、无复流、夹层、急性闭塞、贴壁不全、支架脱载等	术者判断血栓闭塞等风险
距 PCI 时间	1 周内,1 个月内,3～6 个月,≥ 12 个月	支架后 1 周内亚急性支架血栓风险较高,1 个月内停用 DAPT 的血栓风险也较高;部分新一代 DES(如 Resolute,Xience 等)必要时可考虑早期(1～3 个月)停用

注:PCI—经皮冠状动脉介入治疗;SIHD—稳定性缺血性心脏病;NSTE-ACS—非 ST 段抬高急性冠脉综合征;STEMI—ST 段抬高心肌梗死;BMS—裸金属支架;DES—药物洗脱支架;BVS—生物可降解支架;ACS—急性冠脉综合征;DAPT—双联抗血小板治疗。

【出血和缺血相关评估内容和意义】

对于 ACS 抗栓治疗合并出血的患者，应尽快完成出血与缺血双评估，在选择合理止血方案的基础上，决定后续抗栓治疗策略。

在出血的评估与处理、缺血风险的评估和抗栓策略调整等过程中，心血管内科必须与相关学科密切协作，在整合多学科意见的基础上做出最佳临床决策（图 8-3）。

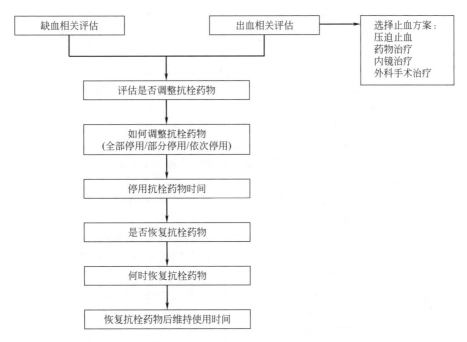

图 8-3 急性冠脉综合征患者抗栓治疗合并出血的临床决策路径

【消化道出血评估内容和意义】

成人上消化道出血（UGIB）的病死率为 2.5%～10.0%，尽管内镜和抗酸药物已得到广泛应用，再出血率仍高达 13%；结肠镜是目前明确急性下消化道出血病因的主要方法，早期检查能提高出血部位的检出率，但应注意掌握检查时机。

1. 上消化道出血

（1）风险评估 主要依据临床症状、实验室检查及内镜检查行风险评估，内容包括如下。

① 临床评估。结合症状与体征评估血流动力学是否稳定，是否需要给予液体复苏治疗。

② 实验室评估。红细胞比容＜25% 或者血红蛋白＜80g/L 伴心率加快、鼻胃管抽出红色血液提示为严重上消化道出血；对于血尿素氮（BUN）＜6.5mmol/L（18.2mg/dl），血红蛋白≥130g/L（男性）或≥120g/L（女性），收缩压≥110mmHg（1mmHg=0.133kPa），脉搏＜100 次/分，且无黑便、心功能不全、晕厥和肝脏疾病者为低危患者，可暂不进行干预。

③ 危险评分。建议对所有急性上消化道出血患者进行 Blatchford 评分，以便在内镜检查前预判哪些患者需要接受输血、内镜检查或手术等干预措施，其取值范围为 0～23 分。

内镜检查后还可以结合患者年龄、休克状况、伴发病等进行 Rockall 评分，以评估患者的死亡风险，其取值范围为 0～11 分，0～2 分提示再出血和死亡风险均较低。

此外，对消化性溃疡出血患者，还应结合内镜下表现进行 Forrest 分级，有助于优化止血治疗方案。

（2）抗栓治疗策略的调整　ACS抗栓治疗过程中一旦发生上消化道出血，应综合评估缺血与出血风险；小出血（如BARC出血分型<3型）患者，可在充分止血及监测下继续服用抗栓药物；严重出血（如BARC出血分型≥3型）患者，应考虑减少药物种类及剂量。

当出血无法控制或可能威胁生命时，应立即停药，并予新鲜血小板输注等治疗；对于血栓事件高风险的患者（如BMS置入≤1个月或DES置入≤3个月），应积极采用内镜下止血治疗，并尽可能保留DAPT；对于溃疡性出血复发危险较高的患者，不建议使用氯吡格雷替代阿司匹林，而应该给予阿司匹林联合质子泵抑制剂（PPI）治疗。

满足以下条件考虑出血已经得到控制，5d后可恢复使用抗血小板药物：①血流动力学稳定；②不输血情况下，血红蛋白稳定；③BUN不继续升高；④肠鸣音不活跃；⑤便潜血转阴（非必需条件）。

（3）药物治疗　PPI是预防和治疗抗血小板药物致消化道损伤的首选药物。对于无法或需延迟进行内镜检查的患者，建议立即给予静脉PPI，必要时可联合胃黏膜保护剂治疗。禁用静脉止血剂、抗纤溶剂（如酚磺乙胺、氨甲苯酸等）。

使用PPI可减轻消化道损伤并预防出血。如下胃肠出血风险较高者应使用PPI：①胃肠道溃疡或出血病史；②长期使用非甾体类抗炎药（NSAID）或泼尼松；③具有下列两项或更多危险因素：年龄≥65岁、消化不良、胃食管反流病、幽门螺杆菌（Hp）感染或长期饮酒。

建议在DAPT基础上合用PPI（3~6个月），6个月后可考虑继续或间断服用。

研究显示，部分PPI可通过细胞色素P450 2C19（CYP2C19）竞争抑制氯吡格雷的抗血小板作用，但其对临床事件的影响尚无定论。

对于服用氯吡格雷的患者，仍建议尽可能选择泮托拉唑、雷贝拉唑等影响较小的药物。此外，Hp感染是消化道出血的独立危险因素，建议在长期抗血小板治疗前检测Hp，必要时给予Hp根治治疗。

（4）再出血的预防与处理　再出血本身也可导致病死率增高。内镜止血后再发出血的预测因素包括血流动力学不稳定、内镜下活动性出血、溃疡>2cm、溃疡位于胃小弯上部或十二指肠后部、血红蛋白<100g/L和需要输血等。

再出血的治疗措施包括再行内镜止血、经导管动脉栓塞和外科手术，往往需要多学科联合决策。对于无法控制的出血，应考虑靶向或经验性经导管动脉栓塞治疗。内镜和放射介入治疗无效需行手术治疗。

对于长期应用NSAID导致的溃疡性出血，应重新评估是否应该继续服用NSAID。必须服用时，应尽量服用选择性环氧合酶-2的NSAID，尽可能使用最低有效剂量并联合PPI。

需长期服用抗栓药物且有消化性溃疡病史者，应注意检测并根除Hp。定期复查便潜血及血常规，及早发现出血并发症。

2. 下消化道出血

（1）影像学检查评估　结肠镜是目前明确急性下消化道出血病因的主要方法，早期检查能提高出血部位的检出率，但应注意掌握检查时机。

在常规内镜检查未明确病因时，可以采用胶囊内镜及小肠镜检查。CT血管成像（CTA）和放射性核素显像有助于明确出血原因和定位。钡剂灌肠及结肠双重对比造影应在出血停止后进行。

（2）抗栓药物的调整　下消化道出血的基础病因包括小肠血管发育异常、肠道缺血性疾病、炎症性肠病、肠道肿瘤、憩室出血和痔等。对于临床表现隐匿，无特殊不适，BARC出血分型<3型的患者，在严密监测治疗的情况下无须停用抗栓药物。

对于BARC出血分型≥3型的患者，应考虑减少抗栓药物种类及剂量乃至暂时停药。对于有血栓高风险的患者，待出血停止后应尽早恢复抗栓治疗，并优先考虑恢复使用P2Y12受体抑制剂。

（3）止血治疗方案　下消化道出血的止血治疗方法包括内镜止血治疗、介入栓塞治疗及外科手术治疗。如果无法经内镜明确出血位置并止血，可选择经导管选择性动脉栓塞治疗，在出血灶注入栓塞剂。

外科手术治疗适用于内镜未发现出血部位或无法进行介入栓塞的活动性出血且血流动力学不稳定的患者。术中同时做消化内镜，能够找到小而隐蔽的出血灶，提高检出率。

【估量表的使用及注意事项】

① 应用 CRUSADE 评分预测出血风险，对于高风险患者采取预见性护理。遵医嘱预防性使用 PPI 和胃黏膜保护剂。

② 对有出血风险的高危患者，术后加强观察出血的临床表现，一旦出现呕血、黑便，及时对症处理。.

③ 对于发生消化道出血患者，遵医嘱停用抗血栓药物，密切观察患者生命体征，评估出血量及出血部位。

④ 对于停用抗血栓药物的 PCI 术后患者，密切观察有无胸痛、胸闷、心电图变化等表现。

⑤ 消化道大出血采取急救措施，保持呼吸道通畅，取平卧位头偏向一侧。

⑥ 迅速建立 2 条以上的静脉通道，其中一路为中心静脉，便于更好地补充血容量，液体选用晶体液与右旋糖酐。

⑦ 止血药物应用以局部为主，如凝血酶粉、云南白药，尽量避免静脉用药。

⑧ 积极联系相关科室进行会诊，待患者生命体征平稳后，行急诊胃肠镜镜下止血。

⑨ 针对 PCI 围手术期服用双联或三联抗血小板药物患者，用药期间做到，"一看"——观察患者面色、甲床、眼睑是否有贫血貌；"二问"——仔细询问患者排便性质、有无腹胀、胃部不适、饱胀等症状；"三查"——观察患者神志，查看患者血红蛋白、凝血指标、血栓弹力图、粪便隐血试验；"四加药"——高危人群加用质子泵抑制剂药和胃黏膜保护剂；"五指导"——告知患者服用抗凝药物期间进食清淡、易消化饮食。

【对患者和家属宣教的注意事项】

① 告知患者和家属，评估抗栓治疗后的出血风险的目的和意义，取得理解和信任。

② 进行评估前向患者及家属说明评估的重要性，取得患者及家属理解配合。

③ 出血风险评估可以及时发现病情变化，为治疗和护理提供可靠的依据。

④ 出血评估可以评估患者治疗效果及病情进展。

⑤ 当评估患者有缺血和出血的变化，必要时与患者家属沟通。

第六节　意识评估及管理

意识是指大脑的觉醒程度，即机体对自身和环境的感知和理解，并通过语言和行为表达出来，也可将其认为是中枢神经系统对内、外环境刺激所作出的反应能力，包括：定向力、感知力、注意力、记忆力、思维、情感和行为等。意识状态分为：清醒状态、意识障碍。

【评估目的】

① 评估患者意识状态，判断是否存在意识障碍。

② 评估患者意识状态，判断病情轻重。

③ 及时发现病情变化，为治疗和护理提供可靠的依据。

④ 在治疗过程中，通过对患者意识状态的改变评估，评价治疗效果。

⑤ 根据意识状态的变化，评估病情进展。

【评估内容】

（1）评估患者意识状态，确定是否有意识障碍

① 意识障碍按觉醒度改变分为：嗜睡、意识模糊、昏睡、昏迷（浅、深）。

② 按意识内容改变分为：意识模糊、谵妄状态、朦胧状态。

③ 还有一些特殊类型的意识障碍，如去皮质综合征、醒状昏迷、植物状态。

知识拓展

意识障碍的临床表现

1. 嗜睡

是最轻的意识障碍，患者处于病理性的睡眠状态，但可经轻微刺激或语言所唤醒，醒后能正确回答问题，但反应迟钝，答话简单而缓慢，停止刺激后又再入睡。

2. 意识模糊

意识障碍的程度较嗜睡深，患者可保持简单的精神活动，但思维和语言不连贯，对时间、地点、人物的定向力发生障碍，还可出现错觉、幻觉、躁动不安、谵语等。

3. 昏睡

是病理性的沉睡状态，需用强刺激（如压眶上神经、用力摇动身体）才能唤醒，答话含糊不清，或所答非所问，停止刺激后很快又入睡。

4. 昏迷

是最严重的意识障碍，按其程度可分为：

（1）浅昏迷　意识大部丧失，无自主运动，对周围事物及声、光等刺激全无反应，但对强烈的疼痛刺激尚可出现痛苦表情、呻吟和肢体的防御性躲避动作。生理反射（如吞咽反射、咳嗽反射、角膜反射及瞳孔对光反射等）存在。血压、脉搏、呼吸等一般无明显变化，但大小便可有潴留或失禁。

（2）深昏迷　意识完全丧失，无自主运动，全身肌肉松弛，对各种刺激甚至是强刺激均无反应。深、浅反射均消失。呼吸不规则，血压也可下降，大小便失禁或潴留，机体仅能维持呼吸及循环最基本的功能活动。另外，临床上还有一种以兴奋性增高为主的高级神经中枢功能活动失调状态，称为谵妄。表现为意识模糊、定向力丧失、躁动不安、语言杂乱、出现错觉或幻觉。常见于急性感染性疾病的发热期、药物中毒（颠茄类中毒、酒精中毒）、代谢障碍（如肝性脑病）、中枢神经系统疾患等。

（2）常用的评估方法

① 临床分类法。主要是给予言语和各种刺激，检查患者的瞳孔反射，观察患者反应情况加以判断，如呼叫其姓名、推摇其肩膀、压迫眶上切迹或捏挤上臂或大腿内侧，与之对话和嘱其执行有目的动作等。

② 根据格拉斯哥（Glasgow）昏迷量表法。主要是通过评定睁眼、言语及运动反应，对意识障碍的程度进行评估的方法。

（3）评估意识障碍的病因　详细了解患者的发病方式和过程，既往健康状况，确定病因如颅脑外伤、感染、电解质紊乱、药物作用等。

【评估工具】（表 8-24）

采用格拉斯哥昏迷量表评分法。此方法能准确地对患者的意识状态进行判断，它是根据患者的睁眼、语言及运动对刺激的不同反应给予评分，总分 15 分，表示意识清醒；8 分以下为昏迷，最低为 3 分，积分越低，表示意识障碍越严重。

表 8-24 格拉斯哥昏迷分级

睁眼反应	评分	语言反应	评分	运动反应	评分
自动睁眼	4	回答正确	5	按吩咐运动	6
呼唤睁眼	3	回答错误	4	刺痛定位	5
刺激睁眼	2	语无伦次	3	躲避刺痛	4
不能睁眼	1	只能发声	2	刺痛肢曲	3
		不能发声	1	刺痛肢伸	2
				不能活动	1

注：按得分多少，可对意识障碍程度作出评估。13～15 分为轻度意识障碍；9～12 分为中度意识障碍；3～8 分为重度意识障碍。近年来研究结果发现 Glasgow 昏迷量表评分与预后密切相关。

（1）Glasgow 昏迷量表评估流程

① 查看病历，了解患者诊断、病程、肌力、有无使用镇静剂等。

② 护士洗手、戴好口罩，携带 Glasgow 昏迷量表到床旁；向患者及家属做好解释工作，取得配合。

③ 判断睁眼反应

a. 一看，患者有无自动睁眼（4 分）。

b. 二叫，言语呼唤患者，观察有无睁眼（3 分）。

c. 三刺激，按压耳垂或按压指尖，观察患者有无刺痛睁眼（2 分）。

d. 如患者仍不睁眼，评 1 分。

④ 判断言语反应。提问患者关于人物、时间、地点 3 个问题，如"您叫什么名字？""您知道今年是哪一年吗？""您现在在家里还是医院？"根据患者回答情况判断评分。

a. 完全正确 5 分。

b. 回答错误但是与问题相关为 4 分。

c. 回答与问题完全不相关，但可以分辨字义为 3 分。

d. 只能发出声音，言语模糊不清，字义难辨为 2 分。

e. 无任何反应为 1 分。

⑤ 判断运动反应

a. 吩咐患者肢体运动，按指令动作为 6 分。

b. 压迫患者眶上神经或按压胸骨等疼痛刺激，如患者手臂移向刺激部位能定位为 5 分。

c. 按压指尖或笔尖刺痛手指，患者肢体回缩躲避为 4 分。

d. 压迫眶上神经刺激患者，患者双前臂屈曲和内收，腕及手指屈曲，双下肢伸直，足跖屈（图 8-4）为 3 分。

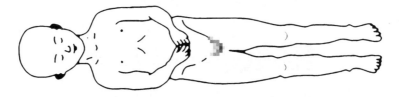

图 8-4 去大脑皮质状态

e. 压迫眶上神经刺激患者，上肢伸直，内收内旋，腕指屈曲；下肢伸直，内收内旋，踝跖屈（图 8-5）为 2 分。

f. 给予疼痛刺激无任何反应为 1 分。

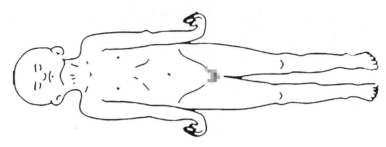

图 8-5　去大脑状态

⑥ 记录得分，洗手。

（2）Glasgow 昏迷量表评估注意事项

① 眼睑水肿或面部骨折无法睁眼的患者，睁眼反应得分以 C（close）表示。

② 插管或气管切开无法发声的患者，言语反应得分以 T（tracheotomy＼tracheal intubation）表示。

③ 失语的患者，言语反应得分以 A（aphasia）表示。

④ 偏瘫患者评估运动反应应选择健侧肢体。

⑤ 患者四肢瘫痪时可指令患者面部动作，如闭眼、伸舌、露齿等。

⑥ 疼痛刺激要由轻到重，避免不必要的痛苦。

⑦ 进行疼痛刺激可以重复刺激，但不可以一次刺激持续时间太长（＜10s），重复刺激时注意更换刺激部位，防止皮肤淤青。

【评估量表使用方法及注意事项】

患者入院后都需进行意识状态评估，并记录在首次入院评估单中；为观察病情进展和治疗效果，应随时进行患者意识状态的评估，并记录在护理记录单中。

（1）意识评估的时机　以下情况应随时进行意识评估：新入院患者、颅脑损伤患者、脑血管疾病患者、心肺复苏前后的患者、中毒患者、术后患者、病情变化的患者。

（2）意识评估的注意事项

① 意识状态并非"全"或"无"。

② 意识状态并非一成不变。

③ 指令应简单明了。

④ 意识评估时，应记录患者的最佳状态。

【对患者和家属宣教的注意事项】

① 进行评估前向患者及家属说明评估过程中可能会采取的疼痛刺激，取得患者及家属理解配合。

② 患者意识评估结果变化时，必要时与患者家属沟通。

第七节　镇静评估及管理

镇静是使用药物手段，消除和减轻患者疼痛、焦虑和躁动，催眠并诱导顺行性遗忘的治疗。镇静治疗是救治危重症患者的重要组成部分，对于危重症患者进行"适度"的镇静治疗，可以控制机械通气时的人机对抗，降低患者应激反应，降低患者氧耗，增加患者的舒适感，消除患者焦虑，促进睡眠。

对于 ICU 患者的镇静治疗更加强调"适度"的概念；为此，需要医护人员对重症患者的意识状态及镇静疗效进行准确的评估，如何有效实施镇静的评估可以直接影响到患者病情的转归和预后。

【评估目的】

① 判断重症患者的意识状态，评估镇静疗效，为调整镇静药物提供可靠依据。

② 促进患者的病情转归和预后，缩短拔管时间，延长患者存活时间，提高患者存活率。

【评估内容】

（1）镇静对象　术后镇静或者急性恢复期的患者、有创机械通气、无创机械通气、高流量呼吸湿化治疗仪治疗、自控镇痛镇静、脑外伤的患者。

（2）镇静时间　根据患者病情，遵医嘱对患者进行镇静治疗。

（3）镇静状态　根据患者临床表现，评估患者镇静状态。

（4）镇静药物　根据病情，遵医嘱选择镇静药物，并观察患者镇静效果。

镇静药物是指能对中枢神经系统进行广泛抑制的药物，主要有以下几类：苯二氮䓬类药物、异丙酚、肾上腺素能 α_2 受体激动剂、氯胺酮、依托咪酯、精神类安定药物等。

【评估工具】

目前常用的镇静评分，分为主观评分和客观评分。理想的主观评分方法为容易计算和记录并能准确描述患者的镇静状态，目前有多种评分，无"金标准"；客观评分主要在深度镇静和使用神经肌肉阻滞剂时判断镇静程度。

主观镇静评分工具如下。

（1）Ramsay 镇静评分　提出最早，应用广泛，分级明确，易于掌握（表 8-25）。

表 8-25　Ramsay 镇静评分标准

分数	表现
1	患者焦虑、躁动不安
2	患者配合，有定向力、安静
3	患者对指令有反应
4	嗜睡，对轻叩眉间或大声听觉刺激反应敏捷
5	嗜睡，对轻叩眉间或大声听觉刺激反应迟钝
6	嗜睡，无任何反应

（2）镇静-躁动评分　分级细致，尤其适用于机械通气患者（表 8-26）。

表 8-26　镇静-躁动评分标准

评分	描述	临床特点
7	危险躁动	牵拉气管插管，企图拔尿管，翻越床挡 攻击医护人员，在床上翻滚
6	非常躁动	虽经频繁口头提醒，要求其克制，但不能平静，需束缚其身体，常咬气管插管
5	躁动	焦虑或轻度躁动，企图坐起，经医护人员解释可安静
4	安静并且合作	安静易唤醒，听从医护人员指令
3	镇静	不易唤醒，声音刺激和轻摇患者身体可唤醒，但是很快又恢复到原来状态，可听从简单指令
2	深度镇静	可被物理刺激唤醒，但不能交流，亦不听从指令，可有自发运动
1	不能被唤醒	对有害刺激只有轻微或无反应，不能交流和听从指令

（3）Brussels 评分　简单易记，各级之间差异显著（表 8-27）。

表 8-27　Brussels 评分

评分	临床特点
1	不能被唤醒
2	对疼痛刺激有反应,但对声音刺激无反应
3	对声音刺激有反应
4	清醒且平静
5	躁动

（4）RAAS 镇静程度评估表　表 8-28。

表 8-28　RASS 镇静程度评估表

评分	描述	临床特点
+4	有攻击性	有暴力行为
+3	非常躁动	试着拔出呼吸管路、胃管或静脉通路
+2	躁动焦虑	身体激烈移动,无法配合呼吸机
+1	不安焦虑	焦虑紧张,但身体只有轻微移动
0	清醒平静	清醒,自然状态
−1	昏昏欲睡	没有完全清醒,但可保持清醒超过 10s
−2	轻度镇静	无法维持清醒超过 10s
−3	中度镇静	对声音有反应
−4	重度镇静	对身体刺激有反应
−5	昏迷	对声音及身体刺激均无反应

【评估量表的使用方法及注意事项】

① 尽量采取轻度镇静策略，对 RASS 评分＜−4 分，无颅内高压患者实施每日唤醒计划，加强患者的监测和评估，减少患者拔管概率。

② 使用镇静药物时，注意监测患者生命体征，注意循环、呼吸等，对老年患者、无人工气道患者、休克患者尤需注意。

③ 医护人员每小时进行 1 次镇静评分并记录，记录镇静效果及有无不良反应发生。

④ 保持病室安静，减少对镇静患者声音、光刺激，减少不必要的护理操作，预防谵妄的发生。对躁动型谵妄患者可采用氟哌啶醇肌内注射治疗。

⑤ 使用镇静药物过程中，注意药物的作用与副作用，对使用 1 周以上患者注意缓慢停药，警惕谵妄的发生。

【对患者和家属宣教的注意事项】

镇静治疗过程中，患者可能产生各种不适，护士在患者镇静治疗过程中应做到以下几点：

① 评估患者焦虑、抑郁、恐惧、谵妄程度，关心询问患者自觉症状，鼓励患者说出自身感受，必要时请心理专科医师协助诊治。

② 告知患者各种治疗可能出现的不适感，消除恐惧心理。

③ 各项护理操作集中实施，做到动作轻柔，准确到位，避免各种诱发患者焦虑、抑郁、恐惧、谵妄的因素。

④ 通过眼神、抚摸、语言交流等使患者心情放松，树立战胜疾病的信心。

⑤ 在治疗与日常生活交流中，注意观察患者的眉间、眼角、鼻腔、嘴角、四肢所表现出来的内心语言（微表情与行为背后的心理密码）。

⑥ 若评估和发现患者有自杀倾向表现，应立即通知患者单位、医院相关部门和科室医护人员，时刻准备抢救，家属 24h 陪护，医师、护士、家属三方共同分析查找患者自杀原因，积极面对。

第八节　误吸评估及管理

误吸是指进食或非进食时，食物、口咽部分泌物、胃食管反流物及其他异物，误入气管、支气管及肺内，引起呛咳、气喘甚至窒息。临床上分为显性误吸和隐匿性误吸两种类型。隐匿性误吸发生率高于显性误吸，高达 40%～70%。

① 显性误吸。是指即刻出现刺激性呛咳、气急甚至发绀、窒息等表现，继而发生急性支气管炎、支气管哮喘、吸入性肺炎等并发症，已行气管切开术患者从气管切开处，咳出胃内容物及食物也属显性误吸。

② 隐匿性误吸。是由于疾病、年老或睡眠等原因，导致咳嗽反射通路受损或迟钝，在发生少量或微量误吸时，患者当时无刺激性呛咳、气急等症状。

【评估目的】

① 利用误吸评估工具筛选出高危患者。

② 对于存在误吸高风险的患者采取有效的防护措施。

③ 做好误吸高危患者的风险管理，为患者创造安全的治疗环境。一旦发生误吸，启用急救措施。

【评估内容】

对于存在误吸风险的患者需进行以下方面的评估：

① 患者的意识状态。患者神志是否清楚。

② 吞咽功能。患者有无吞咽障碍。

③ 是否留置胃管。经口进食、通过留置胃管进食。

④ 有无机械通气。患者是否有经口或经鼻气管插管。

⑤ 食物形态。固体、液体，食物的大小、形状和体积。

⑥ 进食体位。坐位、平卧位、半卧位。

⑦ 年龄因素。患者是否为高龄老人。

【评估工具】

标准吞咽功能评价量表（SSA），可有效对患者是否存在误吸风险进行评估，SSA 量表的实施，完善护理安全预警系统，增强护士和家属的误吸防范意识，可以灵敏筛查出误吸包括无症状性误吸的患者，有效预测误吸的风险。

1. 误吸评估方法

SSA 分为 3 个部分，分为以下步骤进行。

第一步：初步评估（表 8-29）

临床检查：包括意识水平、头和躯干的控制、呼吸模式、唇的闭合、软腭运动、喉功能、咽反射和自主咳嗽。评分为 8～23 分，如评分为 8 分，上述指标无异常，可进行下一步。

第二步：（表 8-30）让患者吞咽一匙水，重复 3 次，观察患者有无口角流水，有效喉运动、重复吞咽，吞咽时喘鸣及吞咽后喉功能等情况。评分为 5～11 分，评分为 5 分，且完成 2 次以上可进行下一步。

第三步：（表 8-31）让患者吞咽 60ml 的水，观察所需时间、有无咳嗽等，评分为 5～12 分。

表 8-29　标准吞咽功能评价量表（第一步）

	评估项目	评分细则
1	意识水平	清楚 1 分；嗜睡 2 分；呼唤有反应、无睁眼和言语 3 分；仅对疼痛有反应 4 分
2	头和躯干	正常坐稳 1 分；不能持续久坐 2 分 不能坐稳、能维持头部平衡 3 分；不能控制头平衡 4 分
3	呼吸模式	正常 1 分；异常 2 分
4	唇的闭合	正常 1 分；异常 2 分
5	软腭运动	对称 1 分；不对称 2 分；减弱或消失 3 分
6	喉功能	正常 1 分；减弱 2 分；缺乏 3 分
7	咽反射	存在 1 分；缺乏 2 分
8	自主咳嗽	正常 1 分；减弱 2 分；缺乏 3 分
合计	总分	

表 8-30　标准吞咽功能评价量表（第二步）

	评估项目	评分细则
9	口角流水	无或 1 次 1 分；＞1 次 2 分
10	有效喉运动	有 1 分；无 2 分
11	重复吞咽	无或 1 次 1 分；＞1 次 2 分
12	吞咽时喘鸣	有 1 分；无 2 分
13	吞咽后功能	正常 1 分；减弱或声音嘶哑 2 分；不能发音 3 分
合计	总分	

表 8-31　标准吞咽功能评价量表（第三步）

	评估项目	评分细则
14	能否全部饮完	能 1 分；否 2 分
15	吞咽中或后咳嗽	无 1 分；有 2 分
16	吞咽中或后喘鸣	无 1 分；有 2 分
17	吞咽后喉功能	正常 1 分；减弱或声音嘶哑 2 分；不能发音 3 分
18	误咽是否存在	无 1 分；可能 2 分；有 3 分
合计	总分	

2. 误吸风险分级

患者得分越高，误吸风险等级越高，发生误吸的危险性越大。

① 误吸风险 Ⅰ 级。≤18 分，吞咽功能基本正常，适时监督进食，讲解误吸的严重性及危险因素。

② 误吸风险 Ⅱ 级。19～25 分，吞咽功能轻度受损，加强进食的体位、食物的种类、进食的量及速率等相关性指导。

③ 误吸风险 Ⅲ 级。26～31 分，吞咽障碍加重，严密监督进食，在 Ⅱ 级风险的护理基础上，

学习吞咽技巧。

④ 误吸风险Ⅳ级。32～46分，患者吞咽功能障碍、误吸风险严重，评估患者能否经口进食，如不能，应给予鼻饲饮食，床头备吸引装置。

【评估量表的使用方法及注意事项】

1. 成立误吸管理质控小组

负责建立误吸安全制度、规范护士操作行为、实施控制督查操作行为、评价分析并修正防误吸操作标准、制定误吸急救流程和误吸预警流程。

2. 建立误吸不良事件上报制度，定期召开质量分析会

3. 制定防误吸操作流程

（1）进食前评估

① 进食前一般评价。评估患者基础疾病、意识状态、语言功能、认知、行为、注意力、记忆力、情感及智力水平；评估患者有无发热、脱水、低营养状态、呼吸状态、疾病稳定性等方面问题。

② 口腔吞咽功能评价。观察患者口部开合、口唇闭锁、舌部运动，观察患者有无流涎、软腭上抬、吞咽反射、呕吐反射，评估患者牙齿状态、口腔卫生、构音、发声、口腔内知觉、味觉、随意性咳嗽等。

（2）不同进食患者的护理干预措施

① 自主进食患者的护理干预

a. 床头悬挂"防误吸"警示标识牌。

b. 进餐环境要安静，禁止看电视，听收音机。

c. 使用表浅的小勺子进餐，禁止用力吸食汤或粥。

d. 选择患者喜欢的易消化饮食，禁用干硬食物。

e. 采取端坐位、头颈部向前屈曲的体位进餐，禁止头向后仰。

② 协助经口进食患者的护理干预

a. 患者无力坐起，取半卧位抬高床头60°，进食时头颈尽量前屈。

b. 面瘫患者使用健侧咀嚼食物。

c. 吞咽缓慢患者采用低头吞咽法。

d. 进食残渣较多食物后，及时漱口。

e. 咳嗽、咳痰频繁的患者进食前有效清理呼吸道痰液。

f. 床旁备吸引器、吸痰管、给氧装置等。

③ 鼻饲患者反流误吸的护理干预

a. 导管材质。食物反流者选用胃肠硅胶导管。

b. 鼻饲管路置入长度为55～65cm，延长10cm可使鼻饲管3个侧孔全部进入胃内。

c. 胃残留量。鼻饲前回抽胃内残留量＞100ml，暂不喂食，查明原因。

d. 鼻饲液温度38～42℃，使用恒温器减少温度不适对胃的刺激。

e. 体位为床头抬高50～60°，直至餐后40min。

f. 判断。鼻饲前准确判断胃管位置。

g. 处置。鼻饲过程中出现呛咳，判断、吸引、通知医生妥善处置。

【误吸急救护理措施】

（1）咳嗽　神志清楚患者鼓励咳嗽、咳痰，并协助拍背尽快将异物排出。

（2）掏取

① 咽喉壁异物应迅速撑开口腔用手掏出或用食物钳钳出最为有效。

② 患者出现窒息或意识障碍，不能自行咳出异物，应立即使用负压吸引器吸出患者口、鼻

腔及气道内分泌物、食物碎屑。

③ 必要时采用纤维支气管镜吸出异物。

（3）拍背、引流、抽吸

① 拍背。在进行体位引流时，轻拍双侧肩胛间区内，自下而上促使气管内异物排出。

② 引流。将患者置于头低 45°～90°体位，使吸入的食物、胃内容物顺体位流出来。

③ 抽吸。用粗导管插入咽喉部吸引气管内吸入物，同时刺激咽喉部引出咳嗽反射，有利于异物清除。

（4）冲击

① 患者呈仰卧位，用双手在剑突下向上用力加压。

② 若为坐位或立位，施救者在患者身后用双手或其他硬物顶于剑突下，向上猛烈冲击，这种方法利用胸腔里的气流压力，将堵在咽喉气管的食团冲出来。

（5）氧气吸入　抢救时应当给予高浓度氧气吸入，直至缺氧状态缓解，然后调节适当氧浓度持续给氧。

（6）气管插管或切开　必要时行气管插管或气管切开，持续负压吸引，使呼吸道堵塞物得到迅速彻底清除，建立起通畅有效的呼吸道。

（7）负压吸引　当患者发生误吸、呛咳时，协助患者侧卧位，头偏向一侧，立即使用吸痰管，经口、鼻吸引误吸物质。

（8）密切观察患者神志、体温、血常规、胸部 X 线片、咳嗽以及排痰情况，一旦确诊误吸，停止经口进食水，实施鼻饲饮食。

【对患者和家属宣教的注意事项】

为了确保患者住院期间安全，避免患者住院期间发生误吸事件，责任护士需对患者进行及时而准确的误吸风险评估。

① 评估前，需使用通俗易懂的语言向患者及家属讲明为什么要进行误吸风险评估以及误吸的危害。

② 指导患者选择正确的进食方式、进食体位，在严密监护下喂食或指导其自主进食。

③ 指导患者和家属，在进食水过程中，速度不可过快，切忌进食水时说话，以免引起呛咳窒息。

第九节　非计划拔管评估及管理

非计划性拔管，是指为患者治疗需要而留置在体内的各种导管，未经医护人员同意，患者将导管自行拔除，或者其他原因（包括医护人员操作不当）造成导管脱落，又称意外拔管，可能涉及气管插管、中心静脉导管、尿管、胃管、各种引流导管。非计划拔管后重新插管的患者住院时间延长，死亡率和感染率也高于未发生非计划拔管的患者。因此，在护理工作中应采取有效的干预措施，将非计划拔管发生率降至最低，确保患者安全，减少医疗护理纠纷，提高护理质量。

【评估目的】

① 及时发现非计划拔管危险因素，防止不良事件发生。

② 通过对护理人员非计划拔管评估，提高护理人员风险防范意识。

【评估内容】

护理人员需从以下 4 个方面对非计划拔管风险进行评估。

（1）医护人员的要求

① 责任护士是否具备对管路评估能力，观察巡视是否及时到位。

② 是否对患者采取有效的镇静方式。

③ 是否满足患者舒适的需求。

④ 对不合作患者是否采取有效的肢体约束：医护人员在使用约束之前应慎重评估，根据病情、约束指征、约束效果及时调整约束方案。

⑤ 对于患者和陪护人员宣教是否到位。

⑥ 医护人员是否存在操作不当，如翻身或搬动幅度过大等情况。

（2）患者和陪护人员的要求

① 评估患者能否耐受舒适度改变，有机械通气患者观察有无人机对抗。

② 患者对置管目的和重要性是否理解，是否有效配合。

③ 患者是否缺乏管路自我护理知识。

④ 患者是否存在意识障碍、烦躁不安、躯干或四肢屈曲活动，如存在躁动，使用 RASS 评分评估，详见（表 8-28），评分＞2 分需给予镇静剂。

⑤ 评估患者年龄患者年龄≥65 岁，拔管风险上升。高龄患者对异物刺激敏感性高，易产生一过性认知混乱；另外，高龄患者存在听力、视力、认知能力下降等现象，导致护患沟通受限，影响非计划拔管危险性认知。

⑥ 陪护人员是否对于非计划拔管可能造成的危害性有认知程度。

（3）针对导管评估

① 评估导管种类：

- 供给性导管：人工气道、静脉通路、胃肠营养管等导管。
- 排出性导管：心包引流管、尿管、胸腔闭式引流管、腹腔引流管等导管。
- 监测性导管：动脉置管、CVP 置管、心电、血压监测管道等导管。
- 诊疗性导管：造影用导管、化疗用导管、IABP 导管、ECOM 置管等导管。

② 评估导管理化特征。导管材质、管径、软硬度及导热性对组织化学刺激不同，会引起患者不同程度不适感。

③ 评估导管置入位置。经鼻气管插管比经口气管插管发生非计划拔管的概率低。

④ 评估管道固定是否牢固，衔接处是否紧密。

（4）高危时段

① 夜间时段夜间迷走神经兴奋性增高，心率、呼吸频率下降，肺泡通气不足，二氧化碳潴留，患者易出现头痛烦躁、幻觉等精神症状。

② 交接班时段交接班时查看皮肤、管路等引起管路意外脱出。

【评估工具】

导管滑脱评估见（表 8-32）。

表 8-32 导管滑脱评估表

项目		危险分
年龄	7 岁以下	2
	70 岁以上	2
意识	嗜睡	2
	朦胧	2
	躁动	3
活动	可自主活动	2
	不能自主活动	1
	术后 3d 内	3

续表

项目		危险分
沟通	一般,能理解	1
	差,不配合	3
疼痛	可耐受	1
	难以耐受	3
管道种类	气管插管	3
	胃管	2
	鼻饲管	2
	中心静脉导管	2
	PICC	2
	外周静脉输液管	1
	尿管	1
	＊专科导管	
合计评分		

【评估量表使用方法及注意事项】

① 专科导管由各专科根据患者留置专科导管性质进行评分,按照导管重要性以及脱出后危险性分为3分、2分、1分(分值越大,风险度越大),同时留置多个专科导管按照各导管总评分填写。

② 评估范围留置导管者均需进行评估,初次评估结果记入护理单,有变化时再评估。

③ 风险判断。Ⅰ度合计评分＜8分;Ⅱ度合计评分8～12分;Ⅲ度合计评分＞12分。

④ 风险防范根据评估结果采取相应的预防措施。

【非计划拔管评估护理措施】

① 充分评估评估患者疾病种类、合作程度及意识状态,合理运用约束措施,如防拔管手套、胸部固定带等;充分评估管道固定情况。

② 及时记录评估结果、采取有效的预防措施、告知患者和家属。

③ 对管道进行有效的固定。

④ 合理使用镇静镇痛药物,达到理想镇静镇痛效果。

⑤ 加强管道护理,规范操作,提高患者舒适度。

⑥ 加强患者心理护理和健康宣教。

⑦ 加强技术培训和管理,提高防范能力。

⑧ 加强高危时段,重点患者,重点交班防护。

⑨ 注重对置管患者巡视,完善意外事故报告处理流程,分析讨论,提出有效的整改措施。

【对患者和家属宣教的注意事项】

① 置管前,应与患者和家属交谈,说明留置导管目的,以取得患者和家属理解与配合,同时签署知情同意书。

② 采取有效固定措施前,再次说明留置导管重要性以及有可能增加患者不适感。

③ 在固定留置导管后,向患者和家属说明固定方法以及采取有效固定措施的目的。

④ 告知陪护人员,如患者要求陪护人员去除约束手段时,要及时告知医护人员,不能自行主张,以免发生拔管事件。

第十节　急危重患者接诊及转运安全

为确保急危重患者在转运过程中救治安全,降低由于环境变化、仪器设备、人员因素改变带来的转运风险，在接诊和转运急危重患者过程中要严格风险评估，按照救治流程，认真做好各项交接工作，确保患者得到及时有效救治。

【评估目的】

① 转运前对患者病情评估，拟定转诊中救治方案，保证运转途中生命体征平稳。
② 转运中发生病情变化，实施救治方案，提高救治成功率。
③ 转运后全面交接患者，确保治疗护理连续性，保证患者安全。

【评估的内容】

（1）接诊急危重患者准备
① 危重症病房床单位准备。见表8-33。

表 8-33　危重症病房床单位准备

物品	物品
清洁消毒备用床单位	备用状态负压吸引装置＋无菌吸痰管
开机状态多功能重症监护仪＋电极片	备用各种管道
机械通气备用状态（模式及参数根据病情）	备用氧气源
备用状态除颤仪	备用多功能插线板
多台微量泵等	必要时准备气垫床
急救车	血气分析仪

② 药品准备（急救药箱）。见表8-34。

表 8-34　急救药品准备

血管活性药物	抗心律失常药	呼吸中枢兴奋剂	抑酸药物	解痉药物
多巴胺、肾上腺素、异丙肾上腺素、硝普钠、硝酸甘油	利多卡因、胺碘酮、维拉帕米、毛花苷C	尼可刹米、洛贝林	奥美拉唑、雷尼替丁	阿托品、消旋山莨菪碱
激素类药物	麻醉、肌松剂、镇静止痛药物	止血药物	晶体液	胶体液
地塞米松、氢化可的松、甲强龙等	地西泮、咪达唑仑、吗啡、哌替啶	氨甲苯酸、酚磺乙胺、纤维蛋白原	生理盐水、5％葡萄糖注射液、10％葡萄糖注射液	低分子右旋糖酐、706代血浆、人血白蛋白

③ 其他物品。急救车、约束带、基础治疗盘、无菌注射器、备用生理盐水。

（2）急危重患者转运前准备
① 评估病情。

a. 在危重症患者转运前，完善病历资料，转出科室尊重患者知情同意权，向患者及家属说明转运的目的及必要性，建立医患互动、风险共担的医患关系，介绍病情与转运途中的风险，签署知情同意书，履行签字协议；转诊护士与医生一起评估患者转运的可行性。通知相关部门：电梯、救护车。

b. 评估内容。循环系统：有无低血压、高血压、心律失常等；呼吸系统：有无低氧血症、气道梗阻、气道痉挛等；神经系统：有无烦躁、意识障碍、颅内压增高等；其他：有无低血糖、酮症酸中毒，有无继发出血或凝血异常、高热、颈椎损伤未处理等；对颈椎损伤未处理患者搬运可导致加重病情或意外损伤。

② 物品准备。

a. 通气设备：简易呼吸器、机械通气管路、氧源、机械电量。

b. 输注设备：微量泵管路长度、通畅，电量，药量。

c. 监护设备：屏幕清晰、电量、导线无干扰。

d. 负压系统：负压吸力。

e. 其他仪器设备准备（除颤仪、IABP、ECOM 等）。

③ 医护准备。

a. 急危重患者经会诊需要转科/转诊治疗时，科室提出申请，通知转入科室。

b. 转科时，转出科室与患者家属充分沟通，告知转运途中有可能发生的危险，签署知情同意书。

c. 转运前综合评估患者病情，包括：生命体征、意识状态，保持用药不中断，必要时持续心脏按压、持续心电、血压监测，适时清理呼吸道，保持静脉管路、导管有效固定，引流袋夹闭，给予适当约束。

【急危重患者接诊和转运管理】

（1）急危重患者接诊流程管理

① 接收患者信息，通知责任护士、管床医生做好接诊患者准备。

② 接诊前确保各仪器处于备用状态。

③ 移动搬运患者至监护床单位。

④ 安装监护装置、连接机械通气管路、各种管路。

⑤ 接诊医生快速全面为患者检查并了解前期处理。

⑥ 迅速准确连接各种管道并管理好各输液装置和微量泵装置。

⑦ 交接患者皮肤。

⑧ 全面了解与病情有关的情况。

⑨ 填写危重患者转运交接单并签字。

（2）急危重患者转运途中的管理

① 转运中的监护要求等同于 ICU 的监护水平，监测项目：心电、血压、呼吸、血氧饱和度；机械通气治疗参数：呼吸频率、潮气量、气道压、吸呼比、吸氧浓度；特殊治疗管路（如 IABP、ECOM 置管、血滤管等）；转运途中医疗行为全程记录。转运途中设立一名组长，负责整个转运过程协调和指挥，保证患者转运途中的安全。一旦患者发生病情变化，负责指挥抢救患者。

② 转运途中需准备医疗设备见表 8-35。

表 8-35　医疗设备

物品名称数量		物品名称数量	
监护仪器设备(储备电量充足)	1套	转运呼吸机(电量充足)	1台
多通道微量泵(电量充足)	1套	氧气瓶(压力充足)	1个
除颤仪(良好备用状态)	1台	简易呼吸器	1个
IABP	1台	口咽通气道	1个
ECOM	1台	转运担架及救护车	1台

③ 转运途中的职责分工

a. 医师。接受过基础生命支持、高级生命支持、人工气道建立、机械通气、休克救治等危重病患者治疗培训，熟练掌握急救设备使用。

b. 护士。经过基础和专科专项技术培训。

c. 推送员。熟悉医院环境。

d. 救护车司机。熟练使用车载急救物品。

④ 转运途中病情观察做到"一问""二摸""三听""四看"。

a. 问患者姓名、时间、地点。

b. 触摸患者皮肤及肢体温湿度。

c. 听设备运转声和报警声，听患者有无痛苦呻吟，听气道有无异常呼吸音。

d. 看监护仪屏幕波形与屏幕参数，看静脉管路及输液速度，看患者体位是否合适，搬运是否正确。

（3）急危重患者转运后交接管理　转出和转入科室医护交接患者，做到"四个清楚"——床旁交接患者清楚、病情交接清楚、病历资料交接清楚、医疗护理文书交接清楚。

① 转运后床旁交班。转诊护士与接诊护士同时对患者进行一对一床旁交班，内容包括一般情况、诊断、病情（病因、病程、初步诊断、前期处理、意识状态、生命体征、瞳孔大小和对光反射）、前期化验和辅助检查结果、静脉通路、用药情况、气道情况（气管插管、机械通气参数）、其他引流管情况（胃管、尿管、胸腔引流管、其他伤口引流管）、皮肤、衣物及贵重物品。

② 接诊管床医生。第一时间对患者做出快速全面检查，全面了解与病情相关情况。

③ 转运后治疗和护理清单。

● 连接心电、血压监测仪器、呼吸机、急救仪器电源、保温毯、冰帽、气垫床。

● 连接氧气气源。

● 连接有创监测管路。

● 连接输液管路与床旁多通道微量泵。

● 固定引流管。

● 准备负压吸引装置。

● 安置患者，体位舒适。

④ 做好入院评估和护理记录。

（4）急危重患者安全转运细则

① 建立危重患者转运指南。2010 年中华医学会重症医学分会发布《中国重症患者转运指南2010（草案）》，其宗旨是提供危重症患者转运的基本原则，以便医护人员根据自身条件制订转运计划；明确转运目的是为寻求或完成更好的诊疗措施，以期待改善其预后；强调转运决策应充分权衡获益与风险是转运原则。

② 落实转运前病情评估。坚持预防为主，进行综合评估，包括：意识状况、生命体征、用药情况、气道保护、所有管路、导管固定、潜在风险；根据风险评估，完成相关准备，填写危重患者转运交接单。

③ 制订详细的转运方案。首先确定转运目的地，依据病情选择转运道路、运输方式、运输工具；选择监护设备和监护方法；预测并发症和医疗风险；携带必要的药品和备用设备；确定转运组成员。

④ 告知家属转运中的风险。尊重患者知情同意权，说明转运目的和必要性，全面介绍病情与危险，说明转运方案，签署知情同意书。

⑤ 与相关科室有效沟通。做好医护交接，落实治疗护理连续性；转运前，通知接收科室做好相关准备并完善病历资料。

⑥ 明确转运人员资质。接受过危重病治疗培训的医师，经过基础和专项技术培训或具备危重症护理资质的护士，熟悉医院环境的推送员和熟练使用车载急救设施的救护车司机。

⑦ 备齐转运中的医疗设备。包括监护仪、除颤仪、口咽通气道、简易呼吸器、转运呼吸机及抢救用药。

⑧ 转运前患者准备。包括评估气道安全，评估静脉通道，进行原发疾病预处理等，确保转运期间治疗不中断。适当约束，防止意外脱管及坠床。

⑨ 转运途中密切监护。观察患者意识、心电、血压、呼吸、血脉氧饱和度、机械通气治疗各项参数。

⑩ 详细交接患者救治项目。交接双方护士通过腕带、病历等信息共同确认患者身份，交方

护士明确交代患者目前存在的主要问题、用药情况及生活用品。接方护士测量生命体征并认真检查管路、皮肤、液体等情况。

⑪ 重症传染性疾病转运要求。对于疑似传染性疾病的重症患者在转运时除一般原则外，还应遵守以下三点：明确传染性疾病防护等级和防护原则；掌握涉及传染性疾病种类；正确使用各类防护用具。

【急危重患者接诊及转运过程中的注意事项】

① 掌握转运患者地点、时间和病情，准确选派出转运医护人员。

② 对高风险患者实施转运前和转运途中的预处理，最大限度降低风险，保障安全。

③ 熟练掌握急救复苏等相关技术，如气道开放技术、心肺复苏技术。

④ 转运组成员需相互配合和默契协作。

第一节 概 述

疼痛作为体温、脉搏、呼吸、血压相平行的第五大生命体征，疼痛具有主观性，它既是患者的客观体征，也可以是患者的临床主诉，主要体现在多种疾病的发生、发展过程中，也可以发生在各种医疗处置的干预中，在疼痛的过程中伴有内分泌、代谢、免疫和精神、心理改变。

对于心血管病患者来说，在许多情形中要承受对疼痛的不良体验，严重的疼痛甚至危及生命，因此当心血管病患者发生胸痛、胸闷等不适症状就诊时，心血管专科护士要在第一时间内鉴别疼痛症状是否与心血管病相关，及时准确积极配合医师实施快速检诊、紧急救治、有效治疗。因此，护士需要掌握疼痛测量工具的使用，按时测量疼痛，采取积极有效的手段，及时消除疼痛原因，并准确地向医师报告患者病情变化，最大限度地缓解疼痛，使患者保持身心舒适，病情得到最大程度的缓解。

一、疼痛的概念

一般认为，疼痛是伴随着现有的或潜在的组织损伤而产生的主观感受，是机体对有害刺激的一种保护性防御反应。国际疼痛学会的定义是：疼痛是非愉快的感觉体验和情感体验，通常是发生或引起各种组织损伤及至继续组织损伤时的一种特殊表现。北美护理诊断协会（NANDA，1978）对疼痛的定义是："个体经受或叙述有严重不适或不舒服的感受。"

二、疼痛的特征和临床分类

（一）疼痛的特征

① 疼痛是个体身心受到侵害的危险警告。

② 疼痛是一种身心不舒服的感觉。

③ 疼痛常伴有生理、行为和情绪反应。

（二）疼痛的分类

（1）按疼痛持续时间 可分为急性疼痛和慢性疼痛（表 9-1）。

表 9-1 急性疼痛和慢性疼痛的特征

疼痛种类	特点	疼痛时间
急性疼痛	突然或渐近发作	持续几分钟、几天或几个月,如炎症、损伤、侵入性诊断或治疗性操作
慢性疼痛	治疗效果不明显	持续 3 个月以上,甚至成为生活的一部分,如癌症、获得性免疫缺陷综合征及风湿性关节炎疼痛

（2）按疼痛的原因 可分为末梢性疼痛、中枢性疼痛和精神性疾病。

（3）按疼痛的性质 可分为胀痛、钝痛（隐痛）、锐痛、刀割样（刺痛）绞痛、抽搐痛、烧灼样疼痛、麻痛、撕裂痛、闷痛或压榨样性疼痛。

（4）按疼痛的病程 可分为短暂性疼痛、急性疼痛和慢性疼痛。

（5）疼痛的解剖部位　可分为躯体痛、内脏痛和心因痛。

三、疼痛时伴随症状

（1）生理症状　严重疼痛时出现恶心、呕吐、心慌、头昏、四肢冰冷、出冷汗、血压下降，甚至休克；慢性疼痛伴有失眠、便秘、食欲不振；顽固性疼痛伴有肢体活动受限，严重时可形成痛性残疾。

（2）心理变化　顽固性及恶性疼痛伴有忧郁、恐惧、焦虑不安、易怒、绝望。

（3）行为异常　多见于慢性疼痛的患者，不停地叙说疼痛的体验，对其影响；不断抚摸疼痛部位，甚或以暴力捶打，坐卧不安，尖叫呻吟，伤人毁物。

护理过程中，需密切观察患者局部有无红、肿、热、痛的炎症表现；有无肢体功能障碍；腹痛是否伴有腹肌紧张、发热、胃肠道功能紊乱；头痛是否有脑膜刺激征表现；有无生命体征变化。

四、疼痛对于人体各系统的影响

神经-内分泌系统参与对疼痛即刻生理性反应，它们相互结合，通过神经系统的刺激，增加某种激素水平，激素直接从内分泌器官释放到血流，以代谢调节的方式保持机体内环境的平衡，从而保证适应重要器官对氧和其他营养物质增高的需求（表9-2）。若急性疼痛得不到有效缓解，将会对机体各系统产生有害的影响。

表 9-2　疼痛对人体各系统的不良影响

系统	不良影响
交感神经系统	交感神经兴奋,增加肾上腺素和去甲肾上腺素的分泌
内分泌系统	增加促肾上腺皮质激素、血管紧张素、血管紧张素Ⅱ、抗利尿激素、醛固酮、儿茶酚胺、皮质醇、肾上腺素、胰高血糖素、生长激素、白细胞介素-1 及去甲肾上腺素、肾素的分泌,减少胰岛素、睾丸激素的分泌
心血管系统	增强末梢血管阻力、全身血管阻力、冠状动脉阻力、心肌耗氧量,可出现心动过速,增加心排血量、血压升高,改变局部血流量,心肌缺血或梗死,深静脉栓塞
呼吸系统	增加呼吸频率、减少肺的血流量可出现肺膨胀不全、分泌物和痰滞留、感染、血氧过低、肺栓塞
消化系统	可致胃排空减慢、胃肠运动紊乱、呕吐、麻痹性肠梗阻
泌尿生殖系统	可致尿量减少、尿潴留、低血钾
肌肉骨骼系统	可致痉挛、疲劳、骨骼肌无力、静脉淤血
心理、精神	可出现失眠、焦虑、恐惧、认知功能减弱及精神紊乱等症状和体征

五、疼痛的原因及影响因素

（1）温度刺激　过高或过低的温度作用于体表，均可引起组织损伤，如灼伤或冻伤。受伤的组织释放组胺等化学物质，刺激神经末梢，导致疼痛。

（2）化学刺激　如强酸、强碱，可直接刺激神经末梢，导致疼痛；而且化学灼伤使被损组织释放化学物质，作用于痛觉感受器，使疼痛加剧。

（3）物理损伤　刀切割、刺伤、碰撞、摩擦等使身体组织受牵拉、肌肉受压、挛缩等，均可使局部组织受损，刺激神经末梢而引起疼痛。

（4）病理改变　疾病造成体内某些管腔堵塞、组织缺血缺氧、空腔脏器过度扩张、平滑肌痉挛、局部炎性浸润等可引起疼痛。

（5）心理因素　心理状态不佳、情绪紧张或低落、愤怒、悲痛、恐惧等都能引起局部血管收缩或扩张而导致疼痛，如神经性头痛，疲劳、睡眠不足、用脑过度可导致功能性头痛。

六、评估疼痛的目的及意义

疼痛评估在日常的护理诊疗工作中有以下作用。

① 明确诊断。更准确地判断疼痛的特征，有助于确定控制疼痛最有效的治疗方案。

② 及时调整治疗方案。减少或避免单纯依赖患者做出回顾性比较而引起的偏差。

③ 评估治疗效果。用定量的方法评估治疗效果，进一步指导选择有效的治疗方法，确定今后的治疗方案。

④ 疼痛研究工作中，对科研结果做出判断分析和对照比较。

七、评估疼痛的时机

在以下情景时要进行疼痛评估并加以常规描述和定期记录。

① 任何可能引起痛苦的措施和治疗之后要进行评估并记录疼痛程度。

② 实施疼痛干预措施的一定时间内评估疼痛变化以及观察疼痛措施效果。

③ 慢性疼痛的持续进行中和新的疼痛出现时。

八、疼痛管理目标

① 患者疼痛评分≤3分。

② 24h疼痛频率≤3分。

③ 24h内需要解救药物≤3分。

④ 消除患者对手术恐惧及焦虑情绪。

⑤ 术后患者尽早进行无痛功能锻炼。

⑥ 降低术后并发症。

九、心血管病疼痛特征表现

1. 冠状动脉粥样硬化性心脏病

心血管病患者的疼痛特征有典型的表现如心绞痛，有时也可以无特异性表现。健康男性第一次感到胸闷，疼痛部位多样，有胸痛、胃部不适、牙疼、肩背部放射至左前臂内侧，多在夜间发作；对已有心脏病或急性心肌梗死高危患者，警惕突然发生或出现比以往剧烈而频繁的心绞痛；女性和老年人群发病时症状不典型，表现为不典型的胸痛、周身不适或呼吸困难。

2. 变异性心绞痛

变异性心绞痛从发病的时段上看，常在夜间或凌晨发作，因此医护人员要尤其注意对患者夜间和凌晨的病情观察。从冠状动脉痉挛发病的诱因上看，要特别注意对心血管病患者心理社会等因素的综合评估，使用心理焦虑抑郁量表评估，针对阳性患者制定治疗计划，考虑咨询、随访和药物干预治，加强心理疏导，观察治疗冠状动脉痉挛药物疗效以及焦虑、抑郁心理状态的改善。从冠状动脉痉挛发病的表现上看，要突出加强对晕厥和意识丧失患者的连续监护，保证患者安全，加强防护措施，避免发生跌倒，对出院患者进行跟踪随访。

3. 主动脉夹层的疼痛

疼痛是本病最主要和常见的表现。约90%患者以突发前胸或胸背部持续性撕裂样或刀割样剧痛引起。疼痛的部位常位于胸前区，可放射到肩背部，尤其可沿肩胛间区向胸、腹部以及下肢等处放射，疼痛部位与病变位置有关。

4. 肺栓塞的疼痛

肺栓塞典型的临床表现是"三联征"，呼吸困难、胸痛、咯血，肺栓塞的疼痛包括66%胸膜炎性胸痛，4%的患者出现心绞痛样疼痛。

第二节 评估疼痛内容及工具

一、疼痛评估内容

① 疼痛的一般情况，包括疼痛的部位、性质、程度、发作及持续时间，伴随症状、诱发因素、影响因素、加重及缓解的因素。

② 疼痛治疗对疼痛的缓解程度。

③ 疼痛引起的心理情绪变化。

④ 评估患者对疼痛的认识和对疼痛治疗的态度。

⑤ 评估社会、家庭支持系统在疼痛治疗中的支持作用，提供相应的信息和护理技术指导。

二、疼痛主观评估工具

1. 视觉模拟评分法（VAS）

是一种简单有效的测量方法，广泛应用于临床，可获得疼痛的快速指标，并设计了数量值。VAS 通常采用 10cm 长的直线，两端分别标有"无痛"（0）和"极痛"（10），患者根据自己所感受到的疼痛程度，在直线上某一点作一记号，以表示疼痛的强度及心理上的冲击（图 9-1）。从起点至记号处的距离长度也就是疼痛的量。

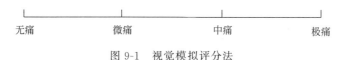

| 无痛 | 微痛 | 中痛 | 极痛 |

图 9-1　视觉模拟评分法

2. 语言描绘评分法（VRS）（表 9-3）

是一种用形容词来描述疼痛强度的方法。这些形容词通常按从最轻到最强的顺序排列，最轻程度疼痛的描述通常被评估为 0 分，以后每级增加 1 分，因此每个形容疼痛的形容词都有相应的评分，以便于定量分析疼痛。这样，患者的总疼痛程度评分就是最适合其疼痛水平有关的形容词所代表的数字。

表 9-3　语言描绘评分表

分级	疼痛程度	临床表现
0 级	无痛	
1 级	轻度	虽有疼痛但可以忍受，能正常生活，睡眠不受干扰
2 级	中度	疼痛明显，不能忍受，入眠浅，易疼醒，要求服用止疼药
3 级	重度	疼痛剧烈，不能忍受，需要服用止痛药，睡眠严重受干扰，可伴有自主神经紊乱或被动体位

3. 数字评分法

是目前临床广泛应用的疼痛评分法，常用于测定疼痛的强度，常用的是数字评分法和面部表情量表（图 9-2，图 9-3）。

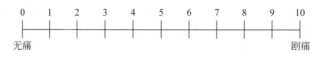

| 0 | 1 | 2 | 3 | 4 | 5 | 6 | 7 | 8 | 9 | 10 |
| 无痛 | | | | | | | | | | 剧痛 |

图 9-2　数字评分法

数字评分法用 0～10 的数字代表不同程度的疼痛，患者根据自身感受圈出最能代表其疼痛的数字。

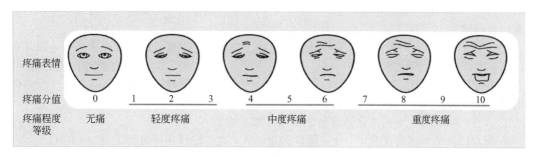

图 9-3 面部表情量表

面部表情量表疼痛评分应用说明：0 为无痛；1—3 分为轻度疼痛；4—6 分为中度疼痛；7—10 分为重度疼痛。

4. 简明疼痛问卷表

此问卷将感觉、情感和评价这三个因素分别量化，是一种快速准确的测痛和评价方法。此表包括疼痛的原因、性质及疼痛对生活的影响等描述词，采用（0～10 级）描述疼痛的程度，从多方面进行评价。

5. 疼痛日记评分法

也是临床常用的测定疼痛的方法。由患者、患者家属或者护士记录每天各时间段与疼痛有关的活动方式，如坐位、行走、卧位等。在疼痛日记表内注明某时间段内某活动方式，使用药物名称和剂量。便于发现患者的行为与疼痛、疼痛与药物用量之间的关系等特点。

6. 情绪评分（ES）（图 9-4）

主要依据是急慢性疼痛都会伴有程度不同的情绪变化，使用 VRS 尺进行评定，"0"端为"最佳情绪"，"10"端为"最差情绪"。

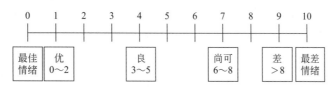

图 9-4 情绪评分量表

三、疼痛客观评估工具

1. 痛阈测定法

包括热辐射法、电刺激法、机械刺激法、药物刺激法等。

2. 生理生化指标

如测定潮气量、心率、血压、心电图、血糖、神经功能、诱发电位等方法。

四、疼痛处理原则

① 轻度疼痛不给予药物处理，给予心理疏导、环境干预、转移注意力等。

② 中到重度疼痛，每班至少评估 1 次，给予药物处理后需要再次评估疼痛。

③ 口服药物 1h 后、皮下和肌内注射药物 30min 后、静脉注射药物 15min 后，根据用药后疼痛缓解评分程度再次评估。

五、评估疼痛频率及护理记录

评估患者疼痛并做到准确记录是临床护理工作中进行疼痛管理的重要组成部分。临床工作中，护士需要熟练掌握疼痛评估方法，并教会患者正确进行疼痛评估。护士将采集到的疼痛信息简明确切地记录到护理记录单及体温单上，密切观察用药的作用及不良反应，对患者疼痛进行动态评估及描述。

记录疼痛的方法有两种形式：第一种形式是护士应将采集到患者疼痛信息简明精确记录在护理记录单上，记录内容包括：疼痛时间、部位、强度、性质、持续时间、疼痛加剧或缓解原因、疼痛的影响及现在使用的镇痛药物名称、剂量、给药途径等；另外一种形式，将每日常规评估情况记录在体温单上（14：00）。

① 入科/转科患者 2h 内评估，目的是筛选疼痛人群。

② 所有住院患者疼痛评分≤3 分，每日常规评估 1 次并记录在体温单上（14：00）。

③ 疼痛评分≥4 分，每班评估 1 次，即 3 次/日，评估的时间为 6：00、14：00、22：00。直到评分＜4 分且评满 24h 后，每日常规评估 1 次，并将疼痛评分结果记录在体温单上。

④ 当疼痛评分＞4 分时，报告医师予以止痛药物干预治疗。

⑤ 特殊评估

a. 镇痛方法、止痛药物、止痛药剂量、止痛途径更改后必须评估（非消化道途径给予镇痛药物后 30min、口服途径给予镇痛药物后 1h 必须再次评估）。

b. 当患者报告疼痛或出现新的疼痛时必须评估。

c. 昏迷、年龄小于 7 岁或患者正常入睡时，不需要进行疼痛评分。

⑥ 长期使用止痛药或止痛泵者，疼痛评分＜4 分，每日在体温单上记录 1 次（14：00记录）。

第三节 急性冠脉综合征疼痛与管理

急性冠脉综合征指在冠状动脉病变基础上，冠状动脉血流急剧减少或中断，使相应的心肌严重持久的急性缺血导致心肌坏死，出现以剧烈胸痛、血清心肌酶升高、心电图进行性改变为特征的一种急性缺血性心脏病。

【病因及发病机制】

急性冠脉综合征包括不稳定性心绞痛、非 ST 段抬高心肌梗死及 ST 段抬高心肌梗死。超过 90％的 ACS 是由于动脉粥样硬化斑块的破裂所引发的血小板聚集及冠状动脉内血栓形成所致。血栓形成导致冠状动脉内斑块所致狭窄转变为严重的或完全的管腔闭塞，从而影响冠状动脉血供，导致心肌供氧与需氧之间的严重失衡。少数情况下，ACS 也可由急性冠状动脉血栓形成以外的因素所诱发，但是，也有年轻患者或无冠心病危险因素的患者发生胸疼、胸闷等不适症状时，首先要考虑患者是否发生 ACS，要及时就诊，明确诊断。

【临床特征】

（1）不稳定型心绞痛　表现为如下三种形式之一的缺血症状加重：①逐渐加重型，慢性稳定型心绞痛在发作频率、持续时间及缺血发生的程度上突然加重；②静息心绞痛，即无明确诱因时发作心绞痛；③新发心绞痛，过去无心绞痛症状，新近发生的严重心绞痛。这些临床表现均不同于慢性稳定型心绞痛。

（2）急性心肌梗死（STEMI 和 NSTEMI）　表现为持续性心前区、胸骨后或剑突下难以忍受的压榨性、闷胀性或窒息性疼痛超过 30min，可达数小时或更长时间，休息和含服硝酸甘油不能缓解，同时伴有烦躁不安、出汗、恐惧、胸闷或有濒死感，少数患者无疼痛，一开始表现为急性心力衰竭，部分患者疼痛位于上腹部，部分患者疼痛放射至双肩、双上肢、颈部、额部或双肩胛区。其胸痛性质上与心绞痛相似，但通常更加剧烈，持续时间更长且放射的范围更广。与心绞痛一样，这些感觉可能是由于缺血的心肌细胞释放的物质，比如腺苷、乳酸等作用于神经末梢所导致。由于急性心肌梗死中缺血一直持续存在，直至细胞坏死，这些物质可以持续堆积并长时间的刺激传入神经。这种不适通常累及到 C7 至 T4 所支配的其他区域，包括颈部、肩部及上臂、心肌梗死时的疼痛发生很快并逐渐加重，使患者有严重的"濒死感"。与心绞痛不同，休息不能缓解疼痛，且舌下含服硝酸甘油反应甚微。

【急性冠脉综合征的鉴别】（表 9-4）

表 9-4　急性冠脉综合征的鉴别

特点	不稳定型心绞痛	心肌梗死	
		非 ST 段抬高心肌梗死	ST 段抬高心肌梗死
典型症状	逐渐加重、静息及新发的严重心绞痛	延长的胸骨后压榨样疼痛，较通常的心绞痛更严重、放射范围更广	
血清标记物	无	有	有
心电图早期改变	ST 段压低和（或）T 波倒置	ST 段压低和（或）T 波倒置	ST 段抬高,随后 Q 波形成

【治疗原则】

① 急性冠脉综合征患者收治在重症监护病房，予以持续心电监护，有效监控心律失常，绝对卧床休息以减少心肌耗氧量。

② 解除疼痛，应用哌替啶、吗啡等镇痛药物解除疼痛和焦虑，进一步减少心肌耗氧需求，缩小心肌梗死范围，保护心功能。

③ 针对不稳定型心绞痛和非 ST 段抬高心肌梗死的治疗，包括抗栓治疗以防止血栓进一步扩展，并促进部分阻塞管腔的血栓溶解；抗缺血药物，以使心肌氧耗与氧供间恢复平衡，对于进行性缺血症状且无禁忌证的患者，早期使用 β 受体阻断药；除非患者 Killip 分级 Ⅲ 级或以上，应持续长效 β 受体阻断药治疗；舌下或静脉使用硝酸甘油缓解心绞痛症状；硝酸甘油静脉治疗用于反复心绞痛、难治性高血压或有心力衰竭体征的患者；对于疑似或确定的变异性心绞痛患者，应考虑使用钙离子拮抗剂和硝酸甘油。

④ 针对 ST 段抬高心肌梗死的急救治疗措施，对中高危险组患者，实施积极的再血管化治疗，有利于改善患者近期及远期预后；极高危患者通常需实施紧急 <2h 冠状动脉内介入治疗，中高危患者实施早期 <72h 冠状动脉内介入治疗。根据 ESC 2010 年血管重建指南：对于已经稳定或药物能够稳定病情的非 ST 段抬高心肌梗死患者，可不必行急诊冠状动脉介入治疗，择期干预可能更安全。

【疼痛护理】

① 急性期卧床休息，收治在冠心病监护病房，保持环境安静，限制探视，防止不良刺激，解除患者紧张焦虑情绪。

② 吸氧可改善心肌缺血，减轻疼痛，缩小梗死范围。

③ 在冠心病监护病房持续进行心电图、血压、呼吸、血脉氧饱和度、心肌酶监测，发现异常情况及时有效处置。

④ 严密观察心绞痛疼痛部位、持续时间、性质、伴随症状以及用药后效果评价，准确记录护理记录。

⑤ 遵医嘱选用下列药物尽快解除疼痛：哌替啶 50～100mg 肌内注射；吗啡 3～5mg 静脉注射，使用吗啡注意观察呼吸，防止使用吗啡抑制呼吸。

⑥ 遵医嘱实施溶栓治疗后对冠状动脉血管再通的判断。观察患者胸痛是否减轻或消失，或

突然加剧后再明显减轻；观察是否上抬的 ST 段迅速回降（30min 内），且回降＞50％，甚至回到等电位线；观察是否出现再灌注心律失常，再灌注心律失常虽为一过性或自限性，但会危及生命，往往需要迅速处理；观察患者的 CK、CK-MB 的酶峰值是否提前，分别提前至发病 16h 和 14h 以内。

⑦ 心理护理。因心肌梗死患者发作时胸痛程度异常剧烈，伴有濒死感，因此产生恐惧心理，由于心肌坏死使患者的生活自理能力下降，患者易出现焦虑；患者入住监护室，因频繁的抽血、检查，以及监护措施和陌生环境，进一步增加了患者的焦虑和恐惧，此时应加强对患者疾病的宣教，使患者积极配合治疗和护理，同时进行心理疏导，避免情绪烦躁，必要时使用镇静药。

第四节　稳定型心绞痛疼痛与管理

稳定型心绞痛是在原有冠状动脉病变基础上者，因劳累、情绪激动等引起一过性局部缺血，而发生的胸痛现象。

【病因及发病机制】

对正常心脏而言，冠状动脉的供氧始终与心肌自身的需氧相匹配，处于动态平衡之中，当冠状动脉存在狭窄、痉挛、斑块破裂造成的急性血栓等病变时，正常的供氧途径受阻，打破了动态平衡，致使心肌缺血。心肌缺血的结果表现为心肌供氧的不足与局部代谢产物的堆积。在缺血期间，心肌细胞由有氧代谢转向无氧代谢途径。三磷酸腺苷的生成减少影响到心肌收缩蛋白的相互作用，并导致一过性的收缩与舒张功能减退。左心室舒张压的增加将通过左心房和肺静脉传递到肺毛细血管，可突然引发肺充血与呼吸困难的症状。此外，代谢产物如乳酸、5-羟色胺、腺苷也会在局部堆积，激活第 7 颈椎到第 4 胸椎间神经分布至胸部的痛觉受体，这可能是心绞痛产生的机制。

【临床特征】

患者所描述的病史是缺血性心脏病临床评价最重要的依据。因为胸痛是一种常见的主诉，注重其特征性极为重要，这将有助于将心肌缺血与造成胸痛的其他原因区分开来。

（1）诱发因素　常因体力活动或情绪激动诱发，进食过饱、寒冷刺激、吸烟、饮酒、血压增高、心动过速、排便用力等都可诱发。

（2）疼痛性质　心绞痛最常被描述为胸部的"压迫感""紧缩感"或"阻塞感"，心前区不适和刺痛，在呼吸或胸壁活动时变化不明显。

（3）疼痛部位　心前区不适通常是弥漫性的，并不是局限于某个单一的点。多位于胸骨后或左侧心前区，但也可能发生于背部、手臂、颈部、头部及上腹部的任何一处，并常放射至肩部、上臂的内侧，特别是左侧。

（4）持续时间　可持续数分钟，但很少超过 5～10min。

（5）缓解方式　停止诱发症状的活动数分钟内心绞痛即可缓解，在舌下含服硝酸甘油后则更快（3～5min）。这一反应有助于将心肌缺血与其他引起胸痛不适的疾病区分开来。

（6）疼痛时的体征　平时一般无异常体征。心绞痛发作时伴有心率增快、血压升高、表情疼痛、焦虑、皮肤潮湿或伴有出汗，有时出现第三或第四心音奔马律。可有暂时性心尖部收缩期杂音，是乳头肌缺血以致功能失调，引起二尖瓣关闭不全所致。

【缓解心绞痛治疗原则】

慢性缺血性心脏病的治疗旨在恢复心肌供氧与耗氧的平衡，减少缺血及其症状的发作；预防急性冠脉综合征和慢性冠心病患者的死亡。

① 改善肥胖、缺乏活动、吸烟、高血压病、糖尿病、高脂血症等其他冠心病危险因素。

② 确定能诱发或使心绞痛恶化的伴随疾病并治疗，如心力衰竭、甲状腺功能亢进症、贫血、急性高血压、重度主动脉瓣狭窄等。

③ 缓解疼痛时治疗用药。当心绞痛发作时，患者应该停止体力活动；舌下含服硝酸甘油 0.5mg，药物在 1～2min 开始起效；或舌下含化硝酸异山梨酯 5～10mg，药物一般在 2～5min 见效。

④ 反复发作的心肌缺血的预防性治疗通常使用的 3 种药物为有机硝酸酯类药、β 受体阻断药和钙通道阻滞剂。

⑤ 急性心脏事件的预防性治疗。常用药物为阿司匹林、氯吡格雷、β 受体阻断药、他汀类药物、血管紧张素转化酶抑制剂或血管紧张素 Ⅱ 受体阻滞剂药物，阿司匹林可通过抑制血小板聚集与抗炎特征而达到抗血栓的目的，所有患者只要无用药禁忌证都应该服用。所有冠心病患者，无论其血脂水平如何，均应该给予他汀类药物，并根据目标 LDL-C 水平调整剂量。

⑥ 血管重建治疗，包括经皮冠状动脉介入治疗、经皮球囊冠状动脉成形术（PTCA）、冠状动脉旁路移植术（CABG），在术前对患者进行充分评估，针对病情实施有效治疗。

【疼痛护理】

① 休息与活动。心绞痛发作时应停止活动，休息为主，同时观察血压和心率，并密切观察心绞痛伴随症状。

② 吸氧。给予氧气吸入，改善心肌缺血，减轻心绞痛症状。

③ 疼痛观察。评估疼痛的部位、性质、程度、持续时间，给予心电监护监测，记录疼痛发作时心电图 ST 段有无缺血改变，严密监测心率、血压变化，观察患者有无面色苍白、大汗、恶心、呕吐等。

④ 药物护理。心绞痛发作时舌下含服硝酸甘油，用药后注意观察患者胸痛变化情况，如服药后 3～5min 仍不缓解可重复使用，隔 5min 后再观察效果，含服第 2 次硝酸甘油仍未能缓解者，应考虑急性冠脉综合征的可能。对于心绞痛发作频繁者，可遵医嘱给予硝酸甘油静脉滴注。

⑤ 应用他汀类药物时，应严密监测转氨酶及肌酸激酶等生化指标，及时发现药物可能引起的肝脏损害和心肌病。

⑥ 心理护理。安慰患者，调整心态，减轻精神压力，以减少心肌耗氧量。

⑦ 疼痛缓解后，分析引起心绞痛发作的诱因。

第五节 主动脉夹层的疼痛与管理

主动脉夹层又称主动脉夹层动脉瘤，是由于主动脉壁内膜撕裂导致血液从撕裂处进入中膜，导致中膜剥离形成主动脉壁真假两腔分离状态。高血压是发生主动脉夹层最重要的危险因素，65%～75% 的主动脉夹层患者合并高血压，且多数患者的血压控制欠佳；包括慢性高血压、高龄和（或）中层囊样变性（可为某种遗传性结缔组织病，如 Marfan 综合征和 Ehlers-Danols 综合征的特征性表现之一）。

【疼痛的特征】

根据夹层发生的部位不同，疼痛出现的部位也会有所不同。主动脉夹层常用分型为 Stanford 分型，分为 A 型和 B 型两种类型，其分型的主要依据取决于是否累及升主动脉。

① 疼痛是本病最主要和常见的表现，临床表现多为突发性剧烈疼痛，性质多为刀割样、撕裂样的持续疼痛，程度难以忍受，可伴烦躁、大汗、四肢厥冷等休克表现。

② 80% 以上患者发病初期是突发前胸或胸背部持续性疼痛、撕裂样或刀割样剧痛，疼痛剧

烈难以忍受，部位与夹层病变的起源位置密切相关，起病后即达高峰，可放射至肩部，也可沿肩胛区向胸、背部以及下肢等处放射，部分患者虽然发生夹层动脉瘤而无明显疼痛。

③ 有少部分患者以中上腹的腹痛为首发症状。

④ 另外绝大多数患者均伴有高血压，发病时血压升高，患者面色苍白、大汗淋漓、呼吸急促、脉搏快而微弱呈休克状态。

【缓解疼痛的治疗原则】

(1) 早期监护　在 ICU 监护，卧床休息，保持安静，低流量吸氧、插动脉导管以监测血压，留置导尿管以观察每小时尿量，保持排便通畅。

(2) 药物治疗

① 主要目的是通过控制患者心率、血压及心肌收缩力，减轻主动脉病变处的层流剪切力。

② 治疗的基本原则主要包括镇痛、镇静及控制心率、血压等对症治疗；通常联合应用硝普钠和 β 受体阻断药，目标是将血压降到能维持足够的脑、心和肾脏的血流灌注的最低血压水平。

(3) 血管腔内覆膜支架腔内隔绝术　又称主动脉腔内修复术，主要是经皮进行主动脉的介入治疗。

(4) 外科手术　手术的目标是尽可能切除已有夹层撕裂的主动脉段，封闭假腔的入口，并用合成的移植血管重建主动脉；适用于形成夹层动脉瘤、进展期主动脉夹层累及重要脏器，出现灌注不良、累及升主动脉或伴重度主动脉瓣反流、急性期内科药物治疗难以控制的疼痛或高血压。

【疼痛的护理】

针对主动脉夹层患者提供有效的疼痛管理，有助于维持患者的舒适度。具体护理要点如下：

① 向患者讲解所患疾病的相关知识，动态监测生命体征，使得患者积极配合治疗护理工作。

② 缓解疼痛。为患者解释疼痛产生的原因，并可借助于抚触、深呼吸、听音乐等方式适当转移患者注意力；未确诊的剧烈疼痛，慎用解痉止痛药或镇静镇痛药；确诊后，对于疼痛引起的烦躁不安、面色苍白、大汗淋漓、呼吸急促者，必要时遵医嘱给予哌替啶、吗啡等镇痛药物。

③ 血压的监护。术前应用药物控制血压稳定，防止瘤体破裂，术后仍要控制血压，防止血管吻合口出血。

④ 使用降压药物期间，严格卧床休息，防止直立性低血压发生。

⑤ 吸氧。给予患者持续低流量吸氧，使心肌缺氧得到有效缓解。

⑥ 心理护理。患者发病前后情绪波动较大，患者在承受急性突发疾病的基础上又得接受重大手术的考验，多数患者和家属都有不同程度的精神障碍，护士主动接待患者，善于用鼓励、理解、支持的言语帮助患者树立战胜疾病的信心。

第十章 ▶▶

心血管病介入治疗标准护理管理

第一节 急性心肌梗死介入治疗标准护理管理

一、概述

急性心肌梗死是指因持久而严重的心肌缺血所致的部分心肌急性坏死。在临床上常表现为剧烈胸痛、急性微循环障碍以及心电图和心肌坏死标记物的一系列动态变化。其基础病变大多数为冠状动脉粥样硬化伴急性血栓形成，少数为其他病变如急性冠状动脉痉挛等，可发生心律失常、休克或心力衰竭等并发症，属冠心病的严重类型。临床上根据心电图有无 ST 段抬高分为 ST 段抬高心肌梗死和非 ST 段抬高心肌梗死。急性心肌梗死治疗原则是尽快恢复心肌的血液灌注［在首次医疗接触至再灌注治疗、开通梗死相关动脉过程中，对发病 12h 内的 STEMI 患者优先采用直接 PCI。发病 12h 以内，预期 FMC（首次医疗接触至再灌注治疗时间）至 PCI 时间延迟＞120min，无溶栓禁忌证的患者可采用溶栓治疗］，以挽救濒死的心肌、防止心肌梗死范围扩大或缩小心肌缺血范围，保护和维持心脏功能，及时处理严重心律失常、泵衰竭和各种并发症，防止猝死，使患者不但能度过急性期，且康复后还能保持尽可能多的有功能的心肌（图 10-1，图 10-2）。

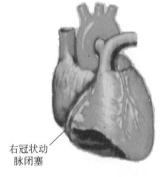

图 10-1 右冠状动脉闭塞
导致下壁心肌坏死

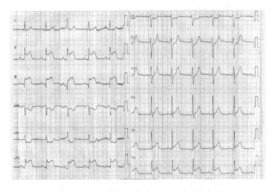

图 10-2 下壁心肌梗死心电图表现
（Ⅱ、Ⅲ、avF 导联 ST 段抬高）

二、临床特点

1. 先兆

第一次感到胸闷，疼痛部位多样，有胸痛、胃部不适、牙痛、肩背部放射到左前臂内侧，多在夜间发作。已有心脏病或急性心肌梗死高危患者，突然发生或出现比以往剧烈而频繁的心绞痛，持续时间较以往长，含服硝酸甘油治疗、休息后仍然不能缓解。非典型心绞痛可表现为上臂、下颌部、肩背部、颈部、甚至上腹部疼痛为主，而无胸痛或胸痛不明显。

2. 主要临床表现

（1）疼痛 位于胸骨体上段或中段之后，常为压榨性、闷胀性或紧缩性疼痛，濒死感，常发生于安静或睡眠时。持续时间长，休息或含服硝酸甘油不能缓解。

（2）全身症状 主要是发热，伴有心动过速、白细胞增高和红细胞沉降率增快等。

（3）胃肠道症状 约 1/3 有疼痛的患者在发病早期伴有恶心、呕吐和上腹胀痛，与迷走神经受坏死心肌和心排血量降低组织灌注不足等有关。

（4）心律失常 见于 75%～95% 的患者，多发生于起病后 1～2 周内，尤其 24h 内，可伴乏力、头晕、晕厥等症状，各种心律失常中以室性心律失常为最多。

（5）心力衰竭 主要是急性左心衰竭，可在发病最初几天内发生，或在疼痛、休克好转阶段出现，为梗死后心脏收缩力显著减弱或不协调所致，发生率 32%～48%。患者出现呼吸困难、咳嗽、发绀、烦躁等。

三、临床分型

- 1 型：与缺血相关的自发性心肌梗死，由 1 次原发性冠状动脉事件（如斑块糜烂、破裂、夹层）引起。
- 2 型：继发性缺血的心肌梗死，由于心肌需氧增加或供氧减少引起，例如冠状动脉痉挛或栓塞、贫血、心律失常、高血压、低血压等引起。
- 3 型：心源性猝死。
- 4a 型：PCI 相关心肌梗死；
- 4b 型：与支架血栓形成相关的心肌梗死；
- 5 型：外科冠状动脉旁路移植术后心肌梗死。

四、诊断标准

心肌梗死可从临床、心电图、生物标志物和病理特征相关的几个不同方面定义。按照 2012 年最新的全球统一定义，急性心肌梗死应用于临床上有心肌缺血并导致心肌坏死者，满足以下任何 1 项时均可诊断为急性心肌梗死。

① 血清生物标志物［优先采用心脏肌钙蛋白（cTn）］增高或增高后降低，至少有 1 次数值超过参考值上限的 99%（即正常上限），并至少有以下 1 项表现：a. 心肌缺血临床症状；b. 心电图出现新的 ST-T 波改变或左束支传导阻滞（按心电图是否有 ST 段抬高，分为急性 STEMI 和 NSTEMI）；c. 心电图出现病理性 Q 波；d. 影像学检查显示新的存活心肌丧失或局部室壁运动异常；e. 冠状动脉造影（CAG）或尸检明确有冠状动脉血管内血栓形成。

② 心脏性猝死，有心肌缺血临床症状和新出现的 ST 段抬高或新发左束支传导阻滞，但是未及采集血样之前或心肌标志物升高之前患者就已死亡。

③ 接受经皮冠状动脉介入治疗的患者，基线肌钙蛋白正常，术后肌钙蛋白升高超过正常上限 5 倍，或基线肌钙蛋白增高但是处于稳定或下降趋势，PCI 术后升高＞20%，并同时伴有下列情况之一：a. 心肌缺血的症状；b. 新出现的心电图缺血改变；c. CAG 提示有血管并发症出现；d. 影像学证据提示有新的室壁活动异常，可定义为 PCI 相关的心肌梗死。

④ CAG 或尸检提示有支架内血栓形成，并伴有心肌缺血症状及心肌标志物增高或降低，高于正常上线，可定义为与支架内血栓形成相关的心肌梗死。

⑤ CABG 相关的心肌梗死。基线肌钙蛋白正常，CABG 术后肌钙蛋白升高超过正常上限 10 倍，并同时伴有下列情况之一：a. 出现新的病理性 Q 波或新的左束支传导阻滞；b. CAG 证实新移植的火自身冠状动脉闭塞；c. 影像学证据提示有新室壁运动异常，可定义为 CABG 相关的心肌梗死。

五、治疗现状

对有适应证的患者在就诊后 30min 内开始溶栓治疗或 90min 内开始直接急诊经皮冠状动脉腔内成形术。

（1）溶栓治疗 在再灌注治疗中，明确了优先溶栓治疗的指征有：AMI 来院早（发病≤

3h）；不能行 PCI；PCI 耽搁时间（如从急诊室至开通闭塞血管的时间＞90min）而溶栓治疗相对更快（门球开通时间－进入医院至开始溶栓时间＞1h）。

（2）急诊直接经皮冠状动脉介入术　急诊 PCI 目前已被公认为首选的最安全的恢复心肌再灌注治疗的手段，梗死相关血管的开通率高于药物溶栓治疗，因此是目前急性心肌梗死治疗的"金标准"，其前提是该治疗必须在有相关设备和专业人员配合下进行，且就诊至球囊扩张时间＜90min。

介入治疗适应证：

① 发病 12h 内的 STEMI 或伴有新出现的左束支传导阻滞者。

② 发病 12h 内，有溶栓禁忌证，则不考虑就诊至球囊扩张时间，均可考虑急诊 PCI。

③ 发病在 12～24h 内，存在持续缺血证据，仍可进行急诊 PCI。

④ 出现心源性休克或严重心力衰竭，不考虑发病时间，均可考虑急诊 PCI。

指南指出，优先急诊 PCI 的指征有：a. PCI 条件好（如门球开通时间＜90min）而比溶栓治疗相对更快（门球开通时间－进入医院至开始溶栓时间＜1h），有心外科支持；b. 高危 STEMI 患者，如心源性休克（发病＜36h，休克＜18h，年龄＜75 岁，无禁忌，适合并同意 PCI）或合并心力衰竭（Killip Ⅲ 级以上，发病＜12h，门球开通时间＜90min）；c. 溶栓禁忌（有出血或颅内出血风险）；d. 来院较晚（发病＞3h）；e. 疑似为 STEMI。

（3）补救性 PCI　溶栓治疗后仍有明显胸痛，抬高的 ST 段无明显降低者，应尽快进行冠状动脉造影，如显示 TIMI 0～Ⅱ 级血流，说明相关动脉未再通，宜立即施行补救性 PCI。

（4）溶栓后再通者的 PCI　溶栓治疗成功的患者，如无缺血复发表现，可在 7～10d 后行冠状动脉造影，如残留的狭窄病变适宜于 PCI，可行 PCI 治疗。

六、标准护理管理流程

见图 10-3。

七、心脏康复指导

① 根据患者住院期间诊断病情、治疗情况，3 个月后到门诊做心肺运动试验评估，根据医师开具的运动处方，实施 Ⅱ 期康复；出院后持续 3～6 个月有监督的运动训练阶段，出院后 3 个月内恢复日常生活，选择适合自己的有规律的运动项目，避免剧烈运动，避免运动量过大导致疲劳。

② 饮食选择。低盐、低脂、低胆固醇、高维生素饮食，减少饮食中总脂肪、饱和脂肪酸及胆固醇的摄入。多食新鲜蔬菜、水果，少食过咸、过甜、油炸、动物脂肪、动物内脏等食物。

③ 吸烟患者戒烟，要彻底戒烟，吸二手烟的患者，不要暴露在抽烟的环境；保持理想体重，体重指数应控制在 18.5～24.9kg/m²，腰围男性应＜102cm，女性应＜89cm。

④ 告知积极治疗高血压、高脂血症、糖尿病等疾病。低密度脂蛋白胆固醇控制水平是应＜1.4mmol/L 或降幅≥50％。尽可能将血压控制到 140/90mmHg 以下，伴有糖尿病、明显靶器官损害者应尽可能控制在 130/80mmHg 以下。血糖控制目标接近 6.1mmol/L，必须＜10mmol/L。糖化血红蛋白控制在 7％ 以下。

⑤ 指导患者学会自我心理调适，保持心平气和，避免情绪激动，掌握心理调节方法。

⑥ 指导患者坚持遵医嘱服用抗栓药物，不得随意增减药物剂量，注意观察药物不良反应，发现异常，定期复查。

⑦ 若出现大便颜色、尿液异常以及牙龈、口腔、皮肤黏膜有出血倾向，及时到医院复查。

⑧ 告知患者当服用阿司匹林出现胃部不适症状时，及时就医，遵医嘱服用质子泵抑制剂和胃黏膜保护剂。

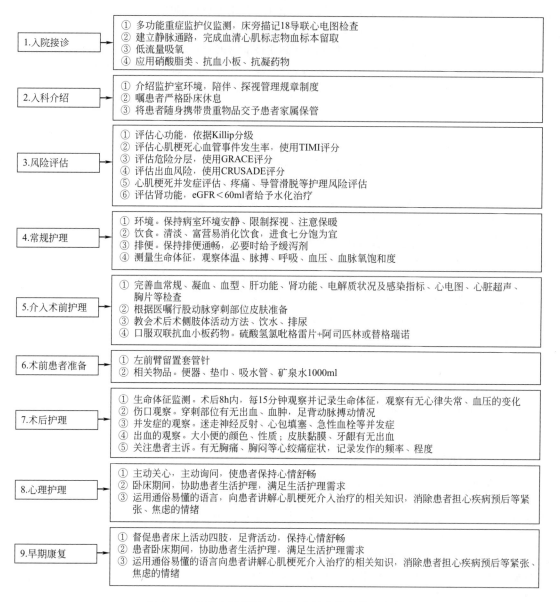

1.入院接诊	① 多功能重症监护仪监测，床旁描记18导联心电图检查 ② 建立静脉通路，完成血清心肌标志物血标本留取 ③ 低流量吸氧 ④ 应用硝酸脂类、抗血小板、抗凝药物
2.入科介绍	① 介绍监护室环境，陪伴、探视管理规章制度 ② 嘱患者严格卧床休息 ③ 将患者随身携带贵重物品交予患者家属保管
3.风险评估	① 评估心功能，依据Killip分级 ② 评估心肌梗死心血管事件发生率，使用TIMI评分 ③ 评估危险分层，使用GRACE评分 ④ 评估出血风险，使用CRUSADE评分 ⑤ 心肌梗死并发症评估、疼痛、导管滑脱等护理风险评估 ⑥ 评估肾功能，eGFR＜60ml者给予水化治疗
4.常规护理	① 环境。保持病室环境安静、限制探视、注意保暖 ② 饮食。清淡、富营易消化饮食，进食七分饱为宜 ③ 排便。保持排便通畅，必要时给予缓泻剂 ④ 测量生命体征，观察体温、脉搏、呼吸、血压、血脉氧饱和度
5.介入术前护理	① 完善血常规、凝血、血型、肝功能、肾功能、电解质状况及感染指标、心电图、心脏超声、胸片等检查 ② 根据医嘱行股动脉穿刺部位皮肤准备 ③ 教会术后术侧肢体活动方法、饮水、排尿 ④ 口服双联抗血小板药物。硫酸氢氯吡格雷片+阿司匹林或替格瑞诺
6.术前患者准备	① 左前臂留置套管针 ② 相关物品。便器、垫巾、吸水管、矿泉水1000ml
7.术后护理	① 生命体征监测。术后8h内，每15分钟观察并记录生命体征，观察有无心律失常、血压的变化 ② 伤口观察。穿刺部位有无出血、血肿，足背动脉搏动情况 ③ 并发症的观察。迷走神经反射、心包填塞、急性血栓等并发症 ④ 出血的观察。大小便的颜色、性质；皮肤黏膜、牙龈有无出血 ⑤ 关注患者主诉。有无胸痛、胸闷等心绞痛症状，记录发作的频率、程度
8.心理护理	① 主动关心，主动询问，使患者保持心情舒畅 ② 卧床期间，协助患者生活护理，满足生活护理需求 ③ 运用通俗易懂的语言，向患者讲解心肌梗死介入治疗的相关知识，消除患者担心疾病预后等紧张、焦虑的情绪
9.早期康复	① 督促患者床上活动四肢，足背活动，保持心情舒畅 ② 患者卧床期间，协助患者生活护理，满足生活护理需求 ③ 运用通俗易懂的语言向患者讲解心肌梗死介入治疗的相关知识，消除患者担心疾病预后等紧张、焦虑的情绪

图 10-3　急性心肌梗死介入治疗标准护理管理流程

第二节　经导管主动脉瓣膜置入术标准护理管理

一、概述

经导管主动脉瓣膜置入术（TAVI）指经导管在主动脉根部置入一个带有生物瓣的主动脉支架以替代自身狭窄的主动脉瓣。根据导管入路分经心尖和经大动脉（股动脉/锁骨下动脉）径路两种，前者为主要手术径路，在股-髂动脉及主动脉弓等大动脉入路不适宜时可选择后者。

自2002年第1例经导管置入人工主动脉瓣膜至今，全世界已有超过8万例患者接受了TAVI手术。目前该技术飞速发展，手术路径、人工瓣膜、操作系统均有明显进步和改良，多个旨在评价该技术的长期安全性、有效性的临床试验相继开展，并已取得了令人鼓舞的初步结果。根据这些结果，2012 年欧美发布了该技术的专家共识。2010 年以来国内多家医学中心陆续引入了本技术，为后续广泛开展进行了有益的探索。

2011 年 2 月笔者所在中心成功开展了该项目，为全军首例，成功完成 2 例手术（图 10-4）。

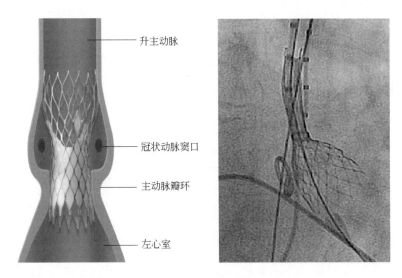

升主动脉

冠状动脉窦口

主动脉瓣环

左心室

图 10-4　主动脉支架置入

二、技术简介

随着老龄化社会的发展趋势，老年瓣膜退行性病变患者发病率不断增加，其中主动脉瓣狭窄已逐渐成为这一人群最常见的心脏瓣膜疾病。对严重主动脉瓣狭窄患者，外科主动脉瓣置换术曾经是唯一可以延长生命的治疗手段，但老年患者常因高龄、体质弱、病变重或合并其他疾病而禁忌手术。发达国家的统计表明，约 1/3 的重度主动脉瓣狭窄患者因为手术风险高或有禁忌证而无法接受传统的外科开胸手术。对于这些高危或有心外科手术禁忌的患者，现在经导管主动脉瓣置换术则可以作为一种有效的治疗手段。TAVI 最早开始于 2002 年。新近研究表明，对不能手术的严重主动脉瓣狭窄患者，TAVI 与药物治疗相比可降低病死率 46%，并显著提高患者生活质量。

三、手术适应证

① 高龄，年龄＞70 岁；病变为单纯性；合并其他基础疾病、严重瓣膜钙化等开胸手术风险较大的患者。Logistic EuroScore 评分系统预测患者外科开胸手术死亡率≥20% 和（或）STS 评分系统预测死亡率≥10% 时。

② 有严重症状的三叶式主动脉瓣狭窄患者、二叶式主动脉瓣狭窄患者进行经皮瓣膜置入术时，有可能会因人工瓣膜位置不当，增加并发症的发生率，目前并不推荐使用。

四、手术过程

（1）顺行法　经静脉穿刺房间隔经左心房-二尖瓣-左心室途径。手术时快速右心室起搏后（220 次/分的频率临时起搏右心室降低心排血量，快速右心室起搏以减少主动脉血流，保持人工瓣膜理想位置后迅速扩张球囊 15s）。顺行法容易通过主动脉瓣，心脏搏动对支架瓣膜影响小、定位准确，可用于伴严重的周围动脉硬化的患者，避免动脉并发症的发生。但术中需要穿刺房间隔，操作技术复杂，导管技能要求高，可能造成二尖瓣的损伤；因长期机械应力作用于支架及周围组织，有导致瓣周漏的可能。

（2）逆行法　经动脉穿刺-主动脉。逆行法操作相对简单，适用于主动脉瓣反流患者。支架球囊常难以通过严重狭窄的主动脉瓣口，而且不能置入较大的支架瓣膜，对严重周围动脉硬化的患者易引起血栓栓塞。

五、手术并发症

① 缓慢性心律失常、心肌梗死、大出血、心脏压塞。

② 卒中或短暂性脑缺血发作。

③ 瓣周漏、冠状动脉阻塞、瓣膜支架脱落。

④ 穿刺部位并发症，如腹膜后血肿、髂/股动脉夹层、假性动脉瘤。

六、标准护理管理流程

见图 10-5。

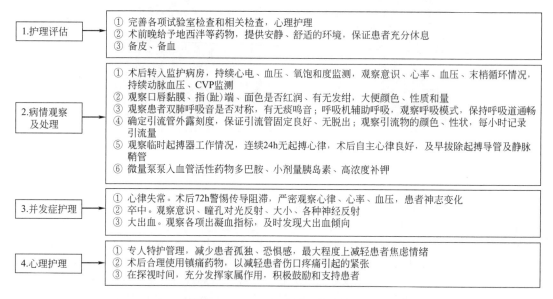

1.护理评估	① 完善各项试验室检查和相关检查，心理护理 ② 术前晚给予地西泮等药物，提供安静、舒适的环境，保证患者充分休息 ③ 备皮、备血
2.病情观察 及处理	① 术后转入监护病房，持续心电、血压、氧饱和度监测，观察意识、心率、血压、末梢循环情况，持续动脉血压、CVP监测 ② 观察口唇黏膜、指(趾)端、面色是否红润、有无发绀，大便颜色、性质和量 ③ 观察患者双肺呼吸音是否对称，有无痰鸣音；呼吸机辅助呼吸，观察呼吸模式，保持呼吸道通畅 ④ 确定引流管外露刻度，保证引流管固定良好、无脱出；观察引流物的颜色、性状，每小时记录引流量 ⑤ 观察临时起搏器工作情况，连续24h无起搏心律，术后自主心律良好，及早拔除起搏导管及静脉鞘管 ⑥ 微量泵泵入血管活性药物多巴胺、小剂量胰岛素、高浓度补钾
3.并发症护理	① 心律失常。术后72h警惕传导阻滞，严密观察心律、心率、血压，患者神志变化 ② 卒中。观察意识、瞳孔对光反射、大小、各种神经反射 ③ 大出血。观察各项出凝血指标，及时发现大出血倾向
4.心理护理	① 专人特护管理，减少患者孤独、恐惧感，最大程度上减轻患者焦虑情绪 ② 术后合理使用镇痛药物，以减轻患者伤口疼痛引起的紧张 ③ 在探视时间，充分发挥家属作用，积极鼓励和支持患者

图 10-5　TAVI 标准护理管理流程

第三节　射频消融术标准护理管理

一、概述

心脏射频消融术是将电极导管经静脉或动脉血管送入心腔特定部位，释放射频电流导致局部心内膜及心内膜下心肌凝固性坏死，达到阻断快速心律失常异常传导束和起源点的介入性技术（图 10-6）。

二、适应证

① 房室折返型心动过速（预激综合征）。

② 房室结折返型心动过速。

③ 心房扑动。

④ 房性心动过速。

⑤ 室性期前收缩。

⑥ 室性心动过速。

⑦ 心房颤动。

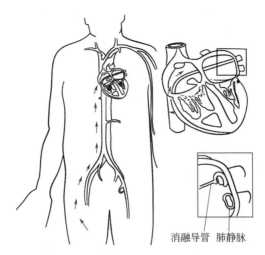

消融导管 肺静脉

图 10-6 心脏射频消融术

三、射频导管消融的方法

（1）电生理检查 应用于明确心律失常的起源处及其发生机制。主要由两部分组成：一是将电极导管安放在心脏的任何部位，记录该部位电极波，记录心脏内电活动；二是在心脏内不同部位进行电刺激，观察不同部位电活动的反应。

（2）选用导管引入射频电流 消融左侧房室旁路时，左心室来源室性期前收缩，室性心动过速需要行股动脉穿刺，导管经股动脉逆行置入；消融右侧房室旁路或改良房室结时，导管经股静脉置入。

四、并发症

（1）穿刺相关并发症 局部血肿、动静脉瘘、假性动脉瘤、气胸、穿刺局部的神经损伤等。

（2）术中并发症 房室传导阻滞、心肌穿孔、心脏压塞、瓣膜损伤、血管夹层、心房-食管瘘、肺静脉狭窄、急性肺栓塞、导管打结、断裂、迷走神经反射等。

（3）术后并发症 血栓形成及血栓性静脉炎、肺动脉栓塞、肢体动脉栓塞、迟发性完全性房室传导阻滞、迟发性心脏压塞、术后心动过速复发。

（4）对比剂过敏和对比剂肾病 心房颤动消融时需做肺静脉造影，需对比剂量 30～40ml，左心室流出道室性期前收缩消融前需行冠状动脉造影。

五、标准护理管理流程

见图 10-7。

六、健康指导

① 术后 1～2 周可进行相对正常的生活和工作，1 个月内应避免重体力劳动或运动，1～2 个月后可恢复完全正常的生活和工作。

② 注意观察动脉或静脉穿刺处有无红肿、出血等情况，保持清洁干燥，避免感染。

③ 术后 3 个月内可能出现心律失常，需遵医嘱服用抗心律失常药。

④ 根据病情抗凝治疗 1～3 个月。

⑤ 如有胸闷、胸痛、气慌、气短及咳嗽、疲劳等不适症状出现，应立即停止运动，及时就医。

七、术后复查注意事项

① 出院后嘱患者观察是否有心悸症状，必要时行心电图或动态心电图检查，心房颤动消融后 3 个月行动态心电图检查。

② 1 年后再复查，必要时复查胸部 X 线片、超声心动图、动态心电图及甲状腺功能、凝血功能等，如突然出现心悸、胸闷、气短等症状应及时到医院复查。

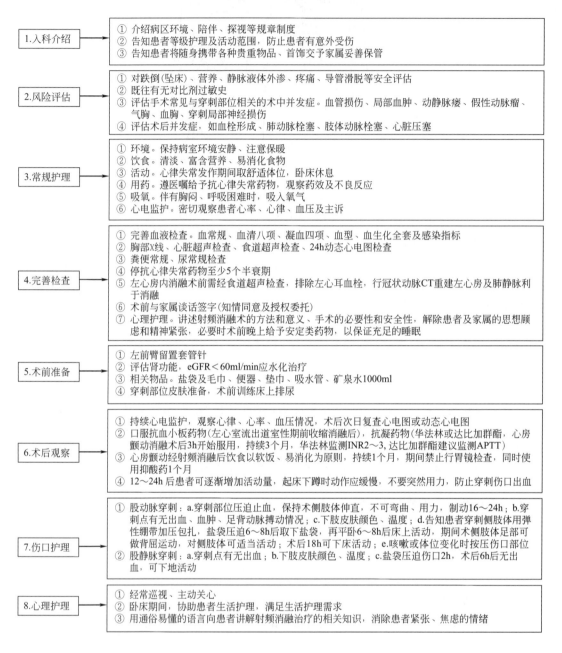

图 10-7　射频消融术标准护理管理流程

<h2>第四节　心脏起搏器置入术标准护理管理</h2>

一、概述

心脏起搏器是一种医用电子仪器，它通过发放一定形式的电脉冲刺激心脏，使之激动和收缩，即模拟正常心脏的冲动形成和传导，以治疗由于某些心律失常所致的心脏功能障碍。心脏起搏器由脉冲发生器和起搏电极导线组成。根据起搏器应用的方式分为：临时心脏起搏器（采用体外携带式起搏器）和置入式心脏起搏器（起搏器一般埋在患者胸部的皮下组织内）（图 10-8）。

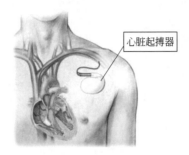

心脏起搏器

图 10-8　心脏起搏系统

二、起搏器的功能及类型

1. 起搏器命名代码

为使日益增多的起搏器的命名统一，目前广泛使用 1987 年由北美起搏电生理学会（NASPE）与英国起搏和电生理组织（BPEG）共同制定起搏器编码，即 NBG 代码（表10-1）命名不同类型的起搏产品，这套编码由 5 位英文字母组成。由于起搏器技术进展迅速，代码规则从出现至今已经有很大的改变，第 4 位和第 5 位的代码现在已少用或弃用。

表 10-1　**NBG 起搏器代码**（北美起搏电生理学会与英国起搏和电生理组织，1987）

第 1 位 起搏心腔	第 2 位 感知心腔	第 3 位 感知后反应方式	第 4 位 程控功能	第 5 位 其他
A 心房	O 无	O 无	O 无	
V 心室	A 心房	I 抑制	P 简单程控	
D 心房＋心室	V 心室	T 触发	M 多程控功能	略
S 心房或心室	D 心房＋心室	D 双重(I+T)	C 遥测	
	S 心房或心室		R 频率应答	

2. 起搏器的功能类型

（1）心房按需（AAI）型单腔起搏器　此型起搏器电极置于心房。起搏器按规定的周长或频率发放脉冲起搏心房，并下传激动心室，以保持心房和心室的顺序收缩。如果有自身的心房搏动，起搏器能感知自身的 P 波，其起搏脉冲被自动抑制而不发放（图 10-9）。

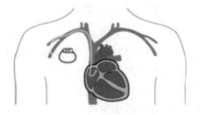

图 10-9　AAI 型单腔起搏器

（2）心室按需（VVI）型单腔起搏器　起搏器电极置于心室。起搏器按规定的周长或频率发放脉冲起搏心室，如果有自身的心搏，起搏器能感知自身心搏的 QRS 波，其起搏脉冲被自动抑制而不发放。但此型起搏器只保证心室起搏节律（图 10-10）。

（3）双腔（DDD）起搏器　此型起搏器心房和心室都放置电极。如果自身心率慢于起搏器的低限频率，导致心室传导功能有障碍，则起搏器感知 P 波触发心室起搏。如果心房的自身频率过缓，但房室传导功能良好，则起搏器起搏心房，并下传心室，双腔起搏器总能保持心房和心室得到同步、顺序、协调的收缩（图 10-11）。

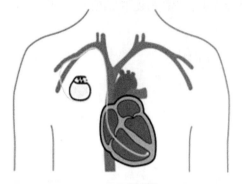
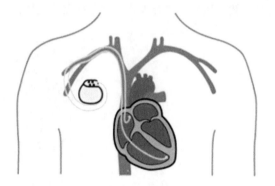

图 10-10　VVI 型单腔起搏器　　　　图 10-11　DDD 型起搏器

（4）频率应答型起搏器　此型起搏器的起搏频率能根据机体对心排血量（即对需氧量）的要求而自动调节适应，起搏频率加快，则心排血量相应增加，满足机体生理需要，目前使用的频率自适应起搏器，多数是体动型的，也有一部分是每分通气量型的。具有频率自适应的 VVI 起搏器，称为 VVIR 型；具有频率自适应的 AAI 起搏器，称为 AAIR 型；具有频率自适应的 DDD 起搏器，称为 DDDR 型。其中 AAI 型起搏器、DDD 起搏器、频率自适应起搏器都属于生理性起搏器。

（5）三腔起搏器　心脏再同步治疗（CRT）心力衰竭又称为双心室起搏治疗心力衰竭，主要用于纠正由于双心室及左心室内收缩不同步引发的心力衰竭（图 10-12）。

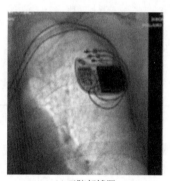
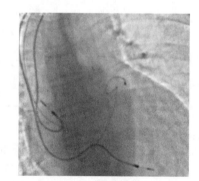

(a) 三腔起搏器　　　　　　　　　　(b) 电极位置

图 10-12　三腔起搏器

（6）置入式心律转复除颤器（ICD）　其应用和发展已经对心脏性猝死的治疗产生了深远的影响，ICD 具备除颤、复律、抗心动过速起搏及抗心动过缓起搏等功能，能明显降低心源性猝死（SCD）高危患者的病死率，是目前防止心源性猝死最有效的方法。

一般情况下，起搏器应用与选择的原则为：①窦房结功能障碍而房室功能正常者，以 AAI 最佳；②完全性房室传导阻滞而窦房结功能正常者，以 VVI 最好；③窦房结功能及房室传导均有障碍者，宜选用 DDD；④需从事中度及重度体力劳动者，应考虑加用频率自适应功能。

三、适应证

① 伴有临床症状的任何水平的完全或高度房室传导阻滞。

② 伴有症状的束支-分支水平阻滞，间歇性 II 型房室传导阻滞。

③ 病态窦房结综合征或房室传导阻滞，有明显临床症状或虽无症状，但逸搏心率<40 次/分或心脏停搏时间>3s。

④ 有窦房结功能障碍或房室传导阻滞的患者，必须采用具有减慢心率作用的药物治疗时，应置入起搏器。

⑤ 颈动脉窦过敏综合征及神经介导性晕厥，为反复发作的由颈动脉窦刺激或压迫导致的心室停搏＞3s 所致的晕厥。

⑥ 药物治疗效果不满意的顽固性心力衰竭。

近年来，随着起搏新技术的不断研发，起搏器治疗的适应证不断扩展，如预防和治疗心房颤动、长 Q-T 间期综合征的恶性室性心律失常，辅助治疗梗阻性肥厚型心肌病。

四、并发症

① 伤口出血或血肿形成。

② 囊袋伤口破裂和感染。

③ 血性胸腔积液或气胸。

④ 心肌穿孔。

⑤ 静脉血栓或气栓。

⑥ 电极导线移位。

⑦ 电极导线损伤和断裂。

⑧ 脉冲发生器故障。

五、手术方法

① 单腔起搏器将电极导线从头静脉、锁骨下静脉或颈内静脉跨越三尖瓣送入右心室内嵌入肌小梁中，脉冲发生器多埋藏在胸壁胸大肌前皮下组织中。

② 双腔起搏器一般将心房起搏电极导线顶端置于右心房，心室起搏电极置于右心室。

③ 三腔起搏器如行双心房起搏，则将左心房电极放在冠状窦内；如行心脏再同步治疗（双心室），左心室电极经过冠状窦放置在左心室侧壁冠状静脉处。

六、围术期护理

（一）术前护理

1. 常规术前护理

① 术前 1d 进行皮肤准备：包括双侧腋下、颈胸部及会阴部的皮肤。

② 遵医嘱给予抗生素皮试。术前 1h 输注抗生素（青霉素或一代头孢）。术前评估肾功能（CRT 术中需行冠状动脉造影，标记冠状窦）。

③ 术前一晚练习床上排便、排尿及洗澡，嘱患者充分休息，必要时可使用镇静催眠药物协助其入睡。

④ 置入 CRT 患者存在心功能不全，术前需纠正心力衰竭，保证患者能耐受平卧 4h，以保证手术顺利进行。

⑤ 术晨可进适量易消化饮食，并嘱其进手术室前排空大、小便。

⑥ 术前在前臂留置套管针，建立静脉通路（起搏器置入的对侧），以保证术中用药。

⑦ 备好心电监护仪、吸氧装置等急救设备。

2. 心理护理

术者主动与患者交流，用通俗易懂的语言介绍安装起搏器的意义及术后的效果，向其介绍该技术的先进性及安全性，必要时请已接受此项治疗的患者进行现身说法，以消除患者的心理负担，增强对治疗的信心。此项手术费用较高，需向患者交代所需大致费用。

（二）术中配合

① 严密监测心率、心律、呼吸及血压的变化，发现异常立即通知医师。

② 关注患者的感受，了解患者术中疼痛情况及其他不适主诉，并做好安慰、解释工作，帮助患者顺利配合手术。

（三）术后护理

（1）体位及活动　术后返回病房，将患者平移至床上，取平卧位，术侧肢体肩关节及上肢制动，禁止外展、抬高，以防电极移位、脱落，伤口处给予弹性绷带加压包扎，观察术口处敷料有无渗血，周围皮肤及术侧肢体有无红肿、皮下淤血等，术后可适当摇高床头 $15°\sim30°$，术后 24h 拆除弹性绷带，如无不适症状，可下床活动，以免卧床时间过长，导致发生肺部感染及静脉血栓等。

（2）生命体征观察　术后遵医嘱给予持续心电、血压监护，注意患者生命体征的变化，尤其是心率、心律的变化，有无电极脱位，评估起搏器起搏与感知功能是否良好，如有异常及时通知医师处理，监测体温变化，常规应用抗生素 7d，预防感染。

（3）手术伤口的护理　伤口局部以盐袋加压 6h，弹性绷带包扎 24h，保持切口处皮肤清洁干燥，严格无菌操作，术后 24h 换药 1 次，之后根据伤口情况每天换药 1～2 次，观察起搏器囊袋有无肿胀，观察术口有无红肿、疼痛、渗血、渗液，皮肤变暗发紫、波动感等，及时发现出血、感染迹象。如伤口愈合良好，术后第 7 天拆线。

（4）饮食及排便护理　术后可正常饮水及进食，给予清淡、易消化、富含维生素、蛋白质食物，以促进术口愈合，同时给予进食适量粗纤维素的食物，保持排便通畅。

七、标准护理管理流程

见图 10-13。

八、起搏器使用指导

（1）使用知识指导　告知患者起搏器的设置频率（一般情况下均设置为 70 次/分）及平均使用年限。指导其妥善保管好起搏器登记卡（有起搏器型号、有关参数、安装日期、品牌等），外出时随身携带，便于出现意外时为诊治提供信息。如患者需行外科手术使用电刀，则术前需将起搏模式改为 DOO 模式（无感知模式），术后及时恢复 DDD 模式。

（2）使用注意事项　告知患者应避免到磁场和高电压的场所（如磁共振、激光、变电站等），但家庭生活用电一般不影响起搏器工作。嘱患者一旦接触某种环境或电器后出现胸闷、头晕等不适，应立即离开现场或不再使用该种电器。随着技术的不断更新，目前移动电话对起搏器的干扰作用很小，推荐平时将移动电话放置在距离起搏器至少 15cm 的口袋内，拨打或接听电话时使用放置起搏器对侧肢体。乘飞机、火车安检前主动出示起搏器置入登记卡（起搏器身份证）。

（3）病情监测　指导教会患者每天自测脉搏 2 次，出现脉率比设置频率低 10% 或再次出现安装起搏器前的症状应及时就医。不要抚弄起搏器置入部位。自行检查该部位有无红、肿、热、痛等炎症或出血现象，出现不适应立即就医。

（4）运动指导　术后 3 个月内，术侧肢体及肩关节避免做剧烈活动，装有起搏器的一侧上肢应避免做用力过度或幅度过大的动作（如打网球、举重物等），以免影响起搏器功能或使电极脱落，一般日常活动不受影响，适度的体育锻炼如散步、慢跑均可。之后选择登山、游泳、跳舞、打太极拳等运动，但活动不宜剧烈。

（5）起搏器监测指导　置入起搏器后的随访时间与患者不适主诉、置入的起搏器类型有关。一般要求置入后 1 个月、3 个月、6 个月各随访 1 次，以后每 3 个月至半年随访 1 次，接近起搏器使用年限时，应缩短随访间隔时间，改为每月至少 1 次，在电池耗尽之前及时更换起搏器。

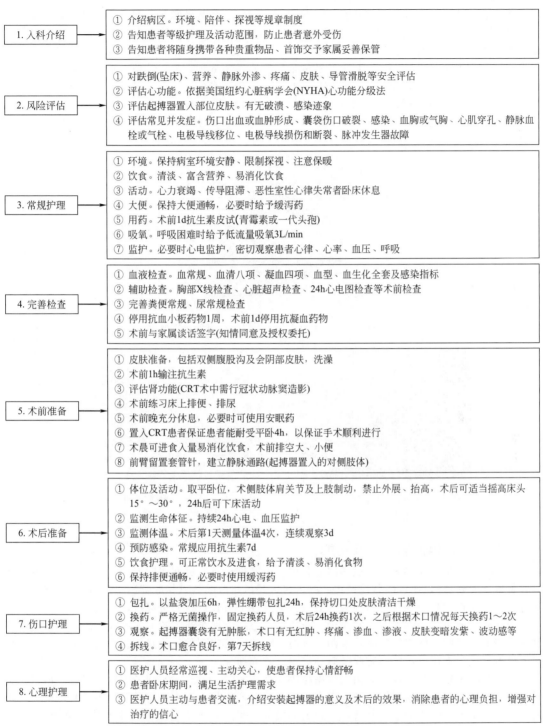

1. 入科介绍	① 介绍病区。环境、陪伴、探视等规章制度
	② 告知患者等级护理及活动范围，防止患者意外受伤
	③ 告知患者将随身携带各种贵重物品、首饰交予家属妥善保管

2. 风险评估	① 对跌倒(坠床)、营养、静脉外渗、疼痛、皮肤、导管滑脱等安全评估
	② 评估心功能。依据美国纽约心脏病学会(NYHA)心功能分级法
	③ 评估起搏器置入部位皮肤。有无破溃、感染迹象
	④ 评估常见并发症。伤口出血或血肿形成、囊袋伤口破裂、感染、血胸或气胸、心肌穿孔、静脉血栓或气栓、电极导线移位、电极导线损伤和断裂、脉冲发生器故障

3. 常规护理	① 环境。保持病室环境安静、限制探视、注意保暖
	② 饮食。清淡、富含营养、易消化饮食
	③ 活动。心力衰竭、传导阻滞、恶性室性心律失常者卧床休息
	④ 大便。保持大便通畅，必要时给予缓泻药
	⑤ 用药。术前1d抗生素皮试(青霉素或一代头孢)
	⑥ 吸氧。呼吸困难时给予低流量吸氧3L/min
	⑦ 监护。必要时心电监护，密切观察患者心律、心率、血压、呼吸

4. 完善检查	① 血液检查。血常规、血清八项、凝血四项、血型、血生化全套及感染指标
	② 辅助检查。胸部X线检查、心脏超声检查、24h心电图检查等术前检查
	③ 完善粪便常规、尿常规检查
	④ 停用抗血小板药物1周，术前1d停用抗凝血药物
	⑤ 术前与家属谈话签字(知情同意及授权委托)

5. 术前准备	① 皮肤准备，包括双侧腹股沟及会阴部皮肤，洗澡
	② 术前1h输注抗生素
	③ 评估肾功能(CRT术中需行冠状动脉窦造影)
	④ 术前练习床上排便、排尿
	⑤ 术前晚充分休息，必要时可使用安眠药
	⑥ 置入CRT患者保证患者能耐受平卧4h，以保证手术顺利进行
	⑦ 术晨可进食入量易消化饮食，术前排空大、小便
	⑧ 前臂留置套管针，建立静脉通路(起搏器置入的对侧肢体)

6. 术后准备	① 体位及活动。取平卧位，术侧肢体肩关节及上肢制动，禁止外展、抬高，术后可适当摇高床头15°～30°，24h后可下床活动
	② 监测生命体征。持续24h心电、血压监护
	③ 监测体温。术后第1天测量体温4次，连续观察3d
	④ 预防感染。常规应用抗生素7d
	⑤ 饮食护理。可正常饮水及进食，给予清淡、易消化食物
	⑥ 保持排便通畅，必要时使用缓泻药

7. 伤口护理	① 包扎。以盐袋加压6h，弹性绷带包扎24h，保持切口处皮肤清洁干燥
	② 换药。严格无菌操作，固定换药人员，术后24h换药1次，之后根据术口情况每天换药1～2次
	③ 观察。起搏器囊袋有无肿胀，术口有无红肿、疼痛、渗血、渗液、皮肤变暗发紫、波动感等
	④ 拆线。术口愈合良好，第7天拆线

8. 心理护理	① 医护人员经常巡视、主动关心，使患者保持心情舒畅
	② 患者卧床期间，满足生活护理需求
	③ 医护人员主动与患者交流，介绍安装起搏器的意义及术后的效果，消除患者的心理负担，增强对治疗的信心

图 10-13 心脏起搏器置入术标准护理管理流程

第五节 无导线起搏器置入术标准护理管理

一、概述

心脏置入永久起搏器是治疗缓慢性心律失常最为有效的方法之一。传统的心脏起搏器置入，需要将手表样大小的起搏装置埋入皮下，经过皮下血管，将导线放入心脏内，感知心电变化，实施电脉冲起搏。由于导线的存在和起搏装置相对较大，很容易出现导线断裂、皮下感染、败血症、皮肤破溃等并发症。2013年在澳地利置入了世界上第一例无导线起搏器。无导线起搏器是将发生器与起搏电极合为一体，以微缩胶囊的形式直接将起搏器置入患者心腔内部，无需经静脉置入心内膜导线，更无须皮下切口和囊袋，减少了囊袋带来的手术复杂性和相关发症，具有操作简易、微创、无须囊袋等特点。无导线起搏器Micra，体积较传统起搏器减少93％，只有1.73g，只有普通维生素胶囊大小（图10-14～图10-16）。2019年12月27日，笔者所在中心成功开展了首例无导线起搏器Micra。

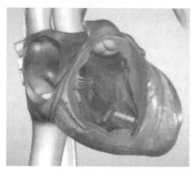

图 10-14 无导线起搏器置入心脏的位置

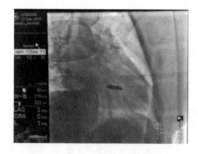

图 10-15 无导线起搏器 Micra
置入到心肌

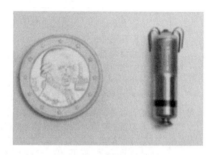

图 10-16 无导线起搏器 Micra 体积
仅 0.8ml，重量 1.73g

二、无导线起搏器类型及功能

（1）超声能量介导的无导线起搏器 利用超声能量进行心脏起搏的原理，即在体表置入超声发射装置（发射器），通过静脉途径在心脏内置入超声接收装置（接收器），接收器可以接收发射器透过胸壁发送的超声能量并转换为电能量（即脉冲电流）进行心脏起搏。

（2）电磁能量介导的无导线起搏器 磁能量行心脏起搏是通过置入人心前区皮下的发射器将磁能量传导至心腔内的电极接收器线圈，进而接收器将接收到的磁能量转换为交变电流，经整流和电容整形成为近似方波的心脏起搏脉冲进行心脏起搏。

（3）微型无导线起搏器 无论是利用超声还是磁能量，虽然都实现了无导线起搏，但仍然需要为能量的来源装置（发射器）制作囊袋。把电池整合入脉冲发生器的微型无导线起搏器，无疑能进一步减少囊袋带来的手术复杂性和相关并发症。另外，由于直接采用了传统电刺激的方法，因而也避免了间接的能量转换。

三、无导线起搏器与传统起搏器区别（表10-2）

表 10-2 无导线起搏器与传统起搏器区别

特性	有导线起搏器	微型无导线起搏器
置入过程	外科手术制作囊袋＋导线	股静脉穿刺递送

续表

特性	有导线起搏器	微型无导线起搏器
置入时间	30～40min	15～20min(进出导管的时间)
X线曝光	置入离X线球管近	置入离X线球管更远
连接	导线和机壳连接	无须
装置在血液系统中(长期)	是的(导线)	无须(无导线)
通过三尖瓣(长期)	是的(导线)	无须(无导线)
系统移除	移除过程对医师和患者而言都是困难而存在风险的	工具和使用都十分轻松
寿命	100%起搏约11.9年 75%起搏约12.5年 50%起搏约13.3年	100%起搏约9.3年 75%起搏约11.0年 50%起搏约13.4年
更换	通过囊袋	通过股静脉:移除+新置入 选择另一个相邻的置入
兼容MRI	影响影像	不影响

四、无导线起搏器的特点

1. 优点

① 创伤小，经皮穿刺导管置入，无须外科手术制作囊袋，不影响患者外观。

② 适用于MRI检查。

③ 急慢性并发症减少，血管相关并发症减少，更少的手术感染机会，无起搏器囊袋及导线相关并发症。

④ 适用于高龄老年人，低体重以及三尖瓣重度反流无法置入传统起搏器的患者。

⑤ 卧床时间短，术后并发症少，舒适度高，不影响双上肢活动，住院时间缩短。

2. 不足

① 目前所有的无导线起搏器均为心室单腔（微型无导线起搏器）或双室起搏（左心室仅有超声能量传输和方式），尚无传统的DDD起搏模式，这可能导致房室失同步的非生理性起搏增加。

② 经体表无线能量传输的最大不足在于能量的损耗。超声能量在产生、传输、转换至电信号的过程中，能量利用率仅有0.03%～0.07%。高能量损耗意味着需要更多的能量输出，即临床上可能更大的器械或更频繁的器械更换。

③ 目前无导线起搏器临床应用刚起步，缺乏足够临床证据证实其长期应用的真正利弊，需要今后大规模的临床研究。

④ 由于除颤电极与普通起搏电极的结构与工作机制差异较大，目前无导线起搏技术尚不能应用于除颤。

五、手术方法

微型无导线起搏器，由股静脉进行穿刺，将导丝放置于上腔静脉，扩张鞘管沿着导丝放入右心房位置，沿着扩张鞘管放入起搏递送系统，起搏系统位置到位后，使用外置程控仪器设置参数。

六、标准护理管理流程

见图10-17。

七、病例介绍

患者，女性，68岁，拟行乳腺癌根治术，但患者有间歇性窦性停搏，最长停搏间期可长5s，平素经常有头晕、黑矇症状，符合置入永久起搏器指征。但采取传统方法置入起搏器，囊袋的位置恰好位于乳腺癌手术区域，会影响乳腺手术进行，为确保患者安全及乳腺癌根治手术顺利进行，为患者进行了无导线起搏器 Micra 置入术。经股静脉穿刺，手术仅历时 30min 即完成了起搏器置入，患者术中无疼痛等不适感，术后心电监护 12h，起搏器程控检查各项参数工作良好，第 2 天患者即可下床活动，无术后并发症。

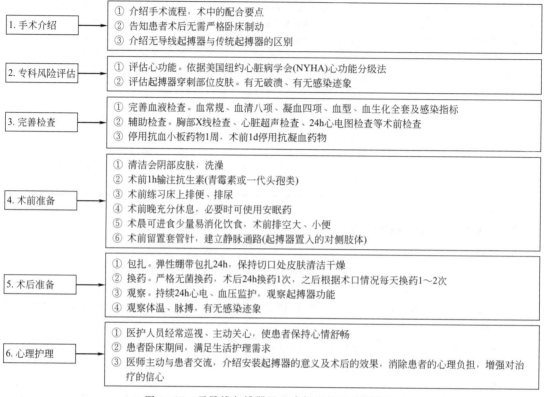

1. 手术介绍	① 介绍手术流程，术中的配合要点 ② 告知患者术后无需严格卧床制动 ③ 介绍无导线起搏器与传统起搏器的区别
2. 专科风险评估	① 评估心功能。依据美国纽约心脏病学会(NYHA)心功能分级法 ② 评估起搏器穿刺部位皮肤。有无破溃、有无感染迹象
3. 完善检查	① 完善血液检查。血常规、血清八项、凝血四项、血型、血生化全套及感染指标 ② 辅助检查。胸部X线检查、心脏超声检查、24h心电图检查等术前检查 ③ 停用抗血小板药物1周，术前1d停用抗凝血药物
4. 术前准备	① 清洁会阴部皮肤，洗澡 ② 术前1h输注抗生素(青霉素或一代头孢类) ③ 术前练习床上排便、排尿 ④ 术前晚充分休息，必要时可使用安眠药 ⑤ 术晨可进食少量易消化饮食，术前排空大、小便 ⑥ 术前留置套管针，建立静脉通路(起搏器置入的对侧肢体)
5. 术后准备	① 包扎。弹性绷带包扎24h，保持切口处皮肤清洁干燥 ② 换药。严格无菌换药，术后24h换药1次，之后根据术口情况每天换药1～2次 ③ 观察。持续24h心电、血压监护，观察起搏器功能 ④ 观察体温、脉搏，有无感染迹象
6. 心理护理	① 医护人员经常巡视、主动关心，使患者保持心情舒畅 ② 患者卧床期间，满足生活护理需求 ③ 医师主动与患者交流，介绍安装起搏器的意义及术后的效果，消除患者的心理负担，增强对治疗的信心

图 10-17　无导线起搏器置入术标准护理管理流程

第六节　肾动脉狭窄介入术标准护理管理

一、概述

肾动脉狭窄（RAS）是指一侧或双侧肾动脉主干或肾动脉主要分支狭窄，从而引起肾实质病变、继发性高血压、肾功能不全等一类疾病。动脉硬化、大动脉炎、肌纤维发育不良是 RAS 的常见病因（图 10-18）。自 1978 年 Gruntzig 等首次应用介入治疗技术治疗肾动脉狭窄以来，介入技术中经皮穿刺肾动脉成形术（PTRA）和经皮穿刺肾动脉成形术＋肾动脉支架置入术（PTRA＋STENT）等已经成为治疗肾动脉性高血压的重要手段，后广泛用于治疗各种原因引起的肾动脉狭窄，特别是应用于肾动脉腔内支架置入术，使其逐渐成为外科肾动脉重建术重要替代方法（图 10-19）。我国高血压患者中肾动脉狭窄约占 0.4％，其中大动脉炎引起肾动脉狭窄占 40％，发病年龄一般＜30 岁或＞50 岁，临床狭窄分为三级，轻度狭窄＜50％，一般不影响血供，中度狭窄为 50％～75％，重度狭窄＞75％。

二、临床特点

① 青年人由纤维肌性发育不良和大动脉炎引起，老年患者由动脉粥样硬化引起。

② 肾动脉狭窄可分为单侧性或双侧性，狭窄＞50％时可以影响肾血流，引起高血压，一般发病急、病程短、发展快、舒张压升高明显。

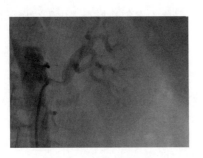

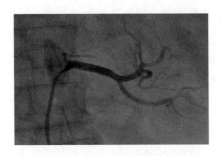

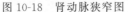

图 10-18　肾动脉狭窄图　　　　　　图 10-19　肾动脉支架治疗后

③ 肾动脉狭窄的患病率　a. 在 45 岁以上无症状人群中肾动脉狭窄患病率 6%；b. 在 60 岁以上冠心病患者行血管造影发现肾动脉狭窄者 19%～30%；c. 因周围血管疾病造影检出肾动脉狭窄者 50%；d. 肾血管性高血压占全部高血压患者的 1%～5%；e. 晚期肾功能不全者 15%～20% 由肾动脉狭窄所致。

④ 临床表现

a. 血压升高症状，包括头晕、头痛，使用降压药物效果不佳，青少年患者常无症状，仅在体检时发生血压升高。

b. 急、慢性肾衰竭。血清肌酐进行性升高、尿量异常减少，低血钾、血管紧张素转化酶抑制剂（ACEI）治疗后病情加重、单侧肾缩小，少量蛋白尿。

c. 左侧心力衰竭症状，如左心室肥厚、左心顺应性下降、肺毛细血管楔压升高、心脏容量负荷重。

d. 电解质紊乱，高肾素-高醛固酮血症所致低血钾、代谢性碱中毒。

三、肾动脉狭窄的诊断

① 年轻人高血压（30 岁前）或 50 岁后严重高血压。

② 进展性、难治性、恶性高血压。

③ ACEI/ARB 治疗后蛋白尿或肾功能恶化。

④ 不能解释的单侧肾脏萎缩＞1.5cm。

⑤ 突发不能解释的肺水肿。

⑥ 不能解释的肾功能不全，包括已透析治疗。

⑦ 多支冠状动脉病变。

⑧ 不能解释的充血性心力衰竭。

⑨ 反复发作的难治性心绞痛。

有以上临床表现时，及时行肾血管多普勒超声检查或腹主动脉造影即可确诊肾动脉狭窄。

四、诊断方法

（1）肾血管多普勒超声检查　是目前诊断最常用方法，优点为敏感度与特异度均为 98%，缺点为受检者技术水平而异，主观性强，不能准确判断肾血管狭窄。

（2）肾动脉放射性核素灌注检查　是另一项较为常用检查方法，其敏感度 90%，特异度 91%～97%。

（3）肾血管螺旋 CT　利用 CT 血管成像和三维重建技术能够直观显示肾动脉狭窄部位，最大优点是能够从不同角度观察肾动脉开口处病变情况，其敏感度可达 92%～100%，但是需注射对比剂，对肾脏有不同程度的损害。

（4）肾血管磁共振成像　敏感度 53%～100%，特异度 33%～97%，无创性，但无法判断远端肾血管狭窄。

（5）肾动脉血管造影　此方法为诊断肾动脉狭窄的"金标准"，不仅能准确显示狭窄部位、病变范围、狭窄程度，还可以提示肾动脉狭窄病因。但此为有创性检查，由于高血压存在容易出现穿刺点血肿。

五、治疗现状

1. 介入治疗

主要包括经皮腔内血管成形术（PTA）和支架置入术（PIAS），主要术式为经皮肾动脉成形术及经皮肾动脉支架置入术。

2. 经皮肾动脉成形术适应证

① 单纯肾动脉短段、单发、无钙化的次全狭窄度＞60％。

② 肾功能降低，但肾萎缩不明显，健侧肾内动脉未出现弥漫性硬化表现。

③ 患者有肾血管性高血压。

④ 大动脉炎静止期。

3. 肾动脉支架置入术适应证

① 肾动脉经皮腔内血管成形失败或发生血管痉挛、内膜撕裂并发症。

② 肾动脉经皮腔内血管成形术后再狭窄。

4. 经皮肾动脉成形术禁忌证

① 患者一般情况差。

② 尽管造影发现狭窄存在，但无临床症状者。

③ 狭窄或闭塞段发生钙化。

④ 大动脉活动期。

5. 经皮肾动脉支架置入术禁忌证

① 严重肾动脉狭窄或完全闭塞，导丝、导管不能通过的患者。

② 严重凝血功能障碍。

③ 患者健侧肾严重萎缩或肾功能丧失。

6. 疗效标准

（1）痊愈　治疗后无任何药物治疗，舒张压＜90mmHg。

（2）改善

① 治疗舒张压＜90mmHg，降压药物有所减少。

② 治疗舒张压＜90mmHg，降压药无增加，同时又舒张压下降＞15％。

（3）无效　除上述症状以外情况。

其中，（1）和（2）为治疗有效，（3）为治疗无效。将降压药物分为 6 大类：ACEI、钙离子通道阻滞剂、α受体阻断药、β受体阻断药、利尿剂和其他种类；服用同一类药物记为一种药物，观察疗效时以比较服用药物类数目的变化为准。

六、介入治疗并发症

1. 急性并发症

① 肾动脉夹层、肾动脉穿孔或破裂、肾动脉痉挛可导致急性肾动脉闭塞及血栓形成，术后出血、肾栓塞及肾部分梗死。

② 穿刺部位出现血肿、假性动脉瘤。

③ 其他部位栓塞，如脑栓塞、心肌梗死、十二指肠上动脉栓塞。

④ 罕见的急性肺水肿、胆固醇栓子栓塞。

2. 远期并发症

再狭窄。

七、围术期水化治疗

① 术前如心功能正常，血清肌酐 265.2μmol/L，可与术前头 1d 静脉滴注生理盐水1500～2000ml/24h（心功能不全者输入液量减半）。

② 术后当日继续静脉输入生理盐水 1500～2000ml/24h；术后水化至少 24h，如术前血清肌酐＞265.2μmol/L，水化时间可适当延长 1～2d，同时每天监测肾功能；如术前血清肌酐＞30mg/L，建议选用对肾脏影响较小的对比剂（碘克沙醇）。

八、标准护理管理流程

见图 10-20。

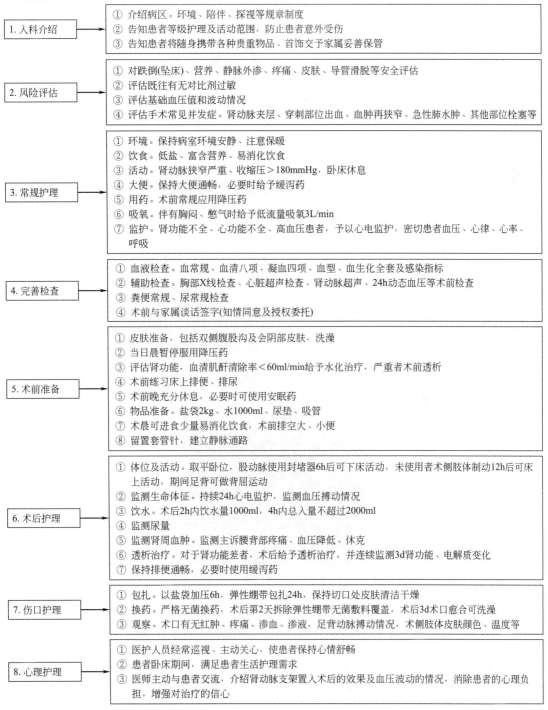

1. 入科介绍	① 介绍病区。环境、陪伴、探视等规章制度 ② 告知患者等级护理及活动范围，防止患者意外受伤 ③ 告知患者将随身携带各种贵重物品、首饰交予家属妥善保管
2. 风险评估	① 对跌倒(坠床)、营养、静脉外渗、疼痛、皮肤、导管滑脱等安全评估 ② 评估既往有无对比剂过敏 ③ 评估基础血压值和波动情况 ④ 评估手术常见并发症。肾动脉夹层、穿刺部位出血、血肿再狭窄、急性肺水肿、其他部位栓塞等
3. 常规护理	① 环境。保持病室环境安静、注意保暖 ② 饮食。低盐、富含营养、易消化饮食 ③ 活动。肾动脉狭窄严重、收缩压＞180mmHg，卧床休息 ④ 大便。保持大便通畅，必要时给予缓泻药 ⑤ 用药。术前常规应用降压药 ⑥ 吸氧。伴有胸闷、憋气时给予低流量吸氧3L/min ⑦ 监护。肾功能不全、心功能不全、高血压患者，予以心电监护，密切患者血压、心律、心率、呼吸
4. 完善检查	① 血液检查。血常规、血清八项、凝血四项、血型、血生化全套及感染指标 ② 辅助检查。胸部X线检查、心脏超声检查、肾动脉超声、24h动态血压等术前检查 ③ 粪便常规、尿常规检查 ④ 术前与家属谈话签字(知情同意及授权委托)
5. 术前准备	① 皮肤准备，包括双侧腹股沟及会阴部皮肤，洗澡 ② 当日晨暂停服用降压药 ③ 评估肾功能，血清肌酐清除率<60ml/min给予水化治疗，严重者术前透析 ④ 术前练习床上排便、排尿 ⑤ 术前晚充分休息，必要时可使用安眠药 ⑥ 物品准备。盐袋2kg、水1000ml、尿垫、吸管 ⑦ 术晨可进食少量易消化饮食，术前排空大、小便 ⑧ 留置套管针，建立静脉通路
6. 术后护理	① 体位及活动。取平卧位，股动脉使用封堵器6h后可下床活动，未使用者术侧肢体制动12h后可床上活动，期间足背可做背屈运动 ② 监测生命体征。持续24h心电监护，监测血压搏动情况 ③ 饮水。术后2h内饮水量1000ml，4h内总入量不超过2000ml ④ 监测尿量 ⑤ 监测肾周血肿。监测主诉腰背部疼痛、血压降低、休克 ⑥ 透析治疗。对于肾功能差者，术后给予透析治疗，并连续监测3d肾功能、电解质变化 ⑦ 保持排便通畅，必要时使用缓泻药
7. 伤口护理	① 包扎。以盐袋加压包扎6h，弹性绷带包扎24h，保持切口处皮肤清洁干燥 ② 换药。严格无菌换药，术后第2天拆除弹性绷带无菌敷料覆盖，术后3d术口愈合可洗澡 ③ 观察。术口有无红肿、疼痛、渗血、渗液，足背动脉搏动情况，术侧肢体皮肤颜色、温度等
8. 心理护理	① 医护人员经常巡视、主动关心，使患者保持心情舒畅 ② 患者卧床期间，满足患者生活护理需求 ③ 医师主动与患者交流，介绍肾动脉支架置入术后的效果及血压波动的情况，消除患者的心理负担，增强对治疗的信心

图 10-20　RAS介入术标准护理管理流程

九、健康指导

① 指导患者出院按时服药，了解掌握药物不良反应，定期监测凝血功能，服药时注意观察不良反应。

② 指导患者养成监测血压习惯，血压升高时，不要紧张，如有头晕、视物模糊及时就医。血压降低时立即平卧休息，30min 后再复测血压，仍低时及时就医，切忌不能自行调整降压药物。

③ 指导患者根据自身恢复情况逐渐增加活动量，恢复日常生活，选择适合自己的有规律的运动项目，避免剧烈运动，防止疲劳。

④ 养成良好生活方式，可以减少再狭窄发生率。

⑤ 饮食选择低盐、低脂、高维生素饮食，减少饮食中总脂肪、饱和脂肪酸及胆固醇的摄入。多食新鲜蔬菜、水果，少食过咸、过甜、油炸、动物脂肪、动物内脏等食物，避免饱餐。

⑥ 保持情绪愉快，避免紧张、劳累、情绪激动、便秘、感染等诱发因素。学会自我心理调适，掌握心理调节方法。

第七节 经皮肾动脉交感神经射频消融治疗顽固性高血压标准护理管理

一、概述

经皮肾动脉交感神经射频消融术（RSD）是通过送入肾动脉的射频导管释放能量，透过肾动脉的血管内、中膜选择性毁坏外膜的肾交感神经纤维，同时阻断肾交感传入神经（ARN）和肾交感传出神经（ERN），从而产生治疗效应的技术（图 10-21～图 10-23）。在治疗顽固性高血压患者中，显示出令人鼓舞的效果。Krim 等发表了首个肾动脉交感神经射频消融治疗顽固性高血压的多中心临床研究结果，证明了该项技术治疗的有效性和长期安全性，从 2007 年欧美等国陆续开展了经导管肾脏交感神经射频消融治疗顽固性高血压的新技术，降压效果在第一个月就很明显，一直持续到以后的多次评估，即使随访 3 年还有持续的下降。2012 年被评为美国十大医疗创新技术之首，并迅速成为心血管创新研究和探索的热点。

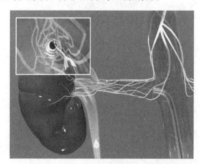

图 10-21　经皮肾动脉交感神经射频消融术

二、临床特点

① 经肾动脉交感神经射频消融术，不影响其他腹部、骨盆或下肢神经支配，达到降压目的，同时避免心、脑、肾等靶器官进一步受损。

② 肾脏交感神经纤维进出肾脏绝大部分都经肾动脉主干外膜，这一解剖特点决定了 RSD 可选择性消融肾脏交感神经纤维，降低肾脏交感神经活性，从而达到降低血压的目的。

③ RSD 治疗高血压创伤程度小，操作和恢复时间短，易为患者所接受，在高血压治疗中具有广阔的应用前景。

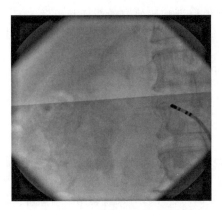

图 10-22　右肾动脉开口上缘

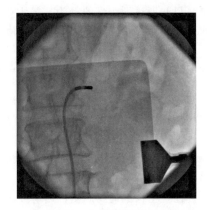

图 10-23　左肾动脉开口上缘

三、适应证

① 规律服用 3 种或以上常规剂量抗高血压药物（包含至少一种利尿药），收缩压仍≥160mmHg 或舒张压≥100mmHg（平均 3 次诊室或病房测量）的顽固性高血压患者。

② 患者同时应满足：年龄 18～65 岁；肾动脉直径≥4mm 且长度≥20mm；估测肌酐清除率≥45ml/min。

③ 明确非以下生活方式因素影响：肥胖、缺乏体力活动、饮酒过量、高盐饮食、低纤维饮食等。

④ 中断或限制干扰性药物（升压），如非甾体抗炎药、交感神经激动药、口服避孕药、兴奋药、甘草、麻黄碱等。

⑤ 筛查继发性高血压，如原发性醛固酮增多症、慢性肾病、肾动脉狭窄、嗜铬细胞瘤、库欣综合征等。

四、禁忌证

① 肾动脉异常情况［任一侧肾动脉血流动力学或解剖学上明显的狭窄（≥50%）；曾行肾动脉球囊成形术或置入过支架；MRA、CTA 等影像学检查显示任一侧肾存在多支肾动脉，且直径≤4mm］。

② 心血管系统不稳定（6 个月内心肌梗死、不稳定性心绞痛或脑血管病史；存在血管内血栓或不稳定斑块的广泛动脉粥样硬化；血流动力学明显改变的心脏瓣膜疾病；左心功能不全，EF<40%）。

③ 合并 I 型糖尿病，继发性高血压；其他严重的器质性疾病。

④ 置入性除颤器（ICD）或起搏器。

⑤ 妊娠、哺乳或有计划妊娠。

五、治疗现状

① 经皮肾动脉交感神经射频消融术是近年来治疗顽固性高血压的一种新的有创治疗方法，国内部分医疗单位也采用该技术陆续开展了相关的研究工作，但因该项技术临床研究时间尚短，还缺乏长期疗效和安全性资料。

② 中国高血压联盟关于经导管肾交感神经射频消融术治疗难治性高血压的立场与建议是：a. RSD 主要限用于多种足量合理搭配药物治疗无效（3 种以上含利尿剂药），在排除可纠正的继发性高血压或无法耐受多种药物治疗的真正难治性高血压患者；b. 行政主管部门应规范 RSD 的开展；c. 对有适应证的患者在高血压专家和介入专家的共同讨论下方可推荐 RSD 治疗；d. 行政主管部门组织或授权相关学术组织或专业团队，选择国内医学中心先开展的 RSD 临床研究，建立统一、共享、强制性登记系统；e. 医疗行政部门应出台相关文件规范 RSD 的合理临床研究和

应用，杜绝盲目开展过度治疗的行为，最大限度地保证临床研究的严谨和患者的安全；f. 行政部门、企业、高血压及相关疾病的学术团队应加强协作，群策群力，加强难治性高血压的筛查和调研工作，规范 RSD 治疗高血压及相关疾病的研究。

③ 2012 年笔者所在中心开展 RSD，这是我中心在军内率先采用专门设计的 Symplicity 射频导管消融开展此项技术。

六、围术期护理

（一）术前护理

① 心理护理。术前做好充分沟通：a. 术前科室主任和手术配合医师与患者和家属亲自谈话，讲解手术经过及术中有可能发生情况的应对步骤，患者和家属表示理解和配合。b. 建立和谐的护患关系，责任护士仔细询问病史，热情接诊，及时将各项检查和检验结果与患者沟通，使患者对医护人员充满信任，对手术充满信心。c. 导管室护士术前访视，了解患者病情，做到个性化手术配合。

② 保证患者安全术前测量血压 180/100mmHg，患者服用厄贝沙坦、氢氯噻嗪、富马酸比索洛尔、硝苯地平控释剂、氯化钾缓释药物治疗，依据跌倒危险度评分表，评价分值为 2 分，有跌倒的可能性，为此采取预防措施：床旁悬挂警示标识，向患者交代穿用防滑拖鞋，起床做到"三个 30s"，即平躺 30s、床上坐起 30s、床旁站立 30s，外出检查专人陪同检查，确保了住院期间未发生跌倒。

③ 术晨停服降压药物，避免术中发生不良事件。

（二）术中护理

① 密切观察患者生命体征，常规心电、血压、氧饱和度监测，建立静脉输液通道。

② 消融治疗前予以基础麻醉，静脉滴注芬太尼 0.05mg ＋咪唑安定 1mg。

③ 镇静、止痛治疗，术中释放电流期间，遵医嘱交替使用芬太尼 0.05mg 和吗啡 5mg 止痛治疗。

④ 密切观察疼痛特点。从每个点消融开始至结束持续 120s，疼痛部位集中在腹部，疼痛由轻至逐渐加重，消融结束时疼痛逐渐缓解，疼痛性质呈牵涉性，患者可忍受。

⑤ 术中可重复使用镇静、镇痛药物，护士要准确记录镇痛药物的药名、剂量，以免重复给药，保证患者安全。

⑥ 手术期间医护人员要安慰患者情绪放松，帮助患者擦去额部的汗液，讲解手术进展，鼓励患者坚持配合手术治疗。

（三）术后护理

（1）生命体征监测　术后 24h 连续心电和无创血压监护，询问患者有何不适症状。

（2）血压监测　术后每隔 1h 监测血压，观察血压下降幅度。

（3）迷走反射的观察与护理　术后在拔除动脉鞘管过程中注意观察心率、血压，因术中疼痛刺激、出汗较多、体能消耗大、血容量不足等因素可导致迷走神经反射。

（4）穿刺伤口出血的护理　股动脉穿刺伤口出血并发症相关因素中，其中高血压与出血有着密切的关系。

七、标准护理管理流程

见图 10-24。

八、术后随访与管理

笔者单位的首例经肾动脉交感神经射频消融术治疗顽固性高血压患者，为观察长期疗效总结经验，在出院前与患者进行了有效沟通，留取患者有效通讯地址和电话，电话随访询问有无头晕、头胀及血压数值、体重、腰围、服用药物名称和剂量、生活方式、情绪等情况。在 6 个月的电话随访中得知患者血压控制在130/85mmHg左右，坚持服用厄贝沙坦＋拉西地平两种降压药物，保持乐观情绪，生活质量明显改善。

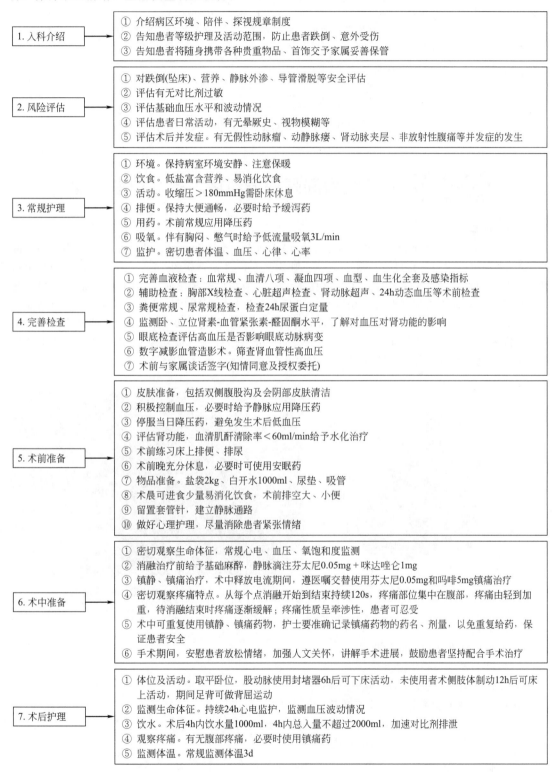

图 10-24

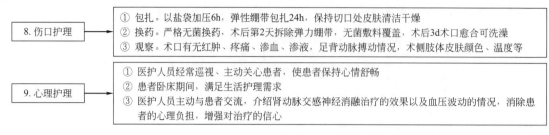

8.伤口护理	① 包扎。以盐袋加压6h，弹性绷带包扎24h，保持切口处皮肤清洁干燥
	② 换药。严格无菌换药，术后第2天拆除弹力绷带，无菌敷料覆盖，术后3d术口愈合可洗澡
	③ 观察。术口有无红肿、疼痛、渗血、渗液，足背动脉搏动情况，术侧肢体皮肤颜色、温度等

9.心理护理	① 医护人员经常巡视、主动关心患者，使患者保持心情舒畅
	② 患者卧床期间，满足生活护理需求
	③ 医护人员主动与患者交流，介绍肾动脉交感神经消融治疗的效果以及血压波动的情况，消除患者的心理负担，增强对治疗的信心

图 10-24　RSD 治疗顽固高血压标准护理管理流程

第八节　先天性房间隔缺损封堵术标准护理管理

一、概述

房间隔部位的先天性缺损，导致左、右心房之间直接交通和血液分流的病变，称为房间隔缺损（ASD）（图 10-25），是最常见的先天性心脏病之一，占先心病的 16％～22％，可单独发生也可合并其他畸形，女性多于男性，男女之比 1∶2，且有家族遗传倾向。1974 年 King 等提出经导管闭合二孔型房间隔缺损并获得成功以来，先后有多种封堵器应用于临床。Amplatzer 封堵器是借助于心导管技术，将该装置送到未闭的动脉导管或缺损的房、室间隔，从而封闭动脉导管未闭、房间隔缺损或室间隔缺损的方法（图 10-26）。介入治疗手术成功率达 97.5％，无严重并发症，中远期随访结果良好。严重并发症发生率 0.14％，死亡率 0.02％。

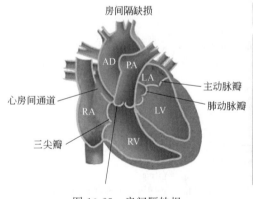

图 10-25　房间隔缺损

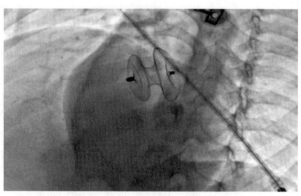

图 10-26　Amplatzer 封堵器治疗房间隔缺损

二、适应证

① 中央型继发孔房间隔缺损。
② 外科手术后的残余缺损。
③ ASD 直径≤36cm 为宜（国内经验）。
④ ASD 距离上腔静脉、下腔静脉及二尖瓣≥5mm。
⑤ 心房水平左向右分流或以左向右为主的分流。
⑥ 无其他需要外科手术矫治的心内畸形。

三、临床特点

（1）症状　本病症状随缺损的大小而轻重不一，轻者可完全无症状，仅在体格检查时发现本病。重者劳累后出现心悸、气喘、乏力、咳嗽与咯血。本病后期可出现心力衰竭，有静脉充盈、肝大、水肿、发绀等表现。本病可有阵发性心动过速、心房颤动等心律失常，偶有由于扩大的肺动脉压迫喉返神经而引起声音嘶哑，但并发感染性心内膜炎者少见。

（2）主要表现　经常感冒、反复呼吸道感染；生长发育差；喂奶困难，或婴儿拒食；儿童易疲乏、体力差；口唇、指甲青紫，哭闹或活动后青紫更明显，杵状指（趾）；喜欢蹲踞、晕厥、咯血。

（3）体征　房间隔缺损较大者发育较差，皮肤苍白，体格瘦小，而左侧前胸由于长期受增大的右心室向前推压而隆起，有些患者甚至胸椎后凸或侧弯。

① 望诊与触诊时，可发现心前区有抬举性而弥散的心尖搏动。

② 叩诊时心浊音界扩大。

③ 听诊时在胸骨左缘第 2 肋间可听到Ⅱ～Ⅲ级的收缩期吹风样喷射性杂音，此杂音大都不伴有震颤，但在第 1 及第 3 间胸骨左缘往往亦有同样响度的杂音，此杂音系由于循环血流量的增多和相对性肺动脉瓣狭窄所致。肺动脉瓣区第二心音多数增强，并有明显分裂。

④ 并发显著肺动脉高压时，左至右分流量减少以致消失，并可出现右至左分流，患者有发绀。

⑤ 肺动脉瓣区第二心音分裂此时可不显著。当肺动脉高压引起肺动脉瓣关闭不全时，胸骨左缘可有高调的吹风样递减型舒张期杂音。

四、介入术后并发症

① 心律失常如房室传导阻滞。

② 冠状动脉栓塞、脑栓塞。

③ 一过性头痛。

④ 封堵器脱落或移位。

⑤ 心包积液。

⑥ 心脏压塞。

五、标准护理管理流程

见图 10-27。

六、健康指导

① 防止封堵器脱落。手术后 24～48h 内严密观察有无封堵器脱离的现象，如心前区收缩期杂音出现，封堵器脱离后栓塞相关的血管症状，如胸痛、咳嗽、咯血等肺栓塞或头晕、抽搐等三尖瓣口栓塞的表现，一旦出现应立即行心脏超声心动图检查核实，如确实为封堵器脱落，必须立即取出封堵器。出院前行心脏超声及胸部 X 线片以了解封堵器有无移位及有无残余分流。

② 注意营养。忌暴饮暴食，饮食应以清淡为主，少量多餐。

③ 避免感冒，避免情绪过分激动和重大刺激，以免加重心脏负担，避免用力排便及屏气。

④ 按时复查。术后 1 个月、3 个月、6 个月复查超声心动图和心脏 X 线胸片。对于有心脏残余分流的患者，应注意预防感染性心内膜炎。

⑤ 按时服药。a. 阿司匹林肠溶片口服剂量 3～5mg/(kg·d)（儿童用药）用法 1/d；b. 氯吡格雷（波立维）剂量 75mg，1 次/d，饭后服用，服用 4～6 个月；c. 心房颤动患者应服用华法林抗凝并定期复查调整药量。

⑥ 复查。定期门诊复查血小板和凝血时间，以便医师调整药物剂量，如有不适及时随诊，若因其他疾病就诊，应告知医师正在抗凝治疗，以免其他药物干扰抗凝血药治疗。

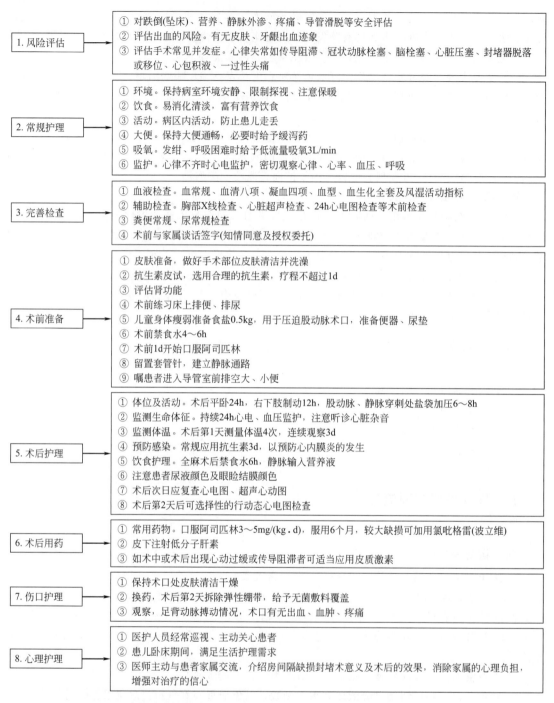

1. 风险评估	① 对跌倒(坠床)、营养、静脉外渗、疼痛、导管滑脱等安全评估 ② 评估出血的风险。有无皮肤、牙龈出血迹象 ③ 评估手术常见并发症。心律失常如传导阻滞、冠状动脉栓塞、脑栓塞、心脏压塞、封堵器脱落或移位、心包积液、一过性头痛
2. 常规护理	① 环境。保持病室环境安静、限制探视、注意保暖 ② 饮食。易消化清淡，富有营养饮食 ③ 活动。病区内活动，防止患儿走丢 ④ 大便。保持大便通畅，必要时给予缓泻药 ⑤ 吸氧。发绀、呼吸困难时给予低流量吸氧3L/min ⑥ 监护。心律不齐时心电监护，密切观察心律、心率、血压、呼吸
3. 完善检查	① 血液检查。血常规、血清八项、凝血四项、血型、血生化全套及风湿活动指标 ② 辅助检查。胸部X线检查、心脏超声检查、24h心电图检查等术前检查 ③ 粪便常规、尿常规检查 ④ 术前与家属谈话签字(知情同意及授权委托)
4. 术前准备	① 皮肤准备，做好手术部位皮肤清洁并洗澡 ② 抗生素皮试，选用合理的抗生素，疗程不超过1d ③ 评估肾功能 ④ 术前练习床上排便、排尿 ⑤ 儿童身体瘦弱准备食盐0.5kg，用于压迫股动脉术口，准备便器、尿垫 ⑥ 术前禁食水4～6h ⑦ 术前1d开始口服阿司匹林 ⑧ 留置套管针，建立静脉通路 ⑨ 嘱患者进入导管室前排空大、小便
5. 术后护理	① 体位及活动。术后平卧24h，右下肢制动12h，股动脉、静脉穿刺处盐袋加压6～8h ② 监测生命体征。持续24h心电、血压监护，注意听诊心脏杂音 ③ 监测体温。术后第1天测量体温4次，连续观察3d ④ 预防感染。常规应用抗生素3d，以预防心内膜炎的发生 ⑤ 饮食护理。全麻术后禁食水6h，静脉输入营养液 ⑥ 注意患者尿液颜色及眼睑结膜颜色 ⑦ 术后次日应复查心电图、超声心动图 ⑧ 术后第2天后可选择性的行动态心电图检查
6. 术后用药	① 常用药物。口服阿司匹林3～5mg/(kg·d)，服用6个月，较大缺损可加用氯吡格雷(波立维) ② 皮下注射低分子肝素 ③ 如术中或术后出现心动过缓或传导阻滞者可适当应用皮质激素
7. 伤口护理	① 保持术口处皮肤清洁干燥 ② 换药，术后第2天拆除弹性绷带，给予无菌敷料覆盖 ③ 观察，足背动脉搏动情况，术口有无出血、血肿、疼痛
8. 心理护理	① 医护人员经常巡视、主动关心患者 ② 患儿卧床期间，满足生活护理需求 ③ 医师主动与患者家属交流，介绍房间隔缺损封堵术意义及术后的效果，消除家属的心理负担，增强对治疗的信心

图 10-27　先天性房间隔缺损封堵术标准护理管理流程

第九节　肺动脉栓塞介入术标准护理管理

一、概述

　　肺栓塞（PE）是指以各种栓子（血栓、脂肪、羊水或空气）阻塞肺动脉系统为发病原因的一组疾病或临床综合征的总称。其中99％的栓子为静脉或右心系统形成的血栓回流到肺动脉，所以肺栓塞通常是指肺血栓栓塞症（PTE）。依据肺栓塞相关的早期死亡风险，可以将急性肺栓塞患者分为 3 层：高危、中危、低危。临床表现休克或低血压（收缩压＜90mmHg 或血压降低 40mmHg 达 15min 以上）的患者为高危患者，应马上进行溶栓或血栓清除术（图 10-28，图 10-29）

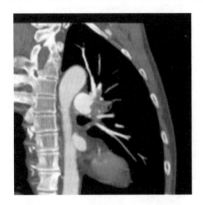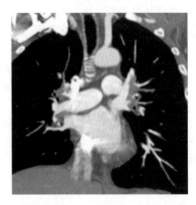

图 10-28　肺动脉 CT 示双侧肺动脉对比剂充盈缺损

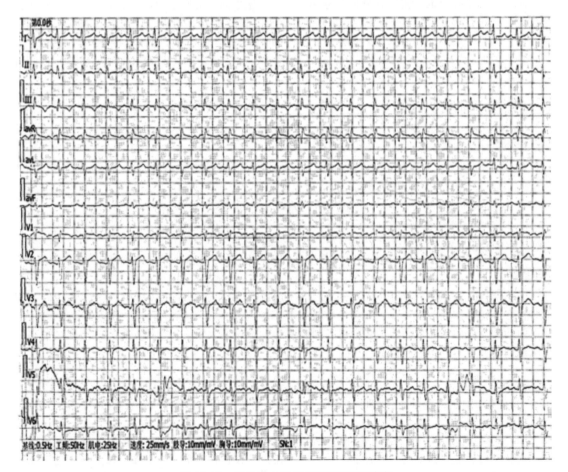

图 10-29　肺栓塞心电图 SIQⅢTⅢ型改变

二、临床特点

① 肺栓塞是急性肺部疾病的常见原因，高病死率，发病 1h 内猝死 11％，总死亡率为25％～30％，急性期正确诊断，治疗及时有效预后良好，病死率可降低至 6％～8％。高发病率，目

前美国每年发病率 65 万～70 万人以上，死亡于肺栓塞的达 20 万，在临床死亡原因中居第 3 位。在我国也是一种比较常见的疾病，病死率居高不下。

② PE 的临床治疗需根据 PE 的危险分层选择不同治疗方法，包括药物抗凝、溶栓、介入、外科手术及运动康复等治疗。

③ 高危 PE，特别是血流动力学不稳定患者，死亡风险最高，单纯经溶栓及抗凝治疗病死率仍高达 18％～54％。而且，一部分患者存在溶栓禁忌，或单侧肺动脉完全阻塞等，患者很难或无法从溶栓中获益。以往对于这部分患者通常行急诊外科肺动脉血栓清除术，但这一手术效果不够理想，死亡率高达 20％～50％，而且很多医院无法开展。

④ 临床表现取决于栓塞程度，表现以下四方面：a. 急性肺心病。突然出现呼吸困难，有濒死感、发绀、右心功能衰竭、低血压、肢端湿冷症状，见于 2 个肺叶以上栓塞的患者；b. 肺梗死。突然出现呼吸困难，有胸痛、咯血及胸膜摩擦音或胸腔积液等症状；c. "不能解释的呼吸困难"。栓塞面积相对较小，提示无效腔增加的唯一症状；d. 慢性反复性肺血栓栓塞。起病缓慢，发现较晚，主要表现为重症肺动脉高压和右心功能不全。

三、诊断方法

肺栓塞的治疗目的是使患者渡过危急期，缓解栓塞引起的心肺功能紊乱和防止再发，尽可能地恢复和维持足够的循环血量和组织供氧。结合患者临床症状、病史、体征和相关检查做出判断，减少误诊、漏诊；肺动脉造影是公认的诊断肺栓塞的金指标；CT 及 MRI 可显示左右肺动脉及其分支的血栓；CT 诊断肺栓塞的敏感度及特异度均接近 100％，被作为肺栓塞的一种初筛手段。

四、介入治疗方法

① 经导管肺动脉吸栓术。

② 流变血栓切除术。

③ 其他机械性消栓装置，如旋转再循环装置（如 Amplatz 血栓消融器）、高压水流再循环装置（如 Angiojet 和 Oasis 除栓导管）。

④ 导管或导丝碎栓术：a. 导丝碎栓术；b. 旋转猪尾导管；c. 旋转网蓝碎栓导管。

⑤ 球囊扩张碎栓术及支架术。

⑥ 介入治疗与局部溶栓联合治疗。

⑦ 下腔静脉滤器治疗，适用于因存在禁忌证而不能进行抗凝治疗或出现活动性出血的部分 PE 患者。

⑧ 慢性血栓栓塞性肺动脉高压介入治疗，肺动脉血栓内膜剥脱术和肺移植等手术治疗，但同时存在严重阻塞性或限制性通气功能障碍等手术绝对禁忌证，ACCP-9 和 AHA 指南推荐可以予以肺动脉高压的靶向性药物扩张肺血管和经皮肺动脉球囊成形术，其确切疗效有待通过更多的临床病例研究进一步循证和评估。

五、并发症

① 心脏压塞、肺出血、远端肺动脉栓塞、血容量丢失、机械性溶血、心律失常以及肝素抗凝出血、对比剂肾病、穿刺点血肿、假性动脉瘤、动静脉瘘等。

② 急性肺栓塞介入治疗最严重的并发症为介入过程中死亡，早期报道死亡率 27％，死因包括：自身疾病加重、肺出血、右心室和右心房穿孔并导致心脏压塞。其中肺动脉大分支的穿孔和破裂可造成急性大量肺出血，最终导致患者死亡。

六、经导管除栓术

1. 适应证

2012 年美国胸科医师学会公布的第 9 版血栓栓塞症抗栓治疗指南更详细地指出，导管介入治疗适用于出现低血压急性肺栓塞，并伴有下列情况之一的患者：①具有溶栓禁忌证；②溶栓治疗失败；③在全身治疗溶栓前，可能由于休克导致死亡，并且需要相关专家在场可行介入治疗。对于中危患者即血压相对稳定，而影像学或血清学指标提示右心功能受损的患者，亦可选择溶栓治疗。

导管除栓术用于以下情况：①存在严重呼吸困难、低血压或休克等，且无足够的时间进行溶栓治疗的患者；②有溶栓禁忌证；③溶栓治疗无效或出现并发症不能继续溶栓；④一侧肺动脉完全堵塞，无血流灌注，考虑溶栓效果差的患者；⑤由于各种原因不能实施急诊肺动脉血栓清除术的患者。

2. 禁忌证

① 存在活动性内脏或颅内出血。
② 近期（2周内）有手术或内脏穿刺检查病史，特别是神经外科和眼科手术史。
③ 近期曾做过心肺复苏。
④ 存在严重感染。
⑤ 未能控制的重症高血压。
⑥ 存在血管造影的禁忌证。
⑦ 血小板明显减少等。

七、介入治疗围手术期护理

（一）术前护理

1. 急救护理

① 卧床休息，持续心电监护＋氧饱和度监测，持续监测心率、心律、血压。
② 酌情给予镇咳、镇静、镇痛药。
③ 呼吸支持。持续鼻导管吸氧，患者无明显不适调节氧流量 2～3L/min；当患者缺氧时，可采用鼻导管或面罩吸氧，根据患者血气分析结果调整氧流量至 5～8L/min；氧分压小于 60～65mmHg 且储氧气面罩或气管插管给氧。
④ 循环支持，迅速纠正引起低血压的心律失常，如心房扑动和心房颤动。
⑤ 合并休克者给予抗休克治疗。

2. 抗凝治疗

（1）普通肝素　用于血流动力学稳定者，用法：首先静脉推注 5000～10000IU，然后持续静脉滴注，不低于 1250U/h，抗凝的目标 APTT 维持正常对照 1.2～2.5 倍，并且这一目标 48h 之内实现，静脉推注后 4～6h 测第 1 次 APTT。
（2）低分子肝素　皮下注射，但不必监测。
（3）华法林　广泛使用。

3. 术前准备

主管医师就病情、手术指征、术中情况及相关并发症与患者及家属进行沟通，家属签字。完善相关检查如：血液检查（血常规、血生化、凝血、血清八项、血气分析）、心电图、肺部 CT 等；术区皮肤准备，建立静脉通路，术前物品准备（1kg 盐 2 袋并用白色包巾包裹、吸水管、便器），术晨禁食水。

（二）介入治疗与局部溶栓联合治疗方案

组织型纤维溶酶原激活剂剂量一般为 0.6mg/kg，最大剂量不宜超过 50mg，而尿激酶多选用 25 万～50 万单位。肺栓塞治疗有效性标准为血流动力学改善，而不是造影结果。

（三）术后观察与护理要点

① 常规护理。患者术后返回病房后，立即接心电血压监护，吸氧，观察生命体征、血氧饱和度，注意患者主诉，观察尿量、意识，复查血气分析。

② 观察右侧股静脉穿刺处有无渗血、皮下血肿；术后卧床休息，盐袋压迫穿刺点 4～6h，术侧肢体制动 6～8h（制动期间可进行足背伸展与屈曲运动以促进术侧肢体血液循环），健侧肢体可进行正常活动，双下肢避免剧烈运动。术后 24h 开始下床活动，在心电血压监护情况下由床上活动至床旁活动，下床活动时护士严密观察患者有无头晕、呼吸困难、胸痛、胸闷、晕厥等情况防止再次肺栓塞；无不适可逐步增加活动量，从室内活动至室外活动。

③ 术后抗凝治疗。术后继续抗凝治疗，抗生素预防感染；静脉营养能量支持。根据国际标准化比值，调整皮下注射低分子肝素、口服华法林剂量。

④ 经手术医师评估血栓负荷，无明显溶栓禁忌证者，给予阿替普酶溶栓治疗。溶栓护理：建立外周静脉通路，静脉给药方式先 10min 静脉注射 8mg，每 17～42mg 静脉输入 2h。用药期间注意观察患者的皮肤黏膜、口腔、鼻腔、胃肠道出血的征象，并观察注射部位有无血肿，避免不必要的肌内注射。应用药物时及用药后注意观察患者有无出血情况，在药物输入完毕后，在进行护理穿刺操作时嘱其延长按压时间，勿按摩，防止出血。

八、健康指导

① 饮食指导，以清淡饮食为主，控制进餐量，少吃脂肪含量高的食品，保持稳定饮食，避免大量食用绿叶类蔬菜（可降低国际标准化比值）。

② 适当运动，避免过度劳累及情绪激动，避免久坐及长期卧床，必要时减轻体重。

③ 避免剧烈体力劳动及情绪波动，避免大便干燥。

④ 应用抗生素类药物前应咨询心血管医师（多数抗生素可致国际标准化比值显著升高，有颅内等重要部位出血风险）。

⑤ 继续口服华法林抗凝治疗，应遵医嘱用药，定期监测 INR，根据 INR 变化调整华法林用量。

⑥ 有下肢静脉曲张者可穿弹力袜，避免下肢深静脉血液滞留，血栓形成。

⑦ 告知患者减弱华法林的抗凝效果的食物有：绿苋菜、香菜、芹菜（叶）、韭菜、菠菜、油菜、绿菜花、茴香等绿色蔬菜，增强华法林的抗凝效果的食物：大蒜、芒果、鱼肝油、橙子。

第十节　经皮球囊二尖瓣成形术标准护理管理

一、概述

二尖瓣狭窄（MS）的主要病理改变是风湿性病变，多由风湿性心脏病引起，约占风湿性心脏病的 40%。是急性风湿热引起心肌炎后所遗留的以瓣膜病为主的心脏病，为慢性风湿性心脏病，其中累及二尖瓣的占 95%～98%，而二尖瓣病变超过半数为二尖瓣狭窄。自 1982 年 Kanji Inoue 首次提出经皮球囊二尖瓣成形（PBMV）治疗二尖瓣狭窄，Inoue 球囊法已成为目前国内治疗二尖瓣狭窄的重要方法。这种新疗法与 1984 年首先由日本的胸外科医师 Kanji Inove 采用，他应用自行研制的乳胶球囊导管。实施经皮球囊二尖瓣成形术（图 10-30），并获得成功。

二尖瓣是位于前内侧的前瓣和后内侧的后瓣构成，两个瓣叶之间为相应的前外及后内交界。二尖瓣主要由纤维结缔组织构成，其游离缘借腱索和乳突肌与左室壁相连。正常二尖瓣开口成椭圆形，瓣口面积为 4～6cm²，周长为 9～11cm（图 10-31）。

二、临床特点

① 风湿性心脏病发病率逐渐下降，据文献报道，我国风湿性心脏病患病率为 0.186%，而欧美发达国家风湿性心脏病患病率早已降至 0.001% 以下。对于有症状的中重度 MS 患者，如药物治疗无缓解，最早多是接受外科闭式或直视式二尖瓣分离术治疗。

② 根据二尖瓣瓣口面积，可将二尖瓣狭窄分为三度。

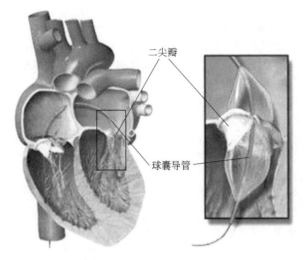

图 10-30　球囊二尖瓣成形术

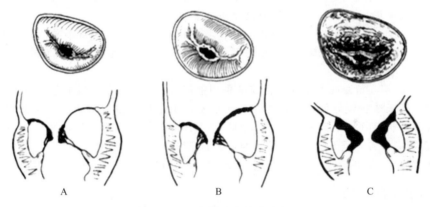

图 10-31　二尖瓣狭窄的病变类型
A. 隔膜型；B. 隔膜漏斗形；C. 漏斗型

a. 轻度二尖瓣狭窄，瓣口面积 $1.5 \sim 2.0 cm^2$ 以上。

b. 中度二尖瓣狭窄，瓣口面积 $1.0 \sim 1.5 cm^2$。

c. 重度二尖瓣狭窄，瓣口面积 $1.0 cm^2$ 以下。

③ PBMV 手术成功率高，达 95% 以上，手术并发症低。二尖瓣瓣口面积常增加 1 倍以上，平均跨瓣压力阶差下降超过 50%，左心房平均压下降 $30\% \sim 40\%$，肺动脉平均压下降 $8 \sim 10 mmHg$，心排血量增加 $0.5 \sim 0.8 L/min$。

④ 临床表现。呼吸困难、肺静脉高压、肺淤血、咯血、咳嗽、声嘶、体循环栓塞、心力衰竭及心房颤动。二尖瓣面容见于严重二尖瓣狭窄的患者，心排血量下降，两颧呈紫红色，口唇发绀。

三、疾病诊断

患者心尖区有舒张期隆隆样杂音伴 X 线或心电图示左心房增大，一般可诊断为二尖瓣狭窄，确诊有赖于超声心动图，其是最敏感和特异的无创性定量诊断方法，对确定瓣口面积和跨瓣压力差、判断病变程度、决定手术方法及评价手术疗效有重要作用。

四、适应证

欧洲心脏病学会（ESC）指南关于经皮球囊二尖瓣成形术适应证部分与 ACC/AHA 指南相

似，ACC/AHA 指南如下。

* Ⅰ类适应证包括：有症状（心功能 NYHA 分级Ⅱ～Ⅳ级）的中、重度二尖瓣狭窄且瓣膜形态适合，不合并左心房血栓或中、重度二尖瓣反流（证据等级 A）；或无症状的中、重度二尖瓣狭窄，瓣膜形态适合，肺动脉高压（静息肺动脉收缩压＞50mmHg 或运动时＞60mmHg），无左心房血栓或中、重度二尖瓣反流的患者（证据等级 C）。

* Ⅱa类适应证包括：心功能Ⅲ、Ⅳ级，中、重度狭窄瓣膜僵硬钙化，外科手术风险高的患者（证据等级 C）。

* Ⅱb类适应证包括：无症状的中、重度二尖瓣狭窄和瓣膜形态适合，新发心房颤动，无左心房血栓或中、重度二尖瓣反流（证据等级 C）；或有症状，二尖瓣瓣口面积＞1.5 cm^2，二尖瓣狭窄致血流动力学改变（肺动脉收缩压＞60mmHg，肺动脉楔压≥25mmHg，运动时二尖瓣评均跨脉压差＞15mmHg）（证据等级 C）；或Ⅲ～Ⅳ级心功能，二尖瓣瓣口面积＜ 1.5 cm^2，瓣膜钙化，外科手术替代方案（证据等级 C）。指南推荐级别Ⅲ类适应证包括轻度二尖瓣狭窄患者；或合并左心房血栓或中、重度二尖瓣反流（证据等级 C）。

五、治疗现状

（1）内科治疗　休息、预防感染、对症处理减轻症状；保护心功能，低盐饮食；对有心房颤动患者控制心室率并给予抗凝治疗，预防血栓和栓塞。

（2）介入治疗　经皮二尖瓣狭窄球囊扩张术，亦称经皮球囊二尖瓣成形术，是将球囊导管经皮穿刺血管输送至狭窄的二尖瓣口，用稀释对比剂充盈球囊产生膨胀力使粘连的瓣叶联合处分离，以扩大狭窄的二尖瓣口。

我国于 1987 年开始开展 PMBV，目前都采用前向技术，经股静脉穿刺后导管到达右心房，穿刺房间隔，扩张球囊经导管进入左心房、左心室，确定球囊位置后扩张二尖瓣口。2012 年ESC 瓣膜性心脏病指南均对于有症状（心功能 NYHAⅡ～Ⅳ级）的中重度 MS（二尖瓣面积≤1.5 cm^2），瓣膜条件好，且无禁忌证的患者推荐首选 PMBV 治疗。

（3）外科治疗　目的在于扩张瓣口、改善瓣膜功能，包括分离术，人工心脏瓣膜替换术。

六、围手术期护理

（一）术前护理

① 术前准备

a. 完善术前实验室检查。血常规、血清八项、肝肾功能、电解质、凝血常规、传染病筛选、风湿活动指标、血型。

b. 辅助检查。心电图、超声心动图（或食管超声心动图）、胸部 X 线片等。

c. 大、小便常规检查。

d. 评估肾功能情况。

② 术前谈话，术者向患者和家属解释操作方法，术中配合事项，可能出现的并发症，征得患者家属的同意，并签署知情同意书。

③ 皮肤准备，术前 1d 进行包括双侧腹股沟及会阴部皮肤备皮，晚睡前洗澡，保持全身清洁。

④ 术前 1d 练习床上排便及排尿，嘱患者充分休息。

⑤ 预防感染，做抗生素药物过敏试验。

⑥ 术前晚保证充足的睡眠，必要时口服镇静安眠药。

⑦ 前臂留置套管针，建立静脉通路。

⑧ 术晨禁食水，并嘱其进手术室前排空大、小便。

⑨ 术晨测量体温、脉搏、血压，评估睡眠、精神状态，并做好记录。

⑩ 心房纤颤者要行华法林抗凝治疗 1 个月，心脏功能较差者应进行系统的内科强心、利尿

治疗，术前 3d 停用华法林，改用皮下注射低分子肝素，至术前 1d 停用。

⑪ 心理护理。应向患者及家属讲解该技术的操作方法及术中注意事项，以解除患者的心理压力，避免心理紧张，使患者保持心态平衡。

（二）术后护理

① 卧床休息。术后平卧 24h，保持病室安静。

② 观察生命体征变化，术后第 1 小时做到每 15 分钟观察 1 次，第 2 小时每 30 分钟观察 1 次，生命体征平稳后，每 4 小时观察 1 次，并做好记录。

③ 穿刺侧肢体制动 12～24h，穿刺处以 1kg 盐袋压迫 6～8h，观察纱布上是否有渗血，必要时要给予重新加压包扎。

④ 可能出现的并发症

a. 心律失常。

b. 栓塞。气体栓塞、手术过程中抗凝不充分而造成血栓栓塞、左心房固有血栓脱落。

c. 心脏压塞。是 PBMV 最常见的并发症之一，发生率 1.5%，主要为房间隔穿刺所引起，部分为导丝或导管穿破心房、肺静脉所致。一旦发生心脏压塞，患者出现胸痛、胸闷、憋气等症状，结合胸部 X 线片观察心影变化，超声观察心包积液量，迅速行心包穿刺立即心包引流。待病情平稳后择期再行 PBMV 术。

d. 房间隔损伤及其所致的左向右分离。

e. 二尖瓣关闭不全。是 PBMV 重度关闭不全，发生率 1.7%，术后轻度关闭不全，并不影响血流动力学改善和临床症状的改善。而重度关闭不全并可使临床症状加重，导致急性肺水肿，危及生命。一旦发生严重二尖瓣关闭不全，应注意保护心功能，给予减轻后负荷药物，减少二尖瓣反流量，根据病情发展情况再决定是否换瓣。

f. 球囊破裂，较少见并发症。

g. 血栓形成。因 PBMV 经动脉或静脉插入导管等操作，易造成血管内膜损伤而致血栓形成。宽纱布包扎过紧、沙袋压迫时间过长也可导致血栓。密切观察足背动脉搏动情况，及肢体皮肤的温度、颜色、知觉。

h. 穿刺局部出血、血肿：由于穿刺部位压迫时间短，压力轻，或因患者的凝血机制差等而引起。

⑤ 预防感染。术后常规静脉滴注抗生素 1～3d，注意观察体温的变化。

⑥ PBMV 术后用药

a. 术后常规应用阿司匹林及双嘧达莫，防止创面发生血栓及粘连。

b. 对于心房颤动患者，PBMV 术后继续应用洋地黄或 β 受体阻断药控制心室率，心房颤动若不复律者应长期口服阿司匹林或华法林抗凝治疗，以减少血栓栓塞。

c. 术后常规静脉应用抗生素 3d。

⑦ PBMV 术后应于 48～72h 后复查超声心动图，胸部 X 线片及心电图，若无症状，应于术后 3 个月、1 年进行复查，此后应每年复诊 1 次。

（三）出院指导

① 合理安排休息与活动，避免重体力劳动。

② 保持积极乐观的情绪，避免患者受到不良刺激。

③ 注意保暖，防止着凉，积极防治呼吸道感染及风湿性活动影响。

④ 定期来院复查随访。

七、标准护理管理流程

见图 10-32。

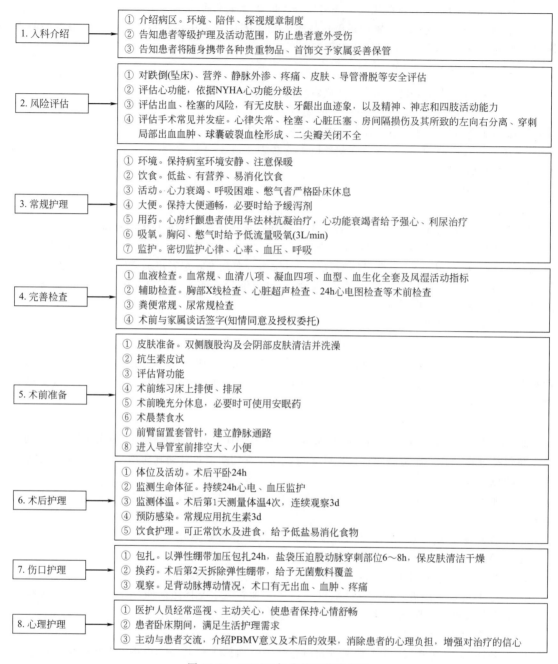

1. 入科介绍	① 介绍病区。环境、陪伴、探视规章制度
	② 告知患者等级护理及活动范围，防止患者意外受伤
	③ 告知患者将随身携带各种贵重物品、首饰交予家属妥善保管

2. 风险评估	① 对跌倒(坠床)、营养、静脉外渗、疼痛、皮肤、导管滑脱等安全评估
	② 评估心功能，依据NYHA心功能分级法
	③ 评估出血、栓塞的风险，有无皮肤、牙龈出血迹象，以及精神、神志和四肢活动能力
	④ 评估手术常见并发症。心律失常、栓塞、心脏压塞、房间隔损伤及其所致的左向右分离、穿刺局部出血血肿、球囊破裂血栓形成、二尖瓣关闭不全

3. 常规护理	① 环境。保持病室环境安静、注意保暖
	② 饮食。低盐、有营养、易消化饮食
	③ 活动。心力衰竭、呼吸困难、憋气者严格卧床休息
	④ 大便。保持大便通畅，必要时给予缓泻剂
	⑤ 用药。心房纤颤患者使用华法林抗凝治疗，心功能衰竭者给予强心、利尿治疗
	⑥ 吸氧。胸闷、憋气时给予低流量吸氧(3L/min)
	⑦ 监护。密切监护心律、心率、血压、呼吸

4. 完善检查	① 血液检查。血常规、血清八项、凝血四项、血型、血生化全套及风湿活动指标
	② 辅助检查。胸部X线检查、心脏超声检查、24h心电图检查等术前检查
	③ 粪便常规、尿常规检查
	④ 术前与家属谈话签字(知情同意及授权委托)

5. 术前准备	① 皮肤准备。双侧腹股沟及会阴部皮肤清洁并洗澡
	② 抗生素皮试
	③ 评估肾功能
	④ 术前练习床上排便、排尿
	⑤ 术前晚充分休息，必要时可使用安眠药
	⑥ 术晨禁食水
	⑦ 前臂留置套管针，建立静脉通路
	⑧ 进入导管室前排空大、小便

6. 术后护理	① 体位及活动。术后平卧24h
	② 监测生命体征。持续24h心电、血压监护
	③ 监测体温。术后第1天测量体温4次，连续观察3d
	④ 预防感染。常规应用抗生素3d
	⑤ 饮食护理。可正常饮水及进食，给予低盐易消化食物

7. 伤口护理	① 包扎。以弹性绷带加压包扎24h，盐袋压迫股动脉穿刺部位6～8h，保皮肤清洁干燥
	② 换药。术后第2天拆除弹性绷带，给予无菌敷料覆盖
	③ 观察。足背动脉搏动情况，术口有无出血、血肿、疼痛

8. 心理护理	① 医护人员经常巡视、主动关心，使患者保持心情舒畅
	② 患者卧床期间，满足生活护理需求
	③ 主动与患者交流，介绍PBMV意义及术后的效果，消除患者的心理负担，增强对治疗的信心

图 10-32　PBMV 标准护理管理流程

第十一节　急诊 PCI 联合运用 IABP 对急性心肌梗死的标准护理管理

　　主动脉内球囊反搏（IABP）是机械性辅助循环方法之一，是一种通过物理作用，提高主动脉内舒张压，增加冠状动脉供血和改善心脏功能的方法，通过对血流动力学的影响而对心功能障碍起辅助性治疗作用。IABP 机见图 10-33。

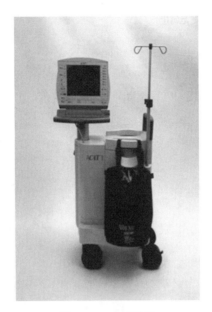

图 10-33　IABP 机

　　急诊 PCI 是目前 AMI 首选的治疗手段，早期、快速开通梗死相关动脉可缓解症状，挽救濒死心肌，提高生存率。实践表明，IABP 在血管重建过程中，能够有效改善 AMI 患者的血流动力学，减少 AMI 并发症的发生。在高危 PCI 或者在 PCI 过程中出现血流动力学不稳定联合使用 IABP 支持，随访 6 个月发现可有效降低主要不良心血管事件发生率达 29％。

一、IABP 工作原理（图 10-34、图 10-35）

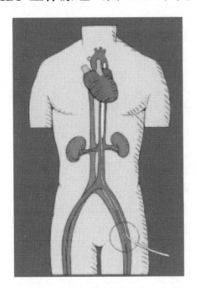

图 10-34　IABP 工作原理（一）

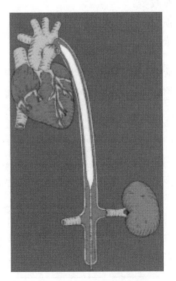

图 10-35　IABP 工作原理（二）

　　① 主动脉内气囊通过与心动周期同步的放气，达到辅助循环的作用。

　　② 在舒张早期主动脉瓣关闭后瞬间立即充气球囊，大部分血流逆行向上升高主动脉根部压力，增加大脑及冠状动脉血流灌注，小部分血流被挤向下肢和肾，轻度增加外周灌注。

　　③ 在等容收缩期主动脉瓣开放前瞬间快速排空气囊，产生"空穴"效应，降低心脏后负荷、左心室舒张末期容积及室壁张力，减少心脏做功及心肌氧耗，增加心排血量10％～20％。

二、IABP 的适应证及禁忌证

（1）适应证

① 急性心肌梗死合并心源性休克。

② 难治性不稳定型心绞痛。

③ 血流动力学不稳定的高危 PCI 患者（左主干病变、严重多支病变、重度左心功能不全）。

④ PCI 失败需过渡到外科手术。

（2）禁忌证

① 主动脉夹层。

② 重度主动脉瓣关闭不全。

③ 主动脉窦瘤破裂。

④ 严重周围血管病变。

⑤ 凝血功能障碍。

⑥ 其他，如严重贫血、脑出血急性期等。

三、IABP 常见并发症

① 主动脉及股动脉夹层。

② 动脉穿孔。

③ 穿刺点出血。

④ 气囊破裂。

⑤ 斑块脱落栓塞。

⑥ 血栓形成。

⑦ 溶血。

⑧ 血小板减少。

⑨ 感染。

⑩ 下肢缺血。

四、标准护理管理流程

见图 10-36。

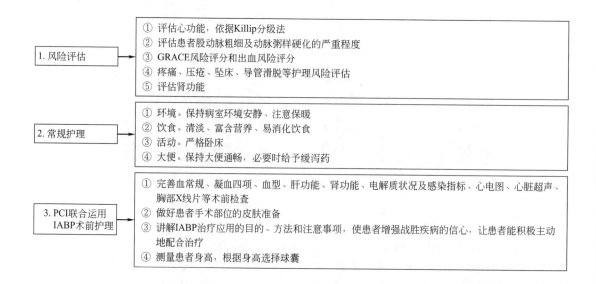

4. PCI联合运用 IABP术后护理	① 持续监测心率、心律、动脉收缩压、舒张压、平均压、反搏压及波形，反搏期间应使患者的心率控制在80~120次/分，反搏压应高于患者血压10~20mmHg。如出现心动过缓、心动过速、恶性心律失常时应及时处理 ② IABP工作情况观察：包括触发时机、触发模式、反搏比例等，观察反搏效果，发现异常及时汇报处理 ③ 选择R波清楚的导联，固定好心电图电极片，防止电极片脱落发生反搏终止 ④ 正确执行抗凝治疗，反搏期间应用肝素抗凝，给予5%葡萄糖或0.9%生理盐水50ml加入肝素钠12500U静脉泵入。每小时用3~5ml的肝素盐水冲导管1次，防止血栓形成 ⑤ 出血的观察，大小便的颜色、性质；皮肤黏膜、牙龈有无出血
5. 穿刺伤口及穿刺侧肢体护理	① 穿刺伤口，观察穿刺局部有无出血、血肿，每日换药1次，严格无菌操作 ② 穿刺侧肢体护理：a.穿刺侧肢体制动，避免过度弯曲，约束带约束，平卧位或半卧位<30°；b.观察足背动脉的搏动，穿刺肢体皮肤温度、颜色、痛觉，预防并发症出现；c.使用充气床垫，促进患者局部的血液循环，有效防止压疮及出血等并发症
6. 心理护理	① 给患者精神上的安慰和鼓励，消除患者紧张、忧虑、恐惧的心理 ② 避免各种不良刺激，使患者保持情绪稳定 ③ 卧床期间，协助患者生活护理，满足生活护理需求
7. IABP机撤离后的护理	① 股动脉穿刺处局部加压包扎6~8h，避免患者穿刺肢体过度弯曲 ② 注意观察伤口、下肢血供及足背动脉搏动情况

图 10-36　急诊 PII 联合运用 IABP 标准护理管理流程

第十二节　经皮左心耳封堵术标准护理管理

一、概述

经皮左心耳封堵术是通过微创导管技术封堵左心耳以达到预防心房颤动患者发生卒中的新技术。左心耳是胚胎时期原始左心房的残余，呈狭长、弯曲的管状形态，有一狭窄的尖顶部。左心耳对于缓解左心房压力，保证左心室充盈起重要作用，心房颤动患者左心耳常存在不同程度的扩大，且随左心耳不断增大，其充盈和排空速率逐渐降低，血栓形成风险逐渐加大，提示左心耳的结构与功能变化呈线性负相关。左心耳形态、充盈及排空与心房颤动患者卒中密切相关，左心耳容积越大，血栓栓塞风险越高。此外，随着左心房的增大，左心耳血流速率降低，易形成血栓。60%的风湿性心脏病心房颤动患者心源性血栓来源于左心耳，非瓣膜病心房颤动患者中90%以上血栓形成于左心耳，由于左心耳在心房颤动患者血栓栓塞事件中具有重要地位，近年来通过经皮左心耳封堵来预防心房颤动患者卒中事件，多个临床研究证实，经皮左心耳封堵是预防心房颤动患者血栓栓塞事件安全、可行、有效的治疗方法，但是临床病例数量有限，还需要更大的样本量和临床随访证实其远期疗效和安全性。

二、技术简介

经皮左心耳封堵术是借助导管将器械运送至左心耳的腔内，面对左心耳进行封堵使其闭塞的一种方法。PLAATO 装置是最早应用于临床，2001 年第一个成功置入人体的经皮左心耳封堵装置；2007 年 Watchman 装置首次用于临床，是目前临床应用最多的左心耳封堵器（图 10-37）；Amplatzer 装置是显著降低血栓和出血事件的封堵器；Lifetech Lambre™ 装置是我国完全自主知识产权的创新产品，于 2013 年应用于临床。2013 年 Bartus 等首次报道了左心耳封堵器械置入成功率为 96%，术后 1 年行经食管超声心动图检查，约 98% 的置入者左心耳完全闭塞。

从目前的研究来看，随着左心耳封堵器械的进步以及术者经验的积累，左心耳封堵术可作为对服用抗凝药物有禁忌证或出血风险高的心房颤动患者预防栓塞的有效手段。

三、适应证

① 心房颤动发生时间＞3 个月，持续性心房颤动，或是长期持续性和永久性心房颤动患者

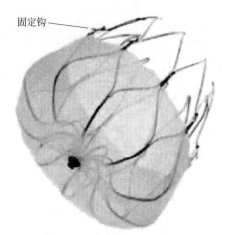

固定钩

图 10-37　Watchman 置入装置

（非风湿性瓣膜病所致）。

　　② ＞18 岁。

　　③ CHADS2-VAS 评分≥2 分。

　　④ HAS-BLED 评分≥3 分。

　　⑤ 可长期服用氯吡格雷和阿司匹林。

　　⑥ 有华法林应用禁忌证或无法长期服用华法林。

四、手术过程

　　患者平卧位，全身麻醉，穿刺左桡动脉监测动脉血压，穿刺右侧股静脉，置入鞘管后，送入导丝达上腔静脉，沿导丝送入房间隔穿刺鞘及扩张管，在食道超声引导下穿刺房间隔。通过穿刺针注入对比剂及食道超声均证实穿刺针尖端已进入左心房。沿穿刺针送入房间隔扩张管及鞘管，送入软头超硬导丝进入左心耳。使用 Watchman 输送系统的扩张管预扩张皮下入路及房间隔通路，再沿超硬导丝送入 Watchman 输送鞘管及扩张管系统达左心房，固定扩张管、前送输送鞘管达左房中部，撤出扩张管，送入猪尾进入左心耳，注入 10ml 对比剂（先慢后快）行左心耳造影。充分冲水排气后装载送入 Watchman 封堵器达标记刻度，回撤输送鞘释放封堵器，释放后封堵器形态良好，解离封堵器，再次造影及食道超声显示形态理想，无残余漏。

五、并发症

　　（1）手术并发症　心包压塞、心律失常、术中发生冠状动脉空气栓塞。

　　（2）穿刺相关并发症　穿刺部位出血、血肿、假性动脉瘤、动静脉瘘等。

　　（3）封堵器相关并发症　封堵器脱落、封堵器相关栓塞（局部微血栓形成）、外周血栓栓塞、卒中等。

　　（4）抗凝相关并发症　出血、严重的消化道出血、脑出血等。

　　（5）其他相关并发症　行经食道起声心动图（TEE）检查致食管损伤、感染等。

六、围术期观察护理

　　（一）术前护理

1. 常规检查

　　① 术前全面体格检查、血常规、血型、血生化全套、凝血功能。

　　② 心脏超声、动态心电图、心电图、胸部 X 线片、经胸超声心动图（TTE）、经食道超声心动图、左心耳 CT 等检查。

　　③ 完成上述检查后评估患者精神状态，心、肺、肝、肾功能，左心耳解剖特征，左心房

（耳）内有无血栓形成和左心耳的形态。

④ 术前会阴部备皮，备血，左手背留置 24 号套管针。

⑤ 术前 1 天抗生素皮试，预防性应用抗生素。

⑥ 准备相关物品：吸管、盐袋（2kg）、一次性垫巾；指导患者卧床练习床上排便、排尿。

⑦ 术前 24h 再次复查 TEE，评估左心耳有无血栓，防止在停用抗凝药物期间形成急性血栓。

2. 抗凝用药

① 遵医嘱指导患者术前应用抗凝剂，阵发性心房颤动术前皮下注射低分子肝素 4d，术前 12h 停用。

② 持续性心房颤动入院前 1 个月服用华法林，使国际标准化比值保持在 2.0～3.0。

③ 术前 2d 停用华法林，将 INR 调整至 1.6～2.0。

3. 术前沟通

术者与患者和家属充分沟通，告知左心耳封堵术治疗的最新进展，以及该项手术的安全性、可靠性及疗效等。使患者及家属对手术治疗有一个较全面的了解，并做好相应的心理准备，解除恐惧、紧张心理，导管室护士术前 1d 访视患者，与患者和家属沟通，结合图片简要介绍手术经过及注意事项。

（二）术中配合

① 导管室准备急救物品，包括除颤器、临时起搏器、吸痰管、负压吸引装置、氧气、呼吸器等急救器械。因左心耳封堵术有发生封堵器脱载及急性心脏穿孔的风险，需要准备抓捕套件、心包穿刺套件等特殊急救器械。术中备好激活全血凝固时间（ACT），测试仪和微量泵等设备。

② 协助患者去枕平卧于造影床上，约束带固定患者双上肢、双下肢，防止坠床等不良事件的发生。导管室温度恒定在 23～25℃，注意为患者保暖。

③ 协助麻醉医师行气管插管，准备自动除颤电极片，连接除颤器，备好石蜡油，超声医师在患者全身麻醉后，置入 TEE 探头，多角度进行左心耳测量，确定左心耳口径及深度。

④ 术中连续密切监测血压、心率、呼吸、血氧饱和度，警惕传导阻滞的发生，一旦发现血压下降，心率减慢，传导阻滞，应立即通知术者停止操作，采取相应的措施。

（三）术后护理

1. 常规护理

① 入住监护室观察 24h，导管室人员填写手术后观察单，交接完成后责任护士与手术核查单上签名。责任护士要了解患者手术情况、术中病情及穿刺部位伤口有无渗血、肿胀；持续多功能重症监护，监测生命体征，观察患者意识、皮肤、相关管道及输液情况。

② 待患者全身麻醉清醒后询问有无胸痛、胸闷等不适，向患者交代术后绝对卧床休息，床上排便、排尿。

③ 术后拔除气管插管和 TEE 后，咽喉部有不适或疼痛，或出现声音嘶哑，告知患者可在短时间内好转，不必紧张。

2. 伤口护理

① 注意观察穿刺部位，经股静脉的鞘管较粗，另外进行房间隔穿刺后要全身肝素化，应定时观察穿刺处有无出血、血肿，比较双侧肢体肌力、皮肤温度及腿围。

② 股静脉穿刺处盐袋压迫（4～6h），嘱患者做背曲活动，防止静脉血栓形成。

③ 术中穿刺左侧桡动脉，监测动脉血压，注意观察穿刺部位止血情况。

3. 床上活动

① 术后去除平卧，绝对卧床休息，穿刺侧肢体制动 6h，嘱患者避免用力咳嗽、坐起等增加腹内压的动作。

② 卧床期间嘱患者主动进行术侧的足背背屈、伸展运动，健侧肢体正常活动。

③ 术后（10～12h）床上翻身，术后（12～24h）逐步抬高床头至半卧位，24h 后下地活动。密切观察穿刺肢体足背动脉搏动、皮肤温度、颜色及感觉变化。

4. 饮食护理

① 全身麻醉患者术后 4h 内禁食水，口唇干燥时，可使用棉签蘸水湿润口唇。

② 术后卧床期间饮食以清淡、易消化半流食为主，禁食牛奶、豆类、产气饮料等以减少腹胀；可下地活动后嘱其进食高蛋白、高热量、高维生素、富含纤维饮食。

5. 用药护理

① 患者术后常规应用抗生素 2d，预防性抗感染治疗。

② 术后急性血栓发生率高，因此应严防血栓形成及脱落，遵医嘱给予肝素抗凝治疗。

③ 术后继续抗凝治疗口服华法林，使 INR 维持在 2.0～3.0，未达标者可加用低分子肝素皮下注射。

④ 术后 45 天至 6 个月，口服氯吡格雷 75mg/d、阿司匹林 100mg/d；6 个月后口服阿司匹林 100mg/d 维持。

6. 栓塞并发症观察护理

① 术中、术后持续心电血压监测，观察心电图，如出现 ST 段抬高，应高度怀疑冠状动脉空气栓塞。

② 注意封堵装置和各种鞘管在体外充分排气，使鞘管内充满肝素盐水以减少血栓形成机会。

③ 术后密切观察患者意识、语言能力及四肢活动等情况，及早发现血栓栓塞并发症。

④ 规范的抗凝治疗，防止器械相关血栓形成。

⑤ 术前及术后进行预防栓塞健康宣教，术后尽早活动。

7. 封堵器脱落观察护理

① 术前进行准确评估。封堵器大小选择或封堵器置入位置欠佳，可导致其脱落左心房、主动脉或静脉系统，造成严重并发症甚至猝死。

② 术中如有封堵器脱落现象，及时收回调整。

③ 确保封堵器放置形态良好，造影及食道超声进行检查。

④ 术后勿剧烈活动，保持情绪稳定，切忌激动，如出现晕厥、严重心律失常时，立即行心脏超声检查，进行鉴别，如确认封堵器脱落，可在导管室经导管取出或行急诊开胸手术。

七、标准护理管理流程

见图 10-38。

八、出院指导

（1）用药指导　嘱患者出院后遵医嘱应用抗凝药物，1 个月后复查食道超声、心电图、心脏超声等，复查 INR 调整药物。针对患者年龄、出血病史、栓塞病史等，制定个性化用药指导，告知注意有无皮肤、黏膜、牙龈、消化道等部位出血；日常活动注意安全，减少外伤、磕碰。

（2）生活指导　指导患者规律生活、按时作息、劳逸结合，不可过分劳累，可根据自身情况适当锻炼，阅读相关保健图书，增加自我保健意识。保持环境温、湿度适宜，注意通风换气，避免感冒。

（3）饮食指导　无特殊情况应给予优质蛋白、高热量、低脂、易消化食物，注意食物清洁、新鲜，勿食不洁食物，以免引起腹泻。避免食用油炸、刺激性、大量绿叶高纤维食物。保持大便通畅，保持体重平衡。

（4）就医指导　告知患者如出现全身明显乏力、发热、身体不适，或活动后心悸、气短、呼吸困难、恶心呕吐、尿少等症状时，及时就诊。

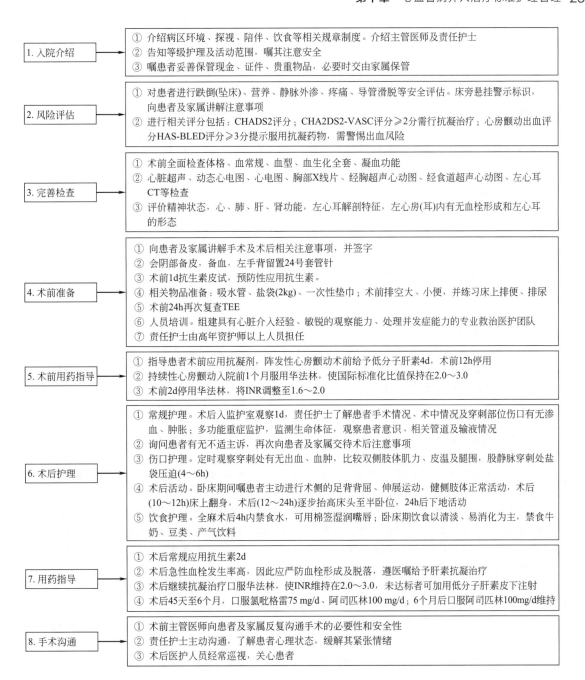

1. 入院介绍
① 介绍病区环境、探视、陪伴、饮食等相关规章制度。介绍主管医师及责任护士
② 告知等级护理及活动范围，嘱其注意安全
③ 嘱患者妥善保管现金、证件、贵重物品，必要时交由家属保管

2. 风险评估
① 对患者进行跌倒(坠床)、营养、静脉外渗、疼痛、导管滑脱等安全评估。床旁悬挂警示标识，向患者及家属讲解注意事项
② 进行相关评分包括：CHADS2评分；CHA2DS2-VASC评分≥2分需行抗凝治疗；心房颤动出血评分HAS-BLED评分≥3分提示服用抗凝药物，需警惕出血风险

3. 完善检查
① 术前全面检查体格、血常规、血型、血生化全套、凝血功能
② 心脏超声、动态心电图、心电图、胸部X线片、经胸超声心动图、经食道超声心动图、左心耳CT等检查
③ 评价精神状态，心、肺、肝、肾功能，左心耳解剖特征，左心房(耳)内有无血栓形成和左心耳的形态

4. 术前准备
① 向患者及家属讲解手术及术后相关注意事项，并签字
② 会阴部备皮，备血，左手背留置24号套管针
③ 术前1d抗生素皮试，预防性应用抗生素。
④ 相关物品准备：吸水管、盐袋(2kg)、一次性垫巾；术前排空大、小便，并练习床上排便、排尿
⑤ 术前24h再次复查TEE
⑥ 人员培训。组建具有心脏介入经验、敏锐的观察能力、处理并发症能力的专业救治医护团队
⑦ 责任护士由高年资护师以上人员担任

5. 术前用药指导
① 指导患者术前应用抗凝剂，阵发性心房颤动术前给予低分子肝素4d，术前12h停用
② 持续性心房颤动入院前1个月服用华法林，使国际标准化比值保持在2.0～3.0
③ 术前2d停用华法林，将INR调整至1.6～2.0

6. 术后护理
① 常规护理。术后入监护室观察1d，责任护士了解患者手术情况、术中情况及穿刺部位伤口有无渗血、肿胀；多功能重症监护，监测生命体征，观察患者意识、相关管道及输液情况
② 询问患者有无不适主诉，再次向患者及家属交待术后注意事项
③ 伤口护理。定时观察穿刺处有无出血、血肿，比较双侧肢体肌力、皮温及腿围，股静脉穿刺处盐袋压迫(4～6h)
④ 术后活动。卧床期间嘱患者主动进行术侧的足背背屈、伸展运动，健侧肢体正常活动，术后(10～12h)床上翻身，术后(12～24h)逐步抬高床头至半卧位，24h后下地活动
⑤ 饮食护理。全麻术后4h内禁食水，可用棉签湿润嘴唇；卧床期饮食以清淡、易消化为主，禁食牛奶、豆类、产气饮料

7. 用药指导
① 术后常规应用抗生素2d
② 术后急性血栓发生率高，因此应严防血栓形成及脱落，遵医嘱给予肝素抗凝治疗
③ 术后继续抗凝治疗口服华法林，使INR维持在2.0～3.0，未达标者可加用低分子肝素皮下注射
④ 术后45天至6个月，口服氯吡格雷75 mg/d、阿司匹林100 mg/d；6个月后口服阿司匹林100mg/d维持

8. 手术沟通
① 术前主管医师向患者及家属反复沟通手术的必要性和安全性
② 责任护士主动沟通，了解患者心理状态，缓解其紧张情绪
③ 术后医护人员经常巡视，关心患者

图 10-38　经皮左心耳封堵术标准护理管理流程

第十三节　经食道超声心动图检查标准护理管理

一、概述

　　经食道超声心动图检查（TEE）简称经食道超声，是将超声探头经患者口腔送入食道，从心脏后部探测心脏的结构与功能并进行超声显像的方法。对于特殊患者，常规经胸超声检查的影像未必清晰，因而不能提供准确的临床资料。因食道贴近心脏，在心脏后方，从而避免了肺内气体

对成像的干扰，可得到更为清晰的影像。目前主要应用于先天性心脏病、心脏肿瘤或血栓、心脏瓣膜病等心血管病的诊断以及心脏手术中的实时监测。

二、技术发展史

Side 和 Gosling 于 1971 年利用食道超声首次记录了心脏血流的连续多普勒速率。1976 年，Frazin 报道了经食道的 M 型超声心动图。当时的 TEE 只用于超声窗受限的患者。以后，随着超声探头的不断改进，术中利用 TEE 连续检测心室功能于 1980 年被报道。由于 TEE 的传感器非常接近心脏，可以形成高质量的影像用于观察心脏内部结构及其空间方位。现在，经食道超声心动图检查不仅仅是一个诊断工具，同时也是术中监测设备和手术辅助工具。

三、适应证

经食道心脏超声检查主要用于常规经胸超声检查成像困难或者有关结构显示不满意，致使诊断难以明确的各种心脏或大血管疾病患者，包括如下。

① 各种先天性心血管畸形。

② 心脏瓣膜疾病，如瓣膜狭窄、关闭不全、脱垂及腱索断裂等。

③ 各种人工瓣膜的功能评价。

④ 感染性心内膜炎。

⑤ 主动脉疾病，如主动脉瘤、夹层动脉瘤、主动脉窦瘤破裂。

⑥ 心脏占位性病变，尤其是左心房和左心耳血栓形成、云雾状回声和黏液瘤等。

⑦ 冠状动脉疾病，如冠状动脉狭窄、局限性扩张或冠状动脉瘘等。

⑧ 肺静脉血流的观察与测定等。

四、禁忌证

① 绝对禁忌证较少，包括咽喉和食道梗阻、活动性的上消化道出血、已知或可疑的内脏穿孔、颈椎不稳定等。

② 相对的禁忌证包括食道变异或可疑的食道憩室、严重颈关节炎、口咽部的病变、解剖变异、重症肌无力等，都可能增加检查难度。

③ 严重的心肺疾患并非 TEE 的禁忌证，但是操作者须特别小心，尽量减少对患者的刺激，特别是怀疑主动脉夹层时。呼吸不稳定的患者，检查前可以考虑气管插管辅助通气。低血压的患者不宜接受镇静剂，只能进行局部麻醉。上述患者 TEE 检查困难重重，只有在其他方法无法获得关键信息时才进行 TEE 检查。

④ 由于操作具有创伤性，对于易出血的患者必须小心谨慎。当国际标准化比值＞5、部分凝血活酶时间＞100s 或血小板数量少于 $50×10^9/L$ 时应延迟检查。

⑤ 食道感染，感染人类免疫缺陷病毒并非检查的绝对禁忌。必须采取通用的预防措施（适用于所有患者），或使用一次性的探头保护鞘。

⑥ 对于非常不配合的患者，由于操作导致并发症的危险很大，须考虑放弃经食道超声心动图检查。

五、并发症

① 黏膜麻醉剂过敏。

② 恶心、呕吐、呛咳或误吸。

③ 喉头水肿，严重者可能导致窒息。

④ 严重心律失常（如一过性心动过速、心室颤动、心室停搏等）。

⑤ 食管穿孔、出血或局部血肿。

⑥ 其他意外死亡，急性心肌梗死、急性心力衰竭、休克、大量出血甚至可能突然死亡。

⑦ 其他不可预知的意外情况或并发症突然发生。

六、检查过程

1. 检查前准备

① 检查前将食道超声探头用 2.0％戊二醇溶液浸泡 20min，然后用流动水反复清洗，擦干备用。

② 了解患者既往镇静麻醉药物使用史，药物过敏史及心肺功能情况等，检查前患者应禁食8～12h，以利多卡因胶浆行咽部表面局部麻醉，备好 10ml。

③ 检查前 10min 吞服利多卡因胶浆，服后观察有无麻醉药物过敏反应。

④ 如患者有活动的义齿应先取下。检查前做好解释工作，向他们介绍食道超声检查的重要性及必要性，积极做好患者心理护理。将检查方法目的及检查过程中可能会有恶心、呕吐等不适反应告知患者，消除其顾虑，使患者配合检查，消除紧张恐惧心理。

⑤ 患者左侧卧位，将探头前端调成弧状以适宜咽部与食管的弯曲度，送入患者口中，令其做吞咽动作，随之将探头轻柔地送入食管，进入距门齿 30～40mm 处，通过进退，旋转，调节前、后、左、右方位，取得系列切面。

2. 检查中

① 检查时嘱患者取左侧卧位，两腿微屈，垫以高低适度的枕头，嘱患者解松衣领和裤带，然后使头略前倾，下颌内收，减少脊柱前凸度。

② 于口侧垫一次性垫巾，将弯盘置于垫巾上，以盛接口腔流出的唾液或呕吐物。

③ 使用咬口器，以防患者牙齿损伤超声探头。

④ 指导其做深呼吸，不能吞口水，让其自然流入弯盘内。在探头插入过程中若有阻力，不能强行插管，可让患者休息片刻，然后再借吞咽动作将头端送入，密切观察患者情况，必要时对患者进行背部轻抚，使患者检查过程中较为平静，防止患者因烦躁而出现不稳定血栓脱落。

3. 检查后

操作后指导患者卧床休息，告知患者检查完毕 2h 后可进食温凉流食，减少对喉部及胃黏膜的摩擦。

七、仪器的消毒与保存

（1）水洗　使用后立即用流动的清水彻底清洗探头及咬口器，清洗时间不少于 1min。水洗完毕后用一次性纱布擦干镜身。

（2）酶洗　将擦干后食道超声探头置于酶洗槽中，操作部用多酶洗液擦拭。将初洗后的食道探头置于多酶洗液中浸泡 5～10min，因酶可迅速分解蛋白质和有机物，使残留血液、有机物、黏液等不至于凝固而吸附在器械上，从而易于清洗。

（3）清洗　彻底冲洗食道超声探头的外表面，水洗完毕后擦干镜身。

（4）消毒　采用 2％碱性戊二醛浸泡消毒，将清洗擦干后的食道超声探头浸泡于消毒液中至少 30min。探头不能浸泡的部位如操作部及旋转控制器，要用清水擦拭后再用 70％异丙醇擦拭消毒。

（5）冲洗与干燥　清洗人员更换手套，将食道超声探头取出后再用清水冲洗干净，并用无菌纱布擦干探头外表面，储存于专用清洁柜内。镜体应悬，晾干。

（6）注意事项　诊疗过程中需继续使用的食道超声探头消毒浸泡时间不少于 10min；对当日拟使用的超声探头进行再次消毒浸泡时间不少于 20min；不再继续使用的探头消毒浸泡时间不少于 30min；特殊感染患者使用后的超声探头消毒浸泡时间不少于 45min。每次诊疗工作开始前，应对拟使用的超声探头进行再次消毒，并用无菌纱布擦干。处理探头时碰撞坚硬表面，锋利物品不可接触探头或电缆，任何液体不得进入连接器、探头接口处及电接触面。诊疗工作结束后，清洗槽、酶洗槽、冲洗槽经充分刷洗后用有效氯（500gm/L）消毒剂擦拭。消毒槽更换消毒剂时必须彻底刷洗。每周更换戊二醛，并监测浓度记录。消毒后的探头每季度进行生物学监测并做好监测记录，合格标准为：细菌总数＜20cfu/件，不得检出致病菌。

八、标准护理管理流程

见图 10-39。

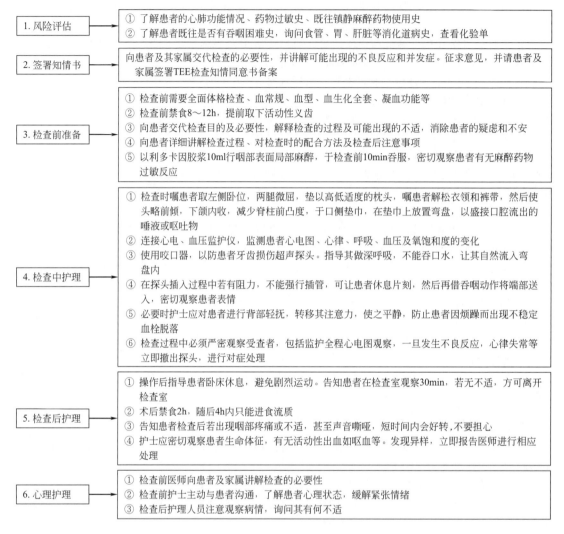

1. 风险评估 → ① 了解患者的心肺功能情况、药物过敏史、既往镇静麻醉药物使用史
② 了解患者既往是否有吞咽困难史，询问食管、胃、肝脏等消化道病史，查看化验单

2. 签署知情书 → 向患者及其家属交代检查的必要性，并讲解可能出现的不良反应和并发症。征求意见，并请患者及家属签署TEE检查知情同意书备案

3. 检查前准备 → ① 检查前需要全面体格检查、血常规、血型、血生化全套、凝血功能等
② 检查前禁食8～12h，提前取下活动性义齿
③ 向患者交代检查目的及必要性，解释检查的过程及可能出现的不适，消除患者的疑虑和不安
④ 向患者详细讲解检查过程、对检查时的配合方法及检查后注意事项
⑤ 以利多卡因胶浆10ml行咽部表面局部麻醉，于检查前10min吞服，密切观察患者有无麻醉药物过敏反应

4. 检查中护理 → ① 检查时嘱患者取左侧卧位，两腿微屈，垫以高低适度的枕头，嘱患者解松衣领和裤带，然后使头略前倾，下颌内收，减少脊柱前凸度，于口侧垫巾，在垫巾上放置弯盘，以盛接口腔流出的唾液或呕吐物
② 连接心电、血压监护仪，监测患者心电图、心律、呼吸、血压及氧饱和度的变化
③ 使用咬口器，以防患者牙齿损伤超声探头。指导其做深呼吸，不能吞口水，让其自然流入弯盘内
④ 在探头插入过程中若有阻力，不能强行插管，可让患者休息片刻，然后再借吞咽动作将端部送入，密切观察患者表情
⑤ 必要时护士应对患者进行背部轻抚，转移其注意力，使之平静，防止患者因烦躁而出现不稳定血栓脱落
⑥ 检查过程中必须严密观察受查者，包括监护全程心电图观察，一旦发生不良反应，心律失常等立即撤出探头，进行对症处理

5. 检查后护理 → ① 操作后指导患者卧床休息，避免剧烈运动。告知患者在检查室观察30min，若无不适，方可离开检查室
② 术后禁食2h，随后4h内只能进食流质
③ 告知患者检查后若出现咽部疼痛或不适，甚至声音嘶哑，短时间内会好转，不要担心
④ 护士应密切观察患者生命体征，有无活动性出血如呕血等。发现异样，立即报告医师进行相应处理

6. 心理护理 → ① 检查前医师向患者及家属讲解检查的必要性
② 检查前护士主动与患者沟通，了解患者心理状态，缓解紧张情绪
③ 检查后护理人员注意观察病情，询问其有何不适

图 10-39　TEE 标准护理管理流程

九、检查中注意事项

① 检查前先清除口腔和食管内活动异物。

② 检查前行喉部麻醉，连接监护仪。

③ 取左侧卧位，保持安静，呼吸平稳，将口角放低使分泌物流出。

④ 嘱患者咬紧前护具，将消毒好的探头前端表面涂石蜡油，调整好顶端方向，在受检者做吞咽动作时，轻巧、迅速、柔和地将探头插入食管。

⑤ 配合操作者应为经过培训相当于主治医师职称以上人员，同时须有一位医师操作仪器，观察显示器的图像与心电图的变化。

⑥ 常规作超声检查，对主要切面进行仔细扫描和记录，即全面完整、图像清晰，又要动作快捷、流畅，争取在最短时间内达到目的，除介入性治疗和术中监测外，最长检查时间一般不超过 15min。

⑦ 检查过程中必须严密观察受查者，包括监护全程心电图观察，一旦发生不良反应，如心

律失常等立即撤出探头，进行处理。

⑧ 术后禁食 2h，随后 4h 内只能进食流质。

⑨ 为防止发生意外，检查室需常备针对心血管系统的急救药品与设备，以便在出现严重心律失常、急性心力衰竭、呼吸衰竭和休克等严重意外事件时进行抢救。

第十四节　置入式动态心电监测仪标准护理管理

一、概述

置入式动态心电监测仪，又称置入式心脏监测仪（图 10-40），置入在患者的皮下，长期监测患者在各种情形下的心电图，置入时间 1～2 年。置入的监测仪可根据预设的自动触发记录的参数，触发其自动存储心电图，尤其适用于发作症状不明显、意识丧失及行动不能自理的患者。与标准的动态心电图及体外的环路心电记录器相比，置入式心脏检测仪是最佳的监测晕厥及先兆晕厥的心电记录仪器。

目前对各种心律失常，临床诊断的"金标准"是发作当时的心电描记。然而有些心律失常发作呈间歇性，心电图记录时间短，很难捕捉到症状发作时的心电信息，对于临床症状不明显的"静息性心房颤动"，常规心电图对心房颤动的诊断率很低。虽然动态心电图监测可以连续记录 24～48h（最多可达 72h）的心电图，但也难以记录到发作不频繁患者的心律失常发作时的心电图。而置入式心脏检测仪埋藏在患者皮下，监测的时间长，医师可通过遥测技术对其记录的心电图进行复制和分析，提高心律失常的诊断率。有研究显示，其诊断率为常规院内心电图监测的 6.4 倍，其可以帮助 78% 的患者明确诊断。实现对患者疾病的"早发现、早诊断、早干预"。

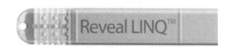

图 10-40　置入式动态心电监测仪

二、技术简介

置入式心脏检测仪其实由来已久，之前主要用于发作不频繁但伴随严重心律失常患者的诊断，其能连续检测心电活动 1～2 年。近几年随着科技的发展，置入式心脏检测装置逐渐向微型化和多功能化发展。

置入式心脏检测仪有如下 3 个特点。第一是小巧精细，只有口香糖一半大小，体积约 1.2cm³，重约 2.5g。置入式心脏检测仪并不影响磁共振检查，可安全接受 1.5 和 3.0 Tesla 的磁共振扫描。第二是信息精准，对心律失常检出率高，可准确记录心房颤动、室性心动过速、心动过缓、心脏停搏等事件，可连续使用 1～2 年，最多储存 59min 心电图资料，足以记录保存心律失常关键信息。第三个特点是置入方便，置入式心脏检测仪采用注射方法置入，创伤微小，操作简单。置入过程在左侧胸部皮下切开约 1cm 的小口，通过注射方式将置入式心脏检测仪插入左侧胸部皮下后缝合（图 10-41），操作简单，无须 X 线引导。

三、适应证

① 有临床症状或状况，处于心律失常风险增加状态的患者。

② 经历过短暂症状，可能提示有心律失常的患者。

③ 不明原因晕厥的患者。

④ 不明原因卒中患者隐性心房颤动筛查。

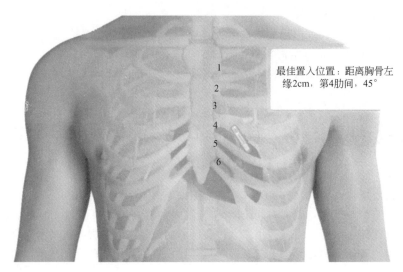

最佳置入位置：距离胸骨左缘2cm，第4肋间，45°

图 10-41　心脏检测仪置入位置

⑤ 心房颤动导管消融患者术后管理。

⑥ 心房颤动患者经治疗（导管消融、手术和药物转复）是否长期或终身服用抗凝药的评价。

四、手术过程

常规铺单消毒，以 1‰利多卡因局部麻醉左侧胸部皮肤和皮下组织。提捏定位处局部皮肤，于皮肤皱褶处切开约 1cm 切口，沿切口将置入式心脏检测仪输送器按预计方向插入皮下组织，深度约 1cm，旋转输送器以制作小型囊袋，牢固固定置入式心脏检测仪输送器，推注置入式心脏检测仪进入皮下组织。固定置入式心脏检测仪，撤出输送器，充分止血。逐层缝合皮下组织及皮肤，纱布覆盖弹力绷带包扎，测试 LINQ 感知参数良好。正位 X 线观察置入式心脏检测仪置入部位。置入式心脏检测仪预计置入部位为左侧胸部，头端距离胸骨左缘第 4 肋间约 2cm，与身体纵轴呈 45°，进行标记。

五、并发症

① 局部麻醉过敏、局部麻醉严重并发症及不良反应。

② 手术入路解剖变异、病变或发育异常导致穿刺失败。

③ 手术部位出血、血肿。

④ 血胸、气胸、皮下气肿。

⑤ 电极导管无法到位、打折、断裂。

⑥ 损伤邻近器官。

⑦ 局部或全身感染。

六、围术期护理

（一）术前护理

1. 常规护理

① 完成直立倾斜试验、血常规、尿常规、生化、凝血四项、血清八项、血型、心脏超声、胸部 X 线片等检查。

② 术前 1d 皮肤准备：包括双侧腋下、颈胸部及会阴部皮肤。

③ 遵医嘱给予抗生素皮试（青霉素或一代头孢类药）。

④ 术前晚嘱患者充分休息，必要时可使用镇静、催眠药物协助其入睡。

⑤ 术晨可进食适量易消化饮食，并嘱其进手术室前排空大、小便。

⑥ 术前在前臂留置套管针，建立静脉通路。

2. 心理护理

术者主动与患者交流，用通俗易懂的语言介绍安装置入式心脏检测仪的意义及该技术的先进性、安全性，消除患者的心理负担。

（二）术中配合

① 严密监测心率、心律、呼吸及血压的变化，发现异常立即通知医师。

② 关注患者的感受，了解术中患者疼痛情况以及其他不适主诉，并做好安慰、解释工作。

（三）术后护理

① 保持伤口清洁、干燥，术后 24h 换药 1 次，严格无菌操作，观察伤口有无红肿、疼痛、渗血、渗液。

② 遵医嘱使用抗生素。

③ 术后正常饮水、进食，给予清淡、易消化、富含维生素、蛋白质的食物，以促进伤口愈合。

七、标准护理管理流程

见图 10-42。

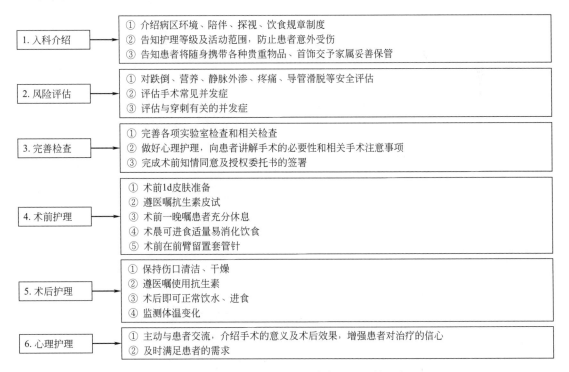

图 10-42　置入式动态心电监测仪标准护理管理流程

八、健康指导

① 告知患者平时接触移动电话、电子检测系统、金属探测门以及核磁共振成像等电子设备，有可能干扰置入式心脏检测仪的正常记录。因此，使用移动电话时要尽量在置入位置的对侧使用；也不要将移动电话放在左侧上衣口袋内，与置入部位应相距 15cm 以上。一般家用电器设备

不受影响。

② 患者出院时，应再次向患者介绍出现症状时如何使用激活器，并让患者复述操作方法，了解其是否真正掌握，并注意皮肤瘙痒时不要拍打左胸上方置入式心脏检测仪置入部位，以免干扰心电描记。

③ 嘱患者当出现头晕、黑矇等表现，在意识尚清醒时席地坐下，以免晕厥摔倒发生意外。

④ 每 3 个月在门诊随访。如出现记录器激活的情况，应随即到医院检查，医师可用程控仪调出存储的心电图，为疾病发作原因及时诊断提供依据。

第十一章

心血管介入治疗常见并发症
标准护理管理

冠状动脉穿孔与心脏压塞标准护理管理

一、概述

在介入治疗快速发展的今天，各种先进的介入治疗技术已经成为心脏病最微创、有效的治疗方法。随着术者的经验积累，并发症也大大降低。但由于一些治疗程序复杂，有些患者合并先天畸形和长期动脉硬化造成的血管扭曲变形，使得血管开口非正常移位、影像投影的变位等因素，使术者使用常规导管材料或按常规影像跟踪判断治疗时，受到以上各非正常因素的影响，可能出现冠状动脉穿孔（图 11-1）。冠状动脉穿孔是指冠状动脉管壁完整性遭到破坏，血液自撕裂处溢出血管（图 11-2），发生率 0.15%～2.5%，属于严重并发症，出现心脏压塞时，如不及时治疗会很快死亡。

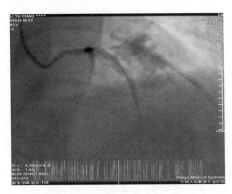

图 11-1　冠状动脉术中血管破裂

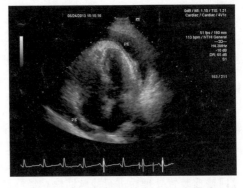

图 11-2　心脏超声显示大量心包积液

二、临床特点

1. 冠状动脉穿孔

是 PCI 术中并发症之一，冠状动脉穿孔可导致急性心脏压塞。心包积血时，超声检查诊断准确，但不一定能及时完成超声检查，一般发生在选择使用硬度较高的导引导丝时，也可发生在球囊扩张球囊破裂以及球囊型号选择超过参考血管直径（球囊直径/参考血管直径≥1.3mm，穿孔发生率较高），高压释放支架，支架后高压扩张、旋切、旋磨，激光成形术等时。这些原因造成冠状动脉穿孔后，使部分对比剂和血液渗入心包，会引发术中急性心脏压塞的发生。如不及时发现、救治，则会造成严重后果，甚至危及生命。

2. 主要类型

（1）Ⅰ型　常见，限于动脉外膜下，造影可见局部溃疡状或蘑菇状突出，多因导丝或旋切装置引起。

（2）Ⅱ型　心肌内或心包内局限性片状对比剂渗漏。

（3）Ⅲ型　对比剂经穿孔持续外流。

① Ⅲa型。对比剂流向心包。

② Ⅲb型。对比剂流向心室腔或其他部位。

三、诊断标准

1. 造影+超声+新的胸痛/血流动力学改变/ECG改变

① 冠状动脉介入检查或治疗期间发生冠状动脉不同程度的血管壁损伤，最严重的损伤是在X线下可见对比剂直接喷出血管外。

② 穿孔的严重后果是心脏压塞，后者有时可在PCI后数小时或数天发生，因此对有较深夹层者应严格监护，重复造影可发现延迟穿孔。

③ 穿孔可由导丝和球囊引起，球囊等器械过大是可以避免的因素。

2. 心脏压塞的诊断

① 及时发现和诊断很重要。

② 术中诊断较容易，因冠状动脉穿孔就是较强的提示。

③ 右心房压升高、肺动脉压不变或降低提示有心脏压塞，但是这种诊断不确切、不直观、不及时。

④ 超声检查准备，但不一定每个导管室都配备；及时与心脏超声室联系到场协助。

⑤ PCI后当患者出现胸闷、烦躁、恶心、心动过缓和低血压状态时，要想到心脏压塞的可能，应静脉注射阿托品提高心率和逆转有可能发生的迷走反射，此时行超声心动图或X线透视都是诊断心脏压塞快速可靠的方法。严重的迷走反射在X线透视下也会有心影搏动显著减弱，用多巴胺提高血压和应用阿托品后症状会很快缓解，心脏搏动也会明显改善，从而避免不必要的心包穿刺。

⑥ 急性心脏压塞发生时患者可出现血压降低、心慌、恶心、心动过缓、憋气、烦躁等，应静脉注射阿托品，提高心率，逆转有可能性的迷走反射，此时行超声或X线透视，都是诊断心脏压塞快速可靠的方法，超声心动图发现心包积液阴影区，X线透视可发现心脏收缩运动减弱。

四、治疗现状

① 迅速静脉注入阿托品、多巴胺，以提高心率、血压，同时补充液体。

② 立即心包穿刺，提供6F动脉鞘，猪尾导管或双腔、三腔静脉引流管、穿刺针及一次性注射器50ml。

③ B超引导下进行剑突下心包穿刺，穿刺成功后，立即抽出心包内积血，并记录血量；或者经过回输血装置处理后进行静脉回输；经静脉充分补充胶体或晶体液体，确保血容量合适。

④ 备好临时心脏起搏器和起搏导管，必要时使用。

⑤ 若冠状动脉穿孔封堵处理时，准备相应球囊递与台上，在确保导引导丝稳定的基础上，台上可采用灌注或普通球囊延时加压封闭损伤处，使其局部形成血栓，可防止更严重的堵塞。

⑥ 准备硫酸鱼精蛋白，必要时根据末次肝素用量，冠状动脉内使用 10～30mg 硫酸鱼精蛋白，同时观察凝血时间，ACT<200s，是对抗肝素逆转抗凝减少出血的辅助治疗。

⑦ 准备覆膜支架以备进行冠状动脉血管的局部封堵，一般适用于冠状动脉血管直径大、弯曲小、无大分支处。

⑧ 及时与输血科、心脏外科、手术室联系，经紧急处理后继续观察，如继续出血，血压持续降低难以维持正常水平、症状恶化时，立即协助转往外科手术治疗。

⑨ 经过以上措施症状缓解者，待血压稳定后转入CCU继续治疗，持续监护至拔出心包引流管。

五、冠状动脉穿孔合并心脏压塞的处理

① 将手边的球囊送至穿孔处，充盈球囊堵闭穿孔。

② 导丝引起的穿孔可用小球囊送至血管远端低压力扩张。

③ 患者稳定或有缺血时可将球囊换用灌注球囊。

④ 球囊扩张后如果出血不止应中和肝素，ACT<200s。

⑤ 静脉灌注液体增加血压、改善灌注。

⑥ 此时硝酸甘油扩张血管无效。

⑦ 如果球囊压迫无效，应放置 PTEE 覆膜支架，成功率高，可避免紧急搭桥。放置这种支架时指引导管支持要好，如果穿孔端还有狭窄病变应先用球囊扩张，避免过度用力推支架，这种支架需高压扩张，使支架完全展开。

⑧ 如果已用阿昔单抗，应输注血小板，但是输注血小板对依替巴肽和替罗非班无效。

⑨ 心脏压塞可采用 X 线透视造影指示下心包穿刺引流术，这种方法见效快、可靠，出血不止者需外科手术。

六、B 超引导下心包穿刺引流术

（1）体位　平卧位或半卧位。

（2）穿刺点　经剑突与左肋弓交角。

（3）穿刺　①18 号静脉穿刺针、10ml 注射器/6ml 对比剂；②边进针边回抽，抽出血后注射对比剂，证明在心包内；③经穿刺针送入导丝至心包内；④经导丝送入 6F 动脉鞘，保留导丝，并可回抽心包积血；⑤经导丝和鞘管送入 6F 猪尾导管并留置。

七、标准护理管理流程

见图 11-3。

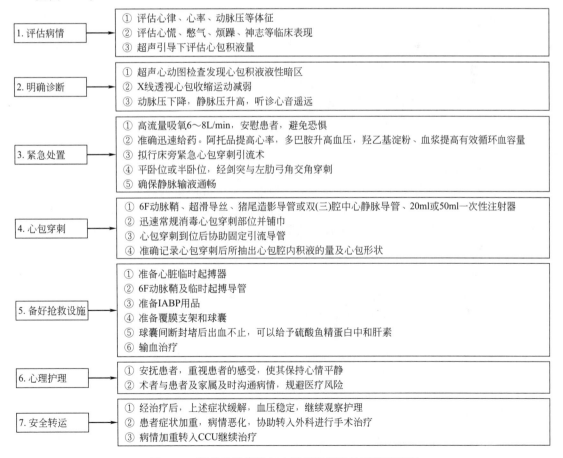

1.评估病情	① 评估心律、心率、动脉压等体征 ② 评估心慌、憋气、烦躁、神志等临床表现 ③ 超声引导下评估心包积液量
2.明确诊断	① 超声心动图检查发现心包积液液性暗区 ② X线透视心包收缩运动减弱 ③ 动脉压下降，静脉压升高，听诊心音遥远
3.紧急处置	① 高流量吸氧6～8L/min，安慰患者，避免恐惧 ② 准确迅速给药。阿托品提高心率，多巴胺升高血压，羟乙基淀粉、血浆提高有效循环血容量 ③ 拟行床旁紧急心包穿刺引流术 ④ 平卧位或半卧位，经剑突与左肋弓角交角穿刺 ⑤ 确保静脉输液通畅
4.心包穿刺	① 6F动脉鞘、超滑导丝、猪尾造影导管或双(三)腔中心静脉导管、20ml或50ml一次性注射器 ② 迅速常规消毒心包穿刺部位并铺巾 ③ 心包穿刺到位后协助固定引流导管 ④ 准确记录心包穿刺后所抽出心包腔内积液的量及心包形状
5.备好抢救设施	① 准备心脏临时起搏器 ② 6F动脉鞘及临时起搏导管 ③ 准备IABP用品 ④ 准备覆膜支架和球囊 ⑤ 球囊间断封堵后出血不止，可以给予硫酸鱼精蛋白中和肝素 ⑥ 输血治疗
6.心理护理	① 安抚患者，重视患者的感受，使其保持心情平静 ② 术者与患者及家属及时沟通病情，规避医疗风险
7.安全转运	① 经治疗后，上述症状缓解，血压稳定，继续观察护理 ② 患者症状加重，病情恶化，协助转入外科进行手术治疗 ③ 病情加重转入CCU继续治疗

图 11-3　冠状动脉穿孔与心脏压塞标准护理管理流程

八、病例介绍

孙某，男，59 岁，主因发作性胸痛 1 年，患者自 1 年前开始出现发作性胸痛，行冠状动脉造影。结果显示：左主干远端节段性狭窄 70%，前降近中段弥漫性狭窄 95%，回旋支中远段狭窄 70%，右冠状动脉近中段多发斑块影，无明显狭窄，后降支管状狭窄 90%。治疗策略：对前降支-左主干进行介入治疗。前降支中段置入 2.5mm×18mm 支架、前降支-左主干置入 3.5mm×24mm 支架后，以 3.5mm×12mm 后扩球囊以 16atm（1atm=101.325kPa）后扩张，造影显示支架膨胀贴壁良好，支架中段对比剂外渗，患者血压逐渐下降，主诉胸闷、憋气，考虑心脏压塞，立即行在 X 线及心脏超声引导下心包穿刺抽出心包积血。沿导丝送入 3.0mm×12mm 后扩球囊以 8atm 压力扩张封堵破口，造影显示仍有少量外渗，换用 3.5mm×9mm 后扩球囊以 8atm 扩张封堵破口，造影显示仍有外渗，沿导丝送入 3.5mm×16mm 覆膜支架至前降支支架内以 12atm 扩张释放，造影显示远端血流 TIMI Ⅲ级、无对比剂外渗，封堵成功。心脏超声提示心包积液未再增加，遂固定留置心包引流管，穿刺左侧股动脉置入 IABP，静脉缓慢注射硫酸鱼精蛋白 10mg 拮抗肝素作用，观察 30min，患者生命体征平稳，再次造影未见对比剂外渗，ACT 189s，结束手术，返回 CCU 继续监护治疗。患者病情稳定，3 日后拔出心包引流管及 IABP 导管，9 日后出院，共住院 11d。

第二节 心源性休克标准护理管理

一、概述

介入术中由于患者本身疾病，如左主干严重病变或三支血管复杂病变或术者的原因，引起心源性休克。另外，术中冠状动脉穿孔所致心脏压塞、冠状动脉急性闭塞、外周动脉夹层、破裂出血、消化道应急性溃疡合并大出血、血管迷走神经反射等，或冠状动脉无复流、心肌梗死后再灌注损伤导致电风暴合并恶性心律失常，也可导致心源性休克。如果救治不及时，病死率极高。有数据统计，介入治疗联合有效血流动力学支持，可使心源性休克院内病死率由 80% 下降至 50%。

二、诊断标准

介入术中患者出现低血压及末梢低灌注：①收缩压<90mmHg 或者需要辅助治疗维持收缩压>90mmHg；②组织灌注不足，末梢循环差及内生肌酐清除率<0.5ml/s，尿量≤20ml/h，出现中枢神经系统功能改变，周围血管收缩，四肢末梢皮肤湿冷、发绀等表现。在血流动力学监测时，心源性休克定义为心排血指数<2.2L/(min·m²) 或者肺动脉楔压>15mmHg。

三、处理措施

① 立即抗休克处理，遵医嘱给予扩容药如右旋糖酐等。

② 遵医嘱给予血管活性药物，如多巴胺等。

③ 患者取平卧位，高流量吸氧或氧气面罩吸氧。

④ 严密观察呼吸及氧饱和度，随时准备气管插管和使用呼吸机辅助呼吸。

⑤ 准备使用 IABP 机，及时准确供给导管材料，根据患者身高选择 IABP 球囊。球囊放置到位连接 IABP 机，按需调节反搏频率。

⑥ 做好抢救护理记录。

四、标准护理管理流程

见图 11-4。

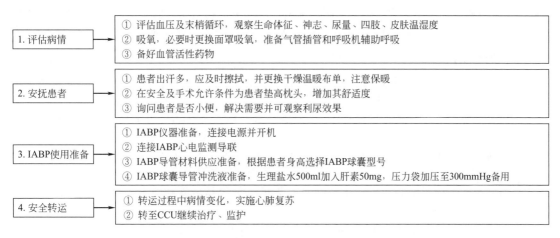

1. 评估病情	① 评估血压及末梢循环，观察生命体征、神志、尿量、四肢、皮肤温湿度
	② 吸氧，必要时更换面罩吸氧，准备气管插管和呼吸机辅助呼吸
	③ 备好血管活性药物
2. 安抚患者	① 患者出汗多，应及时擦拭，并更换干燥温暖布单，注意保暖
	② 在安全及手术允许条件为患者垫高枕头，增加其舒适度
	③ 询问患者是否小便，解决需要并可观察利尿效果
3. IABP使用准备	① IABP仪器准备，连接电源并开机
	② 连接IABP心电监测导联
	③ IABP导管材料供应准备，根据患者身高选择IABP球囊型号
	④ IABP球囊导管冲洗液准备，生理盐水500ml加入肝素50mg，压力袋加压至300mmHg备用
4. 安全转运	① 转运过程中病情变化，实施心肺复苏
	② 转至CCU继续治疗、监护

图 11-4 心源性休克标准护理管理流程

第三节 再灌注心律失常标准护理管理

一、概述

在危重、急性心肌梗死 PCI 介入治疗中，再灌注心律失常是指相关血管再通 2h 内发生的心律失常，特别是快速恢复冠状动脉血流可诱发室性心动过速或心室颤动导致心源性猝死。再灌注心律失常多见阵发性室上性心动过速、加速性室性心动过速、非阵发交界性心动过速，严重者出现室性心动过速、心室颤动。急性心肌梗死患者发生的心律失常可以是预后不良的预测因素。心律失常在急性心肌梗死患者中常见，尤其是在症状出现的早期，房性心律失常的原因有交感神经的过度激活、心力衰竭或房室瓣功能不全造成的心房牵张、心包炎导致的心律失常和心房梗死。室性心动过速的机制包括跨膜静息电位降低、梗死组织与非梗死组织间不应期差异造成的折返和局灶性自律性增高。自主节律可能只是一种再灌注心律失常，再灌注心律失常很常见，并不提示心室颤动发生的危险会增加。因此，最佳处理应该是观察数分钟，血流动力学稳定后心律可恢复正常，而不提倡为预防更严重的心律失常，开始使用抗心律失常药物治疗。因此应该密切观察血管开通后再灌注的心律变化，做好各种抗心律失常药物使用准备是十分必要和重要的。

二、临床特点

① 急性心肌梗死室性心动过速的定义。非持续性心动过速持续时间<30s，持续性心动过速持续时间>30s，发作时如迅速引起血流动力学改变应立即处理。根据心电图表现室性心动过速分为单形性或多形性。虽然术中经常可见单形性或多形性非持续室性心动过速的短阵发作（<5次心搏），但现代流行病学资料并未显示其与持续性心动过速或心室颤动相关，因此没有证据进行预防性治疗。

② 再灌注心律失常发生在冠状动脉再通瞬间及 30min 以内。再灌注心律失常多见于多支血管病变；为缓慢心律失常，在下壁心肌梗死明显高发于前壁心肌梗死。因此急诊 PCI 要充分认识再灌注心律失常，术中密切观察病情，导管室护士熟练掌握各种抢救仪器，做到早发现，早治疗。提高急性冠脉综合征救治成功率。

三、诊断标准

加速性室性自主心律的心电图特点是增宽 QRS，其前无 P 波，并无固定的 P-R 间期，较心房率快的规整的节律<100 次/分。加速性室性自主心律没有治疗的指征，抑制这种心律可能导

致血流动力学紊乱。手术过程中如心电图监护出现连续室性期前收缩应立即提示术者处理，否则一旦出现短阵或持续室性心动过速、QRS波形宽大而不规则，几秒钟即会转为心室颤动。

四、治疗措施

当急性心肌梗死冠状动脉血管开通时，配合观察心律、心率、血压改变，同时随时准备使用以下相关药物和实施治疗措施如下。

① 快速性心律失常如室性心动过速、心室颤动者经电击复律后，可加用利多卡因及氯化钾静脉滴注控制其发作。

② 对顽固性室性心动过速、心室颤动反复不易转复者，可立即使用胺碘酮（乙胺碘呋酮）150mg 稀释后静脉注射，然后 300~450mg 加入液体中持续静脉滴注。

③ 如果不能维持正常心律、心率，可使用艾司洛尔稀释后静脉注射，可以连续使用 2~3 次，中间间隔 5min。

④ 室性期前收缩、非阵发性室性心动过速者经利多卡因或胺碘酮（乙胺碘呋酮）加氯化钾予以控制。

⑤ 缓慢性心律失常术前安置临时起搏器，术中嘱患者咳嗽，静脉注射阿托品。

⑥ 术前或术中出现低血压者给予多巴胺升压，使收缩压升至 12.0kPa（90mmHg）以上。

⑦ 提醒避免导管刺激；药物及电除颤准备，无意识时叩击心前区。

⑧ 迅速准备快速除颤，暴露患者胸部，涂好导电糊，预防除颤时皮肤灼伤。

⑨ 除颤、观察、反复除颤，临时心脏起搏；急救药物、继续手术配合；IABP 准备及必要时使用。

五、标准护理管理流程

见图 11-5。

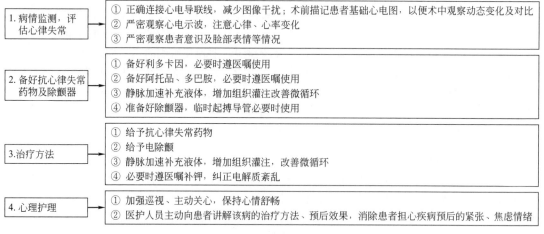

1.病情监测，评估心律失常	① 正确连接心电导联线，减少图像干扰；术前描记患者基础心电图，以便术中观察动态变化及对比 ② 严密观察心电示波，注意心律、心率变化 ③ 严密观察患者意识及脸部表情等情况
2.备好抗心律失常药物及除颤器	① 备好利多卡因，必要时遵医嘱使用 ② 备好阿托品、多巴胺，必要时遵医嘱使用 ③ 静脉加速补充液体，增加组织灌注改善微循环 ④ 准备好除颤器，临时起搏导管必要时使用
3.治疗方法	① 给予抗心律失常药物 ② 给予电除颤 ③ 静脉加速补充液体，增加组织灌注，改善微循环 ④ 必要时遵医嘱补钾，纠正电解质紊乱
4.心理护理	① 加强巡视、主动关心，保持心情舒畅 ② 医护人员主动向患者讲解该病的治疗方法、预后效果，消除患者担心疾病预后的紧张、焦虑情绪

图 11-5　再灌注心律失常标准护理管理流程

六、病例介绍

李某，男，47岁，患者自 1 年前开始出现发作性胸痛、胸闷，位于心前区部位，性质为隐痛、闷痛，常无明显诱因，与活动及情绪激动无关，每次疼痛持续 10~30min，偶伴有心慌、胸闷、气短，无恶心、呕吐、头晕、头痛等不适。诊断为急性前间壁心肌梗死急诊就医。于当日 13：30 急诊绿色通道行冠状动脉 PCI，手术结果：左主干光滑无狭窄，前降近中段狭窄 50%，第一对角支开口狭窄 95%，中段狭窄 75%，回旋支未见明显狭窄，右冠近中段多发斑块影，无明显狭窄。术中于第一对角支球囊扩张后，术中出现频发室性期前收缩及短阵室性心动过速，即刻予以利多卡因 80mg 静脉注射，胺碘酮 300mg 加入 5% 葡萄糖 250ml，以 1mg/min 的剂量静脉滴入，并在第一对角支置入 1 枚支架，患者心电示波提示为窦性心律，偶发室性期前收缩，于 14：20 护送返至 CCU 继续监护。病情稳定、顺利康复，7 日后出院，共住院 7d。

第四节　急性血栓标准护理管理

一、概述

急性血栓是指在介入术中突然出现的冠状动脉内血栓形成，血栓可出现于冠状动脉内或者支架内，为一种少见但是严重的并发症，美国学术研究联合会（ARC）建议对支架血栓形成采用新的定义，即：①肯定的支架血栓形成，即急性冠脉综合征并经血管造影证实存在血流受阻的血栓形成；②可能的支架血栓形成，PCI 后 30d 内不能解释的死亡，或未经血管造影证实靶血管重建区域的心肌梗死；③不能排除的支架血栓形成，PCI 术后 30d 后不能解释的死亡。

二、临床特点

① 影像中可见冠状动脉内或者支架内局部或者全程血栓影，血流动力学表现为无复流、慢血流等，多在球囊扩张或者支架释放时出现。

② 患者可有心慌、胸闷、胸痛、大汗、濒死感等症状，血压可升高，严重者血压降低，心电图上表现为相应的心电图导联出现 T 波倒置或者 ST 段抬高或压低。

③ 血栓形成与术前抗凝准备不足、术中未充分肝素化，或者患者本身凝血机制、术中操作不当有关。

三、治疗现状

1. 血栓预防

① 预防血栓的关键是积极控制易患因素，如血糖控制、纠正肾功能不全和心脏功能。

② 术中使用肝素，并注意细致操作，避免损伤血管。

③ 术前准备充分。术前检查凝血功能，术前一晚及术晨口服硫酸氢氯吡格雷片。

④ 术前及术中保持肝素化。术前肝素化是指穿刺动脉后，应该立即经鞘管注入肝素钠 2500～5000U；术中肝素化是进行 PCI 操作前，应根据患者体重补足肝素、充分肝素化，操作时间每延长 1h，应追加 1250～2000U 肝素。

⑤ 操作注意事项。导管、导丝、鞘管等造影器械均应用肝素盐水冲洗，每次送入器械之前用肝素盐水认真擦拭和冲洗，去除附着于器械表面或者管腔内的微小血凝块；导管应在导丝引导下通过血管，避免损伤血管内膜。

⑥ 过早终止抗血小板治疗、肾功能衰竭、冠状动脉分支病变、糖尿病和低射血分数是血栓形成事件的预测因素。

2. 治疗措施

如怀疑发生血栓，应该立即进行相应冠状动脉造影，以明确病变的血管段。术中急查凝血指标，以确认肝素化是否充分，如未达标，应及时补充肝素。明确血栓存在，应立即行溶栓和血栓抽吸。目前研究认为，血栓抽吸联合冠状动脉应用盐酸替罗非班，可以有效恢复血流，改善预后。也可以行 PTCA。如患者血压迅速降低，可给予 IABP 辅助循环。如溶栓或者 PTCA 失败，可考虑紧急行冠状动脉旁路移植术。

四、预见性护理

① 术前询问患者病史、手术准备用药情况，了解患者凝血功能。

② 准备好急救用药、器材及耗材。

③ 术中严密监测病情，观察患者有无胸闷、胸痛等症状，心电图有无缺血表现；观察影像

是否有疑似血栓存在。

④ 行全血凝血系统测试（ACT），如凝血时间低于 250s，立即遵医嘱酌情给予肝素静脉注射。

⑤ 明确有急性血栓形成，应立即给予高流量吸氧，改善氧供，如血氧饱和度＜90％，应予以面罩吸氧。

⑥ 遵医嘱迅速准确用药，并观察用药效果及不良反应。可给予盐酸替罗非班 0.5mg 静脉注射或者冠状动脉内注射，也可给予尿激酶冠状动脉内注射。

⑦ 准确供应血栓抽吸导管、扩张球囊等耗材。

⑧ 如有必要，协助术者行主动脉内球囊反搏术。

五、标准护理管理流程

见图 11-6。

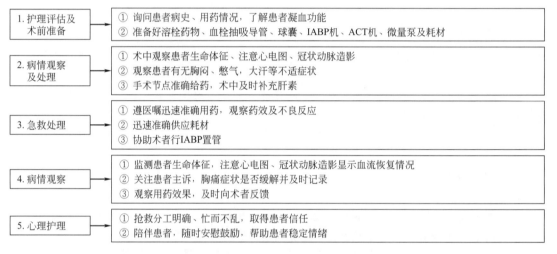

1.护理评估及术前准备	① 询问患者病史、用药情况，了解患者凝血功能 ② 准备好溶栓药物、血栓抽吸导管、球囊、IABP机、ACT机、微量泵及耗材
2.病情观察及处理	① 术中观察患者生命体征、注意心电图、冠状动脉造影 ② 观察患者有无胸闷、憋气，大汗等不适症状 ③ 手术节点准确给药，术中及时补充肝素
3.急救处理	① 遵医嘱迅速准确用药，观察药效及不良反应 ② 迅速准确供应耗材 ③ 协助术者行IABP置管
4.病情观察	① 监测患者生命体征，注意心电图、冠状动脉造影显示血流恢复情况 ② 关注患者主诉，胸痛症状是否缓解并及时记录 ③ 观察用药效果，及时向术者反馈
5.心理护理	① 抢救分工明确、忙而不乱，取得患者信任 ② 陪伴患者，随时安慰鼓励，帮助患者稳定情绪

图 11-6　急性血栓标准护理管理流程

六、病例介绍

李某，男，72 岁，主因心前区疼痛 7 年加重 2d。为进一步诊治，于 3 日后行冠状动脉造影，造影结果显示前降支近端 90％ 狭窄，血管内弥漫性斑块形成；回旋支近中段狭窄 75％；右冠状动脉中段狭窄 95％。于前降支置入支架 1 枚后，患者主诉胸闷、憋气、大汗，血压降至 100/65mmHg，冠状动脉造影显示支架内血栓形成，前降支远端无血流灌注。急查 ACT 为 210s，遵医嘱静脉推注肝素 30mg，行血栓抽吸术，盐酸替罗非班氯化钠注射液 0.5mg 冠状动脉内注射，并以 8ml/h 速度静脉持续泵入。10min 后，患者上述症状缓解，造影显示远端血流恢复，生命体征平稳，安返病房。

第五节　动静脉瘘标准护理管理

一、概述

股动-静脉是心血管介入诊疗最常用的入路途径，动静脉瘘是股动-静脉穿刺带来的一种并发症，主要是由于穿刺针同时穿透并行的股动脉和股静脉且使两者之间产生一个通道，动脉血液流进邻近静脉腔内形成动静脉内瘘。动静脉瘘形成可有不断增大和破裂的危险，需要积极处理（图 11-7）。

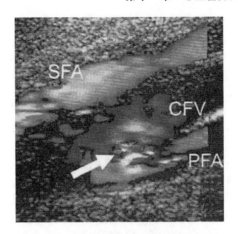

图 11-7 股深动脉-股静脉瘘
SFA—股浅动脉；PFA—股深动脉；CFA—股静脉

二、临床特点

PCI 手术动静脉瘘发生率低，据报道为 0.006%～0.86%，但处理不当可能产生严重的后果，如患肢肿胀、疼痛、乏力、血栓形成、远端血供障碍、心脏负荷加重等。

常见原因：①临床因素，急诊操作，AMI 伴休克；②患者因素，瘦小或肥胖、女性、伴肾脏疾病；③医疗因素，近期同一部位反复穿刺、IABP、鞘管留置＞15h、强化抗血小板抗凝治疗；④解剖因素，外周动脉病变，走行迂曲；⑤术者因素，穿刺点不准确。

临床主要表现：腹股沟穿刺部位疼痛、包块形成，听诊可闻及连续性吹风样血管杂音甚至震颤。由于分流，患者出现心动过速或舒张压降低，有些患者合并动脉内膜炎。

三、诊断标准

① 穿刺点局部疼痛，可触及包块。

② 听诊可闻及连续性吹风样血管杂音甚至震颤。

③ 行多普勒超声波检查（静脉内检出动脉性血流或瘘口处有双期单向连续性频谱）和血管造影检查有助于鉴别。

四、治疗现状

① 对多普勒超声测到分流较小的动静脉瘘，可采取非手术治疗，部分能自愈。

② 直接徒手或超声指导下压迫，多数动静脉瘘可自行闭合。压迫后，仍需给予弹力绷带"8"字包扎，无须过分强调肢体制动。

③ 对弹性绷带加压包扎不能愈合或多普勒超声测到分流较大的动静脉瘘，转外科行血管修补术。

五、标准护理流程

见图 11-8。

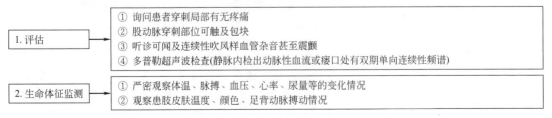

图 11-8

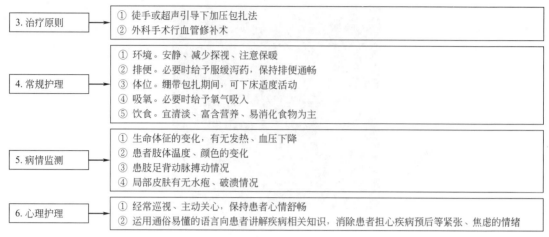

3. 治疗原则	① 徒手或超声引导下加压包扎法 ② 外科手术行血管修补术
4. 常规护理	① 环境。安静、减少探视、注意保暖 ② 排便。必要时给予服缓泻药，保持排便通畅 ③ 体位。绷带包扎期间，可下床适度活动 ④ 吸氧。必要时给予氧气吸入 ⑤ 饮食。宜清淡、富含营养、易消化食物为主
5. 病情监测	① 生命体征的变化，有无发热、血压下降 ② 患者肢体温度、颜色的变化 ③ 患肢足背动脉搏动情况 ④ 局部皮肤有无水疱、破溃情况
6. 心理护理	① 经常巡视、主动关心，保持患者心情舒畅 ② 运用通俗易懂的语言向患者讲解疾病相关知识，消除患者担心疾病预后等紧张、焦虑的情绪

图 11-8　动静脉瘘标准护理流程

第六节　假性动脉瘤标准护理管理

一、概述

医源性假性动脉瘤（PSA）是指因医源性原因导致血液通过动脉壁未闭合的裂口进入血管周围组织，形成一个或多个腔隙（瘤腔），收缩期动脉血液经过动脉与瘤腔之间的通道（瘤颈部）流入瘤腔内，舒张期血流回流到动脉内的一种病理现象。PSA 的组成是急性期瘤腔内为新鲜血肿形成的瘤壁，亚急性期及慢性期为机化血栓与纤维包裹形成瘤壁（图11-9）。国外文献报道，假性动脉瘤发生率为 $0.05\% \sim 6.25\%$，诊断性心导管术为 $0.05\% \sim 2\%$，介入治疗 $2\% \sim 6\%$，但彩色多普勒检出率为 $14\% \sim 27\%$。国内文献报道，股动脉假性动脉瘤在冠状动脉造影发生率为 0.8%，介入治疗发生率为 1.6%。

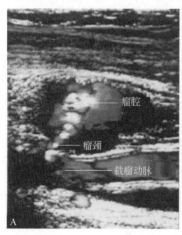
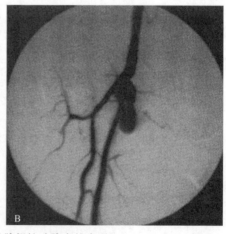

图 11-9　股动脉假性动脉瘤的表现

二、临床特点

（1）发生 PSA 患者的危险因素　与介入操作无关的危险因素有老年、女性、肥胖、收缩压增高、术后过早活动、使用抗凝药物等；与介入操作相关的危险因素，穿刺部位偏低、压迫止血不当、动脉导管或鞘管的型号过大（≥8F）、反复穿刺，多个破口、球囊导管回抽不充分时拔出损伤动脉。

（2）临床主要表现　局部肿胀，触摸疼痛，搏动性包块伴有震颤和血管杂音，可进行性增大压迫周围神经、感染甚至是瘤体破裂。

三、诊断标准

① 股动脉穿刺处突发疼痛或者疼痛突然加剧，合并患肢活动受限。

② 穿刺点局部可触及搏动性包块伴震颤和血管杂音。

③ 超声检查示股动脉附近低回声区，彩色多普勒示该低回声区双向血流信号。

④ 造影显示股动脉近端瘤样扩张。

四、治疗现状

① 徒手或超声引导下按压修复法（UGCR）

a. 直接用手或机械持续性压迫 30min 至数小时，有效的指标是压迫或包扎后血管杂音消失。优点：操作简单、费用低、并发症少，适用于小的（1～2cm）单纯性 PSA。也可利用血管超声明确瘤颈部位并加以压迫。局部成功压迫后，还需加压包扎至少 12h。

b. 超声引导下按压修复的方法，即超声检查辨别出 PSA 颈部，将探头置于颈部的上方，在超声监控下压迫直至其封闭或无血流通过，同时保持股动脉通畅。一般持续压迫20～30min 后缓慢减压，再应用弹性绷带包扎 12～24h。UGCR 能治愈的 PSA 的直径通常小于 2～3cm。

② 超声引导下注射凝血酶（UGTI）。在彩色多普勒引导下，将注射器针尖刺入假性动脉瘤内，并向瘤体内缓慢注入凝血酶 100～400U 以促使动脉瘤内血栓形成。

③ 行带膜支架置入术。

④ 外科手术行假性动脉瘤切除或动脉修补术。

五、标准护理管理流程

见图 11-10。

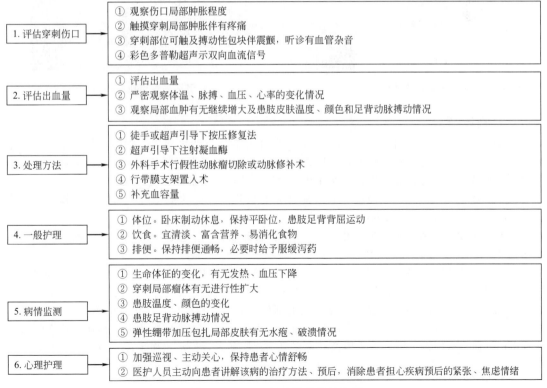

1.评估穿刺伤口	① 观察伤口局部肿胀程度 ② 触摸穿刺局部肿胀伴有疼痛 ③ 穿刺部位可触及搏动性包块伴震颤，听诊有血管杂音 ④ 彩色多普勒超声示双向血流信号
2.评估出血量	① 评估出血量 ② 严密观察体温、脉搏、血压、心率的变化情况 ③ 观察局部血肿有无继续增大及患肢皮肤温度、颜色和足背动脉搏动情况
3.处理方法	① 徒手或超声引导下按压修复法 ② 超声引导下注射凝血酶 ③ 外科手术行假性动脉瘤切除或动脉修补术 ④ 行带膜支架置入术 ⑤ 补充血容量
4.一般护理	① 体位。卧床制动休息，保持平卧位，患肢足背背屈运动 ② 饮食。宜清淡、富含营养、易消化食物 ③ 排便。保持排便通畅，必要时给予服缓泻药
5.病情监测	① 生命体征的变化，有无发热、血压下降 ② 穿刺局部瘤体有无进行性扩大 ③ 患肢温度、颜色的变化 ④ 患肢足背动脉搏动情况 ⑤ 弹性绷带加压包扎局部皮肤有无水疱、破溃情况
6.心理护理	① 加强巡视、主动关心，保持患者心情舒畅 ② 医护人员主动向患者讲解该病的治疗方法、预后，消除患者担心疾病预后的紧张、焦虑情绪

图 11-10　PSA 标准护理管理流程

第七节 消化道出血标准护理管理

一、概述

经皮冠状动脉介入术是治疗冠心病的主要方法。规范与足量的抗血小板治疗是降低 PCI 术后支架血栓形成的关键，但由此引起的消化道出血并发症同样不可忽视。接受经皮冠状动脉介入治疗患者住院期间发生消化道出血的发生率为 0.13%～1.3%。

消化道出血常见部位：上消化道见于食道、胃、胃窦部弥漫性出血点、十二指肠，下消化道见于痔疮的出血。因此能否早期识别高危因素，评估出血风险，掌握抗凝药物适应证，并积极采取应对措施，对明显降低患者 PCI 术后消化道出血的发生率具有相当重要的意义（图 11-11、图 11-12）。

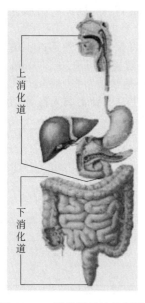

图 11-11　消化道系统解剖图

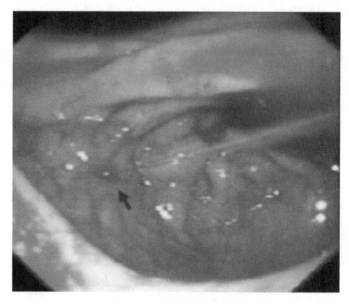

图 11-12　胃窦活动性出血

二、临床特点

① 急性冠脉综合征，年龄＞70 岁，女性，既往有消化道溃疡病史，幽门螺杆菌感染、非甾体抗炎药使用，入院时贫血、糖尿病、吸烟等因素是住院患者发生消化道出血的预测因素。由于消化道出血具有发病急、进展快、早期症状不明显等特点，极易被忽视和误诊。

② PCI 术后发生消化道出血会导致心肌梗死的风险，大量的消化道出血导致血压降低，支架内形成血栓，导致急性心肌梗死。

③ PCI 术中应用血小板糖蛋白Ⅱb/Ⅲa受体拮抗药以及接受急诊 PCI 患者，上消化道出血发生率较高。

④ 发生上消化道出血住院期间及随访 6 个月总的主要心脑血管不良事件（死亡、心肌梗死、靶血管重建、卒中）发生率显著高于未发生上消化道出血患者。

⑤ 发生消化道出血时，评估出血量及出血部位有助于诊断治疗。消化道出血 50ml 可出现柏油样黑便，大量出血时血液在肠道停留时间短，可出现暗红色或鲜红色大便。出血部位在幽门以上可出现呕血，幽门以下则表现为黑便，量多且稀伴腹痛者，提示出血未停止或加重。

三、诊断标准

① 粪便隐血试验连续 3d（＋＋）或以上，或进行性升高。

② 患者表现为明显呕血和（或）黑便。

③ 患者虽暂时无呕血和（或）黑便，但与术前比较血红蛋白下降≥3g/L，或进行性下降，并除外其他部位出血。

四、治疗现状

（1）出血　可暂停服用阿司匹林或减量，停用低分子肝素，仅保留氯吡格雷，其他同消化道出血治疗。

（2）护理常规

① 吸氧，给予 3～5L/min，提高血氧含量。

② 消化道出血，患者平卧位，头偏向一侧防止窒息，床旁备好负压吸引器，必要时先行气管插管，防止出血导致窒息。

③ 持续泵入抑制胃酸、保护胃黏膜等药物（生长抑素、奥美拉唑）。

④ 血压降低者，给予扩充血容量、升压治疗（706 羟乙基淀粉）持续泵入升压，应加强巡视，避免液体外渗保证静脉通畅。凝血功能差的患者，注意穿刺处有无渗血、血肿。

⑤ 一般禁食 24～48h，如不继续出血遵医嘱给予温凉流质饮食，2d 后过渡到易消化、无刺激的半流质饮食，少量多餐，逐步到正常。

（3）消化道出血的急救护理

① 保持呼吸道通畅，取平卧位头偏向一侧，避免呕血时血液吸入引起窒息，备好负压吸引器，吸氧 3L/min。

② 禁食水、胃肠减压。

③ 建立 2 条以上的静脉通道，积极补充血容量，选用晶体液与右旋糖酐。

④ 输血（去白细胞红细胞 2～4U）治疗。

⑤ 止血药物，凝血酶 200～1000U/次，口服，每 4 小时 1 次，生长抑素（思他宁）250μg/h 静脉泵入治疗 1～3d。止血药物应用以局部为主，尽量避免静脉用药。

⑥ 积极联系相关科室进行会诊，有条件时可行急诊胃镜下止血，本研究中 1 例患者经消化内科评估后接受内镜下止血治疗，术后恢复良好，治愈出院。

⑦ 同时停用阿司匹林和氯吡格雷，改为低分子肝素抗凝治疗，无 1 例患者因停用抗血小板和抗凝药物出现主要不良心血管事件。

（4）胃镜下止血治疗

① 生命体征相对平稳，血红蛋白＞9g/L，协助患者左侧卧位。

② 检测心率、血压、血氧饱和度。

③ 准备止血药，如 1∶1000 肾上腺素。

④ 钳夹止血。

五、预防措施

① 识别高危、中危人群。急性冠脉综合征、年龄＞70 岁、有消化道溃疡病史的患者为高危人群。

② 术前使用 CRUSADE 出血评分系统。

六、标准护理管理流程

见图 11-13。

七、健康教育

针对急性冠脉综合征，PCI 围术期服用双联或三联抗血小板聚集药物患者，用药期间做到：

（1）一看　观察患者面色、甲床、眼睑是否有贫血貌，观察患者神志情况。

（2）二问　仔细询问患者排便性质、有无腹胀、胃部不适、饱胀等症状。

（3）三查　查看患者血红蛋白、凝血指标、血栓弹力图、粪便隐血试验。

（4）加药　高危人群加用质子泵抑制剂或 H_2 受体拮抗剂。

（5）指导　告知患者服用抗凝药物期间进食清淡、易消化饮食。

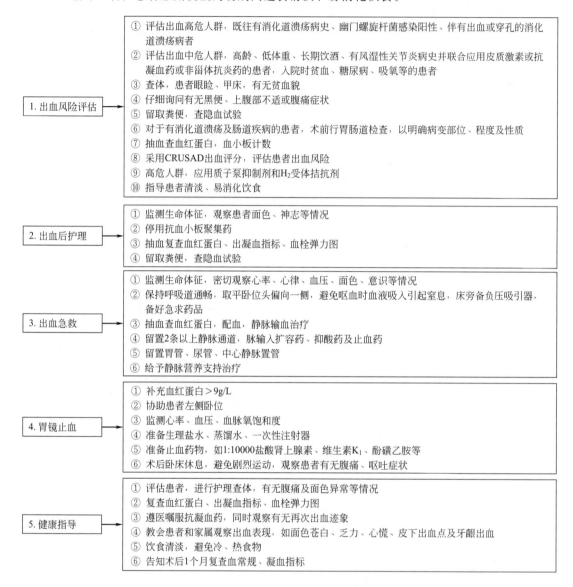

1. 出血风险评估

① 评估出血高危人群，既往有消化道溃疡病史、幽门螺旋杆菌感染阳性、伴有出血或穿孔的消化道溃疡病者

② 评估出血中危人群，高龄、低体重、长期饮酒、有风湿性关节炎病史并联合应用皮质激素或抗凝血药或非甾体抗炎药的患者，入院时贫血、糖尿病、吸氧等的患者

③ 查体，患者眼睑、甲床，有无贫血貌

④ 仔细询问有无黑便、上腹部不适或腹痛症状

⑤ 留取粪便，查隐血试验

⑥ 对于有消化道溃疡及肠道疾病的患者，术前行胃肠道检查，以明确病变部位、程度及性质

⑦ 抽血查血红蛋白，血小板计数

⑧ 采用CRUSAD出血评分，评估患者出血风险

⑨ 高危人群，应用质子泵抑制剂和H_2受体拮抗剂

⑩ 指导患者清淡、易消化饮食

2. 出血后护理

① 监测生命体征，观察患者面色、神志等情况

② 停用抗血小板聚集药

③ 抽血复查血红蛋白、出凝血指标、血栓弹力图

④ 留取粪便，查隐血试验

3. 出血急救

① 监测生命体征，密切观察心率、心律、血压、面色、意识等情况

② 保持呼吸道通畅，取平卧位头偏向一侧，避免呕血时血液吸入引起窒息，床旁备负压吸引器，备好急求药品

③ 抽血查血红蛋白，配血，静脉输血治疗

④ 留置2条以上静脉通道，脉输入扩容药、抑酸药及止血药

⑤ 留置胃管、尿管、中心静脉置管

⑥ 给予静脉营养支持治疗

4. 胃镜止血

① 补充血红蛋白>9g/L

② 协助患者左侧卧位

③ 监测心率、血压、血脉氧饱和度

④ 准备生理盐水、蒸馏水、一次性注射器

⑤ 准备止血药物，如1:10000盐酸肾上腺素、维生素K_1、酚磺乙胺等

⑥ 术后卧床休息，避免剧烈运动，观察患者有无腹痛、呕吐症状

5. 健康指导

① 评估患者，进行护理查体，有无腹痛及面色异常等情况

② 复查血红蛋白、出凝血指标、血栓弹力图

③ 遵医嘱服抗凝血药，同时观察有无再次出血迹象

④ 教会患者和家属观察出血表现，如面色苍白、乏力、心慌、皮下出血点及牙龈出血

⑤ 饮食清淡，避免冷、热食物

⑥ 告知术后1个月复查血常规、凝血指标

图 11-13　消化道出血标准护理管理流程

第八节　水中毒标准护理管理

一、概述

经皮冠状动脉介入诊疗术后并发水中毒即稀释性低钠血症较罕见。为避免对比剂肾病，加速对比剂排出，医护人员嘱患者适量饮水，患者通常在术后短时间内饮入大量白开水，导致血液稀释，血钠降低（血钠低于135mmol/L），急剧出现的低钠血症，使水快速进入到细胞内，造成脑

水肿（图 11-14）。

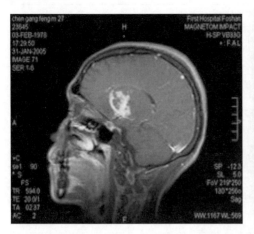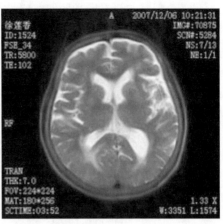

图 11-14　头部 CT：脑水肿

二、临床特点

① 由于短时间内快速大量饮水，血液稀释导致血钠过低，使水快速进入细胞内，造成脑水肿而出现神经系统症状。

② 临床表现，血钠浓度越低症状越严重，严重低血钠可导致死亡。表现为剧烈头痛、恶心、呕吐、烦躁不安、昏睡、抽搐、可逆性共济失调、昏迷和颅内压升高等神经系统症状。

三、诊断标准

① 水中毒是指过多的水进入细胞内，导致细胞内水过多，水过多在体内潴留超过正常体液量，血钠低于 135mmol/L，属于稀释性低钠血症。

② 血钠水平为 130~135mmol/L，可无症状，或有头痛、恶心、呕吐、疲乏、意识模糊、食欲减退、肌肉痉挛、反射抑制；血钠水平为 120~130mmol/L，全身乏力、站立不稳、头痛、恶心、呕吐、疲乏、意识模糊、食欲减退、肌肉痉挛；血钠水平<120mmol/L，头痛、烦躁不安、昏睡、癫痫发作、脑疝、呼吸停止、死亡。

③ 缓慢出现的低钠血症，除非到极严重晚期，一般无明显症状。

四、治疗现状

① 一般先纠正血钠到 120mmol/L 为止，或虽未达到该水平，但是低钠血症症状已改善。

② 注射速率不宜过快。

③ 按计算所得先给 1/3 钠盐而非全数给予。缺乏钠盐量按下列公式计算：$\Delta Na(mmol/L)=\Delta PNa(mmol/L)\times TBW$，其中 ΔNa 为净失钠量，ΔPNa 为血钠浓度改变，TBW 为总体水量。

五、标准护理管理流程

见图 11-15。

六、病例介绍

患者，女，36 岁，主因间断性胸痛 2 年余，为明确诊断拟行冠状动脉造影，入院。次日上午 10：15 行冠状动脉造影检查术，结果显示前降支中段 50% 节段性狭窄，回旋支中段斑块 40% 狭窄，30min 后安全返回病区，于术后 1.5h 后，右侧桡动脉穿刺伤口出血肿胀、疼痛，测量术侧穿刺肿胀处较对侧同部位周长肿胀 2.5cm，予以抬高患肢、冰袋冷敷，观察伤口无继续出血。术后常规输入生理盐水 500ml，术后 6h 内自饮白开水 4000ml 后，自觉恶心、呕吐胃内容物 200ml，继而主诉全身无力，头痛剧烈，烦躁不安，观察瞳孔对光反射灵敏，球结膜水肿，抽取

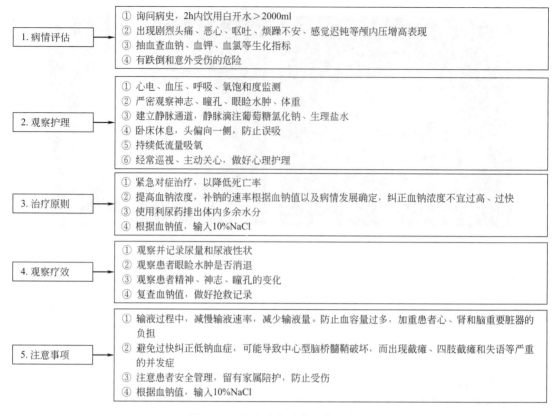

图 11-15 水中毒标准护理管理流程

静脉血，结果为血钾 2.99mmol/L，血钠 125.6mmol/L，予以静脉注射呋塞米 20mg，低流量吸氧、心电监护，静脉滴注氯化钾 3.0g，葡萄糖氯化钠 500ml，生理盐水 750ml，10% 氯化钠 10ml，排尿 2000ml，血压波动在 120～135/70～88mmHg，心率 80～90 次/分，3h 后复查血钾 3.08mmol/L，血钠 135.5mmol/L，精神状态好转，次日复查血钾、血钠恢复正常，神志清楚，神经系统检查正常。

（1）水中毒的观察　该患者于术后 6h 首先出现了恶心、呕吐不适症状，继而烦躁不安、剧烈头痛、表现为神经系统症状，根据病情变化的特点，确诊为急性水中毒。水中毒的治疗原则是提高血钠浓度，根据血钠值，每小时血钠提高 0.5～1.0mmol/L，并先将血钠提高到 120～125mmol/L 为宜，过快纠正低钠血症可能导致中心型桥脑髓鞘破坏出现截瘫、四肢瘫痪、失语等严重并发症，遵医嘱静脉注射利尿药以排除体内多余于水分，观察球结膜水肿是否消退，以及神志、瞳孔变化，观察记录尿量和性质，输液速率缓慢减少输入液量，防止血容量过多，加重心、肾、脑重要脏器负担。

（2）水中毒的发病原因和机制　由于短时间内快速出现的血钠过低，使水快速进入细胞内，造成脑细胞水肿而出现神经系统症状，该例患者经桡动脉路径实施造影过程和压迫，对穿刺伤口出血，肢体胀痛较敏感，术后 1.5h 发生穿刺伤口出血，穿刺术侧较对侧周长肿胀 2.5cm，予以抬高患肢、冰袋冷敷，护士密切观察伤口无继续出血迹象，该患者看到穿刺伤口出血紧张，加之出血的疼痛加重了恐惧心理，分析该例患者发生水中毒低钠血症的诱发因素可能是由于术后恐惧、疼痛以及介入有创检查应激刺激，术后抗利尿激素分泌增多，加之患者自饮白水 4000ml，因此对于伤口渗血的患者，医护人员予以更多的安慰和解释，加强心理护理，以解除患者恐惧和焦虑的心理。

第九节 冠状动脉痉挛标准护理管理

一、概述

冠状动脉痉挛（CAS）是指冠状动脉平滑肌对各种刺激表现出过度反应，其结果是冠状动脉部分或是完全闭塞，导致急性心肌缺血，严重恶性心律失常，甚至心肌梗死或死亡。冠状动脉支架治疗围术期并发冠状动脉痉挛发作突然且难以预测，可发生于术中或术后，其原因尚未明确，发生率 0.4‰。

二、临床特点

① 冠状动脉痉挛大发作考虑与血管本身狭窄，与 PCI 术中对比剂的刺激，送入指引导管、钢丝及球囊支架过程中的刺激，精神紧张等因素有关。

② 针对冠状动脉支架置入术后发生冠状动脉痉挛的时间和规律，做好充分的术前评估，尤其是高危患者（变异性心绞痛可疑者、糖尿病、未给任何扩张冠状动脉药物治疗者、合并高血压者、精神紧张者），可考虑在冠状动脉造影之前，预防性对冠状动脉内注射硝酸甘油。对于突发胸痛患者，根据心电图分析、心肌酶变化，准确判断把握治疗用药时机，舌下含服硝酸甘油和静脉注射吗啡或硝酸甘油，直至冠状动脉痉挛得到缓解，与此同时采取有效的对症治疗措施，避免病情严重恶化，确保患者生命体征的正常和稳定。

三、治疗措施

① 病情评估，冠状动脉支架置入术围手术期，患者主诉心前区疼痛剧烈，脉搏减慢，血压下降，心电图有心肌缺血表现，严重者心肌缺血导致高度房室传导阻滞和急性心肌梗死。

② 密切观察患者的生命体征，发生胸闷不适症状，报告医师的同时给予吸入氧气。

③ 血压下降、心率减慢，静脉注射多巴胺、阿托品、硝酸甘油等药物，升高血压，提高心率，改善心肌缺血治疗。

④ 安慰患者，避免精神紧张，监测多功能心电、呼吸、血压、血脉氧饱和度。

⑤ 抽血，查心肌坏死标志物，肌钙蛋白、肌酸激酶和肌酸激酶同工酶。

⑥ 观察用药后效果，胸痛症状、脉搏、血压的变化，复查心电图，与心绞痛发作时心电图比较。

⑦ 遵医嘱术后口服地尔硫䓬、硝酸酯类药物，预防冠状动脉痉挛发生。

四、标准护理管理流程

见图 11-16。

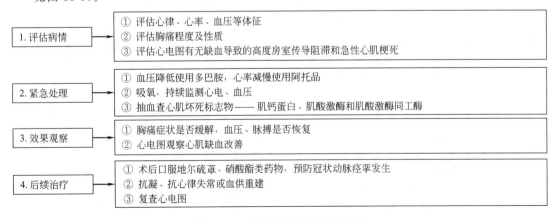

图 11-16　CAS 标准护理管理流程

第十节　起搏电极脱位标准护理管理

一、概述

心脏起搏器是一种医用电子仪器，它通过发放一定形式的电脉冲刺激心脏，使之激动和收缩，即模拟正常心脏的冲动形成和传导，以治疗由于某些心律失常所致的心脏功能障碍。心脏起搏器由脉冲发生器和起搏电极导线组成。根据起搏器应用的方式分为：临时心脏起搏器（采用体外携带式起搏器）和置入式心脏起搏器（起搏器一般埋在患者胸部的皮下组织内）（图 11-17）。

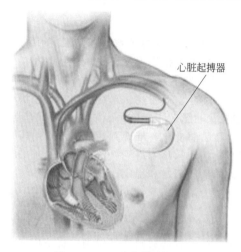

图 11-17　心脏起搏器系统

电极脱位是起搏器置入术后常见的并发症，轻者出现原有血流动力学障碍，重者将危及生命。电极脱位多与操作者技术不熟练及经验不足有关，电极脱位原因有手术因素及非手术因素，手术因素中电极脱位的发生与电极导线顶端造型、患者心脏结构和术者的技术熟练程度有关，其中有心腔内电极定位不佳，未嵌入乳头肌小梁中，导管在心内弯曲弧度太少，容易发生电极弹落，导管在颈部固定不牢。非手术因素中术后活动太早、体位改变、右侧卧位、术后严重胃肠道反应（剧烈恶心、呕吐）致电极脱位。

二、临床特点及诊断标准

电极脱位表现为起搏失灵，多伴有感知不足。患者可有不同程度的不适感，严重的起搏器依赖患者可能会重新出现黑矇、眩晕等症状。在监护中发现起搏器信号间断出现，心电图表现为无脉冲信号也无心室激动波，仅有低于起搏频率的自搏心律或有脉冲信号而无有效起搏波。在心电监测中发现平卧位起搏、感知功能良好，唯左侧卧位或左肩前上移动立刻发生晕厥，心电图示完全房室传导阻滞，有起搏信号而无夺获起搏信号的少见远期电极脱位的表现。

电极脱位是心脏起搏器置入术后常见并发症之一，按位置划分为明显脱位和微脱位，按时间划分为早期脱位（术后 1 个月内）和晚期脱位（术后 1 个月后）。明显脱位的发生在手术后 1 周之内，更多见于手术后 1～2d 内。电极脱位 90％发生于安置术后 1 周内。电极微脱位多发生在术后几个月后，均须重新调整电极位置。

三、治疗现状

电极脱位是多因素所致，因此应针对性给予预防处理。心脏起搏器运用于临床早期采用平直的柱状电极，因不易嵌顿在肌小梁内，故脱位的发生率甚高。术后 1 周内使患者处于起搏状态，如果患者自主心率较快，超过起搏心率，则把起搏电率调至超过自主率，使其完全起搏，有利于电极端刺激心内膜产生炎症水肿，水肿消失后形成纤维化，牢牢包裹着电极，避免脱位。患者术后一般平卧 24h，以后取左侧卧位、半卧位，严禁右侧卧位，勿剧烈改变体位，有咳嗽症状者及时给予镇咳药，做好生活护理，以预防电极脱位。一旦发生电极脱位应早期手术调整电极导管及其位置。

四、预防处理

① 术后给予心电监护，及早发现电极脱位。术后常规进行心电监护，依病情一般 1~3d，最多者达 7d。同时床旁描记心电图，了解起搏效果。监测中除监测起搏器的感知和起搏功能外，特别需要监测起搏器的工作方式。严密观察起搏心电图，了解心房、心室起搏功能是否正常，起搏阈值是否有变化，有无起搏脱落现象，起搏频率是否在限定频率范围。有起搏信号而无夺获起搏应首先考虑电极脱位，信号与起搏全无才是电极导管断裂的特征。多部位起搏器置入术后一般调整起搏器输出频率，使起搏器的工作方式处于双腔起搏或心室起搏心房感知状态。同时动态观察心电图的 P 波、QRS 波群，若突然变宽，应立即进行心电图描记，以判断是否有起搏器电极脱位及工作模式改变，并及时通知手术或随访医师进一步处理。

② 选择正确卧位，预防电极脱位。卧位对手术的成功特别重要。安装人工心脏起搏器后，因心内膜电极头插在右心室的肌小梁内，结合血流动力学的分析，导管电极端金属重力和克服血流浮力的影响，患者取平卧位或左侧卧位最适宜。心脏埋藏式起搏器术后患者在 24h 内应限于平卧或左侧卧位，因起搏器安装早期，由于电极刺激心内膜，表现组织细胞水肿，过早活动可致电极脱位，而 24h 后心内膜组织水肿消失，细胞及纤维蛋白渗液逐渐形成纤维包绕，此时电极嵌顿具有稳定性，再过于制动弊多利少。

③ 做好起搏器置入侧肩关节活动指导，预防肩关节粘连。术后恢复期进行肢体功能锻炼是必要的，锻炼时要遵循循序渐进的原则，避免患侧肢体做剧烈的甩手动作、患侧肩部负重及从高处往下跳。

④ 重视生活护理，积极预防电极脱位。卧床期间保持床单、被褥、皮肤清洁，给予维生素含量高、高蛋白、多纤维、清淡易消化饮食，多食水果，手术侧肢体制动，一些生活用品如毛巾、茶壶、碗筷、梳子等应放在患者的左侧。协助患者床上大、小便，注意观察进食及排便情况，指导患者及家属按结肠走行方向环形按摩腹部，以刺激肠蠕动，必要时用缓泻药，预防便秘。

⑤ 做好健康教育，预防远期电极脱位。指导安装起搏器侧上肢及肩关节适当运动，但不宜做振动较大的活动和手术侧手臂勿抬高过头部或过度用力。

五、标准护理管理流程

见图 11-18。

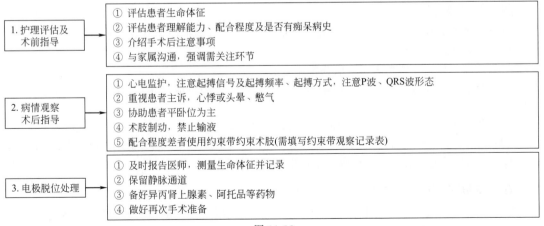

图 11-18

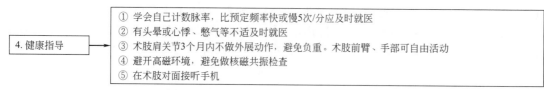

图 11-18 起搏电极脱位标准护理管理流程

第十一节 起搏器置入术后并发囊袋血肿标准护理管理

一、概论

囊袋血肿是心脏永久起搏器置入术后并发症之一，由于术中伤及动、静脉小血管而出血或组织渗血，血液流入囊袋可形成血肿。囊袋血肿是一种急性并且相对常见的并发症。若诊断或处理不及时，血肿持续存在，就会增加囊袋感染的危险性，严重者导致手术失败（图 11-19）。因此能否早期识别高危因素和采取措施，对明显降低起搏器置入术后囊袋血肿的发生率具有相当重要的意义。针对其病因采取有效的护理措施是预防和减少血肿形成及囊袋感染的关键。

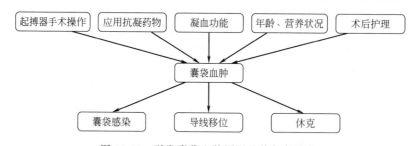

图 11-19 引发囊袋血肿原因及其危害示意

二、临床特点

表现为局部隆起或有波动感，皮肤呈红色或暗红色，局部肿胀、疼痛为其主要体征，若出现肩部肌肉抽动，可能是由于血肿而导致导线脱位。

三、诊断标准

起搏器置入术后囊袋血肿形成主要是由于各种原因导致血管破裂，渗出的血液分离周围组织，形成充满血液的腔洞。可发生在术后 10min 至 14d。

四、治疗现状

① 起搏器术后囊袋血肿形成一旦确立，应立即给予局部按压，观察血肿大小、皮肤颜色、出血速率和囊袋张力大小。

② 目前盐袋压迫、酒精敷料外敷为常见方法。

③ 囊袋感染或导线移位者，立即重返手术室，切开囊袋，清创止血，必要时拔除起搏器及电极。

④ 囊袋血肿形成护理常规：平卧位，术侧手臂禁忌外展；穿刺处以盐袋压迫；持续心电、血压、呼吸、血氧饱和度监测，观察生命体征、心电图、血压及血氧饱和度、血常规变化；建立静脉通路，积极补充血容量；遵医嘱给予抗生素等药物。

五、预防措施

① 起搏器术后囊袋血肿与起搏器手术操作、应用抗凝药物、凝血功能、患者年龄、患者营养状况密切相关，术前应认真填写《手术安全核查单》。

② 起搏器置入术后并发囊袋血肿形成已有明确诱因，预防这些诱因可减少其发生率。

③ 术前给予患者及其家属进行术前、术后健康宣教，若有任何不适，应及时向护士说明。

④ 起搏器置入术中操作轻柔，手法熟练，尽量减少损坏小动、静脉血管及组织，必要时可采取术中电刀止血。

六、标准护理管理

见图 11-20。

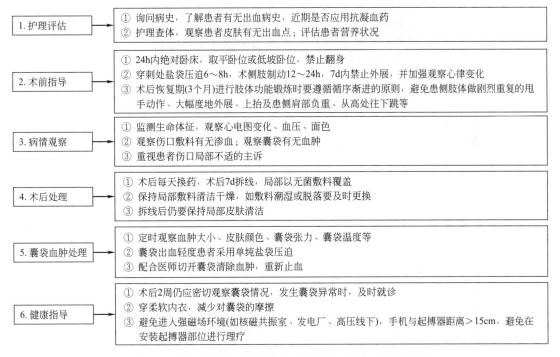

1. 护理评估	① 询问病史，了解患者有无出血病史，近期是否应用抗凝血药 ② 护理查体，观察患者皮肤有无出血点；评估患者营养状况
2. 术前指导	① 24h内绝对卧床，取平卧位或低坡卧位，禁止翻身 ② 穿刺处盐袋压迫6~8h，术侧肢制动12~24h，7d内禁止外展，并加强观察心律变化 ③ 术后恢复期(3个月)进行肢体功能锻炼时要遵循循序渐进的原则，避免患侧肢体做剧烈重复的甩手动作、大幅度地外展、上抬及患侧肩部负重、从高处往下跳等
3. 病情观察	① 监测生命体征，观察心电图变化、血压、面色 ② 观察伤口敷料有无渗血；观察囊袋有无血肿 ③ 重视患者伤口局部不适的主诉
4. 术后处理	① 术后每天换药，术后7d拆线，局部以无菌敷料覆盖 ② 保持局部敷料清洁干燥，如敷料潮湿或脱落要及时更换 ③ 拆线后仍要保持局部皮肤清洁
5. 囊袋血肿处理	① 定时观察血肿大小、皮肤颜色、囊袋张力、囊袋温度等 ② 囊袋出血轻度患者采用单纯盐袋压迫 ③ 配合医师切开囊袋清除血肿，重新止血
6. 健康指导	① 术后2周仍应密切观察囊袋情况，发生囊袋异常时，及时就诊 ② 穿柔软内衣，减少对囊袋的摩擦 ③ 避免进入强磁场环境(如核磁共振室、发电厂、高压线下)，手机与起搏器距离>15cm，避免在安装起搏器部位进行理疗

图 11-20 起搏器置入术后并发囊袋血肿标准护理管理流程

第十二节 腹膜后血肿标准护理管理

一、概述

经股动脉穿刺是 PCI 常见的血管入路。腹膜后血肿是 PCI 术后的严重并发症之一（图11-21），临床发病率低，但病死率高，因 PCI 常规应用肝素及抗血小板聚集药物，且血肿发生部位隐蔽，腹膜后无法压迫止血等原因，若不能及时发现和抢救，患者易发生低血容量性休克，甚至死亡，危险性极高。做好腹膜后出血的预防并早期发现、及时诊断和处理是降低 PCI 术后死亡率的重要措施之一。

二、临床特点

① 穿刺点在腹股沟韧带以上，穿刺位置过高越过股骨头上缘，尤其动脉前、后壁穿刺或损伤时，出血或血肿则可上延至腹膜后引起腹膜后血肿，并且不能有效压迫止血。

② 腹膜后血肿临床症状常为腰痛、腹痛、血压下降，患者术后若有腰腹痛、血压持续缓慢下降应考虑有该并发症的可能。

③ 老年女性，体表面积小，穿刺部位不当及抗凝治疗过度等都是腹膜后血肿的危险因素。

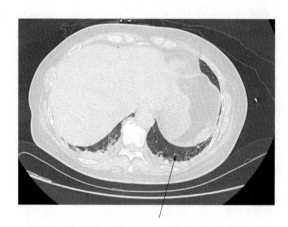

图 11-21　箭头所指灰色中信号腹膜后出血

三、诊断标准

① 经股动脉穿刺介入术后，出现腹痛、腹胀和腰背痛、血压下降（＜90/60mmHg），快速补液，血压仍不能维持；贫血貌、血红蛋白或血细胞比容降低伴穿刺侧下腹部疼痛或压痛、腹肌紧张和反跳痛、肠鸣音减弱或消失均应考虑腹膜后血肿的可能。

② 辅助检查。B超和CT检查常能提供可靠的诊断依据。CT检查能较清楚地显示出血部位、血肿与其他组织的关系，当增强扫描时衰减值增加，是活动性出血的证据。动脉造影最具有诊断价值。

四、治疗现状

① 快速补充血容量，纠正休克；拔除动脉鞘管，停用抗凝治疗；严重时需行外科手术修补。

② 急救处理。a. 持续心电血压监测并记录，测心率、呼吸、血压，每15分钟1次；b. 安排专人护理。观察神志及皮肤颜色的变化，评估患者意识是否清醒，面色是红润或苍白；c. 定时抽血监测血红蛋白、凝血酶原时间、电解质等，为医师提供治疗依据；d. 快速补充血容量，迅速建立2～3条静脉通道，血容量不足致血压下降时应加快补液速率。同时给予输血，30～40min内可输血或输液1000～2000ml，以维持有效循环。可测中心静脉压，根据测定结果调整输液、输血速度，严密观察输血反应；e. 停用所有抗凝血药；f. 血管带膜支架或外科手术修复血管和清除血肿。

五、预防措施

① 选择正确的股动脉穿刺点是预防出血和血肿的关键。

② 识别高危因素，如高龄、女性、低体重、股动脉入路。

③ 严密观察患者PCI术后生命体征以及是否出现低血容量和腹部相应症状。

六、标准护理管理流程

见图11-22。

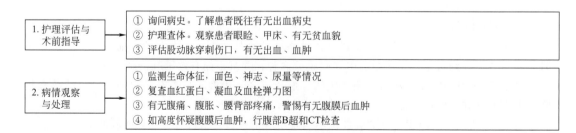

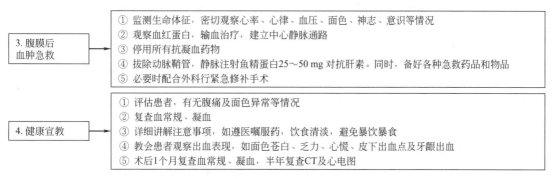

3.腹膜后血肿急救	① 监测生命体征，密切观察心率、心律、血压、面色、神志、意识等情况 ② 观察血红蛋白，输血治疗，建立中心静脉通路 ③ 停用所有抗凝血药物 ④ 拔除动脉鞘管，静脉注射鱼精蛋白25～50 mg 对抗肝素。同时，备好各种急救药品和物品 ⑤ 必要时配合外科行紧急修补手术
4.健康宣教	① 评估患者，有无腹痛及面色异常等情况 ② 复查血常规、凝血 ③ 详细讲解注意事项，如遵医嘱服药，饮食清淡，避免暴饮暴食 ④ 教会患者观察出血表现，如面色苍白、乏力、心慌、皮下出血点及牙龈出血 ⑤ 术后1个月复查血常规、凝血，半年复查CT及心电图

图 11-22　腹膜后血肿标准护理管理流程

第十三节　肾动脉支架置入术后并发肾包膜下血肿标准护理管理

一、概述

肾动脉支架置入术常见并发症有肾动脉夹层、肾动脉穿孔或破裂，外周穿刺部位有出血、血肿，但出现肾包膜下血肿非常罕见（图 11-23，图 11-24）。肾包膜下血肿为肾损伤出血较多并积聚于肾包膜下，严重时可发生肾包膜破裂大出血，急诊手术易增加失肾率，甚至危及生命。远期可发生肾萎缩、肾积水、肾性高血压和肾脏感染等并发症。

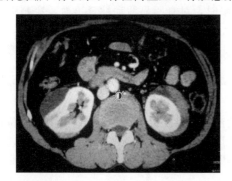

图 11-23　双肾包膜下血肿

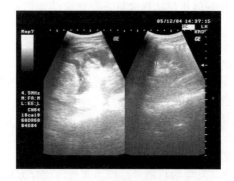

图 11-24　右肾包膜下可探及液性

二、临床特点

本病临床较少见。外伤是导致肾包膜下血肿发生的直接原因，但检查发现多数患者常常合并有其他肾脏病变、血液病或心脏病行抗凝治疗等出血诱因。报道最多见的病因是合并肾肿瘤、血管性疾病、泌尿系结石和感染性疾病。在实施冠状动脉支架置入术、肾动脉支架置入术时，术者推送导丝过于盲目粗暴、强行送入导丝致血管破裂等，出血进而穿破肾包膜或肾盂造成肾破裂出血。

临床主要表现取决于出血程度和持续时间。典型的临床特点有，腰痛（侧腹痛）、腹部肿块、内出血等三大症状。除此表现外，尚有起病较急，病程较长，可伴有肉眼血尿、低热和消化道症状（如恶心、呕吐等）的特点。

三、诊断标准

（1）典型的临床表现　腰痛（侧腹痛）、腹部肿块及内出血。

（2）本病诊断主要根据病史及影像学检查

① 超声检查即可发现肾包膜下血肿大小，具有经济、快捷、无创，实施检查基本不受患者病情限制等优点，应作为首选。

② 静脉尿路造影对肾包膜下血肿诊断意义不大，对合并严重肾裂伤及尿液外渗有一定价值，但受患者病情条件限制，临床较少采用。

③ CT 或 MRI 检查均可评估血肿大小和肾实质损伤程度。由于在血肿急性期 MRI 检查的临床价值不如 CT 检查，且 CT 检查需时短，故 CT 是最具诊断价值的方法，能准确迅速显示肾包膜下血肿的程度及范围，明显优于 B 超检查。

四、治疗现状

治疗的主要目的是最大限度地保护有功能的肾组织，尽量减少并发症和后遗症。其方法的选择取决于肾包膜下出血的严重程度。由于多数病例出血后肾包膜内压力增大，出血均能自行停止，应尽量避免急诊手术探查。急诊手术探查会明显增加肾切除率，并会进一步加重肾损伤。

患者肾动脉支架置入术后持续腹部胀痛，血压及血红蛋白下降，考虑肾包膜内持续出血，应急诊行肾动脉造影，若有对比剂外漏，立即行脉聚乙烯醇泡沫栓塞颗粒栓塞术。

造影未发现动脉出血，出现下列情况应及时手术探查。

① 合并腹腔脏器破裂伤。

② 出血量较大，经积极输血、输液、抗休克不能纠正或血压不稳者。

③ 腰腹部包块逐渐增大或血肿破裂者。

④ 严重尿液外渗并发感染者。

⑤ 患肾合并有恶性肿瘤者。

对肾包膜下巨大血肿患者行经皮穿刺引流治疗效果满意，操作过程中应注意以下几点。

① 穿刺时机应选择术后 2 周肾活动性出血自限时，对有明显活动性肾出血，穿刺引流不利于肾脏自限性止血，一般应慎用。

② 引流管的尖端有孔的位置应尽可能放置在血肿的中央，靠近肾实质，肝素可能诱发肾出血，靠近肾包膜不利于引流。

③ 确保引流管通畅，每天应通过引流管冲洗血肿腔 2～3 次，冲洗时应严格无菌操作，避免医源性感染。

④ 治疗期间定期复查 B 超或 CT，了解血肿的治疗效果及引流管的位置，对引流管位置不佳者，应及时调整。因此，经保守治疗病情稳定后 2 周行超声引导下经皮穿刺置管引流术，既可避免肾探查和肾切除的风险，也能达到清除血肿，解除肾组织受压，防止肾功能受损、高血压、尿路感染等并发症的目的，是较为理想的治疗方法。

五、标准护理管理流程

见图 11-25。

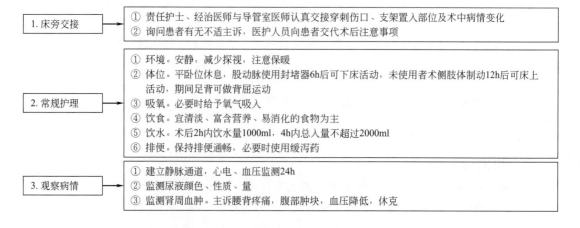

1. 床旁交接	① 责任护士、经治医师与导管室医师认真交接穿刺伤口、支架置入部位及术中病情变化 ② 询问患者有无不适主诉，医护人员向患者交代术后注意事项
2. 常规护理	① 环境。安静，减少探视，注意保暖 ② 体位。平卧位休息，股动脉使用封堵器6h后可下床活动，未使用者术侧肢体制动12h后可床上活动，期间足背可做背屈运动 ③ 吸氧。必要时给予氧气吸入 ④ 饮食。宜清淡、富含营养、易消化的食物为主 ⑤ 饮水。术后2h内饮水量1000ml，4h内总入量不超过2000ml ⑥ 排便。保持排便通畅，必要时使用缓泻药
3. 观察病情	① 建立静脉通道，心电、血压监测24h ② 监测尿液颜色、性质、量 ③ 监测肾周血肿。主诉腰背疼痛，腹部肿块，血压降低，休克

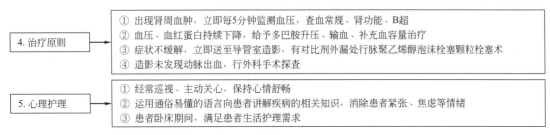

4. 治疗原则	→	① 出现肾周血肿,立即每5分钟监测血压,查血常规、肾功能、B超
		② 血压、血红蛋白持续下降,给予多巴胺升压、输血、补充血容量治疗
		③ 症状不缓解,立即送至导管室造影,有对比剂外漏处行脉聚乙烯醇泡沫栓塞颗粒栓塞术
		④ 造影未发现动脉出血,行外科手术探查

5. 心理护理	→	① 经常巡视、主动关心,保持心情舒畅
		② 运用通俗易懂的语言向患者讲解疾病的相关知识,消除患者紧张、焦虑等情绪
		③ 患者卧床期间,满足患者生活护理需求

图 11-25　肾动脉支架置入术后并发肾包膜下血肿标准护理管理流程

第十四节　脑出血标准护理管理

一、概述

随着经皮冠状动脉诊疗技术在冠心病治疗中的广泛应用,各种并发症也明显增加。出血事件是 PCI 术最常见的并发症,其中脑出血事件发生率低,但是脑出血是最严重的出血事件。在CURRENT/OASIS7 研究中,PCI 术后脑出血发生率为 0.04%,但是病死率高,预后差(图 11-26)。

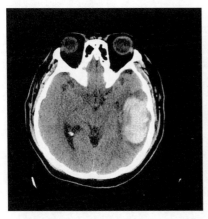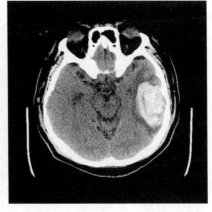

图 11-26　左侧颞顶叶可见 5.4cm×3.0cm 密度增高影;左颞叶可见 5.0cm×2.9cm 斑片高密度影

二、临床特点

① 脑出血事件发病时间在 PCI 术后 1h 至 10d,起病症状为头痛、恶心、呕吐、偏瘫、言语不清及视物模糊,临床表现与脑出血部位相关。李辉等报道的经皮冠状动脉介入术后的 9 例脑出血中,脑叶 4 例、基底节 2 例、小脑 3 例,7 例出血量 10～80ml,2 例脑出血破入侧脑室,难以估测出血量。

② 脑出血的预后取决于出血部位和出血量,如果出血量不大,出血部位对神经功能影响小,临床症状体征及影像学检查支持出血已停止,且支架所在血管一旦闭塞对心功能影响大时,应尽快恢复使用一种抗血小板聚集药物,降低血栓形成的风险。

三、脑出血危险因素

高血压病和高龄可能是其重要危险因素。其发病机制如下。

① 长期高血压导致脑内小动脉或深穿支动脉壁透明样变性和纤维素蛋白样坏死,当血压持

续升高时，亦可引起微小动脉瘤、内膜破裂或微夹层动脉瘤形成。而当血压骤然升高时，血液自血管壁渗出或动脉瘤直接破裂，血液进入脑组织形成血肿。

② 脑出血与脑血管本身的病变如动脉硬化、腔隙性脑梗死等有关。

③ 介入治疗围手术期，充分的抗凝、抗血小板治疗，导致血管通透性增加，凝血时间延长，再加上微动脉瘤，血管弹性减低，血压骤升，导致血管"渗血"而出现脑出血。

四、术前评估

① 评估危险因素，识别高危患者。评估有无高血压病史、有无出血病史、凝血机制异常表现。

② 高血压患者控制血压，术前将血压控制在 140/90mmHg 以下。

③ 严格掌握抗凝治疗的指征及抗凝血药物的用量，并在治疗期间定期监测患者的凝血功能。

五、临床诊断依据

① 临床表现，起病症状为头痛、恶心、呕吐、偏瘫、言语不清及视物模糊，偏身感觉障碍、语言障碍。

② 脑部影像学检查支持出血。

六、处理措施

① 停用抗凝血药，监测凝血功能、血常规、血糖。

② 控制血压，避免情绪激动。

③ 复查凝血四项。

④ 脱水利尿治疗。

⑤ 病情加重，出现意识障碍时，随时复查头部 CT。

⑥ 必要时行神经外科手术治疗。

七、脑出血护理常规

① 保持安静，卧床休息，避免情绪激动。

② 严密监测生命体征，神志、瞳孔变化，心率、血压、血氧饱和度变化。

③ 停用所有抗血小板药物。

④ 控制高血压，血压控制在 120～150/80～90mmHg。

⑤ 脱水、利尿治疗。

八、标准护理管理流程

见图 11-27。

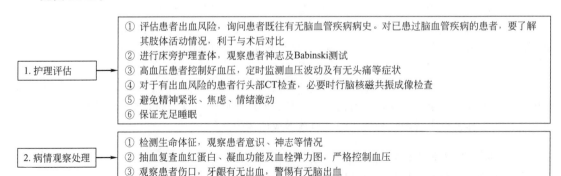

| 1.护理评估 | ① 评估患者出血风险，询问患者既往有无脑血管疾病病史。对已患过脑血管疾病的患者，要了解其肢体活动情况，利于与术后对比
② 进行床旁护理查体，观察患者神志及Babinski测试
③ 高血压患者控制好血压，定时监测血压波动及有无头痛等症状
④ 对于有出血风险的患者行头部CT检查，必要时行脑核磁共振成像检查
⑤ 避免精神紧张、焦虑、情绪激动
⑥ 保证充足睡眠 |
| 2.病情观察处理 | ① 检测生命体征，观察患者意识、神志等情况
② 抽血复查血红蛋白、凝血功能及血栓弹力图，严格控制血压
③ 观察患者伤口，牙龈有无出血，警惕有无脑出血 |

3. 脑出血处理	① 监测生命体征，密切观察神志、瞳孔、意识、呼吸、血压、心率、心律及血脉氧饱和度、体温等情况 ② 保持呼吸道通畅，取平卧位头偏向一侧，避免呕吐物吸入引起窒息，吸氧，床旁备负压吸引器，备好急救药品 ③ 行急诊头部CT以确定病变部位 ④ 停用抗凝药物 ⑤ 控制血压，血压控制在120～150/80～90mmHg ⑥ 脱水、利尿及预防脑血管痉挛治疗 ⑦ 留置胃管、尿管、深静脉置管，流食饮食，给予静脉营养支持治疗 ⑧ 保持安静，卧床休息，避免情绪激动，避免搬动患者；协助患者生活护理
4. 健康指导	① 评估患者活动情况，进行护理查体，评估患者神志、意识 ② 复查血常规、凝血功能及头部CT ③ 详细讲解注意事项，如遵医嘱服药，饮食清淡，避免暴饮暴食 ④ 定时监测血压，将血压控制在130/80mmHg左右 ⑤ 告知术后1个月复查血常规、凝血，半年复查心脏CT、头部CT

图 11-27　脑出血标准护理管理流程

交感风暴的紧急救治及护理配合

一、概念

交感风暴又称室性心动过速风暴、儿茶酚胺风暴，是指 24h 内自发的室性心动过速（VT）或心室颤动（VF）≥2 次，来势凶险，病死率高、预后不良，犹如风暴，故称"交感风暴"。

二、临床特点

患者常突然起病，病情急剧恶化。交感风暴可发生在任何时间段，与心电不稳定性增强密切相关。大多数患者存在病因或诱因，如急性冠脉综合征、心肌病、瓣膜性心脏病、急性心力衰竭、颅脑损伤、躯体或精神应激、电解质紊乱（低血钾、低血镁）、用药史及遗传性心律失常等，突出表现有以下症状。

（1）反复发作的晕厥 反复发作的晕厥是本病特征。多数患者因晕厥入院，晕厥时常伴意识障碍、胸痛、胸闷、呼吸困难、血压下降（早期可升高）、发绀、抽搐等，甚至出现心脏停搏和死亡。

（2）心电图记录到反复发作的 VT 或 VF（图 12-1） VT 或 VF 不能自然终止；专科药物如利多卡因、硫酸镁、盐酸艾司洛尔、盐酸胺碘酮、乙酰普卡胺等治疗无效，需要紧急实施电除颤治疗。

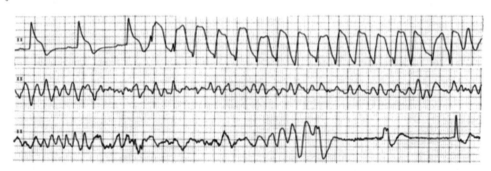

图 12-1 反复室性心动过速、心室颤动并多次除颤

（3）交感神经兴奋性增高 主要表现为血压升高、呼吸加快、心率加快等。

（4）相应基础心脏病特征 对于器质性心脏病患者，常会有相应基础疾病特征，如心脏增大、心脏杂音、心律失常等。

（5）其他 无器质性心脏病者，多有焦虑症状；遗传性心律失常患者有家族史。

三、心电图诊断标准

（一）预兆表现

① 发生前常有窦性心律升高，单形、多源或多形性室性期前收缩增多，可呈单发、连发、

频发;当偶联间期逐渐缩短时,可出现"RonT"现象(图 12-2),导致 VT 或 VF。随后有 ST-T 段改变,室性期前收缩可伴有 ST 段呈"巨 R 型"抬高或 ST 段呈"墓碑型"抬高;缺血性 ST 段可显著抬高或下移,T 波较前增高或增深、新出现 U 波异常等。

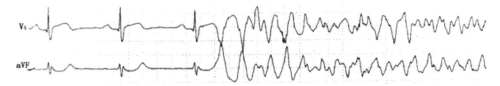

图 12-2　急性下壁心肌梗死,室早 RonT 诱发心室颤动

② 原发性(遗传性)病的表现更加明显,可出现 Q-TC 间期更长或更短、Burgada 综合征 V1 导联出现穹窿形改变(图 12-3)、ARVC 出现 Epsilon 波更显著。

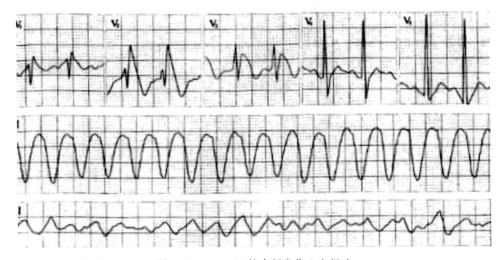

图 12-3　Burgada 综合征发作心室颤动

③ 获得性离子通道病可出现 Niagara 瀑布样 T 波、T 波电交替、U 波电交替等。

④ 晕厥伴室性期前收缩患者可合并三度房室传导阻滞伴室性逸搏心律、束支与分支阻滞或 HV 间期延长、H 波分裂等。

(二)发作时的表现

主要表现为自发、反复发生的室性心动过速或心室颤动,可以是尖端扭转性室速或多形性室性心动过速,也可以是快速单形性或心室颤动。室性心动过速频率极快,一般在 250～350 次/分,心室节律不规则。

(1)心室颤动　心室颤动是威胁生命最严重的一种心律失常,常由于室性心动过速发展而来,它导致快速无序的心室激动,使心室不能正常协调地收缩,心室颤动导致心排血量急剧下降,如果不迅速纠正可以导致死亡,唯一有效的治疗方法是电除颤,一旦心脏恢复正常心律,需找出诱发心室颤动的诱因(如电解质紊乱、低氧血症或酸中毒),及时纠正以防复发。

(2)尖端扭转性室性心动过速　是多形性室性心动过速的一种特殊类型。因发作时 QRS 波群的振幅和波峰呈周期性变化,宛如围绕等电位线连续的"扭转"。尖端扭转性室性心动过速是由早期后除极(触发活动)产生,尤其在 Q-T 间期延长的患者(图 12-4),可由电解质紊乱(如低血钾或低镁血症),也可以由药物引起,包括抗心律失常药物(尤其是Ⅲ类的索他洛尔、多非利特和一部分Ⅰ类药物奎尼丁、普鲁卡因胺和丙吡胺)。其他一些药物如红霉素、吩噻嗪也可以延长 Q-T 间期,引起尖端扭转,某些遗传性离子通道异常也可以产生先天性 Q-T 间期延长,易经常发生尖端扭转。

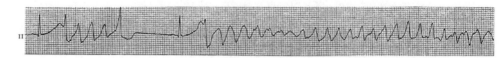

图 12-4　Q-T 间期延长致尖端扭转性室性心动过速

四、治疗现状

交感风暴的治疗包括发作时的治疗、稳定期的治疗和针对基础心脏病和诱因的治疗。

（一）治疗原则

① 纠正潜在心肌缺血、心力衰竭、电解质紊乱以及其他可逆转的因素。

② 盐酸胺碘酮及 β 受体阻断药可有效缓解多数电风暴。

③ 药物治疗无效电风暴可考虑射频消融。

（二）交感神经激活是电风暴的主要机制

① 交感神经活性增加引起电风暴，后者使血流动力学恶化，进一步激活交感神经，形成恶性循环。

② 交感神经阻滞治疗包括 β 受体阻断药及左侧星状神经切除术，能有效控制电风暴。

③ β 受体阻断药因能阻断 β_1 及 β_2 受体，可使室性心动过速及心室颤动风险降低 50％，可提高心室颤动的阈值。

④ β 受体阻断药抑制交感神经后可起到抑制钠离子、钙离子、钾离子的作用，使其兼具 Ⅰ、Ⅲ、Ⅳ 类抗心律失常药的功能，即"以一当三"的作用，因此它也是一种广谱抗心律失常药，适用于多种心律失常。

⑤ 心力衰竭及心肌梗死后 β 受体总数降低，主要由于 β_1 受体下调，但 β_2 受体比例增加。普萘洛尔由于其 β 受体非选择性，对美托洛尔及胺碘酮无效的室性心动过速有效。

（三）急性期治疗

交感电风暴具有极高的致死性，治疗困难，一旦确诊首先需在心肺复苏等治疗基础上，通过电复律终止 VT 或 VF，维持有效血流动力学；及时给予大剂量 β 受体阻断药阻断交感活性结合胺碘酮或利多卡因，可控制交感风暴的发作。

补钾、补镁，应维持血钾 4.5mmol/L 以上，血镁在 1mmol/L 以上，如患者紧张焦虑明显，可给予镇静药物或采用冬眠疗法降低患者交感活性，必要时可行左侧交感神经封闭术。

如患者主要表现为单形性室性心动过速，可置入临时起搏器，室性心动过速发作时采用快速心室起搏（ATP）超速抑制的方法终止室性心动过速，减少体外电转复的次数。

如经上述处理患者仍有反复室性恶性心律失常，可行电生理检查及射频消融术，主要在心室心内膜及心外膜标测瘢痕区，进行均质化消融，阻断诱发室性心动过速的折返通路。

（四）稳定期治疗

主要是消除诱发因素和基本病因，及时停用所有可能致心律失常的药物并纠正酸碱失衡和电解质紊乱；针对急性心肌缺血、心力衰竭等常见病因治疗。

静脉注射抗心律失常药物，也可以预防复发，如果找不到可逆转的诱因，心室颤动幸存者一般应置入埋藏式心律转复除颤器，即 ICD。

五、紧急处理及护理配合

1. 病情评估与生命体征监测

① 评估患者意识状态。发作时伴有意识丧失、全身抽搐、呼吸微弱或喘息样呼吸，血压急剧下降或测不出为零。

② 心电图。心电图显示不规则的连续快速及不均匀的颤动波，心室率 200～300 次/分。心电图示 VT 或 VF，立即启动救治流程。

③ 观察室性期前收缩、室性心动过速发生的频率，识别室性心动过速、心室颤动的警告心电图，如：多形性、多源性期前收缩，成对室性期前收缩或阵发性室性心动过速等。

2. 第一目击者立即给予 200～360J 非同步电除颤

3. 急救药物的使用

① 利多卡因 100mg＋0.9％氯化钠注射液 250ml，静脉滴注，滴速 20～50mg/min。

② 盐酸胺碘酮 300mg＋0.9％氯化钠注射液 44ml，静脉泵入，滴速 20～120min 内 5mg/kg。

③ 硫酸镁注射液 100ml＋0.9％氯化钠注射液 250ml 静脉滴注，滴速 10ml/h。

④ 盐酸艾司洛尔注射液 200/100mg＋0.9％氯化钠注射液 30/40ml 静脉泵入，滴速 2～4ml/h。

4. 连续性的病情观察与护理

① 尽早由心血管专业团队进行管理，确诊交感风暴患者，应尽快转入心脏科病房或监护病房，给予一级或特级护理。

② 心电监护的观察。

a. 持续床旁多功能重症监护仪监测生命体征，神志、心律、心率、血压、呼吸的变化，及时描记 12 导联心电图。

b. 对于连续发作患者，胸前预先粘贴除颤用电极片，观察室性期前收缩、室性心动过速发生的频率和时刻，识别室性心动过速、心室颤动的警告心电图，保证在第一时间除颤成功。

c. 对于出现交感风暴预警心电图，如 RonT，及时报告医师给予药物治疗，必要时安装临时起搏器，保证患者心室起搏，避免心搏骤停。

d. 患者发作症状缓解后，针对诱发心室颤动的诱因及时纠正预防复发。

③ 若电除颤后出现心室电机械分离或心搏骤停。

a. 立即给予去枕平卧，给予胸外心脏按压，遵医嘱应用急救药品，如：肾上腺素、阿托品、洛贝林、多巴胺等静脉推注。

b. 紧急气管插管，持续负压吸引，清除口腔、鼻腔呼吸道分泌物，取出活动性义齿，呼吸机辅助呼吸。

c. 配合医师进行心肺复苏和非同步电除颤，电除颤终止 VT 或 VF，维持有效血流动力学，大剂量 β 受体阻断药阻断交感活性，控制交感风暴发作。

5. 常规护理

（1）饮食与活动

① 急性期严格卧床休息，限制活动，大小便在床上。

② 指导患者低盐、低胆固醇、富含纤维素、易消化的清淡饮食。

③ 保持排便通畅，指导患者禁忌屏气用力，必要时给予缓泻剂或使用开塞露。

（2）病情监测

① 观察患者生命体征、意识、尿量、皮肤温度变化。

② 定时监测电解质，注意血钾、血镁变化。

（3）用药护理

① 及时停用可致心律失常的药物。

② 观察药物疗效和不良反应。使用升压药时，注意患者血压变化；使用抗心律失常药物时，注意患者心电图变化及神志改变；静脉注射盐酸胺碘酮，每隔 4～6h 更换输液部位，穿刺部位皮肤出现红肿、疼痛时，立即给予拔出套管针，更换穿刺部位，同时对出现的皮肤问题对症处理。

③ 告知患者遵医嘱用药的重要性，坚持规律服药。

（4）心理护理

① 评估患者焦虑、抑郁、恐惧程度，关心询问患者自觉症状，鼓励患者说出自身感受，必要时请心理专科医师协助诊治。

② 告知患者各种治疗可能出现的不适感，消除恐惧心理。

③ 各项护理操作集中实施、做到动作轻柔，准确到位，避免各种诱发患者焦虑、抑郁、恐惧的因素。

④ 通过眼神、抚摸、语言交流等人文关怀措施，使患者心情放松，情绪稳定，树立战胜疾病的信心。

⑤ 做好患者家属的病情沟通和情绪安抚工作，使患者和家属都能沉着度过交感风暴期。

六、紧急救治及护理流程

见图 12-5。

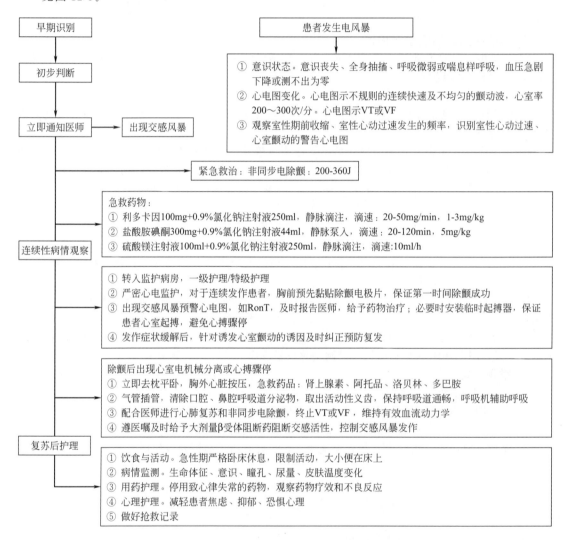

图 12-5 交感风暴紧急救治及护理流程

第二节 高血压急症的紧急救治及护理配合

一、概念

高血压急症是指原发性或继发性高血压患者由于某些诱因作用，在数小时或数天内，血压突然和显著升高，舒张压>120mmHg 和（或）收缩压>180mmHg，同时伴有危及生命的急性靶器官损害如心脏、脑、肾脏、眼底、大动脉的严重功能障碍或不可逆性损害的一种危及生命的临床综合征；高血压亚急症是指血压显著升高但不伴急性靶器官损害的临床综合征。

二、临床特点

高血压急症可以发生在高血压发展过程的任何阶段和其他疾病急症时，可以出现严重危及生命的血压升高，表现为高血压危象或高血压脑病，也可以发生在其他许多疾病过程中，主要在心、脑血管病急性阶段。

1. 高血压急症的典型表现

① 恶性高血压。指重度高血压（常为 3 级）伴特征性眼底改变［火焰出血和（或）视盘水肿］、微血管病变、DIC、脑病（见于约 15％患者）、急性心力衰竭或急性肾功恶化。如不治疗，恶性高血压的预后很差。

② 重度高血压伴其他临床疾病，如主动脉夹层、急性心肌梗死或急性心力衰竭，这种情况常需要紧急降压。

③ 嗜铬细胞瘤引起的突发严重高血压。

④ 严重妊娠期高血压或子痫前期。

2. 靶器官急性损害的临床表现

（1）急性左心室衰竭　主要表现为胸闷，心悸，呼吸困难，咳嗽、咳粉红色泡沫痰。

（2）急性冠脉综合征　起病数小时内血压升高，患者主诉持续性胸痛，大多数见于前壁心肌梗死，主要是舒张压升高。

（3）脑血管意外　急性期血压明显升高，多数是由于应激反应和颅内压增高。表现为一过性感觉障碍、偏瘫、失语，严重者烦躁不安或嗜睡。

（4）高血压脑病　剧烈头痛、恶心、呕吐，有些患者可出现神经精神症状。

（5）进行性肾功能不全　少尿、无尿、蛋白尿，血肌酐和尿素氮增高。

（6）眼底改变　视力模糊，视力丧失，眼底检查可见视网膜出血、渗出，视盘水肿。

三、治疗原则

及时正确处理高血压急症十分重要，可在短时间内使病情缓解，预防进行性或不可逆性靶器官损害，降低死亡率。对于血压显著升高的患者，不能先盲目降压，需要立即但谨慎地干预，应积极寻找引起血压急性升高的诱因及病因，并初步评估靶器官损害及程度。对于初步诊断高血压急症的患者，应给予紧急降压治疗，要在几分钟到 1h 内迅速降低血压；高血压亚急症初始几小时应以动态监测为主，在休息观察的前提下，予口服降压治疗，24～48h 将血压降至 160/100mmHg。

1. 迅速降低血压

选择适宜有效降压药物，降压过程中，持续密切监测生命体征和降压效果，如果病情允许，及早开始口服降压药物治疗。

2. 控制性降压

高血压急症时短时间内血压急骤下降，有可能使重要器官的血流灌注明显减少；降压目标在 1～2h 内使平均动脉压迅速下降但不超过治疗前水平的 25％，在 4～6h 内逐步控制血压在 160/100mmHg，并根据患者具体病情适度调整，如患者血压水平可耐受且临床情况稳定，可在 24～48h 继续平稳降压至正常水平或发病前水平。

3. 合理选择降压药物

高血压急症对降压药物的选择：

① 要求起效迅速，短时间内达到最大作用。

② 作用持续时间短，方便调节，停药后作用消失较快。

③ 不良反应较小。

④ 在降压过程中，最好使用不明显影响心率、心排血量和脑血流量的药物，如硝普钠、硝

酸甘油、尼卡地平和地尔硫草。

4. 高血压急症静脉注射降压药物表（表 12-1）

高血压急症需立即静脉注射降压药降低血压。

表 12-1　静脉注射降压药物表

临床表现	降压时机及目标	一线用药	替代药物
恶性高血压伴或不伴急性肾衰竭	数小时内降平均动脉压 20%～25%	拉贝洛尔 尼卡地平	硝普钠 乌拉地尔
高血压脑病	立即降平均动脉压 20%～25%	拉贝洛尔 尼卡地平	硝普钠
急性冠脉事件	立即将收缩压降至＜140mmHg	硝酸甘油 拉贝洛尔	乌拉地尔
急性心源性肺水肿	立即将收缩压降至＜140mmHg	硝普钠或硝酸甘油联用袢利尿剂	乌拉地尔（联用袢利尿剂）
主动脉夹层	立即将收缩压降至 120mmHg、心率降至＜60 次/分	艾司洛尔联用硝普钠或硝酸甘油或尼卡地平	拉贝洛尔或美托洛尔
子痫、严重子痫前期和 HELP 综合征	立即将收缩压降至 160mmHg、舒张压＜105mmHg	拉贝洛尔或尼卡地平联用硫酸镁	考虑分娩

四、紧急救治及护理配合

1. 急救护理

① 将患者安置于急救间内接受治疗，绝对卧床休息，保持病室安静，抬高床头 30～40°，拉起床档，保证患者安全。

② 严密监护患者生命体征。观察神志、血压、脉搏、心率、呼吸、尿量和血脉氧饱和度变化，评估患者高血压程度，及时观察高血压急症临床表现，尽快使用适合的降压药物并实施有针对性的急救措施。

③ 保持呼吸道通畅，头偏向一侧，防止误吸，床旁备好负压吸引装置。

④ 根据病情调节氧流量，持续鼻导管吸入氧气；血氧饱和度＜90%，使用面罩吸氧，使氧饱和度≥95%以上。

⑤ 对于呼吸困难、呕吐而无法保证呼吸道通畅的患者，使用口咽通气道。

⑥ 意识障碍合并呼吸衰竭的患者，行气管插管，呼吸机辅助呼吸。

⑦ 建立两条静脉输液通道输液，一条静脉通道输入降压药物，另外一条通道可静脉注射用药。

⑧ 初始降压观察血压变化的时间。1 次/2～3min，待血压降至 160/100mmHg 后可适当延长监测时间。

⑨ 输液期间严格卧床休息，严禁下地活动，避免直立性低血压。

2. 用药护理

及时正确处理高血压急症十分重要，必须使血压迅速下降，可在短时间内使病情缓解，预防进行性或不可逆性靶器官损害，降低死亡率。首先选择静脉给药，其优点是便于根据病情随时改变药物剂量，在选择适宜有效的降压药物治疗的同时，使用多功能重症监护仪器设备，密切监测血压变化。

（1）硝普钠　能同时直接扩张动脉和静脉，降低前后负荷。开始时以每分钟 $0.5\mu g/kg$ 静脉滴注，可按每分钟 $0.5\mu g/kg$ 递增剂量，极量为每分钟 $10\mu g/kg$。静脉滴注硝普钠立即发挥降压作用，使用硝普钠必须密切观察血压，根据血压水平小心谨慎调节滴注速率，稍有改变就可引起血压较大波动，停止滴注后，作用仅维持 1～10min，可用于各种高血压急症、急性心力衰竭。

知识拓展

使用硝普钠的注意事项

1. 使用 5% 葡萄糖注射液稀释，不可加入其他药物。

2. 使用硝普钠降压时，要求使用微量泵、注射器和避光输液管道。

3. 注射器配制的液体在 4h 内使用，必须现配现用。

4. 用药过程中可出现恶心、呕吐、精神不安、肌肉痉挛、头痛、厌食、皮疹、出汗、发热等。

5. 长期或大剂量使用，特别在肾衰竭患者，可能引起硫氰化物储蓄而导致甲状腺功能减退，亦可出现险峻的低血压症，须严密监测血压。

（2）硝酸甘油 起效快，较安全，但作用较弱。用法：开始以每分钟 $5\sim10\mu g$ 速率静脉滴注，然后每 $3\sim5$ 分钟增加 $5\mu g$，若速率达 $20\mu g/min$ 仍无反应，可每分钟增加 $10\sim20\mu g$，至滴速 $200\mu g/min$，降压起效迅速，用药 $2\sim5min$ 起效，停药后 $5\sim10min$ 作用消失，硝酸甘油主要用于急性心力衰竭或急性冠脉综合征时高血压急症。

（3）尼卡地平 二氢吡啶类钙通道阻滞剂，作用迅速，给药 $5\sim10min$ 起效，持续时间 $1\sim4h$，降压同时改善脑血流量，开始时从每分钟 $0.5\mu g/kg$ 静脉滴注，逐步增加剂量到每分钟 $10\mu g/kg$，尼卡地平主要用于高血压危象或急性脑血管病时高血压急症。

（4）地尔硫䓬 非二氢吡啶类钙通道阻滞剂，降压同时具有改善冠状动脉血流量和控制快速性室上性心律失常作用。可 $5\sim10mg/min$ 静脉推注，或以每分钟 $5\sim15\mu g$ 速率静脉滴注，根据血压变化调整速率。地尔硫䓬主要用于高血压危象或急性冠脉综合征。

（5）乌拉地尔 α 受体阻滞剂及 5 羟色胺-1A 受体激动剂，作用迅速，一般不引起反射性心动过速。给药后 $5\sim10min$ 起效，持续时间约 $40\sim90min$。开始以 $10\sim50mg$ 乌拉地尔于 5min 静脉推注完，后以 $2mg/min$ 静脉滴注，依据血压情况调整滴速，维持给药速率 9mg/h。

3. 几种常见高血压急症的救治处理原则

（1）急性冠脉综合征 部分患者在起病数小时内血压升高，大多数见于前壁心肌梗死，主要是舒张压升高，可能与疼痛和心肌缺血的应激反应有关，血压升高增加心肌耗氧量，加重心肌缺血和扩大梗死面积；有可能增加溶栓治疗过程中脑出血发生率，可选择硝酸甘油或地尔硫䓬静脉滴注，合并心力衰竭可早期联合口服 β 受体阻断药。血压控制目标值建议＜130/80mmHg，舒张压＞60mmHg，中心静脉压降至 $60\sim100$ mmHg。

（2）急性左心衰竭 降压治疗对伴有高血压的急性左心室衰竭有较明显的疗效，降压治疗后症状和体征能较快缓解，选择能有效减轻心脏前、后负荷又不加重心脏工作的降压药物，硝普钠和硝酸甘油是较佳的选择，必要时还应该静脉注射袢利尿剂。

（3）脑梗死 脑梗死患者在数天内血压常自行下降，而且波动较大，一般不需要做高血压的急症处理。急性缺血性卒中准备溶栓者或给予其他急性再灌注干预措施时，则需要使血压＜180/110mmHg，建议静脉泵入拉贝洛尔、尼卡地平或乌拉地尔。

（4）高血压脑病 高血压脑病是高血压病程中发生急性血液循环障碍，引起脑水肿和颅内压增高而产生的一系列临床表现。降压治疗 1h 内将舒张压降低 20%～25%，血压下降幅度不超过 50%。可选择静脉应用拉贝洛尔、乌拉地尔或尼卡地平降压。其他处理：①抽搐时保持呼吸道通畅，解开衣领，除去义齿，于上下牙齿之间置于牙垫，防止舌咬伤；②抗惊厥，静脉注射地西泮；③发生脑水肿时，给予 20% 甘露醇 250ml 快速静脉滴注，呋塞米 40～80mg 静脉注射。

（5）主动脉夹层动脉瘤 主动脉夹层动脉瘤 70%～80% 是由于高血压所致，该病是一种预后很差的血管疾病，临床诊断 48h 内死亡率高达 36%～72%，如病变累及肾动脉死亡率可达 50%～70%。疑似病例应即刻进行神志、心率、血压、呼吸、氧饱和度、肾功能、下肢肢体血供的监测，密切观察疼痛的部位及性质。主动脉夹层的降压治疗，在保证脏器灌注的前提下，迅速使血压降低并使收缩压控制在 100～120mmHg，心率≤60 次/分。药物可选用 β 受体阻断药、非二氢吡啶类钙通道阻滞剂控制心室率，联合应用乌拉地尔、拉贝洛尔、硝普钠等降压药物控制血压达标。

4. 并发症的观察与护理

保护重要脏器功能仍是高血压急症治疗的核心部分。高血压急症是一种临床综合征，除血压升高外，常伴有进行性靶器官损害，因此，临床治疗上要求兼顾重要脏器灌注，最大限度防止或减轻心、脑、肾等重要靶器官的损害。因此，应严密观察患者神志、瞳孔、血压、心率、呼吸及尿量情况，观察有无肢体麻木、活动不灵、语言不清、嗜睡等情况。

① 当患者出现剧烈头痛、恶心、呕吐时，考虑为脑水肿，应迅速消除脑水肿，降低颅内压。可用 20％甘露醇 250ml 快速静脉滴注，也可以用呋塞米。给予氧气吸入，改善脑组织缺氧，抬高床头 15～30°，有利于脑静脉回流，必要时给患者戴冰帽，降低脑耗氧。

② 当患者出现呼吸困难、咳嗽、气喘、尿少等症状时，考虑有无急性左心功能或肾功能不全，及时给予对症治疗。

③ 当患者出现胸痛、胸闷、心电图有 ST 段改变，警惕急性冠脉综合征，实施血运重建治疗。

④ 当高血压患者出现胸痛不适症状、无脉应警惕夹层动脉瘤，值班护士及时通知医师，配合相关检查，尽快明确诊断，有效止痛、降压、为实施介入治疗控制血压、心率，防止夹层继续撕裂。

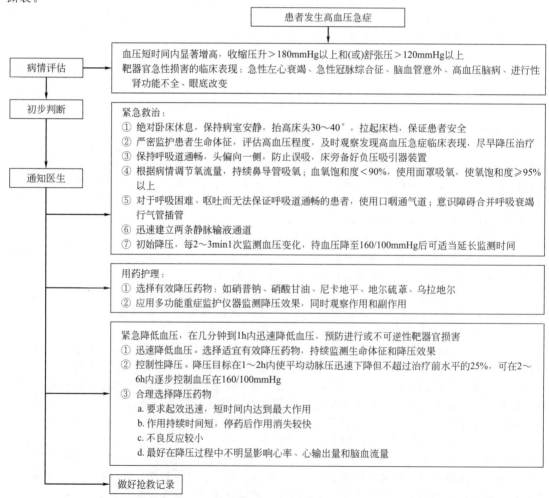

图 12-6　高血压急症紧急救治及护理流程

5. 心理护理

高血压患者的心理障碍越来越受到医学界的重视，长期精神压力和心理障碍即是高血压的诱因，也是高血压急症的诱因。抑郁和焦虑是主要表现，机制与交感神经系统兴奋，儿茶酚胺分泌增加和局部或全身小动脉痉挛有关。

① 缓解心理应激源，打破"应激源-血压升高-负性情绪-血压更高"的恶性循环；

② 指导患者自我心理护理，建立合理认知，控制情绪稳定，合理安排生活；

③ 疏导负性情绪，争取社会和家庭支持；

④ 加强医患、护患沟通，建立和谐的医患关系。

6. 健康教育

① 加强高血压相关知识的教育，提高患者对高血压并发症的认识；

② 依据医生制定高血压治疗方案，做好用药指导，提高患者用药的依从性；

③ 指导患者建立良好的饮食及生活习惯（戒烟、戒酒、低脂、低胆固醇、富含纤维素、易消化的清淡饮食、保证充足睡眠时间、减轻体质量），并说明其重要性，消除诱发高血压急症的危险因素，避免高血压急症再次发作；

④ 对于高血压亚急症患者，可在门诊进行评估，选择口服降压药即可达到降压效果，无须住院治疗。

五、紧急救治及护理流程

见图 12-6。

第三节 心脏压塞的紧急救治及护理配合

一、概念

正常的心包囊内有 10~50ml 的液体，在心包膜间充当润滑剂。心脏压塞是指心包腔内液体量和压力突然增加，引起的心脏受压从而危及生命的临床症状，是心脏介入诊断与治疗过程中最严重的并发症之一，发生率为 0.12%~0.21%。

二、临床特点

根据心包腔内液体量增长的快慢可分为急性心脏压塞和慢性心脏压塞。本节主要讲解急性心脏压塞。急性心脏压塞可见于急性心包炎、心包积血（心肌梗死后、主动脉瘤或夹层动脉瘤破裂）、胸部创伤（穿透性）及肿瘤等。

心脏介入术中出现心脏压塞可以发生在电生理射频消融时电极导管误入并损伤冠状动脉窦，左心耳强壁薄张力低的部位；临时起搏导管置放在右心室较薄部位导致该处穿孔；在做 PCI 时，选择使用硬度较高的指引导丝；做完全性血管闭塞时易导致冠状动脉穿孔；新型的 Carto 标测系统只显示标测导管的头端位置，不能显示整个导管在心脏内的形态及扩张，因标测电极在心腔内张力过大而造成心脏穿孔，使部分对比剂和血液渗入心包，引发术中急性心脏压塞。

1. 症状

急性心脏压塞主要表现为术后突发胸闷、胸痛、烦躁、面色苍白、大汗、进行性血压下降、静脉压明显上升，表情淡漠，应高度怀疑心脏压塞，若心排血量明显下降，可产生急性循环衰竭、休克等。

2. 体征

急性心脏压塞时典型征象为 Beck 三联征：动脉压下降、颈静脉怒张和心音遥远。

① 细弱可触及奇脉；血压极低者，可触到奇脉。

② 动脉压下降尤其是收缩压下降，是本病的主要表现或唯一的早期表现。脉压小于

30mmHg，动脉血压持续下降可呈现休克表现。凡原因不明的低血压或休克患者均应考虑心脏压塞的可能。

③ 体循环静脉压增高出现颈静脉怒张，呈现 Kussmaul 征象；肝脏肿大，肝-颈静脉回流征阳性，腹水及下肢水肿等。急性心脏压塞尤其是伴低血容量者或肥胖患者，上述表现可不明显，而易漏诊。

④ 心脏听诊表现为心率增快心音弱而遥远。少数患者早期可因出现迷走反射而表现为窦性心动过缓或停搏。

3. 心脏压塞发生的时间

介入术中及术后 24h 内，但 1～15d 仍有迟发心脏压塞可能。

三、诊断标准

1. 化验检查

感染性者常有白细胞计数增加、红细胞沉降率增快等炎症反应。

2. X 线检查

在 X 线透视下发现心脏搏动普遍减弱是急性心脏压塞最主要的 X 线表现。而 X 线片，只有心包积液量超过 250ml 时，方可见心影向两侧扩大；积液量超过 1000ml 时，心影普遍增大，正常轮廓消失，呈烧瓶样，且心影随体位而变化。X 线片检查不适宜用于早期诊断，但有助于病因的诊断。

3. 心电图

心电图检查对心脏压塞诊断缺乏特异性。77％的心脏压塞患者心电图表现为窦性心动过速。部分心电图可见 QRS 低电压，罕见情况下出现所有导联 P 波、QRS 波和 T 波电交替（心包压塞的特征性表现，常由转移性肿瘤引起）。这种心电图现象是由于心脏在积液内摆动，引起逐搏电轴变化所致。

4. 超声心动图

诊断心脏压塞的首选检查方法。即使少量心包积液（50～100ml）时亦能作出诊断。主要特征表现为：①心包膜脏、壁层之间出现无回声区；②右心室显著受压；③吸气时，右心室内径增大，左心室内径减少，室间隔向左心室偏移，呼气时则相反；右心室前壁可出现舒张期塌陷，右心房壁可出现收缩期塌陷征象；④主动脉瓣开放时间缩短，心脏每搏量降低；⑤二尖瓣、三尖瓣与肝静脉多普勒血流频谱亦有相应的改变。

5. 心包穿刺

可证实心包积液的存在并对抽取的液体作生物学（细菌、真菌等）、生化、细胞分类的检查，包括寻找肿瘤细胞等；抽取一定量的积液也可解除心脏压塞症状；同时在必要时可经穿刺在心包腔内注入抗菌药物或化疗药物等。心穿刺的主要指征是心脏压塞和未明病因的渗出性心包炎。

6. 心包活检

有助于明确病因。

四、治疗现状

1. 改善血流动力学

① 快速静脉输注生理盐水目的是扩充血容量，增加中心静脉压与回心血量，以维持一定的心室充盈压。可在心包腔内减压前或减压的同时快速静脉输注 500ml 生理盐水（液体复苏），其后输液总量视补液后患者血流动力学状态而定。

② 正性肌力药首选多巴酚丁胺。多巴酚丁胺在增加心肌收缩力的同时不会导致心脏后负荷增加。心脏压塞时多巴胺与去甲肾上腺素可增加心脏后负荷，导致心排血量减少，应避免使用。

2. 降低心包腔内压

（1）心包穿刺术　一旦确诊急性心脏压塞，应立即行心包穿刺术，迅速排出积液，并可插管至心包腔进行较长时间的持续引流。

（2）心包切开引流术　即外科心包切开。该法仅需局部麻醉，可在床旁进行，方法简单，引流可靠，尚能同时做心包活检并进一步探查心包腔及心肌情况。

（3）心包切除术　对于缩窄性心包炎导致的慢性心脏压塞，应尽早行心包切除手术，以免病程过久导致患者全身情况不佳，心肌萎缩加重，肝功能进一步减退，影响手术效果。

五、紧急救治及护理配合

1. 评估患者病情

① 患者有无胸闷、胸痛、烦躁、面色苍白、大汗、进行性血压下降，表情淡漠等心脏压塞表现。

② 了解患者心脏介入术中治疗情况。

2. 启动心包压塞救治预案

① 急呼术者医师，二线、三线值班人员及听班护士。

② 床旁心动超声检查，护士立即建立静脉通道，使用镇痛、升压等药物，同时遵医嘱应用补液。

③ 给予高流量吸氧，尽快给予床旁心电监护，严密观察生命体征及患者意识。

④ 急查血常规及出、凝血指标，了解患者出血情况，备好急救物品和药品。

3. 做好物品准备，配合医师心包穿刺术

① 选取合适的卧位。如穿刺点在心尖部者（一般在左侧第 5 肋间或第 6 肋间心浊音界内 2.0cm 左右），可取坐位或半坐位；如穿刺点在剑突与左肋弓缘夹角处者，则可取半卧位，上半身抬高 30～40°。

② 准备心包穿刺包、一次性注射器（5ml、10ml）、盐酸利多卡因、无菌手套、引流袋、量杯；备好急救物品及药品。

③ 抬高床头，吸氧，持续心电监护监测生命体征并记录。

④ 术者常规消毒、铺巾，协助医师穿刺，成功后固定协助抽液，记录出入量，观察性状及患者症状、生命体征；若需注入药物，协助抽吸药液。

⑤ 注意事项。严格无菌操作；穿刺前与患者和家属充分沟通，并做好解释工作，消除患者紧张恐惧心理；嘱患者穿刺时勿咳嗽或深呼吸；抽液过程中注意随时夹闭管道防止空气进入；首次抽液量不超过 100 ml，以后再逐渐增加到 400～500ml，同时抽液速度要慢，以免回心血容量急剧增多而导致急性肺水肿；另外应该注意穿刺抽吸法，动作要轻柔缓慢，切忌快过猛。

⑥ 穿刺过程中，还需密切观察患者面色、脉搏、呼吸、血压、血氧饱和度等指标变，若出现面色苍白、出汗、心率加快、气短等不适症状时应停止操作，予以对症处理。

4. 心包引流管的护理

① 固定穿刺导管。使用缝合线将引流管顶端固定帽缝于皮肤上，无菌敷料包裹三通与引流管，引流袋接头与三通开关外接，抽吸完积液后沿导管外端注入肝素盐水 2～3ml，夹闭三通，妥善固定引流袋。

② 观察穿刺处有无渗血、渗液，及时更换无菌敷料；保持周围皮肤清洁。

③ 留置心包管期间，密切观察体温，注意有无感染迹象；置管位于胸骨旁和心尖部，由于心脏搏动，对导管牵拉可引起疼痛，可适当调节位置，必要时服用止痛片，缓解导管刺激引发疼痛。

④ 心脏超声检查积液情况，如需抽液时，做好心电监护，严格无菌操作，并记录引流液颜色、性状、量；可变换体位引流。

⑤ 拔管指征，心包置管后引流液减少，超声检查无心包积液，夹闭管道后无积液增加及发热。

⑥ 准确记录心包引流液量、颜色、性状，穿刺部位、穿刺情况。

⑦ 做好引流置管护理，妥善固定心包引流管，记录长度，保持穿刺部位清洁干燥。

⑧ 做好防脱管宣教。

5. 做好抢救记录

监护病房实施连续性观察与救治。

六、紧急救治及护理流程

见图 12-7。

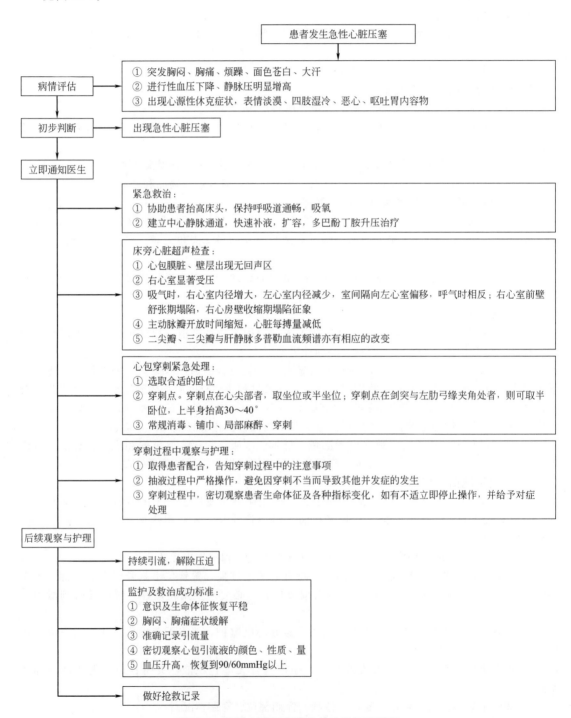

图 12-7　急性心脏压塞紧急救治及护理流程

第四节 肺栓塞的紧急救治及护理配合

一、概念

肺栓塞（PE）是由于内源性或外源性的栓子阻塞肺动脉主干或其分支，引起肺循环障碍的临床和病理生理综合征，包括肺血栓栓塞症（PTE）、脂肪栓塞综合征、羊水栓塞、空气栓塞、肿瘤栓塞等。其中肺血栓栓塞症是最常见的 PE 类型，以肺循环和呼吸功能障碍为主要临床表现和病理生理特征，占 PE 的绝大多数，通常所称的 PE 即指 PTE。肺血栓栓塞症是内科急症之一，病情凶险，其 7d 全因死亡率为 1.9%～2.9%，30d 全因死亡率为 4.9%～6.6%。随着 PTE 认识和诊治水平的提高，我国急性 PTE 住院死亡率逐年下降，由 1997 年的 25.1% 下降至 2008 年的 8.7%。

二、危险因素

引起 PTE 的血栓主要来源于下肢的深静脉血栓形成（DVT），两者合称为静脉血栓栓塞症（VTE）。大多数 VTE 患者都可能存在着易患因素。静脉血液淤滞、血管内皮损伤和血液高凝状态是导致 VTE 的 3 个主要因素。表 12-2 中列举的多种疾病可以通过这 3 种因素而增加深静脉血栓形成的风险，从而增加肺血栓栓塞症的发病风险。

表 12-2 深静脉血栓形成和肺血栓栓塞症的危险因素

遗传性因素	获得性因素	
抗凝血酶缺乏	创伤/骨折	血小板异常
先天性异常纤维蛋白原血症	髋关节置换	克罗恩病
血栓调节蛋白异常	膝关节置换	充血性心力衰竭
高同型半胱氨酸血症	脊髓损伤	急性心肌梗死
抗心磷脂抗体综合征	外科手术后	恶性肿瘤
纤溶酶原激活物抑制因子过量	疝修补术	肿瘤静脉内化学治疗
凝血酶原 20210A 基因变异	腹部大手术	肥胖
Ⅻ 因子缺乏	冠状动脉旁路移植术	因各种原因的制动/长期卧床
Ⅴ 因子 Leiden 突变(活性蛋白 C 抵抗)	卒中	长途航空或乘车旅行
纤溶酶原不良血症	肾病综合征	口服避孕药
蛋白 S 缺乏	中心静脉插管	真性红细胞增多症
蛋白 C 缺乏	慢性静脉功能不全	巨球蛋白血症
	吸烟	置入人工假体
	妊娠/产褥期	高龄
	血液黏稠度增高	

三、临床表现

急性 PTE 的临床表现多样且缺乏特异性，对诊断的敏感度和特异度都不高，容易被忽视或误诊。临床病情严重程度差异很大，轻的基本无临床表现，重的可以出现血流动力学不稳定，甚至猝死。相应的临床症状和体征的差异也很大，以下叙述比较典型的症状和体征。

1. 症状

（1）呼吸困难及气促 为肺血栓栓塞症最常见的症状（80%～90%）。常于活动后出现或加重，静息时可缓解或减轻。患者有时主诉大便后、上楼梯时出现胸部"憋闷"，很容易与劳力性"心绞痛"相混淆，尤须注意鉴别。特别要重视仅表现轻度呼吸困难的患者。

（2）胸痛 可见于大多数（40%～70%）肺血栓栓塞症患者，包括胸膜炎样胸痛和心绞痛样疼痛。胸膜炎样胸痛较多见，其特点为深呼吸或咳嗽时疼痛明显加重，它提示应注意有无肺梗死存在。心绞痛样胸痛仅见于少数患者，为胸骨后较剧烈的挤压痛，患者难以忍受，向肩部和胸部放射，酷似心绞痛发作。

（3）晕厥　可为肺血栓栓塞症的唯一或首发症状，其主要原因是大块肺血栓栓塞阻塞50％以上的肺血管，使心排血量明显减少，引起脑供血不足。

（4）咯血　见于约1/3的患者，是肺梗死的症状，多发生于肺梗死后24h之内，常为小量咯血，大咯血少见。

（5）烦躁不安、恐惧、甚至濒死感　见于约半数患者，发生机制不明，可能与胸痛或低氧血症有关。

（6）咳嗽　见于约1/3的患者，多为干咳或有少量白痰。

（7）腹痛　肺栓塞患者有时主诉腹痛，可能与膈肌受刺激或肠出血有关。偶见主诉腰痛者。

各病例可出现以上症状的不同组合。临床上有时出现所谓"肺栓塞三联征"，即同时出现呼吸困难、胸痛及咯血，但仅见于不足30％的患者。

2. 体征

（1）呼吸系统体征　呼吸急促最常见，发绀、肺部有时可闻及哮鸣音和（或）细湿啰音、肺野偶可闻及血管杂音；合并肺不张和胸腔积液时出现相应的体征。

（2）循环系统体征　主要是急性肺动脉高压和右心功能不全的体征以及左心心搏量急剧减少的体征。常见窦性心动过速，并可见心律失常如期前收缩、室上性心动过速、心房扑动和心房纤颤等。半数以上患者可闻及肺动脉瓣区第二心音亢进或分裂，少数患者可闻及收缩期喷射性杂音；颈静脉充盈或异常搏动，存在三尖瓣反流时三尖瓣区可闻及收缩期杂音、右心奔马律，并可见肝脏增大，肝颈静脉反流征和下肢肿胀等右心衰竭的体征。少数患者可有心包摩擦音。病情严重的患者可出现血压下降甚至休克，通常提示为大块肺血栓栓塞。

（3）其他　可伴发热，多为低热，少数患者有38℃以上的发热。可由肺梗死、肺出血、肺不张继发肺部感染等引起，也可由下肢血栓性静脉炎引起。

3. 深静脉血栓形成的临床表现

由于绝大多数肺血栓栓塞症的血栓来源于DVT。因此，在肺血栓栓塞症诊断时，必须注意是否存在DVT的症状和体征。下肢深静脉血栓形成的症状和体征包括：患肢肿胀、周径增粗、疼痛或压痛、皮肤色素沉着，行走后患者易疲劳或肿胀加重，特别是两下肢不对称性肿胀应引起重视。应测量双侧下肢的周径来评价其差别。进行大、小腿周径的测量点分别为髌骨上缘以上15cm处，髌骨下缘以下10cm处。双侧相差＞1cm即考虑有临床意义。但是，约半数以上的下肢深静脉血栓形成患者无自觉症状和明显体征。

四、实验室和辅助检查

1. 疑诊相关检查检验

（1）血浆D-二聚体　D-二聚体对急性PTE的诊断敏感度在92％～100％，若D-二聚体含量＜500μg/L可基本排除急性PTE。恶性肿瘤、炎症、出血、创伤、手术和坏死等情况可引起血浆D-二聚体水平增高，因此，D-二聚体对于诊断PTE的阳性预测价值较低，不能用于确诊。

（2）动脉血气分析　常表现为低氧血症、低碳酸血症，肺泡-动脉血氧分压差增大，但大部分患者的血气结果可以正常。

（3）血浆肌钙蛋白　包括肌钙蛋白Ⅰ及肌钙蛋白Ｔ，是评价心肌损伤的指标。目前认为肌钙蛋白提示急性PTE患者预后不良。

（4）脑钠肽和N末端脑钠肽前体　急性PTE患者右心室后负荷增加，室壁张力增高，血脑钠肽和N末端脑钠肽前体水平增高，升高水平可反映右心功能不全及血流动力学紊乱严重程度，无明确心脏基础疾病如脑钠肽和N末端脑钠肽前体增高，需要考虑PTE可能；同时该指标也可用于评估急性PTE的预后。

（5）心电图　大部分病例表现有非特异性的心电图异常。较为多见的表现包括V1～V4的T

波改变和 ST 段异常；部分病例可出现 $S_I Q_{III} T_{III}$ 征（即 I 导联 S 波加深，III 导联出现 Q/q 波及 T 波倒置）；其他心电图改变包括完全或不完全右束支传导阻滞；肺型 P 波；电轴右偏，顺钟向转位等右心负荷急剧增高等心电图表现。观察到心电图的动态改变较静态异常对 PTE 具有更大的临床意义，同时有助于预测急性 PTE 不良预后。

（6）胸部 X 线片　PTE 患者胸片常有异常表现：区域肺血管纹理变细、稀疏或消失，肺野透亮度增加，肺野局部浸润性阴影，肺不张或膨胀不全，肺动脉段膨隆及右心室扩大征。但这些表现均缺乏特异性，仅凭胸片不能确诊或者排除 PTE。

（7）超声心动图　超声心动图可发现右心室后负荷过重征象，包括出现右心室扩大、右心室游离壁减低、室间隔平直、三尖瓣反流速度增快、三尖瓣收缩期减低。在少数患者，若超声发现右心系统（包括右心房、右心室及肺动脉）血栓，同时临床表现符合 PTE，即可诊断 PTE。超声心动图对于血流动力学不稳定的疑似 PTE 中有诊断及排除诊断价值。

2. 确诊相关影像学检查

（1）CT 肺动脉造影（CTPA）　CTPA 可直观地显示肺动脉内血栓形态、部位及血管堵塞程度，对 PTE 诊断的敏感度和特异度均较高，且无创、便捷，目前已成为确诊 PTE 的首选检查方法。CTPA 可同时显示肺及肺外的其他胸部病变，具有重要的诊断和鉴别价值。

（2）通气/灌注（V/Q）显像　V/Q 显像是 PTE 重要的诊断方法。典型征象是呈肺段分布的肺灌注缺损，并与通气显像不匹配。但由于许多疾病可以影响 V/Q 比值，需密切结合临床进行判读。

（3）磁共振肺动脉造影（MRPA）　MRPA 可以直接显示肺动脉内的栓子及 PTE 所致的低灌注区从而确诊 PTE，但对肺段以下水平的 PTE 诊断价值有限。肾动脉严重受损、对碘对比剂过敏或妊娠患者可考虑选择 MRPA。

（4）肺动脉造影　选择性肺动脉造影为 PTE 诊断的"金标准"，其敏感度约为 98%，特异度为 95%～98%。但肺动脉造影是一种有创性检查，发生致命性或严重并发症可能性分别为 0.1% 和 1.5%，随着 CTPA 的发展和完善，肺动脉造影已很少用于急性 PTE 的临床诊断，应严格掌握适应证。

五、治疗原则

1. 一般支持治疗

① 对于高度疑诊或确诊急性 PTE 的患者，应严密监测呼吸、心率、血压、心电图及血气的变化，并给予积极的呼吸与循环支持。

② 对于高危 PTE，如合并低氧血症，应使用鼻导管或面罩吸氧，以提高血氧饱和度；当合并呼吸衰竭时可采用经鼻、面罩无创机械通气或经气管插管行机械通气。

③ 对于合并休克或低血压的急性 PTE 患者，遵医嘱使用去甲肾上腺素、肾上腺素、多巴酚丁胺和多巴胺等血管活性药物，维持有效的血流动力学，并予支持治疗。

④ 对于焦虑和有惊恐症状的患者应予安慰，可适当应用镇静剂。

⑤ 胸痛者可予以镇痛。

⑥ 对于有发热、咳嗽等症状的患者可予以对症治疗，以尽量降低耗氧量。

⑦ 对于合并高血压的患者，应尽快控制血压。另外应注意保持大便通畅，避免用力，以防止血栓脱落。

⑧ 对于急性 PTE，若血流动力学稳定，考虑其血栓脱落及再次加重的风险，在充分抗凝的基础上，建议尽早下床活动。

2. 抗凝治疗

① 抗凝治疗为 PTE 的基础治疗手段，可以有效地防止血栓再形成和复发，同时促进机体自身纤溶机制溶解已形成的血栓。一旦明确急性 PTE，宜尽早启动抗凝治疗。

② 临床高度可疑急性 PTE，在等待诊断结果过程中，建议开始应用胃肠外抗凝治疗（普通

肝素、低分子肝素、磺达肝癸钠等）。一旦确诊急性 PTE，如果无抗凝禁忌，推荐尽早启动抗凝治疗。

③ 急性 PTE，初始抗凝治疗推荐选用普通肝素、低分子肝素、磺达肝癸钠、负荷量的利伐沙班或阿哌沙班。

④ 急性 PTE，如果选择华法林长期抗凝，推荐在应用胃肠外抗凝药物的 24h 内重叠华法林，调节 INR 目标值为 2.0～3.0，达标后停用胃肠外抗凝；急性 PTE，如果选用利伐沙班或阿哌沙班，在使用初期需给予负荷剂量；如果选择达比加群酯或者依度沙班，应先给予胃肠外抗凝药物至少 5d。

⑤ 有明确可逆性危险因素的急性 PTE，在 3 个月抗凝治疗后，如危险因素去除，建议停用抗凝治疗。危险因素持续存在的 PTE，在 3 个月抗凝治疗后，建议继续抗凝治疗。

⑥ 特发性 PTE 治疗 3 个月后，如果仍未发现确切危险因素，同时出血风险较低，推荐延长抗凝治疗时间，甚至终生抗凝。

3. 溶栓治疗

溶栓治疗可迅速溶解部分或者全部血栓，恢复肺组织再灌注，减小肺动脉阻力，降低肺动脉压，改善右心室功能，减少严重 VTE 患者病死率和复发率。

① 溶栓的时间窗。一般定位 14d 以内，但鉴于可能存在血栓的动态形成过程，对溶栓的时间窗不作严格规定。

② 溶栓治疗的时机。急性高危 PTE，如无溶栓禁忌，推荐溶栓治疗。急性非高危 PTE 患者，不推荐常规溶栓治疗。急性中高危 PTE，建议先给予抗凝治疗，并密切观察病情变化，一旦出现临床恶化，且无溶栓禁忌，建议给予溶栓治疗。

③ 临床恶化的标准。在治疗和观察过程中出现低血压、休克；或尚未进展至低血压、休克，但出现心肺功能恶化，如症状加重、生命体征恶化、组织缺氧、严重低氧血症、心脏生物学标志物升高等。急性 PTE 患者溶栓治疗后，如效果不佳或出现临床恶化，可考虑适当追加溶栓药物剂量。对于急性高危 PTE 如果存在溶栓禁忌证，如条件允许，建议介入治疗或手术治疗。

④ 溶栓药物的应用。急性 PTE 应用溶栓药物，建议 rt-PA 50mg、尿激酶 2 万单位/kg 或重组链激酶 150 万单位，2h 持续静脉滴注。

⑤ 急性高危 PTE，溶栓治疗前如需初始抗凝治疗，推荐首选普通肝素。

⑥ 溶栓治疗的绝对禁忌证和相对禁忌证。见表 12-3。

表 12-3　溶栓禁忌证

绝对禁忌证	相对禁忌证
结构性颅内疾病	收缩压＞180mmHg
出血性卒中病史	舒张压＞110mmHg
3 个月内缺血性卒中	近期非颅内出血
活动性出血	近期侵入性操作
近期脑或脊髓手术	近期手术
近期头部骨折性外伤或头部损伤	3 个月以上缺血性卒中
出血倾向（自发性出血）	口服抗凝药物（如华法林）
	创伤性心肺复苏
	心包炎或心包积液
	糖尿病视网膜病变
	妊娠
	年龄＞75 岁

4. 手术治疗

手术治疗包括介入治疗和外科治疗两种方法。

（1）介入治疗　目的是清除阻塞肺动脉的栓子，以利于恢复右心功能并改善症状和生存率。

介入治疗包括：经导管碎解和抽吸血栓，或同时进行局部小剂量溶栓。介入治疗的并发症包括：远端栓塞、肺动脉穿孔、肺出血、心包填塞、心脏传导阻滞或心动过缓、溶血、肾功能不全以及穿刺相关并发症。

对于有抗凝禁忌的急性 PTE 患者，为防止下肢静脉大块血栓再次脱落阻塞肺动脉，可考虑放置下腔静脉滤器，建议应用可回收滤器，通常 2 周之内取出。一般不考虑永久应用下腔静脉滤器。

（2）肺动脉血栓切除术　肺动脉血栓切除术可作为全身溶栓的替代补救措施，急性高危 PTE，若有肺动脉主干或主要分支血栓，如存在溶栓禁忌、溶栓治疗或介入治疗失败、其他内科治疗无效，在具备外科专业技术和条件的情况下，可考虑行肺动脉血栓切除术。对于顽固性低氧，循环不稳定的高危 PTE，内科或介入治疗效果不佳，准备手术之前，可尝试用体外膜氧合以加强生命支持。但 ECMO 治疗效果仍有待进一步研究探讨。

六、护理

1. 一般护理

① 监测生命体征。绝对卧床休息，保持病室安静，防止活动促使静脉血栓脱落，再次发生肺栓塞。

② 严密观察心率、血压、心电图、呼吸频率、氧饱和度生命体征，给予吸氧，氧浓度取决于病情，合并低氧血症，应使用鼻导管或面罩吸氧；当合并呼吸衰竭时可采用经鼻、面罩无创机械通气或经气管插管行机械通气。

③ 严密观察临床表现，如有无胸痛、胸闷、发热、咳嗽、咯血、气短、发绀，予以对症治疗。

④ 对于焦虑和惊恐患者给予安慰，必要时使用吗啡、哌替啶止痛镇静药物。

⑤ 限制床上活动。严格卧床休息，床上大小便，一切生活护理均由护士协助完成，避免做增加腹压的动作，防止下肢深静脉血栓脱落。

⑥ 对于双下肢肿胀合并静脉血栓患者，协助床上翻身，给予患侧卧位，抬高患肢，测量肿胀肢体腿围，促进血液循环，协助翻身，防止血栓脱落，预防压疮发生。

2. 抗凝药物治疗的护理

① 皮下注射低分子肝素，1 次/12h；磺达肝癸钠，1 次/d，观察注射部位有无皮下淤血、硬结、疼痛。

② 利伐沙班或阿哌沙班，在使用初期需要负荷剂量（负荷量利伐沙班 15mg，2 次/d，3 周；阿哌沙班 10mg，2 次/d，1 周）；如果选用达比加群酯或者依度沙班，应先给予胃肠外抗凝药物 5～14d。

③ 口服华法林，调节 INR 目标值为 2.0～3.0，注意观察华法林副作用：出血，如皮肤出血点、瘀斑、牙龈出血、鼻出血等，根据 INR 结果遵医嘱调整药物剂量；如果 INR 在 4.5～10.0，无出血征象，应将药物减量，不建议常规应用维生素 K；如果 INR＞10.0，无出血征象，除将药物暂停使用外，可以口服维生素 K；一旦发生出血事件，应立即停用华法林，并根据出血的严重程度，立即维生素 K 治疗，5～10mg/次，静脉注射。除维生素 K 外，联合凝血酶原复合物或新鲜冰冻血浆均可起到快速逆转抗凝的作用。

> **知识拓展**
>
> **口服华法林药物使用的特殊性**
>
> 胃肠外初始抗凝包括肝素（UFH）、低分子肝素（LMWH）或磺达肝癸钠治疗启动后，应根据临床情况及时转换为口服抗凝药物。如果使用华法林，应和肝素、低分子肝素重叠 3d，3d 后复查 INR，INR 达标之后可以每 1～2 周检测 1 次 INR，推荐 INR 维持在 2.0～3.0（目标值为 2.5），稳定后每 4 周检测 1 次。

3. 介入治疗护理

（1）术前准备

① 主管医师根据病情、手术指征、术中情况及相关并发症与患者及家属进行沟通，家属签字。

② 完善相关检查，如血液检查（血常规、血生化、凝血、血清八项、血气分析）、心电图、肺 CT 等。

③ 术区皮肤准备，建立静脉通路。

④ 术前物品准备（1kg 盐 2 袋，使用白色毛巾包裹、吸水管、便器）。

（2）术后观察与护理要点

① 术后持续心电监护，吸氧，观察生命体征、血氧饱和度，注意患者主诉，观察尿量、意识、复查血气分析。

② 观察右侧股静脉穿刺处有无渗血、皮下血肿，限制活动，24h 可床上翻身，下地活动。

③ 下床活动时严密观察患者有无头晕、呼吸困难、胸痛、胸闷、晕厥等情况，观察有无再

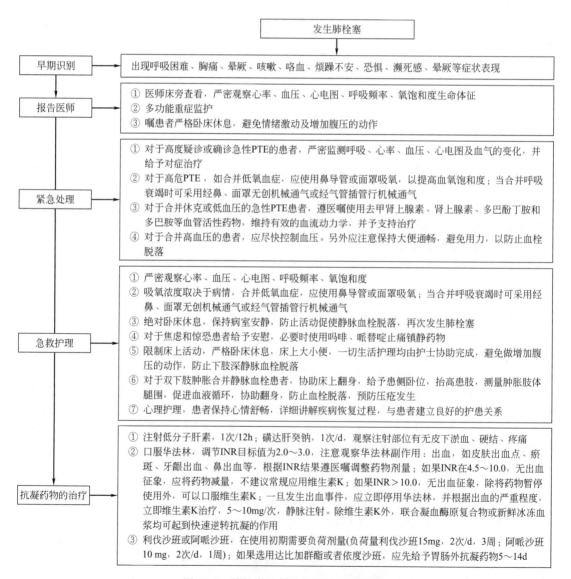

图 12-8 肺栓塞的紧急救治及护理流程

次肺栓塞表现，无不适症状可逐渐增加活动量，至室外活动。

七、紧急救治及护理流程

见图 12-8。

第五节 心源性晕厥的紧急救治及护理配合

一、概念

心源性晕厥是由于心排血量骤减、中断或严重低血压而引起脑供血骤然减少或停止而出现的短暂意识丧失，常伴有肌张力丧失而跌倒的临床征象。近乎晕厥指一过性黑矇，肌张力降低或丧失，但不伴意识丧失。一般认为，心脏供血暂停 3s 以上即可发生近乎晕厥；5s 以上可发生晕厥；超过 10s 可出现抽搐，称阿-斯综合征（Adams-Stokes syndrome）。

二、临床特点

1. 病因

心源性晕厥包括心律失常或器质性心血管病所致晕厥。

（1）心律失常　是心源性晕厥的最常见病因，心律失常发作时伴血流动力学障碍，心排血量和脑血流量明显下降引起晕厥。心律失常的常见类型包括：病窦综合征（窦房结功能受损，产生窦性停搏及窦房传导阻滞，以及慢-快综合征）和严重的获得性房室传导阻滞（莫氏Ⅱ型，高度及完全性房室传导阻滞），室上性心动过速、室性心动过速，也可见于药物引起的缓慢性或快速性心律失常。

（2）器质性病变　心血管病、急性心肌梗死性缺血、肥厚型心肌病、心脏占位性病变、心包疾病/压塞、急性主动脉夹层等。

2. 临床特征

晕厥发作起病突然，意识丧失持续时间短，不能维持正常姿势或倒地，在短时间内迅速恢复。典型发作可以分为三期。

（1）发作前期　患者常感头部及全身不适、头晕、视力模糊、耳鸣、面色苍白、出汗，预示即将发生晕厥。此时患者如果采取头低位躺卧姿势可防止发作。

（2）发作期　轻者眩晕、恶心、躯体发软，眼前发黑，重者突然意识丧失，全身肌紧张度消失，跌倒地上。意识丧失超过 15～20s 可发生阵挛动作，有时有呼吸暂停，心率减慢，甚至心脏暂停搏动，瞳孔散大，流涎，尿失禁等。其特点是发作时间短暂，一般持续 1～2min 左右，脑电图检查可见持续 3～10s 的广泛性、对称性 2～3Hz 的慢波。

（3）发作后期（恢复期）　患者平卧后意识迅速恢复（数秒至数分钟），可遗留紧张、头晕、头痛、恶心、苍白、出汗、无力和便意感等，甚至呕吐及括约肌失禁。休息数分或数十分钟缓解，不留后遗症，偶有极短暂（<30s）的发作后模糊状态伴定向力障碍和易激惹。

三、心源性晕厥的诊断

1. 心律失常性晕厥

① 心电图具有下列征象之一可诊断心律失常性晕厥。a. 在清醒的状态下持续窦性心动过缓（<40 次/分）、反复窦房传导阻滞或者窦性停搏>3s，并且非体育运动训练所致；b. 二度Ⅱ型和三度房室传导阻滞；c. 交替性左、右束支传导阻滞；d. 室性心动过速或快速的阵发性室上性心动过速；e. 非持续性多形性室性心动过速合并长或短 Q-T 间期；f. 起搏器或 ICD 故障伴有心脏停搏。

② 心电监测特别是长时程心电监测是诊断心律失常性晕厥的主要方法。与交感神经激活相关的晕厥可做运动试验如长 QT 综合征（LQTS）1 型和儿茶酚胺敏感性多形性室性心动过速。对无创检查不能明确病因且高度怀疑为心律失常性晕厥的患者可进行电生理检查。

2. 器质性心血管病合并晕厥

① 当晕厥合并急性心肌缺血（有或无心肌梗死）证据时，可明确心脏缺血相关的晕厥。

② 超声心动图用于以 LVEF 为基础的危险分层，确定瓣膜狭窄、心房黏液瘤、左心室流出道梗阻、心脏压塞等。

③ 经食管超声心动图、CT 和磁共振适用于主动脉夹层和血肿、肺栓塞、心脏肿瘤、心包和心肌疾病和先天性冠状动脉异常。

④ 冠状动脉造影适用于心肌缺血和梗死，除外冠状动脉病变。

⑤ 运动试验可用于与运动或劳力相关的晕厥或先兆晕厥的诊断，但应在有急救措施的条件下进行。

四、治疗现状

1. 心律失常性晕厥的治疗

治疗目标是预防症状复发，改善生活质量，减低死亡风险。

（1）窦房结功能不全　窦房结功能不全伴缓慢心律失常或窦房结恢复时间异常引起的晕厥，起搏治疗效果显著。

（2）房室传导系统疾病　房室传导阻滞引起的晕厥需起搏治疗。AV 阻滞伴 LAEF 下降、心力衰竭及 QRS 间期延长所致者可考虑双腔起搏。

（3）阵发性室上性和室性心动过速

① 阵发性室上性和室性心动过速或典型心房扑动引起的晕厥，首选导管消融。

② 尖端扭转型室性心动过速引起的晕厥主因是应用引起 Q-T 间期延长的药物所致，应立即停药。

③ 心功能正常或轻度受损者，如出现室性心动过速伴晕厥，可考虑药物治疗或导管消融。

④ 心功能不全、室性心动过速或心室颤动伴晕厥且病因无法去除者应置入埋藏式心脏复律除颤器（ICD）。

2. 器质性疾病引起的晕厥

治疗基础疾病：

① 严重主动脉狭窄或心房黏液瘤所致的晕厥可考虑手术治疗。

② 继发于心血管事件如肺栓塞、心肌梗死或心包压塞者主要针对病因治疗。

③ 大多数心肌缺血所致者可以采用药物和（或）血管重建。

④ ICD 适应证：a. 不明原因晕厥的缺血性或非缺血性心肌病伴心力衰竭或 LVEF 严重下降者；b. 肥厚性心肌病伴不明原因晕厥，尤其是发作间期短（<6 个月）、相对危险度>5 的患者；c. 致心律失常性右心室心肌病。

五、紧急处理及护理配合

1. 紧急处理

① 快速评估。迅速评估患者情况，根据临床表现判断病情的轻重，寻找引起晕厥的病因，同时观察患者意识、呼吸、大动脉搏动及末梢循环情况，立即通知立即报告值班医师或主管医师，积极配合医师抢救。如有呼吸和脉搏，可用手按压人中、百会、内关。如呼吸、心搏骤停者需要配合医师进行人工呼吸与心脏按压等紧急抢救处理。

② 体位。心源性晕厥多由于心排血量降低引起脑供血骤然减少而出现，应采取平卧体位，或头稍放低、脚略抬高的体位，以改善脑部供血。同时，解开患者的衣领、腰带，保持呼吸道的通畅。

③ 吸氧。伴有呼吸困难、发绀等缺氧体征时，给予氧气持续吸入，根据缺氧程度调节氧流量，必要时给予面罩吸氧，病情危重者给予气管插管。

④ 立即建立静脉通路，保持静脉输液通路畅通，以便及时有效给药。

⑤ 发生抽搐及呕吐者应及时对患者呼吸道的分泌物与呕吐物进行清理，确保呼吸道畅通。

⑥ 备好抢救药物及仪器设备，遵医嘱及时正确给予纠正心律失常药物或其他抢救用药。

⑦ 心源性晕厥患者出现阿斯综合征时，应立即进行胸前叩击或配合医师进行电除颤术。

2. 安全转运及专业化管理

病情危重患者，携带除颤仪等抢救设备，应尽快安全转入心脏科重症监护病房，尽早由心血管专业团队进行管理，给予一级或特级护理。

3. 做好风险评估与病情观察

① 对于高危患者做好风险评估，及时向患者家属交代病情，签署病情知情告知书，规避医疗风险或转入重症监护室治疗观察。

② 掌握高危人群的病情。严重心律失常患者，应持续心电监护，严密监测心率、心律、心电图、生命体征、血氧饱和度变化。发现频发（每分钟 5 次以上）、多源性、成对的或 RonT 现象的室性期前收缩、室性心动过速、窦性停搏、二度或三度房室传导阻滞，立即报告医师。安放监护电极前注意清洁皮肤，电极放置位置应避开胸骨右缘及心前区，以免电极影响做心电图和紧急电复律。

③ 向患者及知情者询问患者晕厥发作前有无诱因及先兆症状，避免诱发因素，保持心情舒畅、排便通畅，并密切监测患者有无先兆症状；持续心电监护，病房设立中心监护仪，做好病情交接班，强调医护人员岗位职责，备好除颤器和急救物品，一旦发生心源性猝死，立即实施心肺复苏、电除颤治疗。

六、紧急救治及护理流程

见图 12-9。

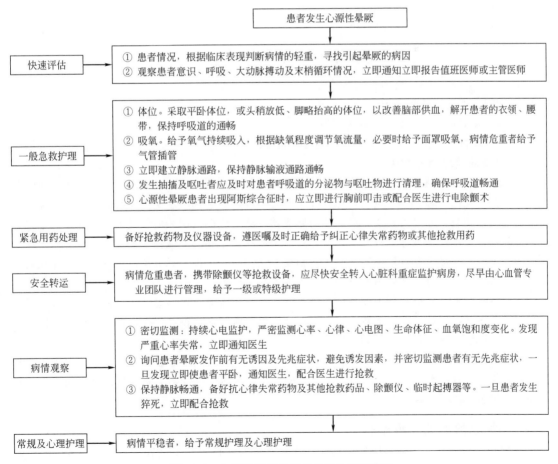

图 12-9　心源性晕厥的紧急救治及护理流程

第六节　血管迷走神经反射的紧急救治及护理配合

一、概念

血管迷走神经反射是由于各种刺激性因素作用于皮层中枢或下丘脑，使胆碱能自主神经的张力突然增加，导致内脏血管及小血管的猛烈扩张，而致使血压急剧下降、心率减慢的神经反射。血管迷走神经反射导致的低血压和心动过缓，可使冠状动脉血流减少，极易导致球囊扩张和支架放置部位出现急性或亚急性血栓形成，对于术前抗凝不完全或术中临时决定进行介入术的患者，造成更为严重的后果，即心源性休克或猝死。

二、临床特点

1. 临床表现

胸闷、憋气、心前区不适是血管迷走神经反射的首发症状，心率进行性减慢＜50 次/分、心动过缓；血压迅速下降，＜90/60mmHg；全身出冷汗、面色苍白、皮肤湿冷、恶心、呕吐；严重者出现神志模糊、意识丧失、大小便失禁。

2. 诊断标准

血管迷走神经反射可发生于心脏介入手术中、术后，迷走反射最短可在 30s 发生，应早期识别、及时救治、缓解症状，不留有后遗症，否则导致严重后果，因此在短时间内判断血管迷走神经反射发生至关重要。

① 血压急剧下降，低于 90/60mmHg。

② 心率减慢，低于 50 次/分。

③ 面色苍白、皮肤湿冷、大汗、打哈欠、全身虚脱表现。

④ 恶心、呕吐，呕吐物为胃内容物。

⑤ 胸闷、憋气、呼吸困难。

⑥ 轻者经对症治疗，10min 内可缓解。

⑦ 严重者视物模糊，大小便失禁，救治时间＞1h。

3. 迷走神经反射诱发因素

（1）精神因素　精神紧张是诱发血管迷走神经反射的重要原因。患者对治疗过程不了解，从而精神紧张、焦虑和恐惧等，可以使体内儿茶酚胺释放，通过刺激 β 受体导致周围血管收缩、心肌收缩增强，刺激左心室内及颈动脉的压力感受器，这一代偿机制矛盾触发抑制反射，使迷走神经张力升高，反射性增强迷走神经活性，导致周围血管扩张和心率减慢。

（2）血容量不足　血容量不足引起下丘脑视上核和室旁核神经元分泌血管升压素，导致血管平滑肌收缩，使血管对牵拉刺激敏感，易引起迷走神经反射。

（3）疼痛刺激　局部麻药不充分、拔鞘管方法不当或压迫止血用力过大、加压包扎过紧等均可增加患者疼痛，通过外周感受器传入中枢神经部位，血管迷走神经兴奋性反射性增强，使血管扩张和心动过缓，导致临床症状的发生。

（4）空腔脏器的扩张刺激　手术后患者多需制动 12～24h，部分患者不习惯于床上排尿，易引起尿潴留；术后饮水增加，可致胃肠道突然剧烈扩张，压力感受器兴奋，反射性引起迷走神经兴奋，导致迷走神经反射的发生。

三、紧急救治及护理配合

① 保持呼吸道通畅，取平卧位头偏向一侧，避免呕吐物误吸至气管，备好床旁负压吸引装置；当发生恶心、呕吐时，快速从口腔和鼻腔吸引。

② 迅速建立中心静脉通道，维持有效循环，快速静脉输入低分子右旋糖酐注射液/706 代血浆扩容治疗。

③ 提高心率，静脉推注阿托品 0.5～1mg。

④ 快速升压治疗，静脉注射多巴胺 5～10mg。

⑤ 心电图检查，判断有无心肌缺血证据。

⑥ 急救的同时查明引发迷走血管神经反射的诱因。

a. 排除精神紧张、恐惧。

b. 拔出鞘管疼痛。

c. 血容量不足，禁食水时间长。

d. 憋尿或留置导尿放尿过多。

e. 穿刺部位血肿。

f. 使用血管扩张药物。

四、恢复评判标准

① 心率＞60 次/分。

② 面色转红润。

③ 血压升高，恢复 90～120/60～80mmHg。

④ 精神状态良好，神志清晰。

⑤ 四肢温暖，出汗停止，皮肤干燥，末梢循环改善。

⑥ 上述症状缓解后持续心电监护 24h。

五、预防措施

① 风险预警。对于接受冠状动脉介入诊疗术患者术前充分评估，在已知明确的危险因素和发生的时机加以关注，如在拔除动脉鞘管时、患者精神紧张时、穿刺部位发生血肿时、对疼痛刺激较敏感时，但是目前缺乏国际通用的评估量表作为评估工具。2017 年李海燕等研究了 PCI 术后血管迷走反射风险评分模型，根据危险因素：股动脉穿刺、女性、高血压、首次 PCI、前降支≥2 枚以上支架，风险模型分值 11 分，PCI 术后患者采取床旁快速评分，评分结果显示，评分越高，风险程度越高，可供临床参考。风险分级：Ⅰ级（评分 0），Ⅱ级（评分 1～7），Ⅲ级（评分 8～9），Ⅳ级（评分 10～11）。

② 使用风险预测模型。股动脉穿刺计 6 分、女性 2 分、高血压计 1 分、首次 PCI 计 1 分、前降支≥2 枚以上支架计 1 分，总分为 11 分。评分＞8 分以上即为血管迷走神经反射高危人群，介入术后密切观察生命体征变化，采取预见性护理措施，临床护理工作中应给予密切关注，一旦发生迷走反射，应用血管迷走神经反射救治流程救治患者。

③ 指导介入术后患者饮食和饮水管理。术后不可大量饮水，避免短时间内大量饮水，导致胃肠道突然扩张以及膀胱过度充盈，导致尿潴留，强调导尿第 1 次放尿不得超过 500ml，避免引起血管迷走神经反射。

④ 在拔出股动脉鞘管操作过程中，持续心电监护，保留静脉通道，密切观察患者心率、脉搏、血压及精神状态。

⑤ 拔管过程中询问患者有无不适主诉，对于精神紧张、疼痛敏感患者，拔管前，局部注射利多卡因，减轻拔管时疼痛；分散患者注意力；拔管动作不可粗暴，消除其紧张心理。

六、紧急救治及护理流程

见图 12-10。

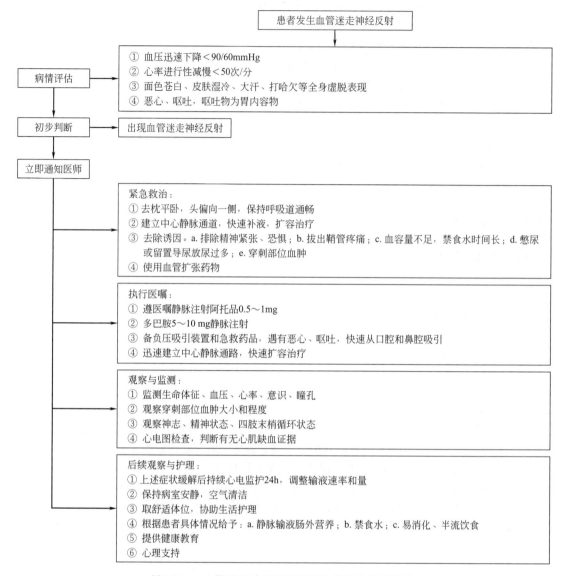

图 12-10　血管迷走神经反射的紧急救治及护理流程

参 考 文 献

［1］ 葛均波，徐永健．内科学［M］.9 版.北京：人民卫生出版社，2018.

［2］ 尤黎明，吴瑛.内科护理学［M］.6 版.北京：人民卫生出版社，2017.

［3］ 皮红英，朱秀勤.内科疾病护理指南（专科疾病护理指南丛书）［M］.北京：人民军医出版社，2013.

［4］ 杨向军，徐新献，惠杰.现代内科急重症治疗学［M］.成都：四川科学技术出版社，2010.

［5］ 张文武.急诊内科学［M］.3 版.北京：人民卫生出版社，2012.

［6］ 朱秀勤，李帼英，李海燕.内科护理急性事件处理预案［M］.北京：人民军医出版社，2011.

［7］ 胡大一，郭艺芳.2010 年美国心脏协会心肺复苏与心血管病急救指南要点介绍［J］.中华心血管病杂志，2011，39（10）：964-966.

［8］ 楼滨城，朱继红.2015 美国心脏协会心肺复苏与心血管急救更新指南解读之一概述及基础心肺复苏［J］.临床误诊误治，2016，29（1）：69-74.

［9］ 楼滨城，朱继红.2015 美国心脏协会心肺复苏与心血管急救更新指南解读之二高级心肺复苏［J］.临床误诊误治，2016，29（2）：71-74.

［10］ 医脉通．2015 法国 FICS 成人心源性休克治疗管理专家建议．［EB/OL］．2015.8.15. http：//guide. medlive. cn/guidelinesub/2776.

［11］ 张松．心源性休克诊治进展及指南解读［J］．医学研究杂志，2017，46（10）：1-17.

［12］ 姚瑞．心源性休克研究进展［J］．中西医结合杂志，2016，4（19）：1-5.

［13］ 李丹，冯丽华．内科护理学［M］．3 版．北京：人民卫生出版社，2015.

［14］ 胡大一，郭继鸿．晕厥诊断与治疗中国专家共识 2018［J］．中华心血管病杂志，2019，47（2）：96-107.

［15］ 许德星，丁荣晶．2017 年 ACC/AHA/HRS 晕厥诊治指南解读［J］．临床心电学杂志，2017，26（5）：375-382.

［16］ 余金波，智宏．2018 年欧洲心脏病协会晕厥诊断与管理指南解读［J］．中国介入心脏病杂志，2018，26（9）：492-496.

［17］ 中华医学会心血管病学分会心力衰竭学组，中国医师协会心力衰竭专业委员会，中华心血管病杂志编辑委员会．中国心力衰竭诊断和治疗指南 2018［J］．中华心血管病杂志，2018，46（10）：760-789.

［18］ 中华医学会心血管病学分会，中华心血管病杂志编辑委员会．急性心力衰竭诊断和治疗指南［J］．中华心血管病杂志，2010，38（3）：195-208.

［19］ 成人急性心力衰竭护理实践指南［J］．中国护理管理，2016，16（9）：1179-1188.

［20］ 许顶立，白煜佳．2017ACC/AHA/HFSA 心力衰竭管理指南更新解读［J］．中国全科医学，2017，29：3579-3583.

［21］ 张健，王玉红．2015 年急性心力衰竭管理指南解读［J］．临床内科杂志，2016，33（1）：5-7.

［22］ 急性 ST 段抬高型心肌梗死诊断和治疗指南［J］．中华心血管病杂志，2015，43（5）：380-393.

［23］ 何奔，韩雅玲．中国 ST 段抬高型心肌梗死救治现状及应有对策［J］．中华心血管病杂志，2019，47（2）：82-84.

［24］ 郝云霞，李庆印．急诊经皮冠状动脉介入治疗护理实践指南的构建［J］．中华护理杂志，2019，54（1）：36-41.

［25］ 沈迎，张瑞岩．2017 欧洲 ST 段抬高型心肌梗死管理指南要点［J］．心血管病防治，2018，18（13）：173-175.

［26］ 王喆，陈瑾．《2018 年欧洲心脏病学会/欧洲高血压学会高血压管理指南》解读［J］．中国临床医生杂志，2019，47（05）：516-518.

［27］ 肺血栓栓塞症诊治与预防指南．中华医学杂志，2018，98（14）：1060-1083.

［28］ 李海燕．心血管介入标准化护理管理手册［M］．北京：科学出版社，2017.

［29］ 王社芬，娇向前．常见病种环节护理模式与实践［M］．北京：人民军医出版社，2010.

［30］ Haiyan Li，Yutao Guo，Cui Tian，et al. A Risk Prediction Score Model for PREDICTING Occurrence of post PCI vasovagal reflexsyn drome：a single center study in Chinese population Volume14Number8 2017.

［31］ 李海燕，李帼英．心血管介入标准化护理管理手册［M］．2 版．北京：科学出版社，2015.

第一节　抗心力衰竭药

【地高辛　0.25mg/片】

（1）药物作用　地高辛是中效强心苷类药物。在治疗时，对心脏的作用表现为正性肌力作用，减慢心率，抑制心脏传导。用法：肾功能正常者，每日地高辛维持量为0.25mg，肾功能损伤时，根据肌酐清除率降低程度，计算地高辛清除率的降低，再调整地高辛的日维持量。

（2）适应证

①充血性心力衰竭；②心房颤动和扑动；③阵发性室上性心动过速。

（3）观察要点

①观察患者有无洋地黄类中毒表现，如恶心、黄视、绿视、重影及新发心律失常等。②肾功能衰竭者应按肌酐清除率适当减少地高辛剂量，以防蓄积。③定时复查地高辛血药浓度（正常值：0.5～2ng/ml，低限危急值≤0.5ng/ml；血药浓度不达标，高限危急值≥2ng/ml；地高辛中毒）。④当心率≤60次/分，停止给药，医师根据患者具体情况实施处理。

（4）不良反应　洋地黄类中毒：①消化系统。厌食、流涎、恶心等。②中枢神经系统反应。头痛、头晕、疲倦、失眠、谵妄等，还可见视觉障碍如黄视、绿视、重影、视物模糊等。③心律失常。室性期前收缩，心电图特征性的ST-T改变（鱼钩样），如图13-1。

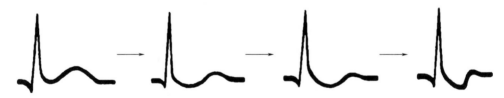

图13-1　洋地黄类引起ST-T变化，逐渐形成特征性的ST-T改变（鱼钩样）

【去乙酰毛花苷　0.4mg/2ml】

（1）药物作用　快速强心药，能增强心肌收缩力，同时减慢心率，作用快而蓄积性小。用法：遵医嘱用药，用药前严格查对剂量和用药适应证。用葡萄糖溶液20ml稀释后缓慢静脉推注，一般不少于10min。1周内未用过洋地黄类者，首次剂量0.4～0.8mg，10～20min内注射完毕，视病情需要2～4h后可再给0.2～0.4mg以达全效量。

（2）适应证

①充血性心力衰竭；②心房颤动和扑动；③阵发性室上性心动过速。

（3）观察要点

①预防洋地黄类中毒。用量个体差异很大，使用时应密切观察患者用药后反应，与奎尼丁、胺碘酮、维拉帕米、阿司匹林等药物合用，可增加中毒机会，在给药前应询问评估是否使用了以上药物，必要时监测血清地高辛浓度，严格按时按医嘱给药，用时务必稀释后缓慢（10～

15min）静脉推注，并同时监测心率、心律及心电图变化。②观察洋地黄类中毒表现。③洋地黄类中毒的处理。立即停用，低血钾者可口服或静脉补钾，停用排钾利尿药，纠正心律失常：快速性心律失常选用利多卡因或苯妥英钠，一般禁用电复律，因易致心室颤动；有传导阻滞及缓慢性心律失常者静注推注阿托品或安置临时心脏起搏器。④病情监测。a. 准确测量体重，时间安排在患者晨起排尿后、早餐前最适宜。b. 准确记录 24h 液体出入量，若尿量＜30ml/h，应报告医师。c. 有腹水者应每天测量腹围。d. 有水肿者应每日监测水肿情况。水肿一般分为三度：轻度，仅见于眼睑、眶下软组织、胫骨前、踝部皮下组织水肿，指压后组织轻度下陷，平复较快；中度，全身疏松组织均有可见性水肿，指压后可出现明显的或较深的组织凹陷，平复缓慢；重度，全身组织严重水肿，身体低垂部皮肤紧张发亮，甚至可有液体渗出，有时可伴有胸腔、腹腔、鞘膜腔积液。

（4）不良反应

①洋地黄类中毒最重要的反应是各类心律失常，最常见为室性期前收缩，多呈二联律或三联律，其他如房性期前收缩、心房颤动、房室传导阻滞、尖端扭转室性心动过速等；②胃肠道反应，如食欲下降、恶心、呕吐；③神经系统症状，如头痛、视力模糊、黄绿视。

【盐酸多巴酚丁胺 注射剂 20mg/支】

（1）药物作用 与多巴胺不同，多巴酚丁胺直接作用于心脏，对心肌产生正性肌力作用，直接激动心脏 β_1 受体以增强心肌收缩力和增加搏出量，使心排血量增加。用法：以 10% 葡萄糖注射液稀释；将 250mg 多巴酚丁胺溶于 5% 葡萄糖注射液 250ml 或 500ml 静滴，开始以 $4\sim10\mu g/$（kg·min）为宜。

（2）适应证 用于器质性心脏病所致的严重心力衰竭、手术后引发的低心排综合征以及难治性心力衰竭。

（3）观察要点

①用药前应先补充血容量、纠正血容量；②用药期间应定时或连续监测心电图、血压、心排血量等。

（4）不良反应 常见窦性心律增快，血压升高；恶心、呕吐、心悸、气短；室性心律失常偶见；能加速房室传导，故可使心房颤动患者的心室率增快。

【左西孟旦 注射剂 12.5mg/支】

（1）药物作用

①Ca^{2+} 增敏作用，增加心肌收缩力；②ATP 敏感性 K^+ 通道开放，使血管扩张；③轻度抑制磷酸二酯酶作用。

（2）适应证 适用于传统治疗（利尿剂、血管紧张素转化酶抑制剂和洋地黄类）疗效不佳，并且需要增加心肌收缩力的急性失代偿心力衰竭（ADHF）的短适应证。

（3）观察要点

①治疗过程中应借助心电监护仪监测心电图、血压、心率，同时测定尿量。②用药前用 5% 葡萄糖注射液稀释，通常由 5% 葡萄糖注射液 45ml＋左西孟旦注射液 12.5mg。③此药仅用于静脉滴注，可通过外周或中央静脉输注给药。治疗剂量和持续时间应根据患者的一般情况和临床表现进行调整。④治疗的初始负荷剂量为 $6\sim12\mu g/kg$，时间应＞10min，之后应持续输注 $0.1\mu g/$（kg·min），在负荷剂量以及持续剂量给药开始 $30\sim60min$ 内，密切观察患者的反应，如反应过度（低血压、心动过速），应将输液速度减慢至 $0.05\mu g/$（kg·min）或停。⑤轻、中度肾功能损害患者要小心使用此药，对于严重肾功能损害（肌酐清除率＜30ml/min）的患者应禁用。轻、中度肝功能损害患者要小心使用此药，但无须调整剂量；对于严重肝功能损害的患者应禁止使用。

（4）不良反应 临床上最常见的不良反应是头痛、低血压和室性心动过速，特别是用药开始后的 4h 内对左西孟旦敏感人群易发生低血压，故在应用此药时需严密监测心电图、血压的变化；用药期间还应监测出入量及电解质的变化，避免低钾血症的发生。常见的不良反应有失眠、头晕、心动过速、室性期前收缩、心力衰竭、心肌缺血、期前收缩、恶心、呕吐、便秘、腹泻、血红蛋白减少。

【注射用重组人脑利钠肽　0.5mg/支】

（1）药物作用　迅速降低全身动脉压、右心房压和肺毛细血管楔压，从而降低心脏前后负荷，并迅速减轻心力衰竭患者的呼吸困难程度和全身症状。

（2）适应证　适用于患有休息或轻微活动时呼吸困难的急性失代偿心力衰竭患者的静脉治疗。NYHA 分级大于Ⅱ级。

（3）观察要点

①用药期间借助心电监护仪密切监测心电图和血压，当发生低血压时，应该降低给药剂量或停止给药；②监测血生化指标，尤其是血清肌酐升高变化。

（4）不良反应　最常见的不良反应为低血压，其他不良反应多表现为头痛、恶心、室性心动过速、血肌酐升高等。

第二节　抗高血压药

一、血管紧张素转化酶抑制剂

见表 13-1。

表 13-1　血管紧张素转化酶抑制剂

药物名称（剂量）	药物作用	适应证	观察要点	不良反应
卡托普利（25mg/片）	通过阻断血管紧张素转化酶而抑制血管紧张素Ⅰ转化为血管紧张素Ⅱ	高血压、心力衰竭、心肌梗死后左心室功能减退、糖尿病肾病辅助治疗	①密切观察血压变化，根据血压变化调节药物剂量②注意患者心率和尿量的变化③对头痛、头晕的患者，让患者卧床，并嘱其缓慢改变体位，以防跌倒	咳嗽、血管性水肿、高钾血症、蛋白尿、低血压、头痛、皮疹等
贝那普利（10mg/片）	同上	高血压	肾动脉狭窄者慎用，肾功能衰竭者减量服用	咳嗽、血管性水肿、高钾血症、蛋白尿、低血压、头痛、皮疹等
培哚普利（8mg/片）	同上	高血压、心力衰竭	低血压、肾动脉狭窄、肾功能衰竭、有严重主动脉瓣及二尖瓣梗阻的患者慎用	咳嗽、血管性水肿、高钾血症、蛋白尿、低血压、头痛、皮疹等
福辛普利（10mg/片）	同上	原发性高血压、肾实质性病变所致继发性高血压	对本药物过敏、血管神经性水肿史者，妊娠和哺乳妇女禁忌与非甾体抗炎药同时使用，可影响本药降压效果	头晕、咳嗽、上呼吸道症状、恶心、呕吐、腹泻、腹痛、皮疹、瘙痒、骨骼肌疼痛/感觉异常、疲劳、味觉障碍、低血压

二、血管紧张素Ⅱ受体阻滞药

见表 13-2。

表 13-2 血管紧张素Ⅱ受体阻滞药

药物名称（剂量）	药物作用	适应证	观察要点	不良反应
氯沙坦钾（科素亚，50mg/片）	血管紧张素Ⅱ受体阻滞药对AT1受体的拮抗方式不同，分为竞争性、非竞争性、混合型拮抗。不抑制血管紧张素转化酶。表现为抗高血压、抗心力衰竭、肾脏保护、抗心血管重构等方面作用	高血压、心力衰竭	①血容量不足者可出现症状性低血压 ②肝功能损害者减少药物的剂量 ③双侧肾动脉狭窄或单纯肾动脉狭窄者服药可出现可逆性肌酐、尿素氮升高 ④与保钾利尿剂服用会使血钾升高 ⑤妊娠妇女及哺乳期妇女慎用	头痛、直立性低血压、过敏、血管神经性水肿、肝功能异常、胃肠道反应、肌痛
缬沙坦（代文，80mg/片）	具有高度特异性的非杂环类血管紧张素Ⅱ受体阻滞药，拮抗方式呈混合性拮抗	高血压、心力衰竭	血压、肝肾功能、胃肠道反应	头痛、直立性低血压、过敏、血管神经性水肿、肝功能异常、胃肠道反应、肌痛

三、β受体阻断药

见表 13-3。

表 13-3 β受体阻断药

药物名称（剂量）	药物作用	适应证	观察要点	不良反应
酒石酸美托洛尔（倍他乐克，25mg/片）	短效心脏选择性β受体阻断药	高血压、冠心病、充血性心力衰竭	小剂量起，较高剂量时避免突然停药，可导致撤药综合征，观察心率、血压的变化，心率安静时50～60次/分。观察有无心动过缓、乏力、眩晕嗜睡、胃肠紊乱、四肢发冷等不良反应。SSS、AVB、急性心力衰竭、支气管哮喘禁用	心动过缓、传导阻滞、低血压、加重或诱发心力衰竭、哮喘发作
卡维地洛（6.25mg/片）	通过非选择性的β₁、β₂、α₁受体阻断作用，而扩张血管。通过其血管扩张作用减少外周阻力，并有抑制肾素-血管紧张素-醛固酮系统的作用	高血压、心绞痛、充血性心力衰竭、抗心律失常	同上	心动过缓、传导阻滞、低血压、加重或诱发心力衰竭、哮喘发作
艾司洛尔（0.2mg/支）	短效选择性β受体阻断药	①快速心房扑动、心房颤动和窦性心动过速 ②急性心肌缺血、急性高血压 ③发生在诱导麻醉、插管、外科手术中或术后的心动过速	同上	除低血压或使心力衰竭加重外，无明显副作用。输注末副作用常很快消失，可作为紧急治疗药

四、钙通道阻滞剂

见表 13-4。

表 13-4　钙通道阻滞剂

药物名称（剂量）	药物作用	适应证	观察要点	不良反应
硝苯地平(控释片 30mg/片；缓释片 20mg/片)	①抑制钙离子内流作用，能直接松弛血管平滑肌，扩张冠状动脉，增加冠状动脉血流量，提高心肌对缺血的耐受性 ②同时能扩张周围小动脉，降低周围血管阻力，从而使血压下降	高血压、冠心病心绞痛	观察有无下肢水肿、便秘、心悸、面部潮红。观察血压、心率，有无低血压和心动过缓	出服者常见面部潮红，其次有心悸、窦性心动过速。个别有舌根麻木、口干、发汗、头痛、恶心、食欲不振等
地尔硫䓬(30mg/片)	具有扩张冠状动脉和末梢血管，改善心肌肥大及延长房室结传导时间等作用	高血压、冠心病心绞痛、肺动脉高压、快速性心律失常	①房室传导阻滞、病态窦房结综合征、低血压及妊娠妇女禁用 ②明显心功能减退者、哺乳期妇女慎用 ③静脉注射地尔硫䓬应监测血压	心率减慢、血压下降、心肌收缩力减弱等，一般耐受良好，可有便秘、恶心、头晕、头痛、疲乏、神经衰弱、足踝水肿等
维拉帕米(片剂 40mg/片；针剂 5mg/支)	①能抑制钙离子内流，通过扩张周围血管使血压下降 ②通过抑制心脏收缩减少心肌耗氧量、扩张冠状动脉降低心脏后负荷	高血压、室上性心动过速、冠心病、肥厚性心肌病、肺动脉高压	①病窦综合征/二度或三度房室传导阻滞/重度心力衰竭或低血压应禁用 ②严密监测心率、心律和血压变化	心率减慢、血压下降、心肌收缩力减弱等，一般耐受良好，可有便秘、恶心、头晕、头痛、疲乏、神经衰弱、足踝水肿等

五、α 受体阻断药

见表 13-5。

表 13-5　α 受体阻断药

药物名称（剂量）	药物作用	适应证	观察要点	不良反应
乌拉地尔(25mg/支)	一种选择性 α_1 受体阻断药，具有外周和中枢神经双重降压作用。可降低心脏前后负荷和平均肺动脉压，改善心搏出量和心排血量，降低肾血管阻力，对心率无明显影响	高血压危象、重度和极重度高血压以及难治性高血压。嗜铬细胞瘤引起的高血压	监测血压变化，降压效果通常在 5min 内显示	可能出现头痛、头晕、恶心、呕吐、疲劳、出汗、烦躁、乏力、心悸、心律不齐、呼吸困难等。过敏反应少见
特拉唑嗪(2mg/片)	选择性 α_1 受体阻断药，可减低周围血管阻力，降低收缩压和舒张压，且舒张压降低更为显著。通常并不伴随反射性心动过速	高血压、良性前列腺肥大	①睡前服用 ②服药后卧床 30min，避免直立性低血压 ③增加剂量缓慢	乏力、头痛、心悸、直立性低血压、视物模糊、头晕、瞌睡、鼻塞、恶心、肢端浮肿

六、交感神经末梢抑制药

见表 13-6。

表 13-6 交感神经末梢抑制药

药物名称（剂量）	药物作用	适应证	观察要点	不良反应
利血平（0.1mg/片）	主要通过影响交感神经末梢中去甲肾上腺素摄取进入囊泡而致使其被单胺氧化酶降解，耗尽去甲肾上腺素的储存，使血管舒张、血压下降、心率减慢	高血压	①观察血压②与洋地黄、奎尼丁合用可致心律失常	嗜睡、口干、鼻黏膜充血和心动过缓、消化道症状

七、直接血管扩张剂

【硝普钠】

（1）药物作用 直接作用于动静脉血管床的强扩张剂。该药对阻力和容量血管都有直接扩张作用，对后负荷的作用大于硝酸甘油。可使患者左心室充盈压减低，心排血量增加。对慢性左心室衰竭患者的急性失代偿，本品较呋塞米效果更快、更强。用法：仅供静脉滴注，初始剂量 $0.5\mu g/(kg \cdot min)$，以后根据血压，以 $0.5\mu g/(kg \cdot min)$ 渐增。常用剂量 $3\mu g/(kg \cdot min)$，极量 $10\mu g/(kg \cdot min)$，总量不超过 $500\mu g/(kg \cdot min)$。

（2）适应证 用于高血压急症、急性左心衰竭、难治性充血性心力衰竭和主动脉夹层时的快速降压治疗。

（3）观察要点

①观察血压变化，避免血压降低过快过剧；②观察是否有氰化物中毒征象；③输液期间严格卧床休息，严禁下地活动，避免直立性低血压；④硝普钠降压时使用微量泵、避光输液器、注射器；⑤配制好的液体 4～6h 后失效，必须现配现用；⑥用 5％葡萄糖注射液稀释外，不可加其他药物；⑦肾功能不全而本品应用超过 48～72h 者，每天须测血浆中氰化物或硫氰酸盐，保持硫氰酸盐不超过 $100\mu g/ml$；氰化物不超过 $3\mu mol/ml$，急性心肌梗死患者使用本品时须测肺动脉舒张压或嵌压；⑧药液有局部刺激性，谨防外渗。

（4）不良反应

①低血压；②肾功能衰竭患者可出现呼吸困难、恶心、呕吐、肌肉抽搐、出汗、头痛、心悸；③长期输注期间可发生硫氰酸盐的潴留。

八、利尿剂

【氢氯噻嗪 25mg/片】

（1）药物作用 作用于肾髓袢升支的皮质段及远曲小管起始部，抑制 Na^+、Cl^- 重吸收，排 Na^+、Cl^- 也增加 K^+ 的排泄，对远曲小管有直接作用，抑制 Na^+ 重吸收，同时刺激 Ca^{2+} 重吸收而减少尿钙排泄。

（2）适应证 适用于水肿、高血压、尿崩症。

（3）观察要点 观察患者出入量及生化指标，有无电解质紊乱。

（4）不良反应 长期应用利尿过多可致水、电解质紊乱。可有头晕、直立位性低血压及小腿肌肉痉挛性疼痛。

【吲达帕胺（寿比山） 2.5mg/片】

（1）药物作用 抑制肾远曲小管近段对钠的再吸收而发挥作用。

（2）适应证　高血压病。

（3）观察要点

①每次 2.5mg，每日 1 次，清晨服用；②观察患者出入量及生化指标，有无低钾血症等电解质紊乱；③磺胺类药物过敏、严重肾功能衰竭、肝性脑病或严重肝功能衰竭、低钾血症者禁用。

（4）不良反应　肝功能受损患者可能会出现肝性脑病。可出现过敏反应，偶见恶心、便秘、眩晕、口干等。

【呋塞米　片剂 20mg/片；注射剂 20mg/支】

（1）药物作用　作用于髓袢升支粗段，通过抑制氯的主动重吸收和钠的被动吸收而起效。用法：急性肺水肿，静脉注射，成人首剂 40mg，60～90min 后再给。急性肾衰竭治疗，首剂 40～80mg，渐增至达所需利尿效果，24h 总量不超 500mg。口服：成人开始可用 20～80mg，晨起顿服。如未出现利尿作用，每 6～8 小时可将剂量增 1 次。有效维持量差异甚大。

（2）适应证　适用于严重水肿、心力衰竭、急性肺水肿、肾功能衰竭、毒物排泄。高血压危象的辅助治疗。

（3）观察要点

①长期用药治疗水肿性疾病时，迅速停药可致反跳性水肿；②在治疗心力衰竭，与强心苷联用时，可因低血钾促使强心苷中毒而发生心律失常；③晚期肝硬化患者常因低血钾诱发肝昏迷，故在心源性水肿或肝硬化水肿与本药治疗时应注意补钾或与保钾利尿剂合用。

（4）不良反应

①长期用药可致电解质紊乱，大剂量静脉注射可导致耳鸣、听力下降、永久性耳聋；②可导致高尿酸血症而诱发痛风；③可出现消化道症状。

【布美他尼　片剂 1mg/片；注射剂 1mg/支】

（1）药物作用　对水和电解质排泄的作用基本同呋塞米，其利尿作用为呋塞米的 20～60 倍。①主要抑制肾小管髓袢升支厚壁段对 NaCl 的主动重吸收，对近端小管重吸收 Na^+ 也有抑制作用，但对远端肾小管无作用，故排钾作用小于呋塞米。②能抑制前列腺素分解酶的活性，使前列腺素 E_2 的含量升高，从而具有扩张血管的作用。扩张肾血管，降低肾血管阻力，使肾血流量尤其是肾皮质深部血流量增加。③另外，与其他利尿药不同，袢利尿药在肾小管液流量增加的同时肾小球滤过率不下降。④能扩张肺部容量静脉，降低肺部毛细血管通透性，加上其利尿作用，使回心血量减少，左心室舒张末期压力降低，有助于急性左心衰的治疗。用法：急性肺水肿或高血压，静脉注射，成人首剂 1～2mg，必要时隔 20min 后重复。也可 2～5mg 稀释后缓慢滴注（不短于 30～60min）；口服：成人开始可用 20～80mg，晨起顿服。如未出现利尿作用，每 6～8 小时可将剂量增 1 次。有效维持量差异甚大。

（2）适应证　适用于严重水肿、心力衰竭、急性肺水肿、肾功能衰竭、毒物排泄。高血压危象的辅助治疗。

（3）观察要点

①长期用药治疗水肿性疾病时，迅速停药可致反跳性水肿；②在治疗心力衰竭，与强心苷联用时，可因低血钾促使强心苷中毒而发生心律失常。晚期肝硬化患者常因低血钾诱发肝昏迷。故在心源性水肿或肝硬化水肿与本药治疗时应注意补钾或与保钾利尿剂合用。

（4）不良反应

①长期用药可致电解质紊乱，大剂量静脉注射可导致耳鸣、听力下降、永久性耳聋；②可导致高尿酸血症而诱发痛风；③可出现消化道症状。

【托拉塞米　片剂 10mg/片；注射剂 10mg/支】

（1）药物作用　利尿作用机理相似于呋塞米，但起效快，作用持续时间长，排钾作用弱。用法：治疗高血压，每次 2.5～5mg，每天 1 次。利尿作用：静脉注射，每次 10～20mg，间隔 2h 可再给予。

（2）适应证　适用于高血压、慢性充血性心力衰竭、肝硬化腹肾病综合征伴发的水肿。

（3）观察要点　此药静推时应稀释，以减轻血管刺激症状。

（4）不良反应　不良反应少见，如头晕、头痛、恶心、胃肠道不适等，均为一过性，无须停药。

【螺内酯　20mg/片】

（1）药物作用　在远曲小管和集合管的皮质段上皮细胞内与醛固酮竞争结合醛固酮受体，从而抑制醛固酮促进钾钠交换的作用。使钠氯排除增多，起到利尿作用而钾被保留，利尿作用弱而持久。用法：口服每次 20～40mg，每天 3 次。加大剂量，血清钾水平也难有增长，且常有副作用发生。维持量为每日 40～60mg，1 次或分次服。

（2）适应证　适用于慢性充血性心力衰竭、肝硬化腹水及肾病综合征等伴发的水肿。诊断和治疗原发性醛固酮增多症。

（3）观察要点　忌与氯化钾或与其他保钾利尿剂合用。

（4）不良反应　长期用药可出现头痛、嗜睡、精神紊乱、运动失调、内分泌紊乱等。

第三节　抗心律失常药

一、Ⅰ类：钠通道阻滞剂

【利多卡因　5ml：100mg】

（1）药物作用

①局部麻醉。本药的脂溶性较高，穿透力强，弥散广，对组织无刺激性，作用较普鲁卡因快而久，可持续 1～2h，麻醉效力是普鲁卡因的 2 倍。临床可用于各种麻醉，有全能麻醉药之称。由于扩散力强，麻醉范围不易控制在一定部位，故用于腰麻时应慎重。因其与普鲁卡因的化学结构不同，故与普鲁卡因无交叉过敏反应。因此，对普鲁卡因过敏患者可改用利多卡因。②抗心律失常。利多卡因有抗心律失常作用，常用于治疗室性心律失常。

（2）适应证　局部麻醉及抗心律失常药。①主要用于浸润麻醉、硬膜外麻醉、表面麻醉（包括在胸腔镜检查或腹腔手术时做黏膜麻醉用）及神经传导阻滞。②也可用于急性心肌梗死后室性期前收缩和室性心动过速，也可用于洋地黄类中毒、心脏外科手术及心导管引起的心律失常，对室上性心律失常通常无效。

（3）观察要点

①防止误入血管，注意观察局部麻醉药中毒的表现；②肝肾功能障碍、肝血流量减低、充血性心力衰竭、严重心肌受损、低血容量及休克者慎用；③对其他局部麻醉药过敏者，可能对本药也过敏；④严格掌握浓度和用药总量，超量可引起惊厥及心搏骤停；⑤其体内代谢较普鲁卡因慢，有蓄积作用，可引起中毒而发生惊厥；⑥用药期间应注意监测血压、心电图，并备有抢救设备；⑦心电图 P-R 间期延长或 QRS 波增宽，出现其他心律失常或原有心律失常加重者应立即报告医师并停药。

（4）不良反应

①本药毒性与普鲁卡因相似，或比之略强，用量过大可引起惊厥及心搏骤停，故切勿过量；

②肝功能严重不良、严重房室传导阻滞、有癫痫大发作史者禁用；③药液中加入对羟基苯甲酸酯作防腐剂者，不得用于神经阻滞或椎管内麻醉。

【美西律　50mg/片、100mg/片】

（1）药物作用　降低心肌自律性，抗室性心律失常。用法：起始剂量 100～150mg、1 次/8h，如需要，2～3d 后可增减 50mg。

（2）适应证　用于慢性室性心律失常。

（3）观察要点　有效血药浓度与毒性血药浓度接近，因此剂量不宜过大。

（4）不良反应　宜与食物同服，以减少消化道反应。神经系统副作用也常见，如眩晕、震颤、运动失调、语音不清、视力模糊等。

【普罗帕酮　片剂 50mg/片、150mg/片；注射剂 35mg：10ml】

（1）药物作用　降低心肌自律性，抗室性心律失常。用法：口服初始剂量 150mg、1 次/8h，如需要，3～4 次/8h。静脉注射可用 1～2mg/kg，以 10mg/min 静脉注射，单次最大剂量不超过 140mg。

（2）适应证　适用于室上性和室性心律失常的治疗。

（3）观察要点

①严重窦房结功能障碍；二度或三度房室传导阻滞。②心源性休克禁用。

（4）不良反应

①可致窦性停搏或传导阻滞，加重室性心律失常；②低血压和心力衰竭；③头晕、抽搐，定向力障碍，乏力，轻度恶心，便秘，口干；④转氨酶升高及胆汁淤积性肝炎。

二、Ⅱ类药物：β 受体阻断药

【艾司洛尔　0.2g：2ml】

（1）药物作用　为短效、高选择性 β_1 受体阻断药，减缓心率，降低收缩压、降低心肌耗氧量，起效快，作用时间短；终止滴注此药阻断作用在 20min 后完全消除，血流动力学效应 30min 后恢复到基准水平。

（2）适应证　主要用于心房颤动或房扑紧急控制心室率，常用于麻醉时。

（3）观察要点

①密切监测患者心律、心率、血压、呼吸、胸闷等症状缓解情况，有无心律失常；②注射部位有无液体外渗情况；③观察患者出入量及血电解质。

（4）不良反应　偶见低血压、心动过缓，多发生在用药 5min 后的反应。用药的终点为达到预定心率，并监测血压不能过于降低。

三、Ⅲ类药物：钾通道阻滞药

【胺碘酮　片剂 0.2g/片；注射剂 150mg：3ml】

（1）药物作用

① 抗心律失常作用。降窦房结自律性；非竞争性 α 受体和 β 受体的抑制作用；减慢窦房、房内和结区传导、改变室内传导。

② 抗心绞痛作用。降低主动脉压力和外周阻力，维持心排血量。用法：遵医嘱用药，用药前严格查对剂量和用药适应证。静脉注射：以 150mg 加于 25% 葡萄糖液 20ml 中推注（按 3mg/kg 计

算）；静脉滴注：每次 5mg/kg 给予或以 450～600mg 加于 5％葡萄糖液 500ml 中静脉滴注。

（2）适应证 胺碘酮适用于室上性和室性心律失常、阵发性心房扑动和颤动、预激综合征的治疗，可用于器质性心脏病、心功能不全者，促心律失常反应少。

（3）观察要点

①用药前观察患者有无低钾血症，如有，纠正后再给药；②室性心动过速和急诊控制心房颤动的患者，遵医嘱持续使用心电监护，观察患者心律、心率、血压的变化，如心率<60 次/分者、发生窦性心动过缓、一过性窦性停搏或窦房传导阻滞时应立即通知医师遵医嘱停药；③心电图：如 Q-T 间期明显延长（>0.48s）者停用，肝功能、甲状腺功能，包括 T_3、T_4 及促甲状腺激素，肺功能、肺部 X 线片，检查眼底；④对于持续输入盐酸胺碘酮注射液的患者，可轮流左、右肢体输液，4h 更换输液部位 1 次，防止静脉炎，沿静脉表面皮肤发红或患者主诉局部疼痛时，即便回血良好，也应立即更换输注血管；⑤发生静脉炎后，如果沿静脉表面皮肤发红，应立即更换输液部位，局部外敷如意金黄散，如果静脉炎部位发生疼痛，可行局部紫外线照射，消除炎症，减轻疼痛；⑥发生低血压时，应遵医嘱停药可用升压药及对症治疗。

（4）不良反应

①可致严重窦性心动过缓、窦性停搏或窦房传导阻滞，房室传导阻滞，多形性室速伴以 Q-T 间期延长；②注射可致低血压；③可致甲状腺功能亢进或低下，有甲状腺功能异常、室内或房室传导阻滞、病窦综合征、Q-T 间期延长综合征、碘过敏者禁用；④肝肾功能不全、妊娠妇女及哺乳期妇女慎用；⑤其他，恶心、呕吐、便秘、角膜色素沉着，影响视力，周围神经病、肺间质或肺泡纤维性肺炎；⑥静脉注射血管易发生静脉炎，必建立 2 条静脉通道每隔 4h 交替间歇使用。

四、Ⅳ类药物：钙通道阻滞药

【维拉帕米 40mg/片】

（1）药物作用 通过抑制心脏收缩减少心肌耗氧量、扩张冠状动脉降低心脏后负荷。用法：口服 80～120mg，1 次/8h，可增加到 160mg，1 次/8h，最大剂量 480mg/d，老年人酌情减量。静脉注射用于终止阵发性室上性心动过速和某些特殊类型的室性心动过速。剂量 5～10mg/5～10min 静脉注射，如无反应，15min 后可重复 5mg/5min。

（2）适应证 用于控制心房颤动和心房扑动的心室率，减慢窦性心动过速。

（3）观察要点

①病窦综合征＼二度或三度房室传导阻滞＼重度心力衰竭或低血压应禁用；②严密监测心率、心律和血压变化。

（4）不良反应 口服可有恶心、呕吐、便秘、心悸、眩晕等不良反应。静脉推注可致低血压，偶可致窦性心动过缓、窦性停搏、二度或三度房室传导阻滞。

【地尔硫䓬 30mg/片】

（1）药物作用 具有扩张冠状动脉和末梢血管，改善心肌肥大及延长房室结传导时间等作用。用法：静脉注射负荷量 15～25mg（0.25mg/kg），随后 5～15mg/h 静脉滴注。如首剂负荷量心室率控制不满意，15min 内再给负荷量。

（2）适应证 用于控制心房颤动和心房扑动的心室率，减慢窦性心动过速。

（3）观察要点

①房室传导阻滞、病态窦房结综合征、低血压及妊娠妇女禁用；②明显心功能减退者、哺乳期妇女慎用；③静注地尔硫䓬应监测血压。

（4）不良反应 眩晕、头痛、面红、失眠；胃肠道症状；房室传导阻滞；低血压；偶见肝损害；静脉注射给药时可引起窦性心动过缓、窦性停搏、重度房室传导阻滞。

第四节　抗心肌缺血药

一、硝酸酯类

【硝酸甘油　片剂 0.5mg/片；注射剂 5mg/支】

（1）药物作用

①降低心肌耗氧量，硝酸甘油舒张容量血管，减少回心血量，降低心室充盈压和容积，降低前负荷，降低心室壁张力而降低心肌耗氧量，扩张小动脉，使外周阻力下降而降低后负荷，减少心脏做功，以及缩短射血时间而降低心肌耗氧量。②增加冠状动脉血流量，改善缺血区血流供应，硝酸甘油能较大舒张冠状动脉血管及侧支血管，因而增加冠状动脉血流量，缓解心肌缺血。③缺血心肌的保护作用，硝酸甘油释放一氧化氮及其促进 C 反应蛋白和前列环素生成释放，这些内源性物质对心肌细胞具有直接保护作用，对多种平滑肌有扩张作用，特别是对静脉血管平滑肌作用更为显著。用法：口含片剂 0.3～0.6mg，每日可多次使用，极量为每日 2mg；用 5% 葡萄糖注射液或氯化钠注射液稀释后静脉滴注，开始剂量为 5μg/min，最好用输液泵恒速输入。可每 3～5 分钟增加 5μg/min，如在 20μg/min 时无效可 10μg/min 递增，以后可 20μg/min。

（2）适应证　适用于心绞痛、急性心肌梗死、急性心力衰竭。

（3）观察要点

①青光眼、血容量不足、严重贫血对硝酸甘油过敏者禁用；②禁与西地那非合用；③用药前和用药期间需监测血压，避免诱发低血压，合并反常性心动过缓和心绞痛发作；④用药时应坐位或卧位，尤其避免直立位，可能发生严重低血压，因头晕而摔倒；⑤片剂用于舌下含服，不可吞服；⑥如果出现视物模糊或口干，应立即停药，剂量过大可引起剧烈头痛。

（4）不良反应

①头痛，可于用药后立即发生，可为剧烈或呈持续性；②偶可发生眩晕、虚弱、心悸和其他直立性低血压的表现，尤其在直立、制动的患者；③治疗剂量可发生明显的低血压反应，表现为恶心、呕吐、虚弱、出汗、苍白和虚脱；④偶见晕厥、皮肤潮红和剥脱性皮炎。

【硝酸异山梨酯　片剂 5mg/片；注射剂 10mg/支】

（1）药物作用　长效硝酸酯类抗心绞痛药，作用类似硝酸甘油。用法：口服每日 10～60mg，每日 3 次或 4～6h 1 次；缓释制剂 20～60mg，每日 2～3 次；注射剂静脉输注极量 2～7mg/h。

（2）适应证　适用于心绞痛、急性心肌梗死。

（3）观察要点

①青光眼、血容量不足、严重贫血对硝酸甘油过敏者禁用；②禁与西地那非合用；③长期应用可产生耐受性，需加大剂量，但也加重不良反应，停药 12 周后耐受性消失；④避免无间歇给药；⑤大量或长期用药后需停药时，应逐渐减量停药，以免心绞痛反跳；⑥静脉滴注时不能和其他药品混合静点。

（4）不良反应　均由血管扩张所致。①有头痛，面部皮肤发红，偶有眩晕、心悸和直立性低血压的表现；②大剂量反而加重心绞痛（原因：可致血压过低，冠状动脉灌注压过低，使交感神经反射性兴奋而引起心率加快，心肌收缩力增加，耗氧量增加）。

【单硝酸异山梨酯　国产 40mg/片；进口 30mg/片】

（1）药物作用　是硝酸异山梨醇的活性代谢物，新一代长效硝酸盐制剂。本药扩张周围血管，同时改善缺血区血流供应。硝酸酯本身还有显著的抗血小板聚集和抗血栓形成作用。用法：口服 20～40mg，每日 2 次；缓释剂口服每次 1 片，每日 1 次。

（2）适应证　适用于血管痉挛性和混合性心绞痛、冠心病和充血性心力衰竭。

（3）观察要点

①青光眼、血容量不足、严重贫血对硝酸甘油过敏者禁用；②禁与西地那非合用；③本药不适合治疗急性发作的心绞痛；④酒精可加重药物不良反应，会使扩血管作用增强，用药期间应避免饮酒；⑤长期用药可出现耐受性，尤其在单硝酸异山梨酯的血药浓度高且稳定时更是如此，因此建议将剂量保持在最低水平，并且服用当日最后一剂时，其时间不应迟于晚饭时间；⑥本品会影响患者驾驶或机械操作的反应速度。

（4）不良反应

①常见的不良反应为头痛，通常持续使用后头痛症状会逐渐消失；②治疗初期或增加剂量时，会出现低血压或（和）头晕，还会伴有眩晕、瞌睡、反射性心动过速和乏力；③偶见恶心，呕吐，面部潮红，皮肤过敏（如皮疹）；④罕见剥脱性皮炎、虚脱（有时伴随心律失常和昏厥）和严重的低血压加重心绞痛的现象；⑤对于有机硝酸盐严重的低血压反应，包括恶心、呕吐、不安、苍白和出汗；⑥治疗期间，由于血液重新分布而流入换气不足的肺泡区域可能出现短暂的血氧过低。

二、β 受体阻断药

见"第二节 抗高血压药"。

三、钙通道阻滞剂

见"第二节 抗高血压药"。

四、抗血栓药物

见"第五节 抗血栓药"。

五、其他药物

【尼可地尔 片剂 5mg/片；注射剂 12mg/支】

（1）药物作用

①冠状血管扩张作用；②增加冠状动脉血流量的作用；③缓解冠状血管痉挛作用。用法：片剂用法：每日 3 次，每次 1 片，3 餐时服用，或生理盐水 250ml＋注射用尼可地尔 36mg 静脉滴注。

（2）适应证 不稳定性心绞痛。

（3）观察要点

①重症肝功能障碍的患者服用本药剂时有可能出现肝功能检查值的异常，青光眼患者、高龄患者慎用；②在使用本药初期，与服用硝酸酯、亚硝酸酯类药物相似，可能会由于血管扩张作用而引起搏动性头痛，当出现该情况时，要采取减量或中止给药等适当的处置；③禁与西地那非合用；④在避湿阴凉处保存药物。

（4）不良反应

①常见有头痛、头晕、耳鸣、失眠等反应，服用阿司匹林可减轻症状，否则应停药；出现皮疹等过敏反应时应停药；②胃肠症状，腹痛、腹泻、食欲不振、消化不良、恶心、呕吐、便秘等，偶见口角炎，可有氨基转移酶升高；③心血管系统，心悸、乏力、颜面潮红、下肢浮肿，还可引起反射性心率加快，严重低血压等反应；④肝功能障碍、黄疸，由于可能出现伴随 AST（GOT）、ALT（GPT）、γ-GTP 值上升的肝功能障碍、黄疸，应充分注意观察，如确认出现异常，应终止给药，采取适当的处置；⑤血小板减少，由于可能出现血小板减少，如确认出现异常，应终止给药，采取适当的处置；⑥口腔溃疡、舌溃疡、肛门溃疡、消化道溃疡，如出现上述症状时，应终止给药，采取适当的处置。

【盐酸曲美他嗪片　20mg/片】

（1）药物作用　具有对抗肾上腺素、去甲肾上腺素及升压素作用，能降低血管阻力、增加冠状动脉及循环血量，促进心肌代谢及能量产生。降低心肌耗氧量，改善心肌供需平衡。用法：每日 3 次，每次 1 片，三餐时服用。

（2）适应证　适用于冠状动脉功能衰竭、心绞痛、陈旧性心肌梗死、对伴有严重心功能衰竭者可与洋地黄并用。

（3）观察要点　妊娠妇女及哺乳期禁用。

（4）不良反应

①极少数患者有胃肠不适；②极罕见帕金森症状，如震颤、强直和运动不能，停药后可恢复；③由于辅料中有日落黄 FCF S（E110）及胭脂红 A（E124）成分，可能会发生过敏反应。

第五节　抗 血 栓 药

（一）抗凝药

【肝素钠注射液　1.25WU/2ml（UFH）】

（1）药物作用　是一种酸性黏多糖，在体内和体外都具有抗凝作用，其主要机制是能结合血浆中的一些抗凝蛋白，主要是抗凝血酶Ⅲ（ATⅢ）。结合后使抗凝蛋白的活性大为增强，可催化灭活凝血因子Ⅱa、Ⅶa、Ⅸa、Ⅹa、Ⅺa、Ⅻa 等。当肝素与抗凝血酶Ⅲ的 ε-氨基赖氨酸残基结合，则抗凝血酶Ⅲ与凝血酶的亲和力增加 100 倍，使两者结合得更快，更稳定，可使凝血酶立即失活。肝素抗凝血作用的环节较多，机制较为复杂，且易引起出血倾向。用法：遵医嘱用药，用药前严格查对剂量和用药适应证；急诊 PCI 术中负荷剂量：未联用 GPⅡb/Ⅲa 抑制药时，围术期肝素剂量为 60～100U/kg，全血激活凝血时间（ACT）250～350s（HemoTec 法）或 300～350s（Hemachron 法）。当 ACT 降至 150～180s 以下时，可拔除鞘管；联合用药：联合使用 GPⅡb/Ⅲa 抑制药时，围术期肝素剂量 50～70U/kg，ACT＞20s；个体化用药：推荐根据 ACT 来决定肝素用量，根据体重来调节负荷剂量能减少过度抗凝，如负荷剂量后 ACT 未达标，可以追加 2000～5000U；维持量：手术时间延长超过 1h 需要术后追加肝素，每小时追加 1000～2000U，维持 ACT 在目标值内；用于 NSTE-ACS 治疗负荷剂量：60～70U/kg（最大剂量 5000U）静脉推注，随后 12～15U/kg/h 静脉滴注（最大剂量 1000U/h），调整剂量使活化部分凝血酶时间为正常值的 1.5～2.5 倍。

（2）适应证

①PCI 术后常用的抗凝药物，仍被多数导管室首选用于急诊 PCI，术中抗凝；②在浸泡、冲洗手术器械溶液的配置过程中也需要加入普通肝素，以预防血栓形成；③急性血栓栓塞性疾病；④弥散性血管内凝血，尤其在高凝阶段，可减少凝血子的耗竭；⑤体外抗凝剂，可作为输血、体外循环、血液透析、腹膜透析及血样标本体外实验的抗凝剂。

（3）观察要点

①观察有无过敏反应；②观察神志、瞳孔、有无头痛、恶心呕吐，警惕脑出血；③本品毒性较低，自发性出血倾向是肝素过量使用最主要危险；④观察出血倾向，血友病，血小板减少症，消化性溃疡，重度高血压；⑤根据快速 ACT 检测结果减少用量，保证在治疗范围内。

（4）不良反应

①本品偶可发生过敏反应，表现为发热、皮疹；②逾量甚至可使心脏停搏；③肌内注射可引起局部血肿，静脉注射可致短暂血小板减少症；④细菌性心内膜炎、活动性肺结核、先兆流产或

产后、内脏肿瘤、外伤及术后均禁用肝素钠。

【低分子肝素】

（1）药物作用

①与普通肝素抗凝血机制相似，均是通过与抗凝血酶结合，增强其对凝血酶的抑制而达到抗凝效果。②低分子肝素制剂的作用机制为提高抗凝血第Ⅹa因子活力的比值，从而发挥很强的抗血栓形成功能和一定的溶血栓作用。用法：遵医嘱用药，用药前严格查对剂量和用药适应证；预防血栓性疾病，每日1次，皮下注射；PCI围术期抗血小板治疗，每12小时1次，皮下注射；血透时预防凝血块形成，体重50～69kg，血透前静脉端注入0.4ml。

（2）适应证

①临床主要用于急性冠脉综合征及PCI围术期抗凝血作用；②预防整形外科和一般外科手术后静脉血栓形成和血液透析时体外循环发生凝血等。

（3）观察要点

①观察注射部位有无出血、硬结、疼痛；②当GFR＜30ml/(min·1.73m^2)，相对剂量减少至全量的50％；③当GFR 30～60ml/(min·1.73m^2)，剂量减少至全量的75％。

（4）不良反应　注射部位皮下淤血、硬结、疼痛。

【华法林钠　3mg/片】

（1）药物作用　华法林钠或4-氢氧香豆素，抑制维生素K依赖的凝血因子合成，是一种抗凝血剂药；对映体S-华法林约比R-华法林抗凝有效5倍，其作用通过抑制维生素K依赖的凝血因子Ⅱ、Ⅶ、Ⅸ及Ⅹ的合成；在治疗剂量下，华法林能降低30％～50％相关凝血因子的合成率及削弱凝血因子的生理活性；华法林需2～7d才达到最大药效，这段时间内体循环的凝血因子已经被清除。用法：①遵医嘱安全正确给药。②口服抗凝治疗目标INR范围。人造心脏瓣膜患者预防血栓栓塞并发症，INR 2.5～3.5。其他适应证，INR 2.0～3.0。③成年人正常体重患者及自然INR低于1.2在首3d内用10mg华法林治疗，依据治疗第4天测定的INR数值调整剂量继续治疗。④儿童抗凝治疗的开始及跟踪遵医嘱执行。⑤择期手术，手术前1周测定INR，手术前1～5d停止华法林；若INR＞4.0，手术前5d停止华法林；若INR为3.0～4.0，手术前3d停止华法林；若INR为2.0～3.0，手术前2d停止华法林；在手术前傍晚测定INR，若INR＞1.8，给予口服或静脉注射0.5～1mg维生素K$_1$；在手术当日考虑静脉滴注普通肝素或预防性低分子量肝素；在手术后5～7d，继续皮下注射低分子量肝素同时重新开始华法林治疗。⑥在小手术当日傍晚，以正常维持剂量继续华法林治疗，及在大手术后，患者开始接受静脉滴注营养，当日继续华法林治疗。

（2）适应证

①预防及治疗深静脉血栓及肺栓塞；②预防心肌梗死后血栓栓塞并发症（卒中或体循环栓塞）；③预防心房颤动、心瓣膜疾病或人工瓣膜置换术后引起的血栓栓塞并发症（卒中或体循环栓塞）。

（3）观察要点

①观察出血倾向；②观察有无恶心、呕吐、腹泻症状；③观察皮肤过敏反应；④严重肝肾功能不全、严重高血压、外伤、近期手术、有出血倾向者禁用，老年人或月经期慎用；⑤服用过大剂量，避免洗胃以防大出血。

（4）不良反应

①血管系统。出血（常见）、双香豆素性坏死、紫趾综合征、脉管炎。②呼吸系统。气管钙化。③肝胆管系统。可逆转氨酶升高。④胃肠系统。恶心、呕吐、腹泻（常见）。⑤皮肤。可逆

性脱发、皮疹。⑥全身反应，如过敏反应。

【达比加群酯　胶囊 110mg/粒】

（1）药物作用　达比加群酯作为小分子前体药物，未显示有任何药理学活性，口服给药后，可迅速吸收，并在血浆和肝由酯酶催化为达比加群；达比加群是强效、竞争性、可逆性、直接凝血酶抑制剂，也是血浆中的主要活性成分；由于凝血级联反应中，凝血酶使纤维蛋白原转化为纤维蛋白，抑制凝血酶可以预防血栓形成。用法：①遵医嘱安全正确给药；②口服、应用水整粒吞服，餐前或餐后，勿打开胶囊；③成年人，推荐剂量为 300mg/d，1 粒/次，2/d，维持终身；④存在出现风险者，每日剂量 220mg/d，每次 1 粒（110mg），2 次/d；⑤肾功能受损者，CrCl＜30ml/min 禁用，CrCl 为 30～50ml/min 无须调整剂量，应当每年至少进行 1 次肾功能评估；⑥老年患者，每日剂量 220mg，每次 1 粒（110mg），2 次/d，开始治疗前进行肾功能评估。

（2）适应证

①预防存在以下一个或多个危险因素的成年人非瓣膜性心房颤动患者的卒中和全身性栓塞；②先前曾有卒中，短暂性脑缺血发作或全身栓塞；③左室射血分数＜40％；④伴有症状的心力衰竭，心功能≥2 级（NYHA 心脏病学会）；⑤年龄≥75 岁；⑥年龄≥65 岁，且伴有以下任一疾病：糖尿病、冠心病或高血压病。

（3）观察要点

①观察有注射部位、皮肤、鼻、胃肠、泌尿系、颅内出血；②观察有无恶心、腹痛、腹泻等症状；③观察眼睑、甲床、监测血红蛋白等贫血征兆；④严重肝肾功能不全、有出血风险者慎用。

（4）不良反应

①血液、淋巴系统。贫血。②呼吸系统。鼻出血。③胃肠系统。胃肠出血、腹痛、腹泻、消化不良、恶心。④皮肤。皮肤出血。⑤泌尿系统。泌尿生殖出血。

【注射用比伐芦定　250mg/瓶】

（1）药物作用　本品为凝血酶直接的、特异的、可逆性抑制剂。无论凝血酶处于血循环中还是与血栓结合，本品均可与其催化位点和阴离子结合位点（又称底物识别位点）发生特异性结合，从而直接抑制凝血酶的活性，其有效抗凝成分为水蛭素衍生物片段，通过直接并特异性抑制凝血酶活性而发挥抗凝作用，作用可逆而短暂。用法：①静脉注射和静脉滴注；加入 5％葡萄糖注射液或 0.9％氯化钠注射液稀释，浓度为 5mg/ml。②进行 PCI 前静脉注射 0.75mg/kg，然后立即静脉滴注 1.75mg/(kg·h) 至手术完毕（不超过 4h），静脉注射 5min 后，需检测 ATC，如果需要，再注射 0.3mg/kg 剂量，4h 后如有必要再以低剂量 0.2mg/(kg·h) 静脉滴注不超过 20h。③对于患有肝素引起的血小板减少症/肝素诱导的血小板减少及血栓症的患者行 PCI 时，先静脉注射 0.75mg/kg，然后在行 PCI 期间静脉滴注 1.75mg/(kg·h)。④建议比伐芦定与阿司匹林合用。⑤肾功能损伤患者需减少剂量，同时检测患者抗凝状况。

（2）适应证　主要用于：①预防血管成形术；②介入治疗不稳定性心绞痛。

（3）观察要点

①不明原因的红细胞容积、血红蛋白或血压下降；②严重的过敏反应；③当 GFR＜30ml/(min·1.73m²)，减少剂量至 1.0mg/(kg·h)；④当 NSTE-ACS 和 GFR 30～60ml/(min·1.73m²) 时，行 CAG±PCI 出血的危险低于 UFH＋GPⅡb/Ⅲa 受体拮抗药。

（4）不良反应

①常见的不良反应是出血，多见于动脉穿刺部位，也可能发生在身体其他部位；②用药中，若血压或血容量突然下降，或其他不明症状出现时，都应立刻停药并高度警惕出血的发生；③血

小板减少症、室性心动过速、血栓形成；④其他尚有呼吸困难、皮疹等。

（二）抗血小板药物

【阿司匹林　100mg/片】

（1）药物作用　抑制血小板聚集药物，通过抑制血小板的环氧酶（COX）来阻断花生四烯酸转变成前列环素（PGI_2）和血栓烷 A_2（TXA_2）生成而起作用。用法：①阿司匹林和氯吡格雷双联抗血小板治疗是 PCI 围术期抗栓治疗的标准治疗，2012 年中国 PCI 指南强调不管置入药物洗脱支架还是金属裸支架，终身服用，维持剂量为每天 100mg，1 次/d，2014 年改饭前服用。②冠心病的二级预防治疗时，75～150mg，1 次/d。③ACS 治疗时，首次剂量 300mg 嚼服，3～6d 后改为 75～150mg，1 次/d。④冠心病介入治疗。长期未应用阿司匹林治疗的患者，24h 内给予 600mg。⑤CABG 术后患者：100～300mg，1 次/d。⑥降低稳定性和不稳定性心绞痛患者的发病风险，100～300mg，1 次/d。⑦降低短暂性脑缺血发作及继续卒中的风险，100～300mg，1 次/d。

（2）适应证

①降低急性心肌梗死疑似患者的发病风险；②预防心肌梗死的复发；③卒中的二级预防；④降低短暂性缺血发作及继发卒中的风险；⑤降低稳定性和不稳定性心绞痛患者的发病风险；⑥动脉外科手术或介入手术后，如 PCI、CABG、颈动脉内膜剥脱术、动静脉分流术；⑦预防大手术后深静脉血栓和肺栓塞；⑧降低心血管危险因素者（冠心病家族史、糖尿病、血脂异常、高血压、肥胖、吸烟史、年龄＞50 岁者）心肌梗死发作的风险。

（3）观察要点

①服药期间观察有无消化道出血、泌尿系统出血，以及牙龈出血；②肾损伤及急性肾衰竭；③过敏性反应，如皮疹、荨麻疹等；④极罕见的一过性肝损害伴转氨酶升高。

（4）不良反应

①消化系统。有恶心、呕吐、上腹部不适或疼痛等胃肠道反应（发生率 3%～9%），停药后多可消失。长期大剂量服用可导致胃、十二指肠糜烂、溃疡及出血，服药时间越长，黏膜损害越重，如果伴消化性溃疡、萎缩性胃炎等胃肠疾病者，且有幽门螺杆菌感染时，更易加重胃肠黏膜损伤。②中枢神经。出现可逆性耳鸣、听力下降，多在服用一定疗程，血药浓度达 200～300μg/L。③过敏反应。出现于 0.2% 的患者，表现为哮喘、荨麻疹、血管神经性水肿或休克。多为易感者，服药后迅速出现呼吸困难，严重者可致死亡，称为阿司匹林哮喘。有的是阿司匹林过敏、哮喘和鼻息肉三联征，往往与遗传和环境因素有关。④肝、肾功能损害。与剂量大小有关，尤其是剂量过大时出血。

【硫酸氢氯吡格雷（波立维）　75mg/片】

（1）药物作用　硫酸氢氯吡格雷是一种血小板聚集抑制剂，属于 ADP 受体拮抗剂，能选择性地抑制二磷酶腺苷与它的血小板受体的结合及继发的 ADP 介导的糖蛋白 GPⅡb/Ⅲa 复合物的活化，因此可抑制血小板聚集。用法：

① 氯吡格雷推荐维持剂量为每天 75mg 每日 1 次。

② 对于急性冠脉综合征的患者，非 ST 段抬高急性冠脉综合征（不稳定性心绞痛或非 ST 段抬高心肌梗死）患者，应以首次负荷量 300mg 开始，然后以 75mg，每日 1 次连续服药（联合使用阿司匹林 75～325mg/d）。由于服用较高剂量的阿司匹林有较高的出血危险性，故推荐阿司匹林的剂量不应超过 100mg，最佳疗程尚未正式确定，临床试验资料支持用药 12 个月。ST 段抬高急性心肌梗死，应以负荷剂量 300mg 开始，然后以 75mg 每日 1 次，联合使用阿司匹林，可合用

或不合用溶栓剂。对于年龄≥75岁的患者，不推荐使用氯吡格雷负荷剂量，在症状出现后应尽早开始联合治疗，并至少用药4周。

③ 近期心肌梗死患者（从几天到＜35d），近期缺血性卒中患者（从7d～＜6个月）或确诊外周动脉性疾病的患者推荐剂量为75mg/d。

（2）适应证

①急性冠脉综合征的患者中，非ST段抬高急性冠脉综合征（包括不稳定性心绞痛或非Q波心肌梗死），包括经皮冠状动脉介入术后置入支架的患者，与阿司匹林合用；②用于ST段抬高急性冠脉综合征患者，与阿司匹林联合，可合并在溶栓治疗中使用；③近期缺血性卒中患者（从7d～＜6个月）或确诊外周动脉性疾病的患者。

（3）观察要点

①对活性物质或本品任一成分过敏；②严重的肝脏损害；③活动性病理性出血，如消化性溃疡或颅内出血。

（4）不良反应

①严重出血事件的发生率分为1.4%。②胃肠道，如腹痛、消化不良、胃炎和便秘，以及皮疹和其他皮肤病。③中枢和周围神经系统，如头痛、眩晕、头昏和感觉异常。

【替格瑞洛　90mg/片】

（1）药物作用　替格瑞洛及其主要代谢产物能可逆性地与血小板P2Y12相互作用，阻断信号转导和血小板活化。替格瑞洛及其活性代谢产物活性相当。用法：口服可在饭前或饭后服用，①首次负荷剂量2片180mg，相隔（12±4）h后开始给予第1个维持剂量1片90mg，以后按每次1片90mg，每日2次服用。②已接受过负荷剂量氯吡格雷的患者，可以开始使用替格瑞洛。③应避免漏服，如漏服1剂，应在预定的下次服药时间服用1片，无须补服，急性冠脉综合征患者过早停用抗血小板药物治疗，可能会使基础病引起的心血管死亡或心肌梗死的风险增加。因此，应避免漏服。

（2）适应证　用于急性冠脉综合征（不稳定性心绞痛、非ST段抬高心肌梗死/ST段抬高心肌梗死）患者，包括接受药物治疗和经皮冠状动脉介入治疗的患者，降低血栓性心血管事件的发生率。可以降低心血管死亡、心肌梗死或卒中复合终点的发生率。

（3）观察要点

①有活动性病例出血者、既往有颅内出血病史者、中-重度肝损害患者禁用；②不可与强效CYP3A4抑制剂合用（如酮康唑、克拉霉素、奈法唑酮、利托那韦和阿扎那韦）；③观察是否有出血倾向。

（4）不良反应

①主要为呼吸困难（多为一过性，1周左右即可缓解或消失，并无器质性损伤，如可耐受无须停药）；②其他不良反应与同类药品相同，如鼻出血、胃肠道出血、皮下或真皮出血、瘀斑、穿刺操作部位局部出血。

【盐酸替罗非班氯化钠注射液　5mg：100ml】

（1）药物作用　替罗非班是一种非肽类的血小板糖蛋白Ⅱb/Ⅲa受体的可逆性拮抗剂，阻止纤维蛋白原与糖蛋白Ⅱb/Ⅲa结合，因而阻断血小板的交联及血小板的聚集。用法：①遵医嘱用药，用药前严格查对剂量和用药适应证；②用于NSTE-ACS治疗。替罗非班$0.4\mu g/(kg \cdot min)$，静脉注射30min，随后静脉滴注$0.1\mu g/(kg \cdot min)$持续48～96h；③临床试验检测的最大剂量方案［$25\mu g/(kg \cdot min)$＋静脉滴注$0.15\mu g/(kg \cdot min)$持续18h］；④急诊PCI的患者，CAG前或PCI联合静脉GPⅡb/Ⅲa受体拮抗药强化抗血小板治疗：年龄＜70岁，负荷剂量$10\mu g/kg$，维持剂量 0.15μg/(kg·min)，年龄 70～75 岁，仅给负荷剂量 10μg/kg；⑤严重肾功能不全患者（肌酐清除率＜30ml/min），输注剂量应减少 50%。

（2）适应证

①替罗非班注射液与肝素联用，适用于不稳定型心绞痛或非 Q 波心肌梗死患者，预防心脏缺血事件；②冠状动脉缺血综合征患者进行冠状动脉血管成形术或冠状动脉内斑块切除术，预防治疗冠状动脉突然闭塞的心肌缺血并发症。

（3）观察要点

①观察患者生命体征及全身以及穿刺局部有无出血倾向；②观察有无牙龈、眼结膜出血；③滴注此药物必须严格剂量及滴速。

（4）不良反应　常见不良反应为出血。

第六节　急 救 用 药

【硫酸阿托品　0.5mg：1ml】

（1）药物作用　M 胆碱受体阻滞剂，具有抗 M 胆碱作用，解除胃肠平滑肌痉挛、抑制腺体分泌、扩大瞳孔、升高眼压、心率加快、支气管扩张，大剂量时能作用于血管平滑肌，扩张血管、解除痉挛性收缩，改善微循环。用法：①遵医嘱用药，用药前严格查对剂量和用药途径，掌握适应证。②皮下、肌内或静脉注射。成人常用量为每次 0.3～0.5mg，0.5～3mg/d。③发热、速脉、腹泻、前列腺肥大、老年人、婴幼儿、妊娠妇女、哺乳期妇女慎用。

（2）适应证

①用于各种内脏绞痛；②全身麻醉前给药；③PCI 术后右冠或回旋支急性血栓致突发性心动过缓；④各种原因导致迷走神经过度兴奋所致的心率减慢、窦房传导阻滞等缓慢型心律失常；⑤抗休克；⑥解救有机磷酸酯类中毒。

（3）观察要点

①观察心律、心率、呼吸情况；②观察口干、少汗、瞳孔扩大、视物模糊、精神症状。

（4）不良反应

①口干、少汗、瞳孔扩大、视物模糊、脉速，中枢兴奋，呼吸加快加深等，严重中毒时可由中枢兴奋转入抑制，产生昏迷和呼吸麻痹等；②尿潴留。

【盐酸多巴胺　20mg：2ml】

（1）药物作用

①小剂量时（每分钟按体重 0.5～2μg/kg），主要作用于多巴胺受体，使肾及肠系膜血管扩张，肾血流量及肾小球滤过率增加，尿量及钠排泄量增加。②小到中等剂量（每分钟按体重 2～10μg/kg），直接激动 β_1 受体，对心肌产生正性肌力作用，使心肌收缩力及心搏量增加。③大剂量时（每分钟按体重＞10μg/kg）激动 α 受体，增加周围血管阻力，肾血管收缩，肾血流量及尿量反而减少。由于心排血量及周围血管阻力增加，致使收缩压及舒张压均增高。用法：遵医嘱用药，用药前严格查对剂量和用药适应证；静脉推注或静脉滴注，20mg 加入 5% 葡萄糖溶液 200～500ml 中，滴速 75～100μg/min；使用前应补足血容量；微量输液泵的配置，小剂量时每分钟按体重 0.5～2μg/kg，小到中等剂量时每分钟按体重 2～10μg/kg，大剂量时每分钟按体重＞10μg/kg；给药时应选用粗大静脉注射，并严禁药液外溢，及产生组织坏死，本品有交叉过敏。

（2）适应证

①适用于心肌梗死、创伤、内毒素败血症、心脏手术、肾功能衰竭、充血性心力衰竭等引起的休克综合征。②补充血容量后休克仍不能纠正者，尤其有少尿及周围血管阻力正常或较低的休克。由于本品可增加心排血量，也用于洋地黄和利尿剂无效的心功能不全。

（3）观察要点

①观察患者心律、心率、血压情况，有无心律失常；②观察患者用药局部有无液体外渗、静脉炎等状况。

（4）不良反应

①大剂量导致心律失常，胸痛、呼吸困难、心悸；②过量是可出现血压升高，此时应停药，必要时给予 α 受体阻断药；③药液外渗可致局部坏死；④遇有血管过度收缩引起舒张压不成比例升高和脉压减小、尿量减少、心率增快或出现心律失常，滴速必须减慢或暂停滴注。

【盐酸肾上腺素　1mg：1ml】

（1）药物作用　直接兴奋肾上腺素 α 受体和 β 受体，加强心肌收缩力，心率加快，皮肤、黏膜、内脏血管收缩，血压升高，支气管平滑肌松弛，血糖升高，代谢加强。

（2）适应证　过敏性休克、支气管哮喘、心搏骤停的抢救。

（3）观察要点

①遵医嘱用药，用药前严格查对剂量和用药适应证；②皮下注射、肌内注射，0.5～1mg/次；③气管内给药或心室内注射，0.25～0.5mg/次，用 10 倍生理盐水稀释；④器质性心脏病、高血压、冠状动脉硬化、糖尿病患者禁用。

（4）不良反应

①常见心悸、头痛、震颤等；②过量可有血压升高、心律失常。

【盐酸利多卡因　40mg：2ml】

（1）药物作用　本品为酰胺类局麻药，对中枢神经系统有明显的兴奋和抑制双相作用。低剂量时，可降低心肌的自律性，具有抗室性心律失常作用；血药浓度进一步升高，可引起心脏传导速率减慢，房室传导阻滞，抑制心肌收缩力和使心排血量下降。

（2）适应证　主要用于浸润麻醉、硬膜外麻醉、表面麻醉及神经传导阻滞；本品可用于急性心肌梗死后室性期前收缩和室性心动过速，也可用于室性心律失常。

（3）观察要点

①观察患者心律、心率、血压、呼吸、胸闷等症状缓解情况，有无心律失常；②注射局部有无液体外渗情况；③观察患者出入量及电解质；④用药期间应注意检查血压、监测心电图，并备有抢救设备。

（4）不良反应

①可出现嗜睡、感觉异常、肌肉震颤、惊厥、昏迷及呼吸抑制等不良反应；②也可引起低血压及心动过缓。

【尼可刹米　0.375g：1.5ml】

（1）药物作用　直接兴奋呼吸中枢，使呼吸加深加快。用法：遵医嘱用药，用药前严格查对剂量和用药适应证；静脉或肌内注射 0.25～0.5g/次，作用时间短，应视病情间隔给药。

（2）适应证　用于各种原因引起的呼吸抑制。

（3）观察要点

①观察呼吸频率、节律；②观察意识情况、心律、心率、血压等情况；③观察有无恶心、呕

吐、心悸等不适症状。

（4）不良反应

①常见面部刺激征、烦躁不安、抽搐、恶心呕吐等；②大剂量时可出现血压升高、心悸、呕吐、心律失常、惊厥，甚至昏迷。

【盐酸异丙肾上腺素　1mg：2ml】

（1）药物作用

①作用于心脏 $β_1$ 受体，使心肌收缩力增强，心率加快；②作用于血管平滑肌 $β_2$ 受体；③使骨骼肌血管明显舒张，作用于支气管平滑肌 $β_2$ 受体，使支气管平滑肌松弛。用法：遵医嘱用药，用药前严格查对剂量和用药适应证；心搏骤停：气管给药或心腔内注射 0.5～1mg；三度房室传导阻滞，心跳≤40 次/分：0.5～1mg 加在 5％葡萄糖注射 200～300ml 内缓慢静脉滴注。

（2）适应证

①治疗心源性或感染性休克；②治疗完全性房室传导阻滞、心搏骤停。

（3）观察要点

①观察心律、心率、血压、心悸、咽部不适症状等情况；②用药注意观察心率的变化，本品有交叉过敏。

（4）不良反应　常见的不良反应有口咽发干、心悸。

【去乙酰毛花苷　0.4mg：2ml】

见"第一节　抗心力衰竭药"。

【重酒石酸间羟胺注射液（阿拉明）　1mg：2ml】

（1）药物作用　主要兴奋 α 受体，升压作用比去甲肾上腺素弱，但作用持久。用法：①遵医嘱用药，用药前严格查对剂量和用药适应证；②肌内注射 2～10mg/次，静脉滴注 20～100mg/次，加入生理盐水或 5％～10％葡萄糖溶液中；③血容量不足者应先纠正后再用药；④给药时应选用粗大静脉注射，并严防药液外溢。

（2）适应证　用于各种休克及低血压。

（3）观察要点

①观察心律、心率、血压、呼吸等情况；②观察有无药物蓄积作用。

（4）不良反应

①升压反应过快过猛可致急性肺水肿、心律失常；②静脉滴注时药液外溢，可引起局部血管严重收缩，导致组织坏死糜烂或红肿硬结形成。

【地塞米松磷酸钠　片剂 10mg/片；注射剂 5mg：1ml】

（1）药物作用　肾上腺皮质激素类药。具有抗炎、抗过敏、抗风湿、免疫抑制作用。用法：①遵医嘱用药，用药前严格查对剂量和用药适应证；②口服成人开始剂量 0.75～3mg/次，2～4次/d，维持量视病情而定，约 0.75mg/d；③肌内注射或静脉滴注 2～10mg/次；④感染患者应用时，必须给予适当的抗感染治疗；⑤长期服药后，停药前应逐渐减量。

（2）适应证　主要用于过敏性与自身免疫性炎症性疾病，如结缔组织病，严重的支气管哮喘，皮炎等过敏性疾病，溃疡性结肠炎。

（3）观察要点

①观察血钙、血钾、血糖、肝肾功能；②观察有无消化道出血症状；③观察有无类库欣综合征表现。

（4）不良反应

①治疗时无明显不良反应，与疗程、剂量、用药种类、用法及给药途径等有密切关系；②较大剂量易引起糖尿病、骨质疏松、消化道溃疡和类库欣综合征症状；③对本品及肾上腺皮质激素药物有过敏史者禁用。

第十四章 ▶▶
心脏康复与冠心病二级预防

第一节 冠心病二级预防的概念

冠心病二级预防是指对已经发生了冠心病的患者早发现、早诊断、早治疗，目的是改善症状、防止病情进展、改善预后，防止冠心病复发。冠心病二级预防的主要措施有两个：一个是寻找和控制危险因素；另一个是可靠持续的药物治疗。主要是针对可控制的危险因素（包括高血压、吸烟、血脂异常、糖尿病、超重/肥胖、身体活动不足、不合理膳食、精神紧张）等进行的干预，包括药物处方、运动处方、营养处方、心理处方、戒烟五大处方。

第二节 心脏康复与冠心病二级预防

据《中国心血管病报告 2018》，我国心血管病的现患人数为 2.9 亿，其中冠心病 1100 万。随着心血管病介入医学的快速发展，经皮冠状动脉介入治疗和有效的胸痛中心抢救体系使冠心病住院病死率逐年下降。面对众多的心血管病急性发病和经皮冠状动脉介入治疗术后患者，目前重点关注的是发病急性期的抢救与治疗，但对导致发病的危险因素干预较少，且患者对心脏康复的益处和改变不健康生活方式的认识不足。绝大多数患者出院后仍反复发病和再住院，影响了患者生活质量，同时也给家庭和社会带来巨大的经济负担和劳动力损失。大量的循证医学表明，通过有效的二级预防和心脏康复，可以减少心血管病患者的危险因素，降低再住院率和病死率，提高患者总体的生存率和生活质量。

2007 年，美国心肺康复协会/美国心脏协会（AACVPR/AHA）将"心脏康复"定义为，综合的、协调的长期计划，内容包括医疗评价、运动处方、纠正心血管病危险因素、教育、咨询及行为干预等。现代心脏康复的概念不仅包含了康复的含义，而且还包含了一二级预防，它是通过多层次的干预手段，实现全面的康复目标。世界卫生组织的一项数据显示，心血管病不能单独依靠药物治疗，还必须结合生活方式的改变，才能更好地控制疾病进展。在这些方面，护士的工作贯穿于心血管病患者的急性期诊疗、康复期管理以及疾病二级预防的全过程，护士在患者疾病相关因素和行为相关因素的干预上发挥着举足轻重的作用。

第三节 冠心病康复分期及内容

冠心病的康复分为 3 期，即院内康复期、院外早期康复或门诊康复期以及院外长期康复期。
冠心病康复的具体内容包括：
① 生活方式的改变，主要包括指导患者戒烟、合理饮食、科学的运动以及睡眠管理。
② 双心健康，注重患者心脏功能康复和心理健康的恢复。
③ 循证用药，冠心病的康复必须建立在药物治疗的基础上，因此根据指南循证规范用药是心脏康复的重要组成部分。

④ 生活质量的评估与改善，生活质量评估与改善也是心脏康复的组成部分。冠心病康复的目的是提高患者生活质量，使患者尽可能地恢复到正常或接近正常的生活质量水平。

⑤ 职业康复，冠心病康复的最终目标是使患者回归家庭、回归社会。患者病后能不能回归社会，继续从事他以前的工作或病后力所能及的工作是我们必须回答的问题。

一、第 I 期（院内康复期）

为住院期冠心病患者提供康复和预防服务。

本期康复目标：

① 缩短住院时间，促进日常生活及运动能力的恢复。

② 增加患者自信心，减少心理痛苦，减少再住院。

③ 避免卧床带来的不利影响（如运动耐量减退、低血容量、血栓栓塞性并发症），提醒戒烟并为 II 期康复提供全面完整的病情信息和准备。

（1）患者早期病情评估　进一步明确冠心病的诊断，了解患者目前症状及药物治疗情况；明确冠心病的危险因素，制定干预计划。

（2）患者教育　院内康复期的患者最容易接受健康教育，因此是最佳的患者教育时期。为患者分析发病诱因，从而避免再次发病。让患者了解冠心病相关知识，避免不必要的紧张和焦虑，控制冠心病危险因素，提高患者依从性。同时对患者家属的教育也同样重要。一旦患者身体状况稳定，有足够的精力和思维敏捷度，并且知晓自己的心脏问题即可开始患者教育。

（3）运动康复及日常生活指导　目的是帮助患者恢复体力及日常生活能力，出院时达到生活基本自理。早期运动康复计划因人而异，病情重、预后差的患者运动康复的进展宜缓慢，反之，可适度加快进程。一般来说，患者一旦脱离急性危险期，病情处于稳定状态，运动康复即可开始。参考标准：①过去 8h 内无新发或再发胸痛；②心肌损伤标志物水平（肌酸激酶同工酶和肌钙蛋白）没有进一步升高；③无明显心力衰竭失代偿征兆（静息时呼吸困难伴湿性音）；④过去 8h 内无新发严重心律失常或心电图改变。通常康复干预于入院 24h 内开始，如果病情不稳定，应延迟至 3～7d 以后酌情进行。运动康复应循序渐进，从被动运动开始，逐步过渡到坐位、坐位双脚悬吊在床边、床旁站立、床旁行走，病室内步行以及上 1 层楼梯或固定踏车训练。这个时期患者运动康复和恢复日常活动的指导必须在心电和血压监护下进行（推荐使用遥测运动心电监护系统，每个分机的显示屏具备独立的心率、心律及心电图显示，方便患者活动及医护人员监护），运动量宜控制在较静息心率增加 20 次/分左右，同时患者感觉不大费力（Borg 评分＜12 分）。如果运动或日常活动后心率增加大于 20 次/分，患者感觉费力，宜减少运动量或日常活动。

（4）出院计划　给予出院后的日常生活及运动康复的指导，告诉患者出院后应该和不应该做什么；评估出院前功能状态，如病情允许，建议出院前行运动负荷试验或 6min 步行试验，客观评估患者运动能力，为指导日常生活或进一步运动康复计划提供客观依据；并告知患者复诊时间，重点推荐患者参加院外早期心脏康复计划（II 期康复）。

二、第 II 期（院外早期康复或门诊康复期）

一般在出院后 1～6 个月进行。PCI 后常规 2～5 周进行。与第 I 期康复不同，除了患者评估、患者教育、日常活动指导、心理支持外，这期康复计划增加了每周 3～5 次心电和血压监护下的中等强度运动，包括有氧运动、阻抗运动及柔韧性训练等。每次持续 30～90min，共 3 个月左右。推荐运动康复次数为 36 次，不低于 25 次。因目前我国冠心病患者住院时间控制在平均 7d 左右，因此 I 期康复时间有限，II 期康复为冠心病康复的核心阶段，既是 I 期康复的延续，也是 III 期康复的基础。

1. 康复对象选择

对 AMI 和（或）ACS 恢复期、稳定性心绞痛、PCI 后 6 个月内的患者，建议尽早进行康复计划。同时应除外暂缓康复治疗的患者，即不稳定性心绞痛，心功能 IV 级，未控制的严重心律失常，未控制的高血压（静息收缩压＞160mmHg 或静息舒张压＞100mmHg）。

2. 患者评估

综合患者既往史、本次发病情况、冠心病的危险因素、平常的生活方式和运动习惯以及常规辅助检查，如心肌损伤标志物、超声心动图（判断有无心脏扩大、左室射血分数）、运动负荷试验以及心理评估等对患者进行评定及危险分层。

3. 运动负荷试验

是患者进行运动康复前重要检测指标，用于诊断、预后判断、日常生活指导和运动处方制定以及疗效评定。常用的运动负荷试验方法有心电图运动负荷试验和心肺运动负荷试验，后者方法更准确。两种测试方法均有一定风险，须严格掌握适应证和禁忌证以及终止试验的指征，保证测试安全性。

运动负荷试验的绝对禁忌证：①AMI（2d内）；②不稳定性心绞痛；③未控制的心律失常，且引发症状或血流动力学障碍；④心力衰竭失代偿期；⑤三度房室传导阻滞；⑥急性非心源性疾病，如感染、肾功能衰竭、甲状腺功能亢进；⑦运动系统功能障碍，影响测试进行；⑧患者不能配合。

相对禁忌证：①左主干狭窄或类似情况；②重度狭窄性瓣膜病；③电解质异常；④心动过速或过缓；⑤心房颤动且心室率未控制；⑥未控制的高血压［收缩压＞160mmHg和（或）舒张压＞100mmHg］。

运动负荷试验终止指征：①达到目标心率。②出现典型心绞痛。③出现明显症状和体征，如呼吸困难、面色苍白、发绀、头晕、眼花、步态不稳、运动失调、缺血性跛行。④随运动而增加的下肢不适感或疼痛。⑤出现ST段水平型或下斜型下降≥0.15mV或损伤型ST段抬高≥2.0mV。⑥出现恶性或严重心律失常，如室性心动过速、心室颤动、RonT室性期前收缩、室上性心动过速、频发多源性室性期前收缩、心房颤动等。⑦运动中收缩压不升或降低＞10mmHg；血压过高，收缩压＞220mmHg。⑧运动引起室内传导阻滞。⑨患者要求结束运动。

临床上，应根据患者的能力水平进行极量、次极量、症状限制性运动负荷试验。极量运动试验很少用于冠心病患者；次极量运动试验有一个预先设定的终点，通常为预测最大心率的70%～85%，或峰值心率为120次/分或为主观设定的代谢当量（MET）水平，如5个MET。较低水平的次极量运动试验常用于AMI后4～6d的住院患者，作为早期运动康复的指导或为评价患者日常生活活动能力提供依据。而症状限制性运动试验设计为直到患者出现运动试验必须终止的症状和体征才停止，通常用于AMI后14d以上的患者。

如果无设备条件完成运动负荷试验，可酌情使用6min步行试验、代谢当量活动问卷等替代方法。

4. 纠正不良的生活方式

改变不良的生活方式并对患者和家属进行健康教育，包括饮食和营养指导，改变不良生活习惯（戒烟、限酒），如何控制体重和睡眠管理。

5. 冠心病的常规运动康复程序

根据患者的评估及危险分层，给予有指导的运动。其中运动处方的制定是关键。需特别指出，每位冠心病患者的运动康复方案须根据患者实际情况制定，即个体化原则，但应遵循普遍性的指导原则。经典的运动康复程序包括3个步骤。

（1）第一步　准备活动，即热身运动，多采用低水平有氧运动，持续5～10min。目的是放松和伸展肌肉、提高关节活动度和心血管的适应性，预防运动诱发的心脏不良事件及预防运动性损伤。

（2）第二步　训练阶段，包含有氧运动、阻抗运动、柔韧性运动等，总时间30～90min。其中，有氧运动是基础，阻抗运动和柔韧性运动是补充。

① 有氧运动。有氧运动所致的心血管反应主要是心脏的容量负荷增加，改善心脏功能。其对冠心病的治疗作用有：使冠状动脉管径增大、弹性增加；改善血管内皮功能，从而改善冠状动脉的结构和功能；促进冠状动脉侧支循环建立，代偿性地改善冠状动脉供血供氧能力；稳定冠状

动脉的斑块；增加血液流动性，减少新发病变；有益于防控冠心病的危险因素，如高血压、血脂异常、糖尿病及肥胖等。

常用有氧运动方式：行走、慢跑、骑自行车、游泳、爬楼梯，以及在器械上完成的行走、踏车、划船等，每次运动 20～40min。建议初始从 20min 开始，根据患者运动能力逐步增加运动时间。运动频率 3～5 次/周，运动强度为最大运动强度的 50%～80%。体能差的患者，运动强度水平设定为 50%，随着体能改善，逐步增加运动强度。对于体能好的患者，运动强度应设为 80%。通常采用心率评估运动强度。

② 阻抗运动。对冠心病的益处：与有氧运动比较，阻抗运动引起的心率反应性较低，主要增加心脏的压力负荷，从而增加心内膜下血流灌注，获得较好的心肌氧供需平衡。其他益处：增加骨骼肌质量，提高基础代谢率；增强骨骼肌力量和耐力，改善运动耐力，帮助患者重返日常生活和回归工作；其他慢性病包括腰痛、骨质疏松、肥胖、糖尿病等也能从阻抗运动中获益。证据表明，阻抗运动对于血压已经控制的高血压患者是安全的。

冠心病的阻抗运动形式多为循环阻抗力量训练，即一系列中等负荷、持续、缓慢、大肌群、多次重复的阻抗力量训练，常用的方法有利用自身体重（如俯卧撑）、哑铃或杠铃、运动器械以及弹力带。其中弹力带具有易于携带、不受场地及天气的影响、能模仿日常动作等优点，特别适合基层应用。每次训练 8～10 组肌群，躯体上部和下部肌群可交替训练，每周 2～3 次或隔天 1次。初始推荐强度为：上肢为一次最大负荷量（即在保持正确的方法且无疲劳感的情况下，1 个人仅 1 次重复能举起的最大重量）的 30%～40%，下肢为 50%～60%，Borg 评分 11～13 分。应注意训练前必须有 5～10min 的有氧运动热身，最大运动强度不超过 50%～80%，切记运动过程中用力时呼气，放松时吸气，不要憋气，避免 Valsalva 动作。

阻抗运动的时期选择：PCI 后至少 3 周，且应在连续 2 周有医学监护的有氧训练之后进行；心肌梗死后至少 5 周，且应在连续 4 周有医学监护的有氧训练之后进行。

③ 柔韧性运动。骨骼肌最佳功能需患者的关节活动维持在应有范围内，保持躯干上部和下部、颈部和臀部的灵活性与柔韧性尤其重要。如果这些区域缺乏柔韧性，会增加慢性颈肩腰背痛的危险。老年人普遍柔韧性差，使日常生活活动能力降低。柔韧性训练运动对老年人也很重要。训练原则应以缓慢、可控的方式进行，并逐渐加大活动范围。训练方法：每一部位拉伸时间 6～15s，逐渐增加到 30s，如可耐受可增加到 90s，期间正常呼吸，强度为有牵拉感觉同时不感觉疼痛，每个动作重复 3～5 次，总时间 10min 左右，每周 3～5 次。

（3）第三步 放松运动，有利于运动系统的血液缓慢回到心脏，避免心脏负荷突然增加诱发心脏事件。因此，放松运动是运动训练必不可少的一部分。放松方式可以是慢节奏有氧运动的延续或是柔韧性训练，根据患者病情轻重可持续 5～10min，病情越重放松运动的持续时间宜越长。

安全的运动康复除制定正确的运动处方和医务人员指导外，还需运动中心电及血压等监护。低危患者运动康复时无须医学监护，中危患者可间断医学监护，高危患者需严格连续医学监护。对于部分低、中危患者，可酌情使用心率表监护心率。同时应密切观察患者运动中表现，在患者出现不适反应时能正确判断并及时处理，并教会患者识别可能的危险信号。运动中有如下症状时，如胸痛，有放射至臂部、耳部、颌部、背部的疼痛，头昏目眩，过度劳累，气短，出汗过多，恶心呕吐，脉搏不规则，应马上停止运动，停止运动上述症状仍持续，特别是停止运动 5～6min 后，心率仍增加，应进一步观察和处理。如果感觉到有任何关节或肌肉不寻常疼痛，可能存在骨骼、肌肉的损伤，也应立即停止运动。

6. 冠心病患者日常生活指导

指导患者尽早恢复日常活动，是心脏康复的主要任务之一。应根据运动负荷试验测得患者最大运动能力［以最大代谢当量（MET_{max}）表示］，将目标活动时的代谢当量值与患者测得的 MET_{max} 比较，评估进行该活动的安全性。

开车所需能量消耗水平较低（<3MET）。一般而言，病情稳定 1 周后可开始尝试驾驶活动，但应告知患者避免在承受压力或精神紧张，如时间紧迫、天气恶劣、夜间、严重交通堵塞或超速

等情况下驾驶。虽病情已稳定，心脏事件后患者如果伴有以下情况之一者，即心肺复苏、低血压、严重心律失常、重度传导阻滞或心力衰竭，应延缓驾驶时间至 3 周以上。乘坐飞机因受高空气压影响，可能会有轻度缺氧。心脏事件后 2 周内乘坐飞机的患者应具备静息状态下无心绞痛发作、无呼吸困难及低氧血症，并且对乘坐飞机无恐惧心理。同时必须有伴同行，并备用硝酸甘油。

7. 冠心病患者恢复工作的指导

临床发现，很多青壮年心肌梗死患者心脏功能虽恢复，但未回归工作岗位，而长期病假或申请退休。患者的社会功能明显受损，不仅影响患者生活质量，对社会来说，也是巨大损失。有研究表明，发生心肌梗死事件前，无抑郁症状或症状较轻的患者，恢复工作能力较快。发生心肌梗死事件前，生活自理能力越强的患者平均住院时间越短。心脏事件前的最大有氧运动能力和抑郁评分是事件后恢复工作能力的最佳独立预测因子。心脏功能状态并不是患者是否能够回归工作的有力预测因子。与不能完全回归工作有相关性的因素包括糖尿病、较高年龄、病理性 Q 波型心肌梗死和心肌梗死前心绞痛。然而，一些研究中显示某些心理变量的预测性更好，如信任感、工作安全性、患者对"残疾"的主观感受及医患双方对康复的期望等。此外，主要应根据运动负荷试验所测得的实际运动能力，指导患者回归工作。

8. 冠心病的其他康复方法

太极拳、八段锦等中医传统康复方法也有利于冠心病患者康复。

三、第Ⅲ期（院外长期康复）

也称社区或家庭康复期。为心血管事件 1 年后的院外患者提供预防和康复服务，是第Ⅱ期康复的延续。这个时期，部分患者可重新工作和恢复日常活动。为减少心肌梗死或其他心血管病风险，强化生活方式改变，进一步的运动康复是必要的。此期的关键是维持已形成的健康生活方式和运动习惯。另外运动的指导应因人而异，低危患者的运动康复无须医学监护，中、高危患者的运动康复中仍需医学监护。因此对患者的评估十分重要，低危及部分中危患者可进一步Ⅲ期康复，高危及部分中危患者应转上级医院继续康复。此外，纠正危险因素和心理社会支持仍需继续。

第四节　冠心病康复个案举例

一、病例介绍

患者，男性，49 岁，于两年前开始间断出现胸闷症状，多于情绪波动、劳累后出现，偶有心前区隐痛，无放射痛，无心悸、头晕、头痛、腹痛等不适，休息后可自行缓解。近半月患者自觉上述症状加重，就诊于当地医院，冠状动脉 CT 提示：回旋支中-重度狭窄 70%～80%，建议行冠状动脉造影检查，为进一步检查及治疗以"冠状动脉粥样硬化性心脏病"收入解放军总医院第一医学中心心血管内科。既往史：15 年前因胸部外伤手术治疗、高脂血症，目前口服非诺贝特治疗。无吸烟史，偶尔少量饮酒。入院诊断：冠心病，不稳定性心绞痛；高脂血症。

入院查体：体温 36.2℃，心率 103 次/分，血压 95/62mmHg，身高 177cm，体重 98kg，BMI：31.3kg/m²。

化验结果：全血糖化血红蛋白 5.4%，总胆固醇 4.24mmol/L，甘油三酯 1.82mmol/L，低密度脂蛋白胆固醇 2.74mmol/L。运动平板试验：平板运动试验下壁、侧壁阳性。心电图提示：窦性心律，心率 78 次/分；心脏彩色多普勒超声：左心房扩大，左室射血分数 62%。心肺运动试验：心脏负荷试验阴性，运动耐量中度减退。

治疗经过：入院后遵予以冠心病二级预防药物治疗，在局部麻醉下行冠状动脉介入治疗术，病变结果显示回旋支中远段 80% 弥漫性狭窄，于回旋支病变处置入支架 1 枚，术后桡动脉穿刺伤口使用加压止血扣，桡动脉搏动良好，心电图无缺血改变，未诉不适。

治疗转归：患者经皮冠状动脉介入治疗术后精神食欲好，住院期间无院内感染以及并发症的发生，顺利出院，住院天数为 3d。

二、护理难点

该例患者经常外出应酬就餐，1 周就餐次数达 10 次左右，偏好油炒、涮肉、油炸食品，喜食猪肉、牛肉、羊肉等红肉并且连同肉皮一起食用，食用带鱼等高胆固醇食物，不喜欢吃新鲜蔬菜和水果。对冠心病的危害程度认识不足，忘记服药，同时担心药物的不良反应，既往无运动习惯。

1. 饮食结构不合理

① 以高脂饮食为主，摄入过多的碳水化合物。

② 蔬菜、水果摄入较少。

③ 偏好炒、涮、油炸食品，不喜蒸煮等烹饪方式。

2. 服药依从性差

① 患者有时会忘记服药。

② 治疗期间患者出现症状加重或出现其他症状，会自行停药或减少，不会和医师沟通。

③ 患者外出工作时会忘记随身携带药物。

④ 当患者觉得病情已控制时会决定自行停止服药。

⑤ 患者认为不能坚持按时按量服药。

3. 运动依从性差

① 缺乏运动对于促进心脏康复的相关知识。

② 工作繁忙，未认识到运动对于促进心脏康复的重要性，不愿意花时间在运动方面。

4. 知识缺乏

① 患者缺乏对有关冠心病相关疾病知识的认识，对所服药物的不良反应认识不足。

② 健康素养低，自我管理的知识和纠正的能力相对欠缺。

三、现存危险因素评估

见表 14-1。

表 14-1 危险因素评估

危险因素	内容
吸烟	从不吸烟
饮酒	既往饮酒(戒酒超过 6 个月)
超重或肥胖	目前身高(177)cm　体重(98)kg　体重指数(BMI)(31.3)kg/m²
	肥胖≥28kg/m²
高血压	入院前血压(126/72)mmHg 入院后血压(116/63)mmHg
	是否达标:是
糖尿病	入院前血糖水平:正常
	空腹血糖(4.93)mmol/L,糖化血红蛋白(5.4)%
	是否达标:是
血脂异常	入院前血脂水平:异常
	入院后血脂水平:总胆固醇(4.24)mmol/L,甘油三酯(1.82)mmol/L,低密度脂蛋白胆固醇(2.74)mmol/L,高密度脂蛋白胆固醇(1.03mmol/L)
	是否达标:否
压力及心理相关问题	无

四、院内康复对策

（一）药物处方

1. 评估

通过对患者的动机性访谈，结合患者的药物清单进行评估，采用 Morisky 用药依从性问卷对该患者进行用药依从性评估，用药依从性得分为 2.5 分，服药依从性差。主要表现为：①患者有时会忘记服药；②治疗期间患者出现症状加重或出现其他症状，会自行停药或减少，不会和医师沟通；③患者外出工作时会忘记随身携带药物；④当患者觉得病情已控制时会决定自行停止服药；⑤患者认为不能坚持按时按量服药。患者自诉服药期间未出现例如牙龈、黏膜出血，肌肉酸痛，头晕、头痛等相关药物不良反应。

2. 药物清单

有效的药物治疗是冠心病治疗的基石，冠心病治疗药物分为缓解心绞痛症状以及改善远期预后两种类型。为了增进患者对药物知识的理解和掌握，根据患者的服药清单对患者进行详细的服药指导。见表 14-2。

表 14-2 药物清单

药物名称	颜色	作用	剂量和数量	服用时间	特殊说明
阿司匹林肠溶片	白色	抗血小板聚集	100mg/1	早餐后	
硫酸氢氯吡格雷	粉色	抗凝	75mg/1	早餐后	
琥珀酸美托洛尔	白色	降心率	47.5mg/1	早餐后	
单硝酸异山梨酯缓释片	白色	预防心绞痛	30mg/1	早餐后	
非诺贝特片	白色	降血脂	160mg/1	早餐后	
瑞舒伐他汀钙片	粉色	降血脂	10mg/1	睡前	
雷贝拉唑钠肠溶片	黄色	保护胃黏膜	10mg/1	早餐前	

3. 健康教育

采取多种健康教育的形式提高患者的服药依从性。①使用每周药盒，每周药盒专门设有存放1周中每天药物的部分；②告知患者在每周的同一天，1周补充1次药盒，使用两个不同颜色的药盒，1个供白天使用，1个供晚上使用或者使用分别设有供白天和夜间药物使用部分的大药盒；③将每种药物贴在1张纸上，然后标出每种药物和服用时间，有利于帮助患者补充每周药盒；④指导患者学会使用提示，可以使用手机 APP 计时器、手表或手机闹钟来指示何时吃药；⑤指导患者早上起床或晚上睡觉时将药物放在可以看到的地方，请家人或朋友提醒服药；⑥需要饭后服用的药物，却不能立刻吃东西时，可以在喝1杯牛奶后再服药；⑦指导患者假期、旅行或外出时，做好准备，在旅行计划中确保随身携带所有药物请携带足够多出一两天使用的药物，以防无法按时返回，将药物清单和电话号码提供给药剂师和医生；⑧指导患者乘飞机旅行时，将药物清单和所有药物随身携带在飞机上，而不要放在手提箱里，这样即便航班晚点或行李丢失，也可以服用药物；⑨遵医嘱定时定量服药，定期监测药物的血药浓度，不可自行随意更改及停用，需了解常服用药物的注意事项。

（二）运动处方

1. 评估

心肺运动实验结束时 1min 血压：165/79mmHg，结束时 1min 心率：126 次/分；结束时 6min 血压：140/76mmHg，结束时 6min 心率：120 次/分；最大心率：141 次/分，最大呼吸频率：34 次/分；最大摄氧量 1.553L/min，氧脉搏 11ml/次，指脉血氧饱和度：99%；最大代谢当量 4.5，最大功率 174。已达到无氧阈，无氧阈时千克耗氧量 15.8ml/(kg·min)，无氧阈时心率

116 次/分；无氧阈时代谢当量 2.6Met，无氧阈时功率 114W，Borg 评分 11～12 分。

2. 制定运动处方

通过心内科医师和康复训练师的多学科合作，根据患者的运动习惯、临床情况、心脏康复危险分层以及心肺运动试验结果，心内科医师为患者制定了个性化的心脏运动处方，运动处方内容如下：

① 建议峰值运动量为 2.6MET，靶心率为 97～107 次/分，主观感觉用力（Borg）评分为11～13 分。

② 建议运动强度为低强度运动。

③ 运动形式为：运动前后热身＋恢复运动 15min，可进行 5～5.5km/h 的步行训练，6～7次/周，30 次/分；阻抗运动，自身重量/弹力带/器械，6～10 组肌群/次，2～3 次/周，Borg 评分 11～13 分；柔韧运动，8～10 组肌群/次，3 次/周；平衡训练：3 次/周。

3. 健康教育

该患者既往无规律运动习惯，为了提高患者的锻炼依从性，根据患者的运动处方及危险分层，为患者制定锻炼日志记录和体重记录，指导患者出院后严格按照处方运动内容和锻炼日志记录进行规律运动。

需特别指出，每位冠心病患者的运动康复方案须根据患者实际情况制定，即个体化原则，但也应遵循普遍性的指导原则。因此，除了为患者制定锻炼日志记录，还需要让患者掌握实施运动处方的基本步骤和程序。经典的运动康复程序包括 3 个步骤，见上节所述。

（三）营养处方

1. 评估

通过和患者面对面的沟通访谈，利用 24h 膳食回顾法，对该患者前 24h 的膳食进行了回顾，发现该患者的饮食结构不合理，未做到营养均衡搭配，主要以高脂饮食为主。主要的饮食习惯是：早餐以馒头、稀饭为主，午餐和晚餐均摄入过多的主食和碳水化合物，喜食猪肉、牛肉、羊肉等红肉并且连同肉皮一起食用，食用带鱼等高胆固醇食物，不喜欢吃新鲜蔬菜和水果，经常外出应酬就餐，1 周外出就餐次数达 10 次左右，偏好炒、涮、油炸食物，不喜蒸煮等烹饪方式。

患者身高为 177cm，体重为 95kg，BMI 为 31.3kg/m^2（BMI＞28），属中度肥胖，轻体力劳动强度，根据该患者的文化、喜好以及心血管保护性饮食的原则，结合成人每日热能供给量表，该患者每天能量摄入量评估如下：

理想体重＝177－105＝72(kg)，按每天 20～25kcal/kg 体重计算每天总能量 72×(20－25)＝(1440～1800)kcal，每天能量摄入最多不超过 1800kcal。

2. 营养师制定个体化处方

考虑到患者缺乏相关营养知识的了解和掌握，为了做好患者的饮食管理，控制血脂尤其是甘油三酯，特请营养科的专家为患者进行详细评估，在营养师的专业指导下，根据患者的文化、喜好以及心血管保护性饮食的原则为其制定了一份个性化的营养处方，根据成人每日热能供给量表确定该患者每日所需热能供给。

全天总热量 1800kcal，主食（粮谷类）为 250g/d 左右（生重），其中粗杂粮 50g 左右。蔬菜 550g/d（叶菜和瓜类为主）、水果 200g/d 左右、肉类 125g/d（瘦肉、鸡鸭类为主，减少畜肉类）、奶类 250g/d，蛋类 50g/d，豆类及豆制品适量 50g/d，烹调用植物油 25g/d，食盐＜5g/d。

为了加强患者对膳食处方的理解，改变患者不良的饮食习惯，提高其遵循合理饮食习惯的依从性，结合患者的实际情况，本个案中为患者制定了 1 份一日食谱。见表 14-3。

3. 健康教育

① 鼓励患者改变曾经的饮食习惯，如：出院后多食叶类、根茎类蔬菜，因为这类蔬菜含大量膳食纤维，热量低，大量摄入此类蔬菜不仅能够增加饱腹感还能预防胃肠肿瘤。先从一天中一餐加入叶类蔬菜，循序渐进，鼓励患者；纠正患者不良的烹调方法，尽可能选用煮、蒸、炖等烹调方法，减少炸、烤、煎等烹调方法，尤其火锅烧烤等应减到最低。在询问饮食习惯的过程中患

表 14-3 一日食谱

餐次	推荐饮食	备注
早餐	豆浆 100ml；馒头 1 个(面粉 50g)；煮鸡蛋 1 个(50g,去蛋黄)；蒜茸小白菜粉丝(小白菜 50g,粉丝 10g)	
午餐	清炖鸡肉胡萝卜(鸡肉 25g,胡萝卜 100g)；肉丝豆角(猪瘦肉 25g,豆角 100g)；醋熘大白菜(150g)；米饭 2 两(100g)	全天烹调植物油 25g,盐 5g
加餐	猕猴桃 1 个(200g)	
晚餐	小馄饨(面粉 50g,猪瘦肉 25g)；牛肉山药(牛肉 50g,山药 100g)；素烩西红柿茄片(西红柿 100g,茄子 75g)；馒头 1 个(面粉 50g)	
加餐	酸奶 200g	

者表示喜欢吃肉类，并且连同肉皮一起食用，要让患者了解到肉皮中含有大量的油脂，需要去皮食用。综上所述，鼓励患者每天按食谱进行食物选择。

② 教会患者使用包装食品上的营养成分标签来确定食物中含有多少饱和脂肪、反式脂肪、胆固醇、糖、钠（盐）和其他营养成分。学习如何阅读和理解食物标签可以帮助患者做出更健康的选择，同时可以让伴侣一起协助患者进行饮食管理。

③ 为了帮助患者做好营养处方的自我精准管理，查询各种食物所含的卡路里与营养成分，指导患者下载相关营养管理软件，借助网络、APP 进行食物的精准换算，从而控制每天热量的摄入。

（四）心理处方与睡眠管理

1. 评估

（1）认知功能评估 通过采用简易精神状态检查评估量表对患者进行认知功能评估，评估结果为 29 分，患者无认知功能障碍。

（2）焦虑评估 采用广泛性焦虑障碍量表 GAD-2 和 GAD-7 对患者的焦虑进行评估，GAD-2 评分为 3 分，GAD-7 评分为 13 分，属于中度焦虑。

（3）抑郁评估 采用患者健康问卷 PHQ-2 和 PHQ-9 评估量表对患者的抑郁情况进行评估，PHQ-2 评分为 2 分，PHQ-9 评分为 10 分，属于明显抑郁状态。

（4）生活质量评估 采用生活质量量表 SF-12 对患者进行健康调查量表评估，评估结果显示患者健康状况良好。

（5）睡眠质量评估 采用匹兹堡睡眠质量评定量表对患者的睡眠情况进行评估，评分为 5 分，评估结果显示患者无睡眠障碍，睡眠质量良好。

2. 支持性心理帮助

根据患者的焦虑和抑郁评估结果，患者处于中度焦虑和明显抑郁状态，结合与患者的访谈细节，分析其原因与患者的职业性质密切相关。该患者的职业性质为一名工地工程承包商，患者处于高压力行业以及患者自身文化水平影响，容易诱发焦虑等不良情绪。

① 针对患者的焦虑抑郁情况，对患者开展了正确的疾病认知教育，指导患者当感到焦虑时，在症状上可能会感到紧张、烦躁、睡眠不好，持续数周的焦虑会使得感情上和身体上都感到疲劳，让患者意识到压力是不可避免的。

② 教会患者学会采取不同的管理技巧来有效应对压力，指导患者学习一些可以缓解压力的方法，例如规律运动、采用有利用心脏健康的饮食等。

指导患者学会积极的自我对话，自我对话是处理压力的一种方式。自我对话应是积极的，消极的自我对话会增加压力。积极的自我对话能帮助患者冷静下来，控制压力。通过练习，患者可以学习将消极的想法转化为积极的想法。例如，"如果我需要的话，我可以得到帮助。""我们可以解决这个问题。""我不会被这个问题打倒。""我是人，我们都犯错误。""总有一天我会对此一笑置之的。"指导患者寻找快乐，学会日常放松，比如去家门口的公园散步，和陌生人一起交谈，下下棋、骑自行车或游泳。休息时可以选择自己喜欢的音乐、培养某一项感兴趣的爱好；指导患者不要试图用有害习惯减少焦虑，如饮酒过量、进食过多等，这样做会造成更多的问题。

③ 药物治疗或转诊。护士和心脏康复师人员在帮助患者处理日常生活中的压力方面，发挥着重要作用。如果通过上述方法患者若仍然焦虑或者焦虑加重，请咨询医师或护士帮助。大多数情况下，掌握处理压力的方法或用健康的生活习惯来对抗压力，都可以起到缓解或治愈的作用。

（五）戒烟处方

1. 评估

通过详细的动机性访谈，该患者既往无吸烟史，但是由于患者的工作性质，需要经常参加社交应酬，周围朋友吸烟致使其处于二手烟的环境中。

2. 非药物干预

远离吸烟源头。公共区域：主动避开吸烟人群，使其远离二手烟环境；每天晨起开窗通风，擦桌子、擦地板，可以有效清除每日尘埃中的烟叶残留物。工作环境：在工作环境中被迫吸二手烟并且无法改变现状时，可以经常开窗通风、换气，如上午下午各 1 次，每次通风 20min，这样二手烟的烟气会随风的流动而流通出去，就能减吸入，或者在别人吸烟时主动外出活动，保持肺部清洁。生活环境：室内多放绿植，如绿萝、常春藤等；多食水果蔬菜；多食富含丰富营养和维生素的蔬菜，如胡萝卜、西红柿等，因为维生素具有抗氧化的功能，可以抗癌，能把吸入身体的烟尽可能地排除；经常喝一些脱脂牛奶；多吃能够降低胆醇的食物，如鱼类（沙丁鱼、三文鱼等）、豆制品。应用防护口罩，正确合理佩戴防护口罩有助于预防肺部伤害发生。在雾霾或者不可避免的吸烟环境中可以佩戴。建议选择呼吸顺畅型口罩，有的口罩采用双滤棉设计，同时滤棉具有双面，这样的口罩相对呼吸顺畅。

（六）随访管理

患者随访日期为出院后三天。

通过电话随访详细了解患者，回家后无胸闷、胸痛症状发生，出院后可以按时按量地正确服药，每天坚持握力及柔韧性练习，步行锻炼半小时后无任何不适症状，饮食方面已经按照出院时制定的营养处方进食，但是进食量较大，热量摄取较高。指导患者积极配合，控制饮食总量。患者情绪稳定，睡眠良好。

第五节 解放军总医院心脏康复的发展

国际心脏康复体系发展已有 50 年历史，经历了由否定、质疑到普遍接受的过程，现已成为一个蓬勃发展的学科。发达国家冠心病死亡率的大幅度下降得益于冠心病康复与二级预防，康复与二级预防已经成为决定医疗质量及患者生存质量的重要环节。

心脏康复与二级预防在中国势在必行。至今我国康复主要集中在肢体功能的康复，如卒中后和创伤后康复，而对冠心病发病后及血运重建后的康复未得到大多数心血管专业人员的认识，全国心脏康复还处于发展阶段。

为了促进心脏康复工作的健康开展，提高心血管病防控水平，改善心血管病患者的生活质量和远期预后，2015 年 9 月 28 日解放军总医院成立心脏康复中心，由 8 名医师、1 名运动治疗师、3 名技师及 2 名专职心脏康复护士组成。将心脏康复评估流程总结为五部分，包括：查找危险因素、排除禁忌证、了解专科情况、评估运动能力、进行危险分层。同时优化了康复治疗流程，建立团队会诊制度，联合介入医师、心脏康复医师、心脏康复护士、运动治疗师，遵循国内及国际指南，为患者制定个性化评估及运动指导方案。为了提高患者依从性，积极开展院内康复、运动指导，提供营养、心理等教育课程，并通过宣传视频、医护宣教等进行住院期间全程宣教。对于出院及门诊患者通过手机 APP、微信及电话等多渠道沟通，成立患者俱乐部，每周免费培训康复操，定期培训家庭成员。来自医院、患者、患者家庭及社会的全方位支持，大幅度提高了心血管疾病患者对于心脏康复的依从性。4 年来，解放军总医院心脏康复团队共完成 2544 例心脏康复评估，包括 1640 例 PCI 术后患者，844 例疑似冠心病患者，60 例健康志愿者，已完成 2000 余次运动治疗，85％为急性心肌梗死或心力衰竭等高危患者。

2019 年 12 月，解放军总医院心血管内科接受首届中华护理学会心血管专科护士两批次，共 20 名，为期 30 天的实践培训。通过强化危重症护理救治技术临床实践，开展冠心病二级预防个案管理实践、心脏康复评估技术实践，基地带教老师手把手教会专科护士问诊时的动机访谈、耐心倾听等技巧。在老师和同学们的共同努力下，入组 10 份病历均为在院患者，全部实施心肺运动试验。其中专科护士徐燕娟的冠心病二级预防个案管理入选"全国第三届心血管病大会优秀个案病历展示"。

参 考 文 献

中华医学会心血管病学分会，中国康复医学会心血管病专业委员会，中国老年学学会心脑血管病专业委员会．冠心病康复与二级预防中国专家共识［J］．中华心血管病杂志，2013，41（4）：267-275．

医院感染是指住院患者在医院内获得的感染，包括在住院期间发生的感染以及在医院内获得，出院后发生的感染，但不包括入院前已开始或入院时已处于潜伏期的感染。医院工作人员在医院获得的感染也属于院内感染。

医院感染控制管理是各级卫生行政部门、医疗机构及医务人员针对诊疗活动中存在的医院感染、医源性感染及相关的危险因素进行的预防、诊断和控制活动，涉及临床医师、临床护士、感控控制专业人员等多学科人员共同参与，在整个感染控制活动中，各级人员按规范履行职责并密切合作。

第一节　组 织 管 理

一、组织架构和人员职责

1. 组织架构

医院建立感染管理三级组织，包括医院感染管理委员会、感染管理科、科室感染管理小组。护理部主任或副主任参加医院感染管理委员会，科室护士长参加科室感染管理小组，临床科室设立一名感染控制联络护士，一名感控医师，分别履行相应职责，共同参与医院感染管理。护理部成立感染控制小组，参与感染控制计划的制定、培训和检查手卫生、标准预防及重点防控措施的落实。

2. 护理部感染控制小组职责

① 检查并评价科室感染控制计划落实情况。

② 检查各科室护士长感染监测职责落实情况。

③ 检查各科室感染监测联络护士职责落实情况。

④ 检查科室保洁人员相关职责落实情况。

⑤ 检查感染控制手册填写的规范性及真实性。

⑥ 检查消毒灭菌方法的使用效果。

⑦ 现场抽查手卫生落实、垃圾分类、锐器处理等感控制度落实情况。

⑧ 抽查护理人员对感控知识的掌握情况并提出专业指导建议。

⑨ 检查其他相关感染控制项目的落实情况。

⑩ 对感染事件进行调查和控制时，提出专业性建议。

3. 科室感染管理职责

① 负责本科室医院感染管理的各项工作，根据本科室医院感染的特点，制定管理制度，并组织实施。

② 对医院感染病例及感染环节进行监测，采取有效措施，降低本科室医院感染发病率；发现疑似医院感染暴发时，及时报告医院感染管理科，并积极协助调查。

③ 监督检查并分析本科室抗菌药物使用、多重耐药菌发生与防控情况。

④ 督促本科室人员执行无菌操作技术、消毒隔离制度。

⑤ 做好对保洁员、配膳员、陪伴人员、探访者的卫生学管理。

⑥ 组织本科室预防、控制医院感染知识的培训。

⑦ 至少每季度召开一次小组会议，总结分析感染防控与管理情况，提出存在问题和改进措施，布置下阶段工作。

4. 感染控制联络护士职责

① 负责本科室医院感染与传染病监测、预防与控制工作的具体实施。

② 根据医院感染与传染病管理规章制度和本科室疾病特点，参与制定本科室的医院感染和传染病监控管理措施。

③ 协助上级人员对医院感染病例与感染环节进行监测，采取消毒、隔离、防护等有效措施，降低本科室医院感染现患率；发现有医院感染病例流行、爆发趋势时，及时上报各级人员和感染管理科，并积极协助调查和处理。

④ 协助本科室感染管理医师按有关要求填写医院感染病例和法定传染病报告卡，并按要求登记报送。

⑤ 有权利和义务向上级人员报告本病区存在的各种感染预防与控制问题，杜绝隐瞒、虚报现象的发生。

⑥ 积极参加院、部组织的医院感染管理业务培训和院外的感染管理学术活动，并根据本科室工作计划协助上级人员组织本科室人员参加医院感染控制专业知识的培训。

⑦ 在科室积极开展预防医院感染健康教育，负责对科室患者、保洁员、陪护员、配膳员及探访者进行医院感染防控知识的宣传和监督。

⑧ 监督本科室人员严格执行标准预防、无菌操作技术、消毒隔离制度。

⑨ 了解医院感染诊断标准；协助医师按检验科室要求对疑似或确诊医院感染病例留取临床标本，及时送病原学检查并做药敏试验。

⑩ 掌握医院常用消毒剂的使用方法，掌握本科室消毒、隔离方法，并能组织实施。对保洁、医疗废物处理等工作提供专业性指导，督促相关人员做好相关工作记录。

⑪ 掌握消毒液浓度、环境卫生学监测方法，并协助微生物科、感染管理科、医工计量中心开展监测工作。

⑫ 掌握标准预防的原则和方法，指导监督本科室工作人员做好标准预防工作。

二、科室防控计划

临床科室根据医院年度计划制定本科室感染控制工作计划，并按计划执行，其内容主要包括：

① 依据医院运行管理指南治疗标准总则要求，制定本病区医院感染控制操作技术规范和岗位手册。

② 培训护士掌握感染监测记录手册的使用方法。

③ 培训病区工作人员掌握"标准预防"和"职业防护"，如手卫生、隔离物品使用方法。

④ 培训病区工作人员掌握清洁、消毒灭菌的原理和措施，如无菌技术操作规程。

⑤ 培训病区工作人员掌握多重耐药菌感染控制方法。

⑥ 培训病区工作人员掌握一般医疗物品/复用医疗器械消毒、灭菌管理原则。

⑦ 培训病区工作人员掌握呼吸机相关肺炎、导管相关血流感染、导尿管相关尿路感染、手术部位感染的防控措施。

⑧ 培训病区工作人员掌握感染性疾病的防控措施。

⑨ 培训病区工作人员掌握锐器伤的防控流程。

⑩ 培训护士掌握科室各种消毒、清洁、无菌仪器设备的使用和保养。

⑪ 培训病区工作人员掌握病区医疗废物的分类收集原则。

⑫ 对新入科人员、卫生员、保洁员、陪护员、患者及探视人员进行"标准预防"培训。

⑬ 科室定期对感染控制工作计划执行情况进行监督检查，护理部及医院质量管理部门应定期对计划执行情况进行检查并评价执行效果，做到感染监测预防控制三级质量监管。

第二节 环境卫生管理

一、环境、物体表面清洁与消毒

医院机构应保持诊疗环境表面的清洁与干燥，遇污染应进行及时有效的消毒；对感染高风险的部门应定期进行消毒。环境与物体表面，一般情况下先清洁，再消毒；当受到患者的血液、体液污染时，先去除污染物，再清洁与消毒。

① 地面清洁与消毒。地面无明显污染时，采用湿式清洁。当地面受到患者血液、体液等明显污染时，先用吸湿材料去除可见的污染物，然后再清洁和消毒。

② 感染高风险的部门其地面和物体表面的清洁与消毒。感染高风险的部门如手术部（室）、产房、导管室、洁净病房、骨髓移植病房、器官移植病房、重症监护病房、新生儿室、血液透析病房、烧伤病房、感染疾病科、口腔科、检验科、急诊等病房与部门的地面与物体表面，应保持清洁、干燥，每天进行消毒，遇明显污染随时去污、清洁与消毒。

③ 地面与物体表面应保持清洁，当遇到明显污染时，应及时进行消毒处理，所用消毒剂应符合国家相关要求。

二、空气净化管理

1. 空气净化管理要求

① 医院应根据空气净化与消毒相关法律、法规和标准的规定，结合医院实际情况，制定相应的空气净化管理制度，并组织实施。

② 医院应对空气净化与消毒设备的使用和管理人员、医务人员进行空气净化与消毒相关法律、法规和标准等知识的培训，明确各自的职责和任务，确保空气净化设施的正常运行。

③ 医院应根据科室的感染风险评估，采取适宜空气净化措施，使其室内空气质量符合相关国家标准的要求。

④ 医院应对全院有关临床科室的空气质量进行检查和指导。

2. 空气净化卫生要求

① 洁净手术部（室）和其他洁净场所（如洁净骨髓移植病房），新建与改建验收时、更换高效过滤器后、日常监测时，空气中的细菌菌落总数应符合 GB 50333—2013 的要求。

② 非洁净手术部（室）、非洁净骨髓移植病房、产房、导管室、新生儿室、器官移植病房、烧伤病房、重症监护病房、血液病病区空气中的细菌菌落总数≤4cfu/（15min·直径 9cm 平皿）。

③ 儿科病房、母婴同室、妇产科检查室、注射室、治疗室、换药室、输血科、消毒供应中心、血液透析中心（室）、急诊室、化验室、各类普通病室、感染疾病科门诊及其病房空气中的细菌菌落总数≤4cfu/（15min·直径 9cm 平皿）。

④ 空气净化方法，主要有通风、集中空调通风系统通风、空气洁净技术、紫外线消毒、循环风紫外线消毒、静电吸附式空气消毒器，不同部门、不同情况下空气净化采用不同方法，空气消毒效果监测并要求符合国家标准。

三、医疗废物管理

医疗废物是指医疗卫生机构在医疗、预防、保健以及其他相关活动中产生的具有直接或间接感染性、毒性以及其他危害的废物。医院诊疗科室产生的垃圾主要分为生活垃圾、医疗废物和可回收物（表 15-1）。

表 15-1 诊疗科室垃圾分类处理指南

主要分类	医疗废物		可回收物		生活垃圾
	感染性废物	损伤性废物	塑料输液瓶/袋	玻璃输液瓶	
主要范围	1. 被患者血液、体液、排泄物污染的物品,包括棉球、棉签、引流棉条、纱布及其他各种敷料;一次性使用卫生用品、一次性使用医疗用品及一次性医疗器械;废弃的被服;其他被污染物品 2. 收治的隔离传染病患者或者疑似传染病患者产生的生活垃圾 3. 病原体的培养基、标本和菌种、毒种保存液 4. 各种废弃的医学标本 5. 废弃的血液、血清 6. 使用后的一次性使用医疗用品及一次性医疗器械视为感染性废物	1. 医用针头、缝合针 2. 各类医用锐器:解剖刀、手术刀、备皮刀、手术锯等 3. 载玻片、玻璃试管、玻璃安瓿等	使用后未被患者血液、体液、排泄物污染的各种一次性塑料输液瓶/袋	使用后未被患者血液、体液、排泄物污染的各种玻璃瓶	除医疗废物和回收物以外的各种垃圾,如日常生活产生的垃圾、各种外包装袋等
初级包装	黄色塑料袋 (带标识的专用医疗废物袋)	黄色利器盒 (带标识的专用盒)	蓝色塑料袋	蓝色塑料袋	黑色塑料袋
专用盛器标识	警告! Warning! 感染性废物 Infectious medical waste	警告! Warning! 损伤性废物 Injury medical waste	可回收物 (塑料输液瓶/袋) Recyclable Waste	可回收物 (玻璃输液瓶) Recyclable Waste	生活垃圾 Other waste

注:1. 具有放射性污染的各类废物,应使用红色塑料袋作为初级包装,放入专用铅制垃圾桶内,收送到放射性废物库集中处理。

2. 科室在处理各类垃圾时,应遵循分类收集一次到位的原则,禁止二次分拣,或从初级包装袋中向外倾倒。

四、消毒隔离

(1) 消毒、灭菌管理要求

① 医院应根据《国家消毒技术规范》要求,结合本单位实际情况制定科学、可操作的消毒灭菌制度与标准操作程序,并具体可落实。

② 医院应加强对医务人员及消毒、灭菌工作人员的培训。培训内容包括消毒、灭菌工作对预防和控制医院感染的意义、相关法律法规要求、消毒灭菌的基本原则及消毒灭菌中的职业防护等。

③ 医院使用的诊疗器械、器具与物品应符合以下要求:

a. 进入人体无菌组织、器官、腔隙,或接触人体破损皮肤、破损黏膜、组织的诊疗器械、器具和物品应进行灭菌。

b. 接触完整皮肤、完整黏膜的诊疗器械、器具和物品应进行消毒。

④ 医院使用的消毒产品应符合国家有关规定,并应对消毒产品的相关证明进行审核,存档备案。

⑤ 医院应结合本单位消毒灭菌工作实际,为从事诊疗器械、器具和物品清洗、消毒与灭菌的工作人员提供相应的防护用品,保障医务人员的职业安全。

⑥ 医院应定期对消毒工作进行检查和监测,及时总结分析与反馈,如发现问题应及时纠正。

⑦ 医务人员应掌握消毒与灭菌的基本知识与职业防护技能。

⑧ 医院从事清洁、消毒、灭菌效果监测的人员应经过专业培训，掌握相关消毒灭菌知识，具备熟练检验技能；按标准和规范进行采样、检测和评价。

（2）隔离管理要求

① 隔离是采用各种方法、技术，防止病原体从患者及携带者传播给他人的措施。

② 医院建筑布局应符合医院卫生学要求，并应具备隔离预防功能，区域划分应明确、标识清楚。

③ 采取有效措施，管理感染源、切断传播途径和保护易感人群；隔离应实施遵循"标准预防"和"基于疾病传播途径的预防"的原则。

④ 医务人员应接受相关知识培训；医院应提供合适、充足的隔离与防护用品。

⑤ 隔离区域消毒应符合有关规定。

⑥ 不同病区隔离要求

a. 普通病区隔离要求

- 感染性疾病患者与非感染性疾病患者分室安置。
- 受条件限制时，同种疾病、同种病原体感染患者可安置于一室，病床间距 $>0.8m$。
- 病情较重患者单间安置。
- 病室床位单排不应超过 3 床；双排不应超过 6 床。

b. 呼吸道传染病病区隔离要求

- 应严格服务流程和三区的管理，各区之间界线清楚，标识明显。
- 病室内有良好的通风设施。
- 各区应安装适量的非手触式开关的流动水洗手池。
- 不同种类传染病应分室安置。
- 疑似患者单独安置。

c. 感染性疾病病区隔离要求

- 应分区明确，标识清楚。
- 不同种类的感染性疾病患者应分类安置；每病房不超过 4 人，床间距不少于 $1.1m$。
- 病房应通风良好，自然通风或安装通风装置，保证病室空气新鲜。
- 应配备适量非手触式开关的流动洗手设施。

d. 负压病室隔离要求

- 适于经空气传播疾病患者的隔离。
- 应设病室及缓冲间。病室采用负压通风，上送风、下排风；病室内送风口应远离排风口，排风口置于病床床头附近，排风口下缘靠近地面但应高于地面10cm。门窗应保持关闭。
- 负压病室内应设独立卫生间，有流动随洗手和卫浴设施；配备对讲设备。
- 每小时换气 6 次以上。
- 病室室内压力应相对于大气压低 30Pa；无前室或气锁的病房，则应低 15Pa。
- 保证通风系统正常运转，做好日常保养。
- 一室一患者；应限制患者外出。
- 患者出院消毒所带物品。

⑦ 不同传播途径疾病隔离要求

a. 接触传播

- 隔离标识为蓝色。
- 限制患者活动，减少转运。
- 医务人员接触患者血液、体液、分泌物、排泄物等物质时，应戴手套；手上有伤口时应戴双层手套。
- 进入病室应穿隔离衣，离开病室时应脱隔离衣；隔离衣应每日清洗消毒或使用一次性隔离衣。

  b. 空气传播

- 隔离标识为黄色。
- 患者病情允许时应戴外科口罩，并定期更换；限制患者活动范围。
- 严格空气消毒。
- 医务人员在不同区域穿戴不同防护用品。
- 进入确诊或可疑传染病患者房间时，应戴帽子、医用防护口罩。
- 进行可能喷溅的诊疗操作时，应戴护目镜或防护面罩，穿防护服。
- 接触患者体液、血液、分泌物、排泄物等时应戴手套。

  c. 飞沫传播

- 隔离标识为粉色。
- 患者应减少转运。
- 患者病情允许时应戴外科口罩，并定期更换；限制患者活动范围。
- 患者之间、患者与探视者之间相隔距离在 1m 以上，探视者应戴外科口罩。
- 加强通风或进行空气消毒。
- 医务人员在不同区域穿戴不同防护用品。
- 与患者近距离（1m 以内）接触，应戴帽子、医用防护口罩。
- 进行可能喷溅的诊疗操作时，应戴护目镜或防护面罩，穿防护服。
- 接触患者体液、血液、分泌物、排泄物等时应戴手套。

第三节　重点部位感染防控

  重点部位感染预防控制实在综合性监测的基础上有目的、有重点、有计划地开展相关目标性监控和跟踪干预，主要包括导管相关血流感染、导尿管相关尿路感染、医院获得性肺炎、手术部位感染等（表 15-2～表 15-4）。

一、导管相关血流感染预防控制

① 严格执行无菌技术操作规程，遵循无菌屏障最大化的置管要求。
② 选择合适部位，成人首选锁骨下静脉。
③ 严格手卫生。
④ 保持穿刺部位无菌状态，定期更换穿刺点处覆盖的敷料。
⑤ 使用氯己定消毒液消毒。
⑥ 输入血制品、脂肪乳剂后的 24h 内或者停止输液后应及时更换输液管路。
⑦ 紧急状态下的置管，若不能保证有效的无菌原则，应当在 48h 内尽快拔除导管，更换穿刺部位后重新置管。
⑧ 每日评估留置必要性，不需要时尽早拔除导管。

  计算公式： $导管相关血流感染发生率 = \dfrac{血流感染例数}{患者中心静脉插管总例数} \times 100\%$

二、导尿管相关尿路感染预防控制

① 严格把握适应证，避免不必要的留置尿管。
② 导尿管材质、型号适当，选用密闭式引流装置。
③ 留置时严格手卫生，遵循无菌原则，保持最大化无菌屏障。
④ 动作轻柔，充分消毒尿道口，避免损伤尿道黏膜。
⑤ 保持引流通畅，防止逆流。

表 15-2　留置导尿管及相关感染监测评估表

科室：　　　　　床号：　　　　　患者姓名：　　　　　性别：　　　　　年龄：　　　　　ID：　　　　　诊断：

　　　　年　　月　　插管类型：□ 双腔气囊导尿管　□ 普通导尿管　□ 膀胱造瘘导尿　□ 其他

日期	导尿管状态			尿液形状					尿管口/会阴部					集尿器/袋管理		倾倒尿液管理			尿液常规异常	中段尿培养阳性	拔除/更换导尿管特征				
	通畅	堵塞	脱出	清亮	浑浊	血尿	乳糜尿	膀胱冲洗	清洁干燥	红	肿	痛	分泌物	位于耻骨联合下	距地面15cm以上	手卫生	集尿器出口消毒	量杯消毒			自主排尿	尿路感染	堵塞	脱出	其他

表 15-3　深静脉置管及相关感染监测评估表

年____月____　置管部位：□锁骨下静脉　□颈内静脉　□股静脉　置管状态：□紧急置管　□最大无菌屏障　操作人：____

科室：____　床号：____　患者姓名：____　性别：____　年龄：____　ID：____　诊断：____　其他：____

日期	穿刺点皮肤							导管					输液管路			导管相关感染监测						液体	拔除导管指征							评估人
	清洁	红	肿	热	痛	渗液渗血	分泌物	导管体外长度(cm)	通畅	堵塞	打折	贴膜/敷料更换	输液管24h更换	三通24h更换	血常规异常	血培养阳性	局部分泌物培养阳性	穿刺处皮肤采样培养阳性	导管尖端培养阳性	导管相关血流感染	静脉炎	液体输注<4000ml/d	无正性肌力药物或升压药	无CVP或PA检测	无外周静脉输液困难	无全胃肠外营养(TPN)	患者出院/死亡	非计划脱管	今日拔管	评估人

表 15-4 人工气道及呼吸机相关肺炎监测评估表

年___月___　　科室：　　床号：　　患者姓名：　　性别：　　年龄：　　插管：　　ID：　　诊断：

插管类型：□经口气管插管　□经鼻插管　□气管切开

日期	患者体位		口腔护理				气道湿化雾化程度			痰液形状						痰液等级					吸痰无菌操作	呼吸机		痰培养阳性	呼吸机相关肺炎	撤机指征			拔管指征		今日撤机	今日拔管
	平卧	30~45°卧位	口腔护理液		口腔黏膜		正常	过度	不足	稀薄	黏稠	白色	黄色	红色	绿色	0级	1级	2级	3级	4级		冷凝水倒灌	呼吸机/外置回路更换（≤2周）			自主呼吸	死亡	气管切开	自主呼吸	死亡		
			无菌水	洗必泰	正常	糜烂																										

⑥ 不常规进行膀胱冲洗预防尿路感染。

⑦ 及时进行膀胱功能锻炼。

⑧ 每日评估留置必要性，尽早拔除。

计算公式：　$导尿管相关尿路感染发生率 = \dfrac{尿路感染例数}{使用留置导尿管患者数} \times 100\%$

三、医院获得性肺炎预防措施

① 做好口腔护理，使用 0.2% 氯己定溶液漱口，每 2～6 小时 1 次。

② 如无禁忌，患者床头抬高 30°。

③ 指导患者正确咳嗽，必要时予以翻身、扣背，以利痰液引流。

④ 提倡使用胰岛素控制血糖。

⑤ 鼓励患者早期活动。

⑥ 对使用呼吸机的患者还应考虑以下几点。

a. 严格掌握气管插管或气管切开适应证，优先考虑无创通气。

b. 如要插管，尽量使用经口气管插管。

c. 建议气管插管气囊压力 30cmH$_2$O 以上。

d. 吸痰时严格无菌操作。

e. 呼吸机螺纹管和湿化器应每周更换 1～2 次，有明显分泌物时应及时更换。

f. 湿化器添加水应使用无菌注射用水，每日更换。

g. 每日评估拔管指征，减少插管日数。

计算公式：　$呼吸机相关性肺部感染发生率 = \dfrac{呼吸机相关肺部感染例数}{使用呼吸机患者数} \times 100\%$

四、手术部位感染控制

① 尽量缩短住院时间。

② 正确备皮，彻底清除手术切口部位和周围皮肤的污染，术前备皮应在当日进行。

③ 合理使用抗生素，预防性应用抗生素时在皮肤切开前 30min 至 2h 内或麻醉诱导期给予合理种类和合理剂量的抗生素。

④ 严格手卫生，进行外科手消毒。

⑤ 遵循无菌原则。

计算公式：　$手术部位感染总发病率 = \dfrac{手术患者手术部位感染例数}{同期患者手术例数} \times 100\%$

第四节　职 业 防 护

一、标准预防

（1）标准预防　认定患者血液、体液、分泌物、排泄物均具有传染性，无论是否有明显的上述物质污染或是否接触破损的皮肤与黏膜，凡接触者，均应采取隔离和预防措施。

（2）基于疾病传播途径的额外预防　在标准预防的基础上，根据疾病的主要传播途径采取相应的隔离与预防措施。医院各级人员应正确掌握隔离与防护标准，及防护用品正确使用方法，采取适当防护措施。

（3）基本防护方法

① 严格执行手卫生。

② 使用必要防护用品。

③ 落实预防与隔离措施。

a. 预防与消毒隔离措施共同实施。

b. 被患者血液、体液、分泌物、排泄物污染的医疗用品、仪器设备及患者的被服等要及时正确地处理。

c. 污染物可能发生喷溅时，应戴眼罩、口罩，并穿防护衣。

d. 工作环境被污染时须及时进行消毒处理，必要时进行消毒效果监测。

e. 严格按规定处理医疗废物。

④ 防止锐器损伤

a. 医务人员在进行侵入性操作过程中，要保证充足的光线并严格按规程操作，防止被各种针具、刀片、碎裂安部等锐器刺伤或划伤。

b. 使用后的锐器应放入锐器盒，或用针头处置设备进行安全处置。

c. 禁止用手直接接触使用后的针头、刀片等锐器。

d. 禁止将使用过的针头重新套上针帽。

e. 提倡使用具有安全防护性能的注射器、输液器等医疗用品。

f. 为躁动、精神异常等不合作患者做治疗时，必须有他人的协助。

⑤ 对接触化疗药物、化学消毒剂等物质的医务人员采取适当防护措施。

二、职业暴露

指医务人员在院内从事规范的诊断、治疗、护理、检验等工作过程中，意外受到病原体或含有病原体的污染物的沾染、损伤或意外吸入等，造成感染或可能造成感染。其主要包括含血源性病原体血液、体液的沾染性接触和污染后的锐器伤等。医院管理部门应制定职业暴露工作流程，医务人员发生职业暴露后应按照挤血、冲洗、消毒、报告的流程处理，并填写血源性病原体职业接触表，必要时采取预防性治疗措施。医院管理部门应做好相关登记及追踪。要坚持标准预防的原则，各科室配备防护隔离用品并做到定位、定数、定时检查。医院管理部门应定时组织医务人员学习职业防护知识、紧急处理措施及上报流程。如医务人员发生艾滋病职业暴露后应按照职业暴露等级给予相应处置。

三、锐器伤处理及报告流程

（1）挤血　损伤后立即在伤口旁端（周围）挤压，尽可能损伤处的血液，禁止进行遮盖伤口的局部挤压。

（2）冲洗　使用肥皂和流动水进行冲洗。

（3）消毒　使用消毒液进行浸泡或擦拭消毒，并包扎伤口。消毒剂可用 5000mg/L 碘伏、75%酒精、0.2%～0.5%过氧乙酸、1000～2000mg/L 次氯酸钠、3%双氧水。

（4）报告　现场处理后，必须立即上报感染管理科（护士报告护士长、护理部）进行进一步处理；尽快填写《病原体职业暴露报告卡》报送感染管理科。

第五节　手 卫 生

七步洗手法是医务人员进行操作前的洗手方法，用七步洗手法清洁自己的手，清除手部污物和细菌，预防接触感染，减少传染病的传播。

【洗手步骤】

第一步（内）：洗手掌，流水湿润双手，涂抹洗手液（或肥皂），掌心相对，手指并拢相互揉搓。

第二步（外）：洗背侧指缝，手心对手背沿指缝相互揉搓，双手交换进行。

第三步（夹）：洗掌侧指缝，掌心相对，双手交叉沿指缝相互揉搓。

第四步（弓）：洗指背，弯曲各手指关节，半握拳将指背放在另一手掌心旋转揉搓，双手交换进行。

第五步（大）：洗拇指，一手握另一手大拇指旋转揉搓，双手交换进行。

第六步（立）：洗指尖，弯曲各手指关节，把指尖合拢在另一手掌心旋转揉搓，双手交换进行。

第七步（腕）：洗手腕、手臂，揉搓手腕、手臂，双手交换进行。

【洗手前准备】

手部无伤口，剪平指甲；穿好洗手衣（或收好袖口），戴好口罩、帽子；备好洗手液（或肥皂）、干燥的无菌擦手巾。

【洗手要求】

① 流动水洗手，严格七步洗手法。
② 洗手部位认真揉搓，每个部位时间不少于 15s。
③ 操作前先洗手，消毒洗手液均匀涂抹手部。
④ 每步至少来回洗 5 次，尽可能使用专业洗手液，洗手时，应稍加用力，使用一次性纸巾或已消毒的毛巾擦手。

【洗手的 5 个时机】

① 操作前。
② 接触患者前。
③ 接触患者体液后。
④ 接触患者后。
⑤ 离开病房环境后。

第六节　新型冠状病毒防控期间接诊、护理流程

一、新型冠状病毒防控期间收治心血管病患者总体原则

先对所有来诊的心血管患者进行 2019 新型冠状病毒（2019-nCoV）感染的筛查，确诊患者、疑似患者具体定义见《新型冠状病毒肺炎诊疗方案（试行第八版）》。

1. 安全防护原则与定点转运原则

原则上伴有发热、乏力、干咳等其他呼吸道症状的心血管病患者在发热门诊首诊，若为疑似 2019-nCoV 感染病例则收入医院留观室单间，待排除 2019-nCoV 感染后，从住院管理科办理入院手续方可收入心内科普通病区（心内科监护室）过渡病房。如在院外发病，应就近转运至卫健委指定的定点医院进行治疗。转运患者的原则为已排除 2019-nCoV 感染（否则需要负压型救护车），以减少疫情扩散。

2. 溶栓优化药物治疗优先原则

对于明确诊断或疑似为 2019-nCoV 感染患者，如合并 STEMI 病情稳定者，建议原则上应就地收入隔离病房，符合溶栓适应证、无溶栓禁忌证者建议优先溶栓治疗，建议选择三代溶栓剂，提高溶栓成功率，溶栓后收入隔离病房，或病情允许的情况下择期介入治疗；若为 NSTEMI 和主动脉夹层动脉瘤患者，原则采用优化药物治疗，待肺炎治愈后再选择进一步介入治疗策略；有溶栓禁忌证的 STEMI 或极高危 NSTEMI 患者，需在具备隔离条件且符合感控要求的导管室进行介入治疗，术后如果确诊为新冠肺炎，则在新冠肺炎定点医院隔离病房进行后续治疗，排除新冠肺炎者转入心脏监护室进行后续治疗。导管室施术人员实行三级防护。

3. 会诊原则

对于发热合并心血管急危重症患者，应启动院内专家组会诊，排除后按常规处理。如考虑疑似，应按上述原则 1 处理。

4. 严格掌握收容适应证原则

① 对择期入院患者，在开具住院申请单时必须询问 14d 内行程（旅行史或居住史）、密切接触史和有无发热、咳嗽等不适，查血常规、肺 CT。住院管理科通知患者住院时，应再次确认有无上述及检查结果情况，一旦有以上症状和经历，暂缓收治入院。

② 对有急诊入院指征的患者，门急诊医师也必须询问 14d 内行程（旅行史或居住史）、密切接触史和有无发热、咳嗽等不适。一旦有以上症状和经历，及时汇报疾病预防控制科感控人员。排除以上情况者，可以收治入院，但建议收入过渡病房（单人间或双人间），过渡病房位置相对独立，远离护士站，每天监测患者体温 3 次，直至满 14d。

5. 第一时间上报原则

对于明确诊断或疑似为 2019-nCoV 感染患者做到早发现、早诊断及早隔离，第一时间上报科室防控小组领导、医学中心领导、医院感染科。

二、新型冠状病毒防控期间收治患者入院接诊流程

见图 15-1。

三、新型冠状病毒防控期间过渡病房患者处置流程

见图 15-2。

四、新入院患者防止传染

① 疑似病例或确诊病例应分区域安置，谢绝家属探视。

② 患者住院期间佩戴医用外科口罩。

③ 严格患者呼吸道分泌物、排泄物、呕吐物等处理。疑似或确诊病例的体液、血液、分泌物、生活垃圾及其他废弃物均按感染性废物处置，使用双层黄色垃圾袋包装和标记，专人送至医疗废物暂存处。

五、新入患者常规护理

1. 病情观察

① 根据病情需要决定是否行心电监护，监测体温、脉搏、呼吸、血压和指脉氧饱和度。

② 观察患者咳嗽、咳痰、胸闷、呼吸困难及发绀情况。

③ 观察患者意识及全身症状，如全身肌肉疼痛、乏力、食欲下降等。

④ 遵医嘱实施氧疗，并观察治疗效果。

⑤ 重症患者记录 24h 出入量，观察呕吐物及排便次数、性质和量等。

⑥ 遵医嘱按时、按剂量正确给药，注意观察药物不良反应。

⑦ 对生活不能自理的患者，协助做好日常护理。

⑧ 做好患者的健康指导，保证充分的睡眠、营养等。

⑨ 落实皮肤护理，做好压力性损伤的预防与护理。

⑩ 预防并及时发现患者并发症，及时与主诊医师沟通，及时采取有效治疗措施。

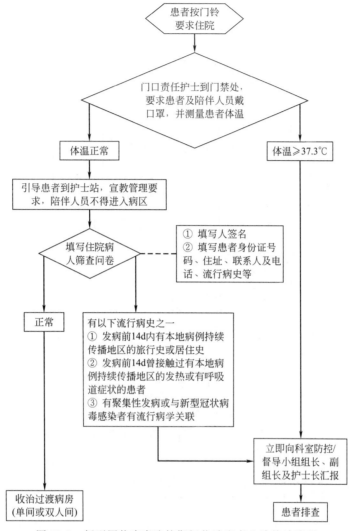

图 15-1 新型冠状病毒防控期间收治患者入院接诊流程

2. 症状护理

(1) 发热 嘱患者多饮水，及时更换汗湿的衣服，防止受凉，高热时给予物理及药物降温，按时测量体温变化并记录，密切观察患者出汗情况，进食易消化、高纤维素的流质饮食。

(2) 咳嗽 按时服用化痰止咳药物，多饮水利于气道分泌物的排出，持续剧烈干咳，遵医嘱使用中枢性镇咳药，防止剧烈咳嗽引致肺泡破裂——气胸发生。

(3) 呼吸困难 给予舒适的卧位，定时监测呼吸频率及血氧饱和度，及时给予有效氧疗措施，包括鼻导管、面罩给氧和经鼻高流量氧疗。使用无创呼吸机辅助通气患者，按医嘱调节吸气压力、呼气压力和吸氧浓度等参数；人工气道的患者，护理人员需在实施三级防护措施下，采用密闭式吸痰。

(4) 疼痛 包括全身肌肉疼痛和胸痛，嘱患者卧床休息，咳嗽时按压胸部可减少胸痛的程度，剧痛时遵医嘱使用止痛剂。

3. 心理护理

2019-nCoV 病毒感染防疫期间，新入患者被安排至过渡病房或隔离病房，被限制了家属陪伴

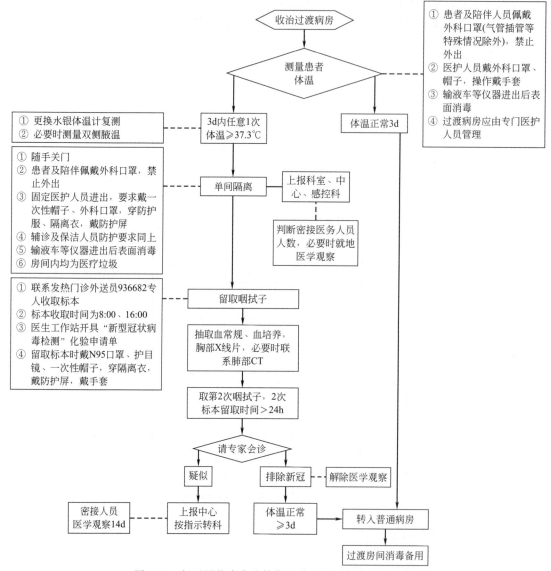

图 15-2　新型冠状病毒防控期间过渡病房患者处置流程

和探视，易产生恐惧、焦虑、愤怒、孤独、睡眠障碍等问题，护理人员应该在做好严格防护措施的前提下，应做到：

① 正确评估患者心理状态类型与需求，最大限度满足患者合理需求。

② 加强与患者沟通，消除患者紧张恐惧心理（除必需问诊、查体、护理、治疗外，尽量不频繁出入患者房间，与患者保持 1m 以上距离）。

③ 坚持医疗、护理查房制度，床旁交接班，按分级护理定时巡视。

④ 护士长、责任护士主动与患者自我介绍，责任护士将个人姓名照片悬挂于病房，责任到人，分工明确。

⑤ 责任护士加强工作计划性，各项护理操作集中实施，减少出入病房。

⑥ 加强医疗诊疗计划，减少不必要检查，外出检查专人负责。

4. 营养支持

① 在心脏病饮食的基础上，加强营养支持，给予低盐低脂、高热量、高蛋白、高维生素、易消化的饮食。

② 轻症患者鼓励每日保证充足饮水量。

③ 重症患者根据医嘱给予肠内或肠外营养支持。

六、危重症患者护理

① 危重症患者隔离病房需具备重症监护和抢救条件，做好各项抢救工作的准备，包括无创通气、气管插管、吸痰用物（密闭式吸痰管）、呼吸机、细菌过滤器、除颤器、抢救药物等。

② 重点观察发热、咳嗽、呼吸困难、意识状态、生命体征、血氧饱和度、肺部重要体征、有无口唇发绀、肢端湿冷等体征。

③ 维持静脉通道的畅通，按时给药。

④ 鼓励患者进食易消化、高维生素、高蛋白富含营养的饮食，以改善其营养状况。对于出现低蛋白血症的患者，在做好肠内营养的同时，要配合做好肠外营养，适当补充蛋白和血浆。

⑤ 做好生活护理，注意安全，防止并发症和坠床等意外的发生。

⑥ 针对无创通气患者的护理

a. 做好解释工作，教会患者如何配合呼吸机呼吸。

b. 选择合适的鼻面罩，调试合适的压力，一般 CPAP 4～10cmH$_2$O，从小调起，至患者合适和呼吸困难改善为止。

c. 鼻面罩固定的松紧合适，防止漏气和过分压迫，在鼻梁处垫一小凡士林油纱，减轻对鼻梁的压迫，防止破损。另外，为减轻头带对患者引起的不适，在后枕垫上一块柔软的毛巾或布。

d. 持续气道正压通气，要注意气道湿化，防止气道干燥，痰液难以咳出和鼻黏膜干燥出血，适当搽薄荷油湿润鼻黏膜。

e. 持续无创正压通气患者，宜采取头高位，每餐不宜过饱，防止胃内容物返流引起窒息。

f. 鼓励患者做有效咳嗽排痰。无力咳嗽排痰者，必要时吸痰。

⑦ 人工气道护理

a. 气道湿化。视患者的情况做好气道湿化工作，根据患者情况注意控制湿化液的量，痰液黏稠者需防止痰痂形成堵塞气道。

b. 分泌物的松动。每 2h 患者翻身 1 次，通过改变体位，配合叩背，利于气道分泌物的排出。

c. 吸痰。由于患者严重缺氧，建议在维持通气下吸痰，以减轻患者的缺氧。另外，操作者在吸痰前要戴好防护头套和护目镜，尽量站在患者的侧上面，防止患者分泌物喷射污染自己。注意观察痰液的情况，如血痰的改善情况，有无合并其他的感染发生。

⑧ 机械通气监测

a. 呼吸机运转。氧及空气压缩是否正常；警报系统是否灵敏；加温湿化装置工作是否正常等。

b. 严密监测各通气指标。根据使用不同的通气模式，有目的监测各通气指标的变化，如呼吸频率、分钟通气量、呼出潮气量、气道压力等。

c. 及时发现并处理呼吸机报警，如窒息、高压、低压、低分钟通气量报警等。

⑨ 特殊并发症的预防

a. 气胸、纵隔气肿。送气压力不宜太高，一般 20cmH$_2$O 左右，PEEP 4～10cmH$_2$O。另外，通气期间如遇患者剧烈咳嗽时，宜暂时分离呼吸机，并作适当处理，防止气道压力过高导致气胸或纵隔气肿。

b. 窒息。为了减轻通气情况下的人机对抗和患者的不适，一般给患者持续镇静，甚至加肌松剂配合，患者的自主呼吸完全被抑制，依赖呼吸机维持呼吸，一旦发生呼吸机管道脱落或机械故障，患者则处于完全无呼吸的"窒息"状态，故须加强观察和护理。

c. 气道堵塞。注意做好气道湿化，按需吸痰，吸痰时动作轻柔，防止损伤出血。

d. 加重低氧血症。吸痰时间过长或是对不能耐受吸痰操作的患者需采取一些必要的措施，如使用三通接头在维持机械通气情况下进行吸痰，减轻低氧情况。

七、病房发现确认或疑似新型冠状病毒肺炎患者的工作组织预案

1. 病房内发现确诊新型冠状病毒肺炎患者

① 疫情报告。由病区行政副主任、病区护士上报科主任、医学中心领导。

② 医护人员安抚患者，避免患者情绪激动、紧张、恐惧，服从医院安排。

③ 切断传播途径，护士长确认与该患者接触的各级人员及数量，限制人员流动，做好隔离。

④ 病房按消毒隔离预案就地隔离。

⑤ 调配人力，按医院规定固定专门医护人员（如人力紧缺，主管部门协调解决）。

⑥ 按消毒隔离预案对病房进行消毒。

⑦ 对该患者住过的病房由接触该患者的护士在感染管理及护士长的指导下进行终末消毒，消毒后护士撤离按医院规定进行隔离观察。

⑧ 隔离患者用物相对固定，治疗用品及药物由清洁区护士配制完成后交给相对污染区的护士。

⑨ 隔离与感染管理科共同制定病区具体的消毒隔离措施，此措施要上交护理部要求病房护士认真遵守。

⑩ 准确、及时记录患者病情变化。

⑪ 根据病房具体情况，由医院新型冠状病毒防控领导小组决定患者饮食（一次性餐具），药品供应外送工作是否安排专人负责送取。

⑫ 按消毒隔离预案进行隔离和医学观察。

2. 患者收入隔离病房后发生不明原因发热

① 逐级上报，在确诊前在隔离病房内如上按照确诊患者处理。

② 尽快行咽拭子核酸检测，必要时行肺部 CT 检查，启动联合会诊机制，明确发热原因是否为 2019-nCoV 感染。

③ 对确诊 2019-nCoV 感染的患者按照确诊患者处理；对其他原因造成的发热按照常规处理。

八、住院患者发现确诊或疑似新型冠状病毒肺炎患者消毒隔离预案

1. 病房布局安排

病房采取就地相对隔离方案，将病房暂分为两个区域，转定点医院前将疑似患者应放置在单间并在病区的一端（为相对污染区），制定病房两区域出入流程，两区之间有屏障隔开。

2. 工作人员

① 工作人员进入病区相对清洁工作时需戴医用 N95 口罩、帽子，操作时要戴手套、护目镜，操作完毕进行手卫生，口罩每 4h 更换 1 次。

② 进入相对污染区的工作人员必须培训上岗，人员相对固定，按医院防护要求着装。

③ 医护人员同在病房内为患者做检查、治疗时，要求患者戴口罩，头偏向一侧背对医护人员，防止交叉感染。

④ 医护人员不能将病历带入相对污染区。

⑤ 工作人员用后的防护用品放入双层黄垃圾内，由回收人员专人处理。

⑥ 工作人员下班时必须洗澡、清洁口、鼻腔、更衣。

3. 医护办公室、夜班房、更衣室、卫生间等

① 保持通风良好，定期使用含氯消毒液喷洒进行空气消毒，关闭中央空调系统，避免空气传播。

② 医护人员夜班房、更衣室使用含氯消毒液喷洒且密闭 1h，工作服装、护士鞋每日使用含氯消毒液或 75％酒精喷洒，1～2 次/日。

③ 卫生间。大小便后，立即使用含氯消毒液冲洗。

4. 确诊或疑似新型冠状病毒肺炎患者

① 疑似或确诊患者应独处一室，戴口罩，严密隔离，不得离开病房，禁止陪床。

② 患者的餐具使用一次性餐具，用后随医疗垃圾同处理。

③ 患者的排泄、分泌物等用含氯消毒液或过氧乙酸浸泡 2h 后倾倒。如患者自理如厕，便后应放含氯消毒液。

④ 盛排泄物或呕吐物的容器用含氯消毒液或过氧乙酸浸泡 30min 再清洗。

⑤ 患者遗弃物及生活垃圾放双层黄色垃圾袋内，用含氯消毒液或过氧乙酸喷洒后密封（喷洒量以消毒液渗透到底部为原则），由专职人员取走焚烧处理。

⑥ 患者被褥放双层黄色垃圾袋内，用含氯消毒液或过氧乙酸喷洒后密封（喷洒量以消毒液能渗透到底部为原则），由专职人员取走焚烧处理。

5. 确诊或疑似新型冠状病毒肺炎患者病房

① 病房走廊、房间、工作区域每日使用 1000mg/L 含氯消毒液或过氧乙酸喷雾（无人）进行空气消毒，每日至少 1 次。

② 地面使用含氯消毒液或过氧乙酸擦地面，每日 2 次。

③ 门把手、水龙头定期擦拭消毒。

④ 隔离病房。空气消毒（有人）：用 3％过氧化氢 20～40ml 喷雾消毒，每日 3 次。空气消毒（无人）：每日紫外线照射消毒 3 次。地面：用含氯消毒液或过氧乙酸擦地面。床头桌、床、暖瓶、水池：用含氯消毒液或过氧乙酸擦拭。

⑤ 终末消毒房间消毒。消毒前将家具、抽屉、柜门拉开，室内物品尽量悬挂或打开，床垫竖起，以利于气体穿透。过氧乙酸熏蒸（无人）：取过氧乙酸 1～3g/m³（15％过氧乙酸 7～20ml 加等量水），电磁炉加热熏蒸密闭 2h，再用 0.5％过氧乙酸气溶胶喷雾消毒，用量 20～30ml/m³，关闭门窗，60min 后开窗通风。用物消毒：用含氯消毒液或过氧乙酸擦拭物体表面。地面：用含氯消毒液或过氧乙酸擦地面。患者遗弃物及生活垃圾：放双层黄色垃圾袋内用含氯消毒液或过氧乙酸喷洒后密封（喷洒量以消毒液能渗透到底部为原则），由专职人员取走焚烧处理。

⑥ 标本。放入黄色垃圾袋内专人送取。

6. 物品隔离患者固定

隔离患者体温计：用含氯消毒液或 75％酒精泡 30min 后清水冲洗后备用。听诊器：用 75％酒精擦拭。血压计：用含氯消毒液或 75％酒精擦拭拭。袖带：75％酒精擦拭。呼吸机：管道、湿化瓶、积水瓶用高温水浴清洗、消毒；呼吸机表面及其他零件用含氯消毒液或 75％酒精擦拭；呼吸机屏幕用 75％酒精擦拭；冷凝水消毒处理，将冷凝水倒入含氯消毒液密闭容器内，30min 后倒入医院污水处理系统。工作人员用的护目镜：用含氯消毒液或 75％酒精浸泡 30min 后，放在清水中浸泡后，再用清水洗净，晾干备用。医疗废弃物：放入双层黄色垃圾袋内，用含氯消毒液或过氧乙酸喷洒后密封，焚烧处理。

7. 隔离由医院感染科进行流调，确定隔离范围

（1）医务人员　密切接触者在院集中管理接受为期 14d 的隔离观察。一般接触者可以正常工作，进行 14d 的医学观察。

（2）住院患者　密切接触者转入单间进行就地隔离，防护级别由院领导小组、感染管理科界定。一般接触者就地进行医学观察 14d，不得随便出病房。

（3）陪护人员　密切接触及一般接触者均必须回家，由所在辖区防疫人员进行医学监控。

九、病房确诊或疑似新型冠状病毒肺炎患者转科或出院流程

① 确定（了解）患者的转运地点及方式（通知家属）。

② 通知家属结账办理出院手续。

③ 护士按医院隔离要求着装。

④ 按隔离要求协助患者穿转运隔离装。

⑤ 患者携带物品按隔离要求封装，以便患者转运时携带。

⑥ 护士送患者安全到达转运车上，有特殊情况应向转运人员交班。

⑦ 通知感染管理科指导护士做终末消毒。

⑧ 护理该患者的护士负责终末消毒。

⑨ 护士将患者病情、转运前隔离措施及护理措施记录在护理记录上。

十、常见标本采集程序

1. 标本采集人员要求与防护

从事新型冠状病毒检测标本采集的技术人员应经过生物安全培训（培训合格）和具备相应的实验技能。采样人员个人防护装备要求：N95及以上防护口罩、一次性帽子、护目镜、连体防护服、双层乳胶手套、防水靴套，必要时佩戴防护屏；如果接触了患者血液、体液、分泌物或排泄物，应及时更换外层乳胶手套。

2. 标本采集种类

每个病例必须采集急性期呼吸道标本（包括上呼吸道标本和下呼吸道标本）；重症病例优先采集下呼吸道标本（如支气管或肺泡灌洗液等）；出现眼部感染症状的病例，需采集眼结膜拭子标本；出现腹泻症状的病例，需留取便标本。可根据临床表现与采样时间间隔进行采集。

常见标本种类包括：上呼吸道标本包括咽拭子、鼻拭子、鼻咽抽取物等。下呼吸道标本包括深咳痰液、呼吸道抽取物、支气管灌洗液、肺泡灌洗液、肺组织活检标本。血液标本，尽量采集发病后7d内的急性期抗凝血，采集量5ml，以空腹血为佳，建议使用含有EDTA抗凝剂的真空采血管采集血液。血清标本，尽量采集急性期、恢复期双份血清，第一份血清应尽早（最好在发病后7d内）采集，第二份血清应在发病后第3~4周采集，采集量5ml，建议使用无抗凝剂的真空采血管。血清标本主要用于抗体的测定，从血清抗体水平对病例的感染状况进行确认。血清标本不进行核酸检测。便标本，出现腹泻症状的患者需采集便标本。

3. 标本采集方法

（1）咽拭子　用2根聚丙烯纤维头的塑料杆拭子同时擦拭双侧咽扁桃体及咽后壁，将拭子头浸入含3ml病毒保存液（也可使用等渗盐溶液、组织培养液或磷酸盐缓冲液）的管中，尾部弃去，旋紧管盖。

（2）鼻拭子　将1根聚丙烯纤维头的塑料杆拭子轻轻插入鼻道内鼻腭处，停留片刻后缓慢转动退出。取另一根聚丙烯纤维头的塑料杆拭子以同样的方法采集另一侧鼻孔。上述2根拭子浸入同一含3ml采样液的管中，尾部弃去，旋紧管盖。

（3）鼻咽抽取物或呼吸道抽取物　用与负压泵相连的收集器从鼻咽部抽取黏液或从气管抽取呼吸道分泌物。将收集器头部插入鼻腔或气管，接通负压，旋转收集器头部并缓慢退出，收集抽取的黏液，并用3ml采样液冲洗收集器1次（亦可用小儿导尿管接在50ml注射器上来替代收集器）。

（4）深咳痰液　要求患者深咳后，将咳出的痰液收集于含3ml采样液的50ml螺口塑料管中。

（5）支气管灌洗液　将收集器头部从鼻孔或气管插口处插入气管（约30cm深处），注入5ml生理盐水，接通负压，旋转收集器头部并缓慢退出。收集抽取的黏液，并用采样液冲洗收集器1次（亦可用小儿导尿管接在50ml注射器上来替代收集）。

（6）肺泡灌洗液　局部麻醉后，将纤维支气管镜通过口或鼻经过咽部插入右肺中叶或左肺舌段的支气管，将其顶端契入支气管分支开口，经气管活检孔缓缓加入灭菌生理盐水，每次30~50ml，总量100~250ml，不应超过300ml。

（7）粪便标本　如患者发病早期出现腹泻症状，则留取粪便标本3~5ml。

4. 标本包装

标本采集后在生物安全二级实验室生物安全柜内分装。所有标本应放在大小适合的带螺旋盖内有垫圈、耐冷冻的样本采集管里，拧紧。容器外注明样本编号、种类、姓名及采样日期。将密闭后的标本放入大小合适的塑料袋内密封，每袋装 1 份标本。

5. 标本保存

用于病毒分离和核酸检测的标本应尽快进行检测，能在 24h 内检测的标本可置于 4℃保存；24h 内无法检测的标本则应置于 −70℃或以下保存（如无 −70℃保存条件，则于 −20℃冰箱暂存）。血清可在 4℃存放 3d，−20℃以下可长期保存。应设立专库或专柜单独保存标本。标本运送期间应避免反复冻融。

6. 标本送检

标本采集后应尽快送往实验室，如果需要长途运输标本，建议采用干冰等制冷方式进行保存。

参 考 文 献

［1］　国家卫生健康委，国家中医药管理局．新型冠状病毒感染的肺炎诊疗方案（试行第六版）［S］. 2020.

［2］　World Health Organization. Clinical management of severe acute respiratory infection when Novel coronavirus (nCoV) infection is suspected：Interim Guidance［S］.

［3］　World Health Organization. Guidelines for home care and contact management for suspected nCoV infections［S］.

［4］　急性 ST 段抬高心肌梗死诊断和治疗指南（2019）［J］. 中华心血管病杂志，2019，47：766-783.

［5］　非 ST 段抬高急性冠状动脉综合征诊断和治疗指南（2016）［J］. 中华心血管病杂志，2017，45：359-376.

［6］　中国医师协会心血管内科医师分会．新型冠状病毒（2019-nCoV）防控形式下急性心梗诊治流程和路径中国专家建议（第一版）［S］. 2020.

［7］　国家卫生健康委，新型冠状病毒感染的肺炎实验室检测技术指南，第三版［S］. 2020.

第十六章 ▶▶
心血管病的心身护理

第一节 "心身疾病"概念

早在 20 世纪 40～50 年代，就有学者提出"心身疾病"的概念。他们从心身医学的理论与实践中发现，情绪在高血压、冠心病、心力衰竭的发病、临床表现、治疗结局及预后中均起到重要作用。然而越来越多的临床事实也证明，一些疾病确实与"看不见摸不着"的心理精神因素密切相关，并且负性情绪造成了相应器官与组织结构的病变或功能性障碍等躯体疾病，严重威胁着人类健康。

心身疾病是指发病与心理社会因素密切相关，特别是与情绪因素密切相关，病变主要累及自主神经所支配的脏器和组织，造成相应器官或组织产生结构的病理或功能障碍的躯体疾病。

第二节 身心并护理念与临床实践

身心并护理念旨在及时评估患者需求，主动合理解决患者或就医者在就诊和住院期间的各个环节，如住院期间、围术期间、康复期间等，所面临的个性化身心健康问题，身心并护模式的特征是以生理、心理、社会医学模式为理论指导，以护理程序及临床护理路径为手段，将患者的护理需求融合在整个护理过程中，实现对患者身心整体护理。

2012 年解放军总医院护理工作提出要"实现护理工作人本化服务，打造'身心并护'极致护理模式"。心血管内科率先开展对"急性冠脉痉挛综合征"患者，进行"身心并护极致护理模式"的探索与实践。2015 年创立了心脏康复中心，使"身心并护"的护理理念系统地融入心脏康复护理临床与实践工作中，并不断规范身心并护的医治救护流程，极大地提高了心脏康复效果和患者满意度。

第三节 冠状动脉痉挛与"心身疾病"

一、冠状动脉痉挛研究背景

1845 年，Latham 提出冠状动脉痉挛（CASS）可导致心绞痛。1959 年 Prinzmetal 等首先观察到变异型心绞痛发作规律，常于静息状态下发作，伴有心电图 ST 段抬高，不伴有心肌耗氧量增加，其原因是冠状动脉紧张度增加，引起的心肌供血不足所致，从而提出了冠状动脉痉挛的概念，这一假说被后来的冠状动脉造影所证实。因冠状动脉痉挛的部位、严重程度以及有无侧支循环等差异，表现为变异型心绞痛、急性心肌梗死、猝死、各类心律失常、心力衰竭。

二、流行病学

目前缺乏总体人群的流行病学资料，现有资料均来自临床因胸痛怀疑 CASS 的高危人群。日本一项多中心大型调查研究结果显示，在冠状动脉造影显示粥样硬化的胸痛患者中进行乙酰胆碱激发试验，CASS 阳性率达到 43%。另一项韩国研究对冠状动脉造影显示无显著血管狭窄的胸痛患者进行乙酰胆碱激发试验，CASS 阳性率为 48%。国内研究表明，在冠心病患者中 CASS 的发病率更高；有超过 1/4 的急性冠脉综合征患者的冠脉造影未发现明显冠状动脉狭窄，而其中约半数患者表现为冠状动脉痉挛；另一项研究中统计了 2251 例心绞痛患者的临床资料，发现冠状动脉痉挛的发病率高达 40.9%，冠状动脉痉挛综合征在我国并非少见，由于我国在该领域的研究较少，因此缺乏具体的临床实践指导。

三、冠状动脉痉挛危险因素及发病机制

CASS 的病因和发病机制尚未明确。目前仅阐明了相关的危险因素，其中肯定的危险因素包括：①吸烟和血脂代谢紊乱；②使用含可卡因的毒品；③酗酒亦是诱发 CASS 的重要危险因素；④冠状动脉粥样硬化和心肌桥等则是 CASS 的易患因素。CASS 的发生可能与以下机制相关。

① 血管内皮细胞结构和功能紊乱，主要表现为一氧化氮储备能力降低，使内皮素/一氧化氮比值升高，导致基础血管紧张度增高，在应激性刺激时，内皮素分泌水平显著占优而诱发 CASS。氧化应激、炎症等因素通过不同机制影响内皮细胞的结构和功能而参与 CASS 发生。

② 血管平滑肌细胞的收缩反应性增高，在收缩性刺激因子作用下出现过度收缩，Rho 激酶是主要的信号转导途径。

③ 自主神经功能障碍，目前倾向于认为，CASS 患者在非痉挛发作的基础情况下处于迷走神经活动减弱、交感神经活性相对较高的状态，从而使痉挛易感性增加。亦有研究认为，痉挛发生前交感和迷走神经的活性发生了逆转，迷走神经活性显著占优而诱发 CASS。

④ 遗传易感性，东亚 CASS 发病率远高于欧美，提示可能与遗传相关。

⑤ 未知的因素。包括心理压力源，如焦虑、抑郁、社会孤立、持久紧张的高负荷工作和快节奏的生活方式以及 A 型性格等心理应激和行为方式，在诱发冠状动脉痉挛的发生中起重要作用。有学者研究了人的情绪如焦虑、恐惧、抑郁、愤怒和生活事件在冠状动脉痉挛的发生中起了一定作用，因此冠状动脉痉挛是一种"心身疾病"。

第四节　冠状动脉痉挛心理因素分析及应对策略

一、研究资料

2017 年 6 月至 2018 年 6 月入住笔者所在心血管内科发生冠状动脉痉挛综合征的患者 7 例，男性 4 例，女性 3 例；年龄 53～68 岁；2 例患者既往有冠心病支架置入术病史，5 例吸烟史；住院天数：3～6d，平均住院天数 5d。

1. 发作时心电图表现

5 例患者心绞痛发作均有 ST 段抬高心肌缺血证据；1 例患者入院当日夜间连续发作 6 次心绞痛，心电图无 ST 段抬高心肌缺血证据。

2. 发作时间特点

4 例患者心绞痛多于夜间和凌晨发作；1 例患者心绞痛于静息状态下发作，与活动无关；1 例患者于紧张劳累后发作胸闷；1 例患者于情绪激动后胸痛发作。

3. 发作时临床表现

5 例患者心绞痛发作伴有晕厥和短暂性意识丧失。

4. 冠状动脉造影结果

4 例患者未见明显狭窄；2 例患者冠心病原支架内未见再狭窄；1 例患者血管节段性狭窄 20%，光学相干断层扫描未见斑块破裂；2 例患者造影时可见 CASS。

5. 入院评估

患者大多长时间处于中度抑郁和重度焦虑状态，其中 5 例存在中度抑郁（10～14 分）；1 例

有轻度抑郁（5～9 分）；1 例中度焦虑（10～15 分）；中度抑郁者中 3 例同时伴有中度焦虑（＞15 分）。

二、研究工具

① 美国心脏协会建议对冠心病患者进行常规抑郁筛查，推荐的工具包括用于快速评估的健康问卷 PHQ-2 量表，评分结果超过 2 分，建议使用 PHQ-9 评估。

② 广泛性焦虑障碍量表（GAD-2）评分结果超过 3 分，建议使用 GAD-7 量表。

三、临床观察研究方法

对于收治的因反复晕厥、意识散失、急性冠脉综合征患者，造影未见冠状动脉明显狭窄，经多学科会诊，排除器质性病变患者，针对已知危险因素干预治疗；而对于无确诊危险因素患者，要实施两项快速筛查量表评估，PHQ-2 评分结果超过 2 分，应该行健康问卷 PHQ-9 进一步评估；GAD-2 评分结果超过 3 分，建议使用广泛性焦虑障碍量表 GAD-7，对于存在有中重度焦虑和抑郁患者，实施认知行为干预、抗冠状动脉痉挛药物、抗焦虑和抑郁药物综合治疗，心绞痛发作次数减轻，症状缓解。见图 16-1。

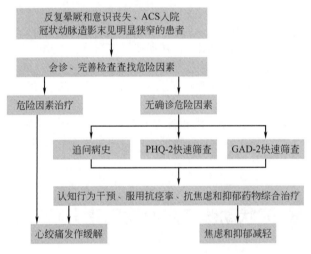

图 16-1　冠状动脉痉挛临床观察研究方法

四、综合治疗

对上述焦虑和抑郁患者实施钙通道阻滞剂缓解 CASS 和改善冠状动脉循环的同时，进行有针对性的认知行为疗法和抗焦虑、抗抑郁药物治疗，心绞痛发作缓解，康复出院。后随访发现，5 例中度抑郁患者均保持了良好的心理状态，抑郁分值下降；2 例中度焦虑患者主诉偶有心率加快，与活动无关；全部患者未再发作心绞痛，也未再入院；1 例中度焦虑患者继续服用扩冠状动脉、降血脂、抗痉挛药物，但因工作紧张，有时忘记服药，仍有胸闷、憋气。

五、研究与讨论

CASS 可导致急性心肌缺血、严重恶性心律失常，甚至心肌梗死或猝死，因而临床预防其发作进展具有重大意义。研究证实，CASS 发作与社会心理应激因素相关，是一种多因素导致的心身疾病，探究心理评估及干预对于其治疗效果及预后的影响具有重大意义。本组 5 例患者以反复晕厥和意识丧失为主要临床表现而入院待查，冠状动脉造影未见明显狭窄，虽经多学科会诊、反复检查，仍未找到确诊证据。追溯病史发现，7 例患者在心绞痛发作前均有明确心理应激因素存在，遂筛查抑郁症和焦虑症，发现均存在不同程度抑郁或焦虑。

抑郁与炎症过程、自主神经系统功能障碍以及冠状动脉储备受损有关，可增加心肌缺血的风险。当自主神经功能紊乱时，迷走神经活动减弱，交感神经活性相对较高，从而使痉挛的易感性增加，故心理应激亦是诱发 CASS 的重要原因。研究发现，狭窄血管内皮细胞的一氧化氮合成能力下降，其内皮产生的血管收缩因子（即内皮素、血管紧张素Ⅱ）平衡失调，在心理因素的诱导下，占优势的血管收缩因子即可导致 CASS。

CASS 常于静息状态下发作，此类患者不伴有心肌耗氧量增加，而是由冠状动脉紧张度增加引起心肌供血不足所致，故典型的变异性心绞痛发作时段常为夜间和凌晨。医护人员要熟悉 CASS 发作的特点与临床表现，对收治的可疑 CASS 患者做好病情预判及疾病宣教，主动与患者及其家属沟通，告知其在任何时候，即使在夜间或凌晨，如有胸闷、憋气等不适症状，第一时间告知医护人员，以便及时有效观察病情并行心电图查看有无心肌缺血证据。

心理社会因素对诱发 CASS 有重要作用。行为危险因素，如吸烟、酗酒、脂代谢和糖代谢紊乱、遗传易感性等，心理压力源，如焦虑、抑郁、社会孤立、持久紧张的高负荷工作和快节奏的生活方式以及 A 型性格等，都会影响患者的预后。本组 7 例患者中，5 例存在中度抑郁，1 例轻度抑郁，1 例中度焦虑；3 例中度抑郁同时伴有重度焦虑。分析原因：2 例女性患者遭遇离异生活事件，1 例女性患者面临经济困难问题，1 例男性患者家庭暴力导致愤怒，1 例男性患者处于高负荷工作状态，2 例男性患者易激惹。针对每例患者存在的不同原因、不同程度的心理及社会因素适时进行危险因素干预，包括认知行为疗法、心脏康复和抗抑郁药，并为患者提供良好安全的医疗环境，使其保持精神轻松自然，对医护人员卸下心理防御，产生信任依赖，进而勇于表露真实内心感受，从而顺利接受心理干预治疗。

与 7 例确诊的 CASS 患者充分沟通，建立了良好的医患关系，真正挖掘并查找到其心理压力源，有针对性地实施心理干预治疗。

① 对于情绪紧张、心理压力大的患者，主动与患者和家属进行充分沟通，一对一实施个体干预，借助患者-家属-家庭多维疏导，安抚患者，防止其情绪波动，避免家庭矛盾升级，确保患者入院治疗期间保持良好的心理状态。

② 对于因职业因素高负荷工作的患者，一方面对其进行健康宣教，另一方面定期随访，敦促其加强自我管理，规律服药，避免不良事件再次发生。

③ 对于经济困难突出的患者，发动社会力量，帮助其寻找解决医疗花费的途径，消除其后顾之忧，同时辅以药物治疗及心理疏导。

CASS 因发生痉挛的部位、严重程度以及有无侧支循环等差异具有不同的临床表现，本组病例中，5 例患者心绞痛发作时伴有晕厥和短暂性意识丧失，2 例患者反复发作意识丧失，心电图窦性停搏分别为 6.8s 和 4s，1 例心电图示急性前壁心肌梗死。因此，对于晕厥、意识丧失和心电图显示有心肌缺血和窦性停搏的患者，要按照病情评估的危险程度及时干预。对于高危患者，第一时间要与患者和家属沟通，交代病情的危险程度和有可能发生的病情恶化，必要时转入监护病房跟踪观察，并尽快连接心电监护设备，保持患者的静脉通道，以此保证及时发现并快捷处置因 CASS 引发的心律失常。一旦发生晕厥和意识丧失，患者立即平卧，实施胸外心脏按压、电除颤等有效救治措施，保证患者生命安全。

本研究结果显示，心理评估及治疗极大地缓解了患者焦虑抑郁状态，减少了 CASS 发作频次，改善了患者预后。由此可见，心理因素在 CASS 的发生及发展进程中扮演着重要的角色，评估并干预心理因素是 CASS 治疗过程中不可忽略的重要部分。

六、案例分析

患者，女性，60 岁，2016 年因反复发作性胸闷、胸痛 2 年，行 CAG 检查示前降支中段狭窄 60%，中间支节段性狭窄 80%，右侧冠状动脉弥漫性狭窄 85% 并置入支架 1 枚，近日胸闷、胸痛频繁发作，发作时含服硝酸甘油 20min 可缓解。既往患有高血压（10 年）、高脂血症、吸烟史（20 年，每日 10 支），入院后予以阿司匹林肠溶片、替格瑞洛片、瑞舒伐他汀片、琥珀酸美托洛尔片、尼可地尔片药物治疗。入院当日夜间频繁发作心绞痛 6 次，ECG 示 ST 段无明显改变。次日行CAG检查示：右侧冠状动脉原支架内血流通畅、右侧冠状动脉支架远端管腔狭窄60%，术中给予硝酸甘油200μg静脉注射，注射后可见管腔狭窄程度明显缓解（图16-2）。

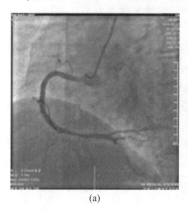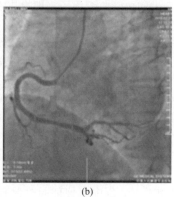

(a)　　　　　　　　　　　　　(b)

图16-2　冠状动脉痉挛发作（a）和缓解后（b）

1. 评估查找危险因素

通过与患者女儿访谈，了解到患者30年前与原配偶离婚后各自重组家庭，30年后两个重组家庭分离，后与原配复婚生活。复婚生活并不如意，各自脾气性格不能相互适应，家庭矛盾突出，导致患者情绪低落、失眠，通过使用抑郁、焦虑评分量表评估筛查，患者处于中度抑郁、重度焦虑状态。不难得出结论，焦虑抑郁的心理精神因素是引发她心病的"祸根"。

2. 护理干预措施

（1）全面分析　通过与患者家属访谈，得知患者情绪受负性生活事件严重影响，患者长期吸烟史30年，冠状动脉造影结果显示，原支架内血流通畅，右侧冠状动脉远端的血管有60%的狭窄，引发心绞痛并非冠状动脉血管狭窄问题，而是冠状动脉痉挛引发的胸痛、胸闷。因此其根源在于患者的心理应激状态。

（2）病情观察　从冠状动脉痉挛发病的时间上看，该患者于夜间频繁发作，心电图检查无缺血证据，血压正常，严密观察生命体征，警惕病情变化，突发急性心肌梗死、猝死。

（3）建立社会支持　患者家庭和家属对患者的态度也是造成患者负性情绪的重要因素，责任护士通过探视时间与患者丈夫、女儿进行了沟通，明确告知患者和家属导致心绞痛发作与自身情绪密切相关，告知家属也要积极配合，以乐观的情绪陪伴、安慰患者，缓解患者内心的负担与压力，取得了家庭成员的全力配合和支持。

（4）认知行为疗法　在护士组织患者及其家属进行心理疏导的同时，为患者制定戒烟处方，强化戒烟指导，患者家人积极主动协调家庭关系，按时服用抗焦虑药物，抗冠状动脉痉挛药物，保持良好情绪，心绞痛症状缓解。

从上案例分析不难看出，心理焦虑和精神抑郁是不良情绪、负性生活事件、生活压力等日积月累，却无法得到排解而最终形成的"身心疾病"。"身心并护"不是单纯的心理慰藉，更不是简单的情绪疏导。既需要用专业的知识，去界定、去排查"身心疾病"，有针对性地做出系统的诊疗护理计划，也更需要用非常的爱心和足够的耐心，给患者以亲人般的关爱和理解，帮助他们摆脱那些缠绕在他们身上的"病魔"！

第十七章
护理教学管理

第一节 心血管内科护士专业理论与技能培训大纲

【护士】

1. 理论知识

① 了解专科实验室及其他检查结果的正常参考值及意义。

② 熟悉心血管系统解剖及病理生理知识。

③ 熟悉心内科常用药物作用、副作用。

④ 掌握心内科常见症状（心绞痛、心悸、心源性水肿、心源性呼吸困难）的护理要点。

⑤ 掌握心内科常见病（冠心病、不稳定性心绞痛、ST 段抬高和非 ST 段抬高急性心肌梗死、高血压病、心脏瓣膜病、先天性心脏疾病、心肌病、心功能不全、肺栓塞、心律失常、心包疾病、感染性心内膜炎、主动脉和周围血管疾病）临床表现及护理要点。

⑥ 掌握心包穿刺检查的适应证、禁忌证及护理要点。

⑦ 熟练掌握心血管病护理常规及介入手术围手术期护理常规。

2. 护理技能

① 了解心脏听诊方法。

② 熟悉心内科常用药物作用、适应证、副作用及疗效观察。

③ 掌握血、尿、便、痰、心包积液、胸腔积液、咽拭子标本采集方法，直立倾斜试验护理配合。

④ 掌握重症监护仪、输液泵、微量泵等仪器的操作使用及常见故障报警处理。

⑤ 掌握简易呼吸器、无创呼吸器、呼吸机操作的使用及保养。

⑥ 掌握心肺复苏、电除颤、中心静脉压的监测、心力衰竭超滤管路连接方法。

⑦ 熟练掌握心包穿刺检查、胸腔穿刺的配合及置管术后护理常规。

⑧ 熟练掌握专科药物配制与给药操作，盐酸胺碘酮、多巴胺、氯化钾等血管活性药物外渗的预防与处理，以及静脉炎的评估方法。

⑨ 熟练掌握各项危急值正常值和报告处理流程。

【护师】

1. 理论知识

除护士应了解、熟悉、掌握、熟练掌握的专科理论知识外，还包括下列内容：

① 了解心脏的电生理。

② 了解心血管病常用治疗方案。

③ 了解冠心病、高血压病、心脏瓣膜病、心肌病、心功能衰竭、肺栓塞、心律失常等疾病的发病机理、治疗原则。

④ 了解心脏超声检查、动态心电图、心肺运动实验、6 分钟步行实验、运动平板试验、睡眠呼吸监测的方法。

⑤ 掌握常见心血管危重症患者的病情观察及护理要点。

⑥ 掌握异常心电图的识别，急性心肌梗死心肌酶谱变化特点、动脉血气分析临床意义。

2. 护理技能

除护士应了解、熟悉、掌握、熟练掌握的专科技能外，还包括下列内容：

① 了解心脏异常心音的听诊方法。

② 掌握急性冠脉综合征、TAVR 术后患者的病情观察、抢救配合。

③ 掌握常见心血管介入并发症的病情观察及抢救措施。

④ 熟练掌握除颤仪、IABP、ECMO 的安装使用、观察要点、报警处理、日常保养。

⑤ 熟练掌握心搏骤停与心源性猝死的抢救及护理要点。

⑥ 熟练掌握临床药学室、心电图各项危急值，及时报告，准确记录。

⑦ 掌握超滤脱水装置的使用及观察和护理要点。

【主管护师】

（一）理论知识

除护士、护师应了解、熟悉、掌握、熟练掌握的专科理论内容外，还包括下列内容：

① 了解常见心脏疾病的影像学特征（心影扩大、肺栓塞、深静脉血栓、心包填塞、脑出血）。

② 熟练掌握血流动力学监测技术评估、操作程序及并发症预防。

③ 熟练掌握临时起搏器、IABP、ECMO 并发症的预防与应对措施。

④ 掌握多脏器功能不全和多脏器功能衰竭的监护要点。

（二）护理技能

除护士、护师应了解、熟悉、掌握、熟练掌握的专科技能外，还包括下列内容：

① 熟悉心脏听诊方法及识别常见异常听诊音。

② 熟悉心血管专科检查、治疗方法及护理要点。

③ 掌握 Allen 操作试验的操作方法。

④ 掌握异常心电图识别，发现室颤等恶性心律失常，独立完成电除颤。

⑤ 掌握心肺复苏流程，能快速识别心搏骤停。

⑥ 熟练掌握专科常见疾病护理教学及护理查房方法，指导护士、护师正确处理专科护理问题。

⑦ 熟练掌握辅助检查各项危急值，及时报告，指导各级护士处理专科护理问题。

【副主任护师、主任护师】

（一）理论知识

除护士、护师、主管护师应了解、熟悉、掌握、熟练掌握的专科理论内容外，还包括下列内容：

① 了解心脏生理和血流动力学监测。

② 了解心脏复杂疾病治疗的机制及方法。

③ 了解专科治疗心脏病药物的药理作用。

④ 熟悉有创动脉压监测原理、方法及意义。

⑤ 熟悉心脏超声心动图检查、冠状动脉 CT、冠状动脉核磁检查、冠状动脉介入诊疗术相关数值与护理要点。

⑥ 掌握全身其他器官系统疾病在心脏病变（如骨折术后肺栓塞等）的临床表现及护理。

⑦ 指导各级护理人员掌握授课的技巧和教案书写。

⑧ 指导各级护理人员掌握护理科研选题、文献检索、护理科研设计、论文撰写、专利申请。

（二）护理技能

除护士、护师、主管护师应了解、熟悉、掌握、熟练掌握的专科技能外，还包括下列内容：

① 掌握心脏异常听诊音及疾病鉴别。

② 掌握血流动力学监护、各种输液泵的使用管理。

③ 熟练掌握专科护理教学及护理查房方法，正确指导各级护士处理专科护理问题，能进行专科内疑难问题的会诊与处理。

④ 熟练掌握临床常用危急值的管理，指导一线医师、值班护士有效救治，定期组织回顾典型案例、分享交流经验。

第二节 心血管内科监护室护士专业理论与技能培训大纲

【护士】

（一）理论知识

① 了解专科实验室及其他检查结果的正常参考值及意义。

② 熟悉心脏血管系统的解剖和病理生理知识。

③ 熟悉心内科常用药物的作用、副作用。

④ 掌握心脏急症常见症状（胸痛、胸闷、晕厥、心源性呼吸困难）的护理要点。

⑤ 掌握常见心血管急症（急性心肌梗死、心搏骤停、急性重症病毒性心肌炎、急性左心衰竭、心源性休克、急性心包填塞、急性肺栓塞、肺动脉高压晕厥、高血压危象、主动脉夹层动脉瘤）的临床表现和护理要点。

⑥ 熟练掌握心血管病护理常规介入手术围手术期护理常规。

（二）护理技能

① 了解心脏听诊的方法。

② 掌握心内科常用器械名称、使用及消毒方法。

③ 掌握血标本等专科标本采集方法，直立倾斜试验护理配合。

④ 掌握除颤器、多功能重症监护仪、输液泵、微量泵、鼻饲泵、简易呼吸气囊、血气分析仪等仪器的使用及常见报警处理。

⑤ 掌握动脉血气采集、中心静脉压监测方法，心力衰竭超滤管路连接。

⑥ 熟练掌握气管插管术、气管切开术的配合及术后常规护理。

⑦ 熟练掌握大静脉置管术、心包穿刺置管术、胸腔穿刺置管术护理要点。

⑧ 熟练掌握急性心肌梗死危险层次评分。

⑨ 掌握血管活性药物配制与药物外渗与处理，以及静脉炎的评估方法。

【护师】

（一）理论知识

除护士应了解、熟悉、掌握、熟练掌握的专科理论知识外，还包括下列内容：

① 了解常见水电解质紊乱及酸碱失衡的判断标准。

② 了解急性冠脉综合征常用治疗方案。

③ 了解急性左心衰竭、心源性休克、急性肺栓塞等疾病的病理生理和治疗原则。

④ 了解心脏超声、运动平板试验、动态心电图、远程心电监护的监测、6分钟步行实验方法。

⑤ 掌握心内科危重症患者病情观察及护理要点。

⑥ 掌握异常心电图识别、急性心肌梗死心肌酶谱变化、活化凝血时间监测、动脉血气分析的正常值。

（二）护理技能

除护士应了解、熟悉、掌握、熟练掌握的专科技能外，还包括下列内容：

① 了解心脏异常心音的听诊方法。

② 掌握主动脉内球囊反搏及临时起搏器的使用方法及日常保养。

③ 掌握机械通气患者、TAVR 术后病情观察、抢救配合。

④ 掌握心脏介入手术的原则、术中配合、并发症及抢救措施。

⑤ 熟练掌握常用呼吸机、ECMO 的安装使用、观察要点、报警处理、日常保养。

⑥ 熟练掌握心源性猝死的抢救护理措施。

⑦ 掌握心力衰竭超滤脱水装置的使用及护理。

【主管护师】

（一）理论知识

除护士、护师应了解、熟悉、掌握、熟练掌握的专科理论知识外，还包括下列内容：

① 了解心脏常见疾病的影像学特征。

② 了解有创动脉压监测正常值、方法及并发症预防。

③ 熟悉重症心肌炎、心脏瓣膜病、先天性心脏病、预激综合征等疾病的病情观察及护理要点。

④ 熟悉周围血管介入治疗及其并发症的护理。

⑤ 掌握多脏器功能不全和多脏器功能衰竭的监护要点。

（二）护理技能

除护士、护师应了解、熟悉、掌握、熟练掌握的专科技能外，还包括下列内容：

① 熟悉心脏听诊方法及识别常见异常心音。

② 熟悉专科检查、治疗的原理和方法。

③ 掌握漂浮导管术及术后护理要点。

④ 掌握心搏指数连续心排血量监测（PICCO）机的使用和日常保养。

⑤ 掌握主动脉内球囊反搏术、临时起搏器及呼吸机常用模式及参数设置。

⑥ 熟练掌握常见心律失常的判断和处理。

⑦ 熟练掌握专科常见疾病护理教学和护理查房方法，指导护士处理护理问题。

【副主任护师、主任护师】

（一）理论知识

除护士、护师、主管护师应了解、熟悉、掌握、熟练掌握的专科理论内容外，还包括下列内容：

① 了解循环系统生理和血流动力学监测内容。

② 掌握左心房黏液瘤、马方综合征、法洛四联症的护理要点。

③ 熟悉有创动脉压监测原理、方法及意义。

④ 掌握全身其他器官系统疾病合并心脏病变（如肾移植、骨髓移植术后心脏衰竭等）的临床表现及护理。

⑤ 掌握心血管介入围术期风险管理。

⑥ 指导各级护理人员掌握授课的技巧和教案书写。

⑦ 指导各级护理人员掌握护理科研选题、文献检索、护理科研设计、论文撰写、专利申请。

（二）护理技能

除护士、护师、主管护师应了解、熟悉、掌握、熟练掌握的专科技能外，还包括下列内容：

① 掌握心脏异常心音的听诊方法及病情判断。

② 掌握各类呼吸机模式、参数意义，呼吸机报警分析及处置，呼吸机消毒、保养；无创、有创呼吸机上机、脱机指标及病情判断。

③ 掌握血流动力学监护、各种输液泵的使用管理。

④ 掌握盲插管技术、危重患者并发症预防监护技术、肺部物理治疗、各种引流管的护理、压疮预防治疗新技术、心力衰竭超滤脱水装置的使用及观察和护理要点。

⑤ 掌握脉左心室辅助装置（LVAD）、体外膜氧合技术的应用及护理。

⑥ 熟练掌握专科护理教学及护理查房方法，正确指导各级护士处理专科护理问题，能进行专科疑难问题会诊与处理。

第三节 心血管内科专科护士培训计划

为落实好内科专科护士临床培训工作，提高专科护士的专科护理、管理、教学、科研能力，培养高素质心血管内科专科护理人才，现举例培训计划如下。

一、培训目标

① 掌握心血管内科专科疾病护理常规、专科技能操作规范，急、危重症患者的抢救处理流程。

② 了解心血管专科常用检查、介入治疗常用检查。

③ 熟练掌握心血管介入治疗围术期风险管理、危急值救治流程。

④ 熟悉病区质量管理、教学、科研、组织管理工作。

⑤ 熟悉和了解本专科新技术新业务，能够追踪专科最新研究进展。

⑥ 熟悉心血管常用专科药物作用与不良反应。

⑦ 组织 1 次护理教学查房。

二、培训时间

2 周。

三、培训内容

见表 17-1。

表 17-1　心血管内科专科护士培训内容

培训	学时	培训内容	讲者	培训方式
周一	1	常见护患冲突与沟通技巧	×××	理论授课
	1	急性冠脉综合征的观察与护理	×××	理论授课
	2	异常心电图识别、监护系统的应用	×××	操作演示
周二	1	心脏起搏与护理	×××	理论授课
	1	心内科基础理论	×××	理论授课
	2	输液泵、微量泵的使用	×××	操作演示
周三	1	心内科常用专科药物	×××	理论授课
	1	心内科常用检查及配合	×××	理论授课

续表

培训	学时	培训内容	讲者	培训方式
	2	心肺复苏	×××	操作演示
周四	1	心脏专科查体	×××	理论授课
	1	基于护理实践的急性左心衰竭救治	×××	理论实践
	2	心功能不全（急性和慢性）	×××	理论授课
周五	1	肺栓塞治疗及护理	×××	理论授课
	1	高血压的治疗及护理	×××	理论授课
	2	十二导便携心电检查仪使用	×××	操作演示
周一	1	ACS介入治疗与并发症观察护理	×××	理论授课
	1	护理教学与教案书写	×××	理论授课
	2	心包穿刺护理配合	×××	操作演示
周二	1	对比剂肾病的预防与观察护理	×××	理论授课
	1	射频消融术	×××	理论授课
	2	心血管围术期护理风险管理	×××	操作演示
周三	1	临床危急值管理	×××	理论授课
	1	医院感控管理	×××	理论授课
	2	盲插管的使用	×××	操作演示
周四	1	肺动脉高压治疗及护理	×××	理论授课
	1	左心耳封堵术治疗及护理	×××	理论授课
	2	心力衰竭超滤管路连接	×××	操作演示
周五	4	毕业展示及总结		

第四节　心血管内科监护室专科护士培训计划

　　为落实专科护士临床培训工作，提高专科护士的专科护理、管理、教学、科研能力，培养高素质专科护理人才的需要，举例培训计划如下。

一、培训目标

　　① 了解心内科常见疾病病理生理基础，专科辅助检查如心电图、心脏超声、运动平板试验、冠状动脉CT、冠状动脉介入治疗技术的基本原理。

　　② 熟练掌握心内科专科疾病护理常规，专科技能操作，常见危重症的诊治原则、监护方法，危重症患者的抢救与病情观察，专科监护技术，独立承担临床重症护理工作。

　　③ 掌握重症监护仪器、呼吸机、主动脉球囊反搏、ECMO等仪器设备的使用方法及常见故障排除。

　　④ 了解本专科最新前沿技术与创新，能够追踪本专科最新研究进展。

　　⑤ 掌握质量管理评价标准、教学、科研组织管理方法。

　　⑥ 完成1份冠心病二级预防病案书写。

二、培训时间

　　2周（40学时）。

三、培训内容

见表 17-2。

表 17-2　心血管内科监护室专科护士培训内容

培训	学时	培训内容	讲者	培训方式
周一	2	危重症患者病情观察与护理要点	×××	理论授课
	2	简易呼吸器的使用	×××	操作演示
周二	2	血流动力学监测	×××	理论授课
	2	PICCO 监测	×××	操作演示
周三	2	急性心肌梗死的救治	×××	理论授课
	2	中心静脉压测量	×××	操作演示
周四	2	暴发性心肌炎的案例病历分享	×××	理论授课
	2	电除颤的操作与实践	×××	操作演示
周五	2	TAVI 临床病例分析与实践	×××	理论授课
	2	深静脉置管配合	×××	操作演示
周一	2	ECMO 临床病例分析与实践	×××	理论授课
	2	IABP 临床病例分析与实践	×××	操作演示
周二	1	血气分析	×××	理论授课
	1	呼吸机应用管理	×××	理论授课
	2	动脉采血	×××	操作演示
周三	1	主动脉夹层	×××	理论授课
	1	危重症抢救流程	×××	理论授课
	2	心衰超滤临床病例分析与实践	×××	操作演示
周四	2	护理科研	×××	理论授课
	2	呼吸机管路连接	×××	操作演示
周五	2	冠心病二级预防个案管理	×××	理论授课
	2	弹力带操	×××	操作演示

第五节　解放军总医院专科护士培养及使用管理规定

为加强护理学科队伍建设，提高护理专业水平，培养理论扎实、技术过硬的高素质护理专科人才，发挥专科护士作用，现将有关事项规定如下。

一、专科护士培养

（一）培养计划

各单位护理部制定专科护士培养计划，依托国家级、省市级及军队级专科护士培训基地，培养含重症监护、手术室护理、消毒供应、烧伤护理、血液净化、伤口造口失禁、肿瘤护理、老年护理、骨科护理、急诊护理、儿科护理、传染病护理等专科护士。

（二）申报条件

① 政治合格，热爱临床护理工作，具有扎实的专科理论、专科技能和创新思维，个人年度考评结果优秀。

② 年龄≤35 岁，本科及以上学历，护师及以上职称，具有 2 年以上本专科工作经验或从事护理工作 5 年以上。

③ 具备临床护理教师资质，教学评价良好以上。

④ 近 2 年参加全院理论知识考试成绩均≥80 分。

⑤ 具有硕士及以上学位，或近 3 年获得院级及以上课题、成果、奖励者优先。

⑥ 原则上不推荐护理管理者。

（三）申报程序

① 符合条件者，由个人提出申请，填写《参加专科护士培训班申请表》，科室择优，上报各单位护理部审批。

② 各单位护理部审批通过后，个人按照培训班要求报名。

（四）培养方式

① 参加相应专科护士培训班学习。

② 参与临床护理、教学、科研、管理实践。

二、专科护士使用

（一）临床护理

① 承担科室疑难危重患者的护理，参与指导解决疑难护理问题。

② 组织护理查房。

③ 承担专科护理会诊，参加护理疑难病例讨论等。

（二）护理教学

① 协助护士长制定专科护理教学计划，承担实习生、轮转生、进修生、研究生、专科护士等临床教学任务。

② 组织护理教学查房，每年不少于 6 次。

（三）护理科研

① 参加国内外护理学术交流，每两年（含学习当年）在统计源期刊发表论文或参加国家级、军队级学术会议大会发言、壁报交流。

② 结合本专科特点开展护理科研，积极申报各类课题、奖项等。

（四）护理管理

① 参与制定病区护理工作计划。

② 参与病区护理质量控制与质量改进活动。

三、要求

① 科室严格按照申报条件进行筛选，公平公正，选拔德才兼备的优秀业务骨干参加专科护士培训。

② 应选送由中华护理学会、北京护理学会、军队护理示范基地、海南省护理学会组织举办的专科护士培训班。

③ 参加培训人员需签订承诺书，取得专科护士培训合格证书后两年内不得调离原工作单位。

④ 参加培训人员应严格遵守培训管理规定。取得专科护士培训合格证书 1 个月内及时在护

理部备案，上交专科证书复印件和学习心得，并进行学习汇报。

⑤ 专科护士的使用情况作为护理人员绩效考核参考标准。

附 解放军总医院心内科组织培训专科护士管理框架图

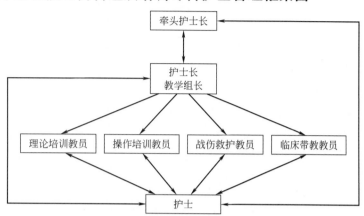

第六节 中华护理学会
心血管专科护士培训临床实习管理规定

① 因学员选择的临床实践基地比较集中，为最大限度满足学员需求，平衡教学资源，至少满足每位学员所选的实习意向中的一所基地医院。每家实习基地每批接收 10 名学员。

② 第一轮带教的临床实践内容不少于记录手册中 70％的内容；第二轮带教对第一家医院未完成的内容进行补充。

③ 每轮带教的过程中均须安排个案撰写培训的相关内容。

④ 学员进入基地后，分配科室进行学习，由各科室护士长负责，安排专人老师带教，带教过程中有任何问题及时沟通。统一安排学员日常生活，分配专用更衣柜，集中办理饭卡，方便就餐。

⑤ 学员安全问题。学员 2 个月之内只可请假 3d，请假需由学员所在单位护理部批准、盖章后交班主任批准。必须有制式假条：姓名、单位、护理部盖章、请假原因、时间等。

⑥ 实习期间的考核安排

a. 12 月 12 日各家基地组织操作考核（心肺复苏＋电除颤）；

b. 12 月 13 日完成操作技能成绩汇总上报；

c. 12 月 16—20 日，心血管专委会将组织各家基地督导工作；抽考 1 名学员操作，抽考 1 名带教老师操作，1 名带教老师授课。

d. 12 月 24 日前学员完成冠心病二级预防个案管理的撰写 Word 版，各基地组织学员 PPT 个案汇报，每人 8～10min。于 12 月 24 日 16:00 前完成学员个案成绩汇总，并推荐 1 名优秀学员参加 12 月 25 日的集中汇报。

⑦ 12 月 25 日各临床实践基地将所有学员实习过程的照片（横版，原图，不少于 10 张）交负责人。

⑧ 12 月 25 日心血管专委会组织推荐的学员进行个案汇报。

⑨ 培训班结业式于 12 月 27 日上午举行。

⑩ 1 月 4 日前各临床实践基地提交实习带教总结。

⑪ 学员评价。负责人进入中华护理学会官网，对学员进行网上评定（评定内容包括：学员报到、学员培训、考核成绩、出科小结），第一批对技能考核成绩评价，第二批对个案汇报成绩评价，并进行出科小结总结。

附表1 心内科专科护士考核非同步手动除颤器技术考核评分标准

专科类别： 　　医院名称： 　　考核者姓名： 　　分数：

项目	总分	评分标准	得分	扣分
仪表	5分	仪表端庄2分，衣帽整洁3分	5	
操作前准备	15分	评估：了解患者病情(2分)，心电示波情况(4分)，意识状态(2分)	8	
		备齐用物(缺一项扣0.5分)(2分)，检查除颤器性能(2分)，合理放置(1分)	5	
		洗手(1分)，戴口罩(1分)	2	
操作过程	60分	患者心电图示波为心室颤动或无脉室性心动过速，排除电极干扰、电极脱落、导线脱开(3分)	3	
		大声呼叫并拍患者双肩(避免晃动患者的身体)，患者无反应(4分)	4	
		呼叫其他医护人员(1分)，准备抢救车、除颤仪(1分)，记录抢救时间(1分)	3	
		患者平卧(1分)，暴露胸部(1分)，左上肢充分外展(1分)	3	
		检查胸前皮肤有无潮湿、破损(1分)，有无起搏器(1分)，必要时纱布擦干汗渍(1分)	3	
		电极片移至非除颤部位(2分)，连接电源、打开开关(2分)，调至P导联(2分)	6	
		取下手柄电极，均匀涂抹导电糊(3分)	3	
		打开除颤器开关，遵医嘱选择除颤方式，调节除颤能量(双相波200J，单相波360J)(3分)	3	
		将电极板置于除颤部位，两电极板距离>10cm，避开起搏器(3分)	3	
		仰卧位：STERNUM(胸骨)电极置于患者右锁骨中线第2肋间(3分)，APEX(心尖)电极置于患者左腋中线第5肋间(3分) 或 侧卧位：STERNUM(胸骨)电极置于患者胸骨左缘第3~4肋间(3分)，APEX(心尖)电极置于患者背部左肩胛下区(3分)	6	
		再次观察心电示波(2分)，确认需要除颤、充电(2分)	4	
		电极板紧贴患者皮肤(3分)，垂直下压4~11kgf(3分)	6	
		提醒并确认操作者及他人离开床旁(3分)，放电(3分)	6	
		除颤后立即行5个循环心肺复苏(口述)(3分)	3	
		观察心电示波情况及患者病情(2分)，判断除颤效果(2分)	4	
操作后	15分	清洁并评估除颤部位皮肤(3分)	3	
		洗手，关闭开关，拔除电源(2分)	2	
		擦电极板，检查手柄电极及导线，手柄电极归位(2分)；整理并补充用物(2分)；除颤仪放置固定位置并充电(2分)	6	
		整理患者衣物及床单位，取舒适卧位(2分)	2	
		洗手、记录(2分)	2	
提问	5分	提问：掌握(5分)，部分掌握(3分)，未掌握(0分)	5	
总分	100分		100	

考官签字： 　　考核日期： 　　年　　月　　日

附表 2　心内科专科护士考核

院内版单人心肺复苏技术考核评分标准

专科类别：　　　　　医院名称：　　　　　考核者姓名：　　　　　分数：

项目	总分	评分标准	得分	扣分
仪表	5 分	仪表端庄(2 分)，衣帽整洁(3 分)	5	
操作过程	75 分	判断意识(4 分)，大声呼叫并拍患者双肩(避免晃动患者的身体)，患者无反应	4	
		评估颈动脉搏动(2 分)，时间＞5s＜10s(1 分)，同时观察患者有无胸部起伏(1 分)	4	
		呼叫其他医护人员，准备抢救车、除颤仪(2 分)；记录复苏开始时间(3 分)	5	
		摆放复苏体位(4 分)，充分暴露胸腹部(3 分)	7	
		垫复苏板(2 分)，位置正确(2 分)	4	
		操作者站位正确(2 分)，操作者在患者体侧就位，一侧膝部平肩，一侧膝部平脐	2	
		按压部位正确，胸骨中下 1/3 交界处(两乳头连线中点)(3 分)；按压方法正确，双手交叉掌根重叠，保持肩肘腕成一直线，利用上半身的力量垂直于患者胸壁用力向下按压(3 分)	6	
		按压力度，胸骨下陷至少 5cm，但不超过 6cm(3 分)；频率适当，100～120 次/分(3 分)	6	
		按压与放松比正确(2 分)	2	
		清除口、鼻腔分泌物，取下义齿(2 分)	2	
		开放气道方法正确，仰头提颏(4 分)	4	
		正确安装简易呼吸器(2 分)，连接墙壁氧源(2 分)	4	
		EC 手法固定简易呼吸器面罩(5 分)	5	
		每次给气时间不少于 1s，通气有效(5 分)	5	
		按压通气比例(30∶2)(2 分)	2	
		按压中断时间＜10s(1 分)	1	
		完成 5 个循环再次评估(5 分)，记录复苏结束时间(3 分)	8	
		遵医嘱给氧，给予高级生命支持(2 分)	2	
		关心安慰患者(2 分)	2	
操作后	15 分	安置患者(2 分)，体位舒适(2 分)，整理床单位(1 分)	5	
		整理用物并处理(4 分)	4	
		洗手(2 分)，记录(2 分)，签字(2 分)	6	
提问	5 分	提问：掌握(5 分)，部分掌握(3 分)，未掌握(0 分)	5	
总分			100	

考官签字：　　　　　考核日期：　　　年　　月　　日

附表 3　心血管病二级预防个案评分表

学生姓名：_____　　学号：_____　　得分：_____

项目	具体内容	分值	得分
选题 （5 分）	所选个案有专科特色，是与心血管病二级预防有关的内容	5	
书写格式 （5 分）	按照个案书写模板书写，文字格式、排版符合要求，字数不少于 20000 字	5	
病例介绍 （10 分）	病例介绍内容全面、条理清晰	5	
	护理重点、难点突出	5	
院内康复 （40 分）	危险因素评估全面	10	
	药物处方、运动处方、营养处方、心理处方与睡眠管理、戒烟处方填写全面、合理	30	
出院随访 （25 分）	按计划完成出院 1 周随访	5	
	随访病历填写完整（6 分钟步行试验结果、心电图负荷试验结果、心肺运动结果，至少填写一项）	20	
经验体会 （10 分）	认真总结自己对此个案管理中的成功经验或失败教训，能给读者留下深刻启迪	10	
总体评价 （5 分）	态度认真、严谨，资料可靠，文字精练、层次清楚	5	
总分		100	

附表 4　心血管专科护士及专项技术培训临床教学基地带教老师授课能力评价表

专科类别：＿＿＿＿＿＿　医院名称：＿＿＿＿＿＿

评审专家姓名：＿＿＿＿＿＿　分数：＿＿＿＿＿＿

项目	评分内容	分值	得分
教学目标 （10 分）	教学目标简洁明确，描述准确，符合学会要求及学员需求	10	
教学内容 （30 分）	教学内容新颖，条理清楚，科学性强，重点突出	10	
	教学内容理论联系实际，能反映学术前沿或教研动态	10	
	教学内容符合教学目标，难易程度适当	10	
教学组织 （30 分）	对教学内容进行精心设计和有效组织，设计巧妙、新颖	10	
	注意启发性教学，灵活、恰当地运用多种教学方法及教具	10	
	教学过程气氛活跃，有互动，学员参与性强	5	
	教学过程时间安排合理，不超时	5	
多媒体教学 （20 分）	正确、恰当地使用多种教学手段（图片、音频、视频、动画等）	5	
	幻灯制作有品质，字体、图表使用规范，工整美观	5	
	幻灯内容概括性强，能体现教学内容的精髓，不长篇赘述	5	
	电脑及 PPT 操作熟练	5	
教态仪表 （10 分）	声音洪亮，吐字清晰，语言规范、流畅、简练，不念稿	5	
	仪态端庄，精神饱满，注重眼神交流，肢体语言得体，有激情	5	
	总分	100	

附表 5 心血管专科护士 301 实习基地临床带教安排（第 1 周）（举例）

日期	时间	授课内容	总带教老师	带教老师	职称
××.×× （周一）	09：00—11：30	开班仪式，了解实习需求，入科介绍，熟悉环境		×××	主任护师
	12：30—14：30	危重症救治：高血压急症的紧急处理及护理配合		×××	副主任护师
		危重症救治：急性左心衰竭的紧急处理及护理配合			
	14：30—15：30	临床见习（心肌疾病患者的护理）及（先天性心血管病患者的护理）		×××	主管护师
××.×× （周二）	08：00—09：30	心血管病二级预防实践		××× ×××	主任护师 主管护师
	09：30—10：30	危重症救治：血管迷走反射的紧急处理及护理配合			
	10：30—11：30	危重症救治：肺栓塞的紧急处理及护理配合、心房颤动与冠心病			
	12：30—13：30	异常心电图的识别			
	13：30—15：30	临床见习：心律失常护理（起搏器置入术前、术后护理）	××× 主任护师	×××	副主任护师
		临床见习：心律失常护理（心房颤动射频消融术前、术后护理）			
		动脉血气分析临床应用			
		氧气临床应用的治疗及护理、心电图监测技术			
		临床见习（冠状动脉围术期患者的护理）			
××.×× （周三）	08：00—09：30	门诊见习（心肺运动试验）（评估、运动康复）		×××	副主任医师
	09：30—10：30	心血管患者疼痛管理（评估内容及工具、急性冠脉综合征、稳定型心绞痛）		×××	主管护师
	10：30—11：30	心脏专科查体、护理安全评估及管理（血栓与出血管理）		×××	主任护师
	12：30—13：00	专科操作技术：电除颤、输液泵及操作练习		×××	主管护师
	13：00—13：30	弹力带操		×××	主任护师
	13：30—15：30	专科操作技术：单人心肺复苏术及操作练习		×××	主管护师
××.×× （周四）	8：00—9：00	冠心病 PCI 术后心脏康复评估流程		×××	副主任医师
	9：10—10：00	2019 年心脏康复新进展		×××	副主任医师
	10：10—11：00	AHA 冠心病二级预防个案管理模式临床实践		×××	主任护师
	11：10—12：00	心肺运动试验关键参数分析		×××	主任技师
	12：10—13：00	心肺运动实验规范化操作		×××	主管护师
	13：10—14：00	心肺运动实验实践工作		×××	副主任医师
	14：20—15：30	心肺运动实验病例报告		×××	副主任医师
	15：40—16：50	心肺运动实验实操（workshou 实操工作坊）		×××	主任护师
××.×× （周五）	8：00—9：00	心脏康复中药物处方对运动耐量的影响		×××	副主任医师
	9：10—10：00	危重症患者的院内 I 期心脏康复评估和治疗		×××	主管护师
	10：10—11：00	冠心病患者心肺运动试验报告解读		×××	主任护师
	11：10—12：00	心肌梗死心脏康复评估及治疗		×××	副主任医师
	12：10—13：00	老年人心肺运动试验报告解读		×××	主任护师
	13：10—14：00	心肺运动耐力处方		×××	主任护师
	14：20—15：30	力量练习运动处方制定		×××	副主任医师
	15：40—16：50	心肺运动实验分组实操		×××	副主任医师

附表6 心血管专科护士301实习基地临床带教安排（第2周）（举例）

日期	时间	授课内容	总带教老师	带教老师	职称
××.×× （周一）	08:00—09:00	入科介绍,熟悉环境		××× ×××	教学组长
	09:00—10:30	危重症救治:肺栓塞的紧急处理及护理配合		×××	副主任护师
	10:30—11:30	危重症救治:血管迷走反射的紧急处理及护理配合			
	12:30—15:30	个案汇报考核及指导总结,提出修改意见(筛选出1名优秀个案)			
××.×× （周二）	08:00—09:30	动脉血气分析应用		×××	主任护师
	09:30—10:30	临床见习(高血压患者的护理及冠状动脉围术期护理)		×××	主任护师
	10:30—11:30	危重症救治:高血压急症及急性左心衰竭的紧急处理及护理配合	××× 主任护师	×××	主管护师
	12:30—13:30	心脏专科查体		×××	主治医师
	13:30—15:30	优秀个案进行再指导		×××	主任护师
××.×× （周三）	08:00—09:30	护理安全评估及管理(血栓与出血管理)		×××	主任护师
	09:30—10:30	氧气临床应用的治疗及护理、心电图监测技术			
	10:30—11:30	心律失常护理(起搏器置入及房颤射频消融术术前、术后护理)		×××	主管护师
	12:30—	优秀个案评审(1名优秀个案人员参加)		×××	主任护师
	12:30—13:30	异常心电图识别		×××	主管护师
	13:30—15:30	心血管患者疼痛管理(评估内容及工具、ACS、稳定型心绞痛)		×××	副主任医师
××.×× （周四）	08:00—11:30	心外及导管室见习、左心室辅助装置的应用及护理		×××	主管护师
	12:30—13:30	弹力带操		×××	护师
	13:30—15:30	交流座谈会(学员填写调查问卷)见习结束		×××	主任护师

第十八章
护理教学与创新

第一节 授课技巧与教案书写

一、授课技巧

心血管专科护士培训的主体对象，往往具备基础的护理知识素养，经过基础医疗教育，进行教学授课，最重要的内容是进行岗位胜任能力培训，故应将教学重点放在以病案为主体的教学指导性授课上。从教学环境上，可以分为教室内教学和床旁查房教学。以下从这两方面介绍教学技巧。

（一）教室教学授课技巧

1. 教学材料的完备

教室教学，又称课堂教学，指是护理学生在教室中，在教学人员的引导下完成的学习过程。课堂教学应具备的基本教学材料是大纲、授课进度、教案/教学设计、讲稿、PPT、教科书等。

2. 重视教学大纲

讲课前，教学人员应根据教学大纲的要求，明确本节课的教学目的，并针对教学内容确定讲课的主干、要点及精华。讲课时紧紧抓住主干，将教学内容分为重点讲、略讲和不讲三个层次。对重点内容，讲深、讲透还不够，还要帮助和引导护理学生学会理解重点和难点，学会思考与分析问题，掌握学习内容。教学人员还应潜心琢磨如何使教学重点的吸收率提高，对于略讲的内容，只讲思路要点或讲清楚结论就可以了。不讲的内容，则指出注意的问题，安排护理学生自学。教学实例应对应教学大纲中的重点内容。

3. 课堂气氛

课堂气氛是课堂教学的关键。当代的教学理念中，越来越重视学的过程，而既往以教为主的教学方法逐渐被时代所抛弃。护理学生在课堂上的参与度往往与教学效果密切相关，适度活跃课堂气氛，提高护理学生参与度，是每一位教学人员的重点关注内容。护理教学中，如果教学人员总是滔滔不绝地进行理论讲述，护理学生势必感到枯燥无味，应适时穿插一些妙趣横生的临床实例，不但使护理学生们学得懂、记得牢，而且还活跃了课堂气氛，起到一箭双雕的作用。

设计实例前，教学人员要深入了解护理学生，了解他们对医学基础知识的掌握情况及接受能力，根据护理学生的具体情况选择合适的讲授方法。教学人员要注意搜集临床和生活中的一些典型事例，丰富自己的感性认识与素材资源。在讲解疾病的临床表现和护理措施时，由实例引入理论，再用实例解释理论，不但可以加深护理学生对理论的理解与记忆，而且能增强护理学生的学习兴趣。另外，还要经常总结与梳理临床护理工作中的经验与体会，善于选择人们熟知的知识作相应的比喻。例如，急性心肌梗死患者的心电图变化，对于护理学生来说是一个学习难点，也是学习的重点。笔者经过精心设计，将心肌梗死急性期 ST 段图形的变化特点，比喻为"红旗飘飘"，使护理学生能较好地理解"ST 段呈弓背抬高"的含义；将透壁性心肌梗死患者出现的病理性 Q 波，比喻为"永不消逝的电"，用同名影片的名字来比喻心肌梗死患者一旦出现病理性 Q 波，预示患者发生严重坏死心肌的不可恢复性及与预后的关系（心电图中 Q 波伴随患者终生），将心脏电生理和临床机制、护理措施有机结合在一起，护理学生们在轻松愉快的气氛中记忆深刻。

4. 情景教学

国外学者通过对授课过程的研究，发现学生听课时的注意力存在周期性分散的规律，即在50min的课堂内，教学人员如用一成不变的节奏和方式讲述，则听课者在上课15min左右开始出现注意力不集中的现象，且出现的频率逐渐升高，接近下课时会达到每3～4min出现1次。针对这一规律，教学人员在讲课中要注意应用不同的方式，从教具、多媒体教学手段、教学语言、授课风格等方面进行精心准备，设计出形象逼真的情景，以达到直观、形象教学。例如，在讲授心绞痛患者特有的体位时，教学人员可以模仿心绞痛患者的临床表现与发病情形，给护理学生以较大的视觉与心理冲击，促使护理学生对心绞痛患者特有的体位与临床表现产生深刻印象。再如，讲心悸患者临床表现中的"落空感"时，也注意巧妙地创设情景，既使护理学生记忆深刻，又活跃了课堂气氛。

5. 语言技巧

运用实例教学，一定要掌握语言技巧，病例之于授课内容，如原著之于剧本，必须根据剧情做必要的语言修饰，既要保持原著的真实性，又要做一定的语言处理。否则一个非常好的临床例子，讲出来却效果平平，达不到预期的效果。同时，要注意讲述的神态与语音语调，抑扬顿挫，声情并茂，适时地变换节奏加上提问的灵活运用，都是吸引学生注意力的有效方法，保证学生的思想始终追随着讲课者的思维。

6. 护理学生临床思维能力培养教学技巧

随着现代技术的飞速发展，越来越多的现代化技术手段融合进入医学教育和医疗相关专业人才培养中，理论课程越来越规范化，在慕课、微课等大规模在线规范化课程冲击的今天，传统课堂理论课教学正逐步向优质在线教学资源倾斜。但是，由于护理学生思维方式差异存在的必然性和临床情况的复杂性，在今天的技术条件下，思维训练仍必然采用面授的方式进行。从宏观角度上说，思维能力培养训练是未来课堂教学的主要优势战场。所以设计实训教学课程是课堂教学的主要方式。其设计原则如下。

（1）实训课程设计与理论课程对应和整合　思维能力培养是一个渐进的过程，不能放在临床前寄希望于一蹴而就，而应该渗透在逐步的学习中，对多学科进行知识、技能的临床整合，故设计实训课程时应考虑到这点，结合临床分阶段对护理学生的已有知识进行整合，选取案例时充分考量护理学生的知识量和临床实际情况。

（2）实训课程设计应采用灵活的教学方式　实训课程以临床问题为导向，以护理学生为中心，在其中融入分组讨论式教学和翻转课堂等的教学方式，填补护理学生课本到临床、理论与实践之间的鸿沟，调整护理学生知识结构，训练独立思考分析的能力，避免出现生搬硬套的现象。同时，在护理学生走上临床之前，初步渗透医疗实践过程，在课堂范围内提供医疗氛围，促进护理学生角色转换，避免因心态失衡导致的医患关系矛盾；熟悉诊断和治疗技能衔接，避免出现床旁茫然无措的现象。

（3）课程设计应探索合理的评价系统　对于实训课程的系统评价目前还在初级探索阶段，技能的系统评价目前已经形成较实用客观的评价体系，而思维方式人人不同，思维能力评估的形式灵活，如何短时间之内更加公正、客观地判断护理学生的思维能力，目前仍是教育界的难题。

（二）床旁查房教学授课技巧

护理查房根据查房的主题可分为：①个案护理查房；②危重病人查房；③教学查房和④行政（管理）查房。临床业务性查房围绕罕见病例、危重救治病例、复杂手术病例、新业务新技术、特殊检查、护理工作中经常遇到的问题及工作中的经验教训为主要内容，多以个案护理查房或危重救治病例查房的形式进行。教学查房包括：一种是由带教老师负责，根据护理学生所在学校的教学大纲要求组织护理学生进行护理查房；另一种是由护士长或护理部组织的，临床护士参加的，选择一种疾病或问题为重点而进行的护理查房，适用于各级护士的长期培训和继续教育。常规评价性查房是以"质量控制检查组"形式，检查对患者实施责任制护理，护理程序的实施情况从而改进护理方法，提高护理质量为主要内容的护理查房。总而言之，床旁查房教学需要以病案为主体，以查房目标为主题，达到知识性和情感性教学目标。

1. 进行充分评估，精选查房内容

应根据评估的结果明确查房目的、重点及所要达到的目标，并选择合适的查房形式与病例。床旁教学查房的目的，主要是使新护士和护理学生提高理论联系实际的能力、提高解决常见护理问题的能力，从而提高工作能力，提高岗位胜任能力，结合运用护理知识和实施措施促进病人康复。所以，床旁查房教学宜选择典型病例，知识点以普及为主，讨论点以实用性为主，这样易于引起参加者的共鸣。教学查房最好采用PPT的形式，配合相关图片（如生理解剖图、X线片检查结果、心电图图例、阳性体征照片等）进行讲解，一方面有助于参加者深刻理解查房的知识点，另一方面使查房思路清晰，更具条理性，从而达到良好的教学效果。

2. 床旁教学查房前准备

（1）备课　提前三天选择病区典型病例进行备课，和责任护士一起进行问诊、护理查体及对病人的生理、心理、社会状况进行全方位评估，从而确定本次查房的知识点和讨论重点。

（2）制作查房课件　采用PPT形式，护理计划的PPT依据责任护士的护理情况完成，各知识点的PPT请高年资护士或护士长审阅修改，制作成完整的护理教学查房多媒体课件。

（3）患者的准备　向患者说明本次查房的目的、查房时需要询问的病史、根据疾病进行针对性护理查体等，以征得患者及家属同意，并取得其配合。

（4）上报科护士长　将查房的简要流程、病例简介及多媒体课件以电子邮件形式上报科护士长。

3. 教学中鼓励新护士、护理学生参与教学

教学的最终目标是护理学生的学习和掌握，单纯的输出式教学往往起不到良好的教学效果，故应在教学中增强护理学生的参与感。故知识点的准备可采取预告式的方法，在教学查房前三天告知护理学生可能需要的知识点，鼓励护理学生提前查阅相关资料，巩固相关知识点，以便在查房的时候各抒己见。这样的查房不仅可以保证质量，还可以拓展大家的知识面，并将理论知识与查房病例结合起来，真正做到理论联系实际。也可以在查房的过程中以提问的方式讲述知识点，如向新护士、护理学生提问，以了解他们的基础知识掌握情况，并有高年资护士或主讲人对其回答进行点评和补充。此种方式的优点是增加了查房过程中的互动性，气氛活跃，使知识点更利于记忆；缺点是由于每个参加者的专业素养不同，可能导致回答问题与点评问题的能力参差不齐，容易使教学节奏拖沓，不易控制。

4. 护患沟通与人性化护理

护士与患者之间的沟通方法和技巧是在教室教学中难以讲明也难以示范的，在床旁查房教学中则是示范的良好时机。可让护理学生与患者进行沟通，由资深护士或讲者进行点评和纠正，并安排技巧示范。与此同时，可在床旁查房教学中重点展示如何为患者创造干净整洁、安静舒适的病房环境，使患者在住院期间感受到医院的人性化关怀，使其精力愉悦。教学中也应强调保持地面整洁干净，及清扫标志设置，避免患者摔倒。

5. 情感目标培养与在院宣教

除了知识目标外，护士在护理工作中与患者长时间的密切接触，更加需要对患者的同情心和同理心，床旁查房教学是重要的教学环节。

同时与医师相比，护士有更多机会向患者宣教。以心血管患者为例，患者通常需要低盐低脂饮食，对于不健康饮食的患者，护理人员需要耐心向患者说明，低脂肪饮食的重要性，并根据患者的病情制作合理的饮食计划和锻炼计划，形成饮食疗法和合理的运动疗法；而且在基本的日常护理方面加强患者用药不良反应的自我意识、药物剂量的基本知识、药物剂量的维护方法等，宣传教育患者严格按照医师开具的药物名称和剂量用药，禁止随意更换药物类型，随意加减剂量，在院期间尽可能解决患者依从性差造成的风险。

以原发性高血压患者为例，原发性高血压发病年龄日趋年轻化，发病率也逐年增长。临床认为若不及时采取治疗或治疗不当极易引起脑出血、脏器功能障碍、心肌梗死以及冠心病等并发症，原发性高血压病程缓慢，难以控制，长期给予药物治疗易导致患者出现不良反应和耐药性。因此，配合有效的饮食护理极为必要，大部分饮食因素如热量、蛋白质、脂肪、维生素、碳水化合物和矿物质等对高血压重要影响。加强对原发性高血压患者的饮食护理，控制患者体重，同时给予健康指导能够有效纠正患者不良饮食习惯和生活习惯，促进患者的药物治疗起到显著效果，加快患者康复。

床旁教学中更容易使护生对患者产生同情心和同理心，现场示范宣教一方面加强护患沟通教学，另一方面对宣教意识也起到正面的作用。

二、教案书写

教案是教学人员经过备课后形成的系统授课内容与方法的文字记录，同时，也是教学人员授课内容的依据。在护理教学中，为了加强教学效果，充实课堂的知识水平，不断提高课堂授课质量和护理学生的接受能力，在教学中应注意教案的完善。规范教案书写格式，活跃了课堂授课方法，促进了教学活动的研究，可以取得良好的教与学效果。

（一）教案书写的重要性

1. 规范、完善的教案能促进教与学有机融合，教与学效果理想

护理是一种社会活动，护理教育是奠定良好社会活动开始的基础。在护理教育中，提高学生的学习兴趣，活跃学习空间，建立良好的职业感性基础，是奠定专业价值的基石。护理教育中教学人员如何精彩、形象的授予专业知识与技能，是师资培训的要点，加强教案设计既加强了教学法设计，能促进教与学有机融合，带学生进入专业知识领域，以生动、形象的教学法认识护理活动，突出了专业特点。同时，不同的教学设计能不断提高教学人员自身教学效果的研究。备教材的同时，要备学生的学习理解能力，备出教学方法的灵活性与接受能力，在教学中取得教与学的同步进行。

2. 能及时评价教学效果，教与学反馈好

由于教案中，增设了课后回顾内容，使设计的教案能及时进行教学效果信息反馈如时间安排、课型安排、讨论内容安排、相关电教设备配合是否合理等，能及时将课后教与学过程中的信息，及时反馈，为下次教学及学期教学结束后，进行教学效果分析提供宝贵信息，起到指导未来教学的目的。

3. 系统、严谨的教案书写，不断促进了教学研究

在教案书写中，如何进行科学的设计，使教学内容做到难点易懂、重点突出、小结升华，促使学生参与教学活动提高学习兴趣，这就需要不断地进行教学内容、教案书写的设计与研究。随着学科的发展，教学内容的不断充实，以及学生文化层次的不断提高，针对不同层次的学生（中专、大专护士班）设计出不同的教学方案，保证学生的学习效果，这在教案书写中尤为重要。系统、严谨的教案能够促进教员不断探索适应于学科不断发展的教学法，并能解决不同层次学生教与学的适应力。

4. 易于带课，便于迅速进入教学角色

系统的教案设计具有一定的鲜明性，易教、易学、易交流。在教学活动中，任课教员因故不

能及时授课时，规范的教案设计能使代课教员迅速进入教学角色，按教案内容、方法完成教学任务，保证教学质量，使教与学的过程保持连续性。

（二）书写规范格式及内容

1. 首页

是教案书写的起始部分，也是整节教学活动的概述，要求简单、明了。用一页教案纸即可，具体包括：

① 教学目标。

② 教学活动方法。根据不同的章节、不同的内容、不同的难易程度，交代不同的教学方法。其方法有启发式、答疑式、讨论式、角色扮演式或多项并用式的教学方法。

③ 教学内容安排。本次课要完成的具体授课内容。要求层次分明，重点、难点突出。

④ 教学时间安排。交代主讲时间，学生参与讨论时间等。

2. 正文

一般需 10～16 张教案纸。

① 导入。要求精彩、感人，唤起学生课堂学习兴趣，自觉进入求知空间。试内容可采取承上启下法，连接上次课内容，点入本次课内容。如："输液治疗在临床上应用很广，此方法有'种种'优点，是不是有百利而无一害呢？不是的，这节课我们就学习输液反应的种类及防治原则"；也可列举病例，设立疑问法，利用解疑的形式讲解本次课内容，如讲 1 例青霉素过敏性休克的病例，设立疑问，"为什么会发生青霉素过敏性休克？如何救治？怎样预防？"让学生带着问题进入角色学习；还可以一上课就提出诸多问题，让学生试着回答，然后总结出不足，进入新的一课学习。如"治疗的方法有哪些？有口服、静脉注射、肌内注射、静脉输液。还有其他方法吗？""还有冷和热的应用，这节课我们就学习冷和热的应用"。总之，导入需精彩，步步扣入主题，唤起学生新知识学习的浓厚兴趣，带领学生主动进入探索空间，将教与学的注意力紧紧抓住。

② 授课内容根据内容可采用讲授式、讨论式、答疑式、角色扮演等形式，结合电教声、情、景、物一体完成课堂授课内容。要求重点突出，难点讲清易懂。重点、难点部分，将课堂时间安排略有倾斜。要求授课内容灵活，语言表达清晰，运用医学术语通俗易懂的叙述，体现出教员的基本素质。

③ 板书与板图。板书要求字迹工整、简洁。采用"三区"书写法，即将一块黑板纵向分为三区，一区为主标题区，书写内容为第×章，第×节，共讲几个大问题，用一、二、三……表示；二区为每一个大问题内又有几个小问题，用（一）、（二）、（三）等表示；三区为每一个小问题又有哪些相关内容，用1、2、3……表示；一区为保留区，二区、三区为可擦写区，课堂讲授结束，整块黑板清晰地留下一区的内容，即为本次讲授的要点内容，便于小结与整理。板图要求熟练、规范、标准，结合讲解浅而易懂，是日常教案书写基本功的一部分，一般在三区制图。

3. 小结

将授课内容归纳升华，概括本次课要点。要求短而精练。一般用 3～5min 时间。可采用顺口溜式、回顾式、提问式、图表式、重点难点突出式等形式完成。这在教案书写与设计中是难点。

4. 复习内容

交代本次课堂应掌握的内容或需进一步思考的问题及相关内容的资料查询。

5. 预习内容

完成下次课内容的预习或课堂需解决难点问题的资料查询。

6. 课后回顾

通过设计，授课方法实施后，取得了哪些效果？不足在哪？时间安排是否合理？课型可否？电教手段配合是否可行？学生反应怎样？做一下回顾，以便推动下次课的授课方法改进，同时，学期结束总结时，为下学期课程安排提供宝贵意见。

第二节 优秀授课教案示例

优秀授课教案示例 1

课程名称	内科护理学	授课对象	护理研究生		
教员姓名	李海燕	专业技术职务	主任护师		
授课方式 (大、小班)	小班	授课学时	45 分钟	授课日期	2019 年 9 月 1 日
授课题目 (章节)	心脏性猝死的风险预测与防治				
授课教材 及主要参考书	1. 葛均波,徐永健,王辰 . 内科学,第 9 版[M]. 北京:人民卫生出版社 . 2. 杨跃进,华伟 . 阜外心血管内科手册[M]. 北京:人民卫生出版社 . 3. 卢喜烈,陈运奇 . 远程心电监测与诊断[M]. 北京:人民军医出版社 . 4.《2015 美国心脏协会心肺复苏及心血管急救指南》摘要				
教学目的与 要求	了解心源性猝死相关知识 掌握心源性猝死风险预测方法 熟练掌握心源性猝死的防治措施				
重点与难点	重点:熟练掌握心源性猝死的防治措施 难点:心源性猝死风险预测方法				
教学方法	课件演示与实物(遥测心电监护仪,GRACE 风险评估器)视频演示相结合				

基本内容	教学手段 时间分配
心源性猝死（SCD） **课程引入** 心源性猝死的流行病学调查：发病率、存活率及其发病特点。 1. 发病率 • 冠心病在美国发病率最高，美国心源性猝死人数 32 万/年（医院外）发病率为 103.2/10 万，平均年龄 66 岁，抢救成功率为 5.6％ • 我国"十五"科技攻关项目资料显示，每年心脏猝死的总人数约为 54.4 万人，发生率为 41.84/10 万，且男性高于女性 2. 存活率 • 心源性猝死存活率很低，即使在发达国家也仅为 5％～8％，甚至在许多国家接近几乎为 0％。其原因为绝大多数的心源性猝死发生在院外，不能得到有效的快速治疗干预（如初步的紧急心肺复苏术），仅有发生在医院或经过初步抢救治疗并及时送至急救中心的患者，才有机会得到有效治疗而幸存 3. 特点 • "突发""迅猛""自然" • 心源性猝死发病突然，快速，来势凶猛，不能预测 • "自然"是指在有外因或无外因的作用下，突然和意外发生非暴力性死亡（举例 1，用力排便；举例 2，翌晨的猝死）	课件演示 5 分钟
理论讲解 1. 心源性猝死的概念 心源性猝死急性症状发后 1h 内发生的以意识突然丧失为特征的、有心脏原因引起的自然死亡 2. 心源性猝死的病因 器质性心脏病和非器质性心脏病两大类。 （1）器质性心脏病　冠心病占 80％，其中急性心肌梗死占 75％，心肌病占 5～15％，（常见的心肌病有扩张性心肌病、肥厚性心肌病、致心律失常性右室发育不良）心脏瓣膜病（主动脉瓣重度狭窄）主动脉窦瘤破裂 （2）非器质性心脏病　由于心脏电活动异常诱发恶性心律失常，见于一些先天性或遗传性疾病：长 QT 综合征，Brugada 综合征，马方综合征 （3）药物中毒　洋地黄、奎尼丁 （4）暂时功能性　心电不稳定、血小板聚集、冠状动脉痉挛、心肌缺血后的再灌注心律失常 （5）其他　自主神经不稳定、电解质紊乱、过度劳累、情绪压抑、致心律失常药物 3. 心源性猝死的高危人群 • 有冠心病危险因素、心肌病、严重心律失常的人群，由于职业关系缺乏活动，长期处于精神紧张状态，且超负荷工作，其发生心源性猝死的风险高 4. 心源性猝死的临床表现（临床经过分四期） （1）前驱期　猝死前数天至数月有胸痛、气促、疲乏、心悸等非特异性症状 （2）终末事件期　心血管状态出现急剧变化到心搏骤停发生前的一段时间，自瞬间至持续 1h 不等。典型表现：严重胸痛，急性呼吸困难，突发心悸或眩晕等（此期很短，很快过渡到心搏骤停期） （3）心搏骤停　心搏骤停后脑血流量急剧减少，可导致意识突然丧失，伴有局部或全身性抽搐。心搏骤停刚发生时脑中尚存少量含氧的血液，可短暂刺激呼吸中枢，出现呼吸断续，呈叹息样或短促痉挛性呼吸，随后呼吸停止。皮肤苍白或发绀，瞳孔散大，可二便失禁 （4）生物学死亡　从心搏骤停发生后，大部分病人在 4～6min 开始发生不可逆脑损害，随后经数分钟过渡到生物学死亡 5. 心源性猝死诊断依据 ①意识突然丧失，呼之不应，昏迷（多在心搏骤停 10～20s 内出现），面色由开始苍白迅速呈现发绀 ②大动脉搏动消失，血压测不出 ③心跳停止，心音消失 ④呼吸停止，呼吸呈叹息样，随即停止，停搏后 20～30s ⑤瞳孔散大，心脏停搏后 30～60s ⑥心电图示，心跳停止或心室颤动	课件演示 10 分钟

基本内容	教学手段 时间分配
符合①和②就可以诊断为心源性猝死 6. 心源性猝死风险评估(本堂课难点) • GRACE 风险评分系统用于急性冠脉综合征的患者,包括三个部分,九个因素,根据所得分值,可分为低危、中危、高危组,所得分值越高,发生死亡的风险就越大 **GRACE 风险评分量表** （见下表） （见下表） 7. 心源性猝死的危险预测(本堂课难点) 临床上常使用一些无创的检查技术,来判别心源性猝死复发或发生心源性猝死的危险性 • 左室射血分数评价(LVEF) 心肌梗死后 LVEF 降低是心脏性猝死的主要预测因素,LVEF≤40%,是识别高危患者的预测因子和分界线,LVEF≤30%者,总死亡率和猝死发生率明显增加 • 远程心电监护(iHolter) • 动态心电图监测(Holter) • 常规心电图 • 活动平板负荷试验 远程心电监测适用于:高危因素和极易发生心律失常、有心源性猝死危险的患者。其优点在于可以进行"实时""互动"的监测,且监测时间可长达 5d • 病例 1 患者,男性,20 岁,2011 年 1 月 11 日主因"反复发作意识丧失 4 月余"就诊,14:30 携iHolter 监测返校。从下午开始发现>2s 的长间歇 64 次,2011 年 1 月 12 日凌晨 2:49 出现长达 17.23s的长间歇,电话通知患者,嘱其在家人陪同下接受急诊入院治疗。1 月 13 日下午急诊行临时起搏器置入术治疗,术后心电监护显示夜间起搏心律较多,并可见短阵室性心动过速。医师建议行永久起搏器置入术,由于种种原因,患者及其家属拒绝。1 月 28 日行电生理检查,对房室结迷走神经实施射频消融术。术后 72h 遥测心电监护复查无明显异常,于 2 月 1 日康复出院	"GRACE 风险评估器"演示

GRACE 风险评分量表

病史	入院检查情况	在院检查情况
年龄	静息心率	初始血清肌酐
充血性心力衰竭史	收缩压	心肌酶升高
心肌梗死病史	ST 段压低	未行院内 PCI 治疗

ACS 患者的风险评估模型

危险级别	GRACE评分	院内死亡风险/%
低危	≤108	<1
中危	109～140	1～3
高危	>140	>3

危险级别	GRACE评分	出院后6个月死亡风险/%
低危	≤88	<3
中危	89～118	3～8
高危	>118	>8

教案续页

基本内容	教学手段 时间分配
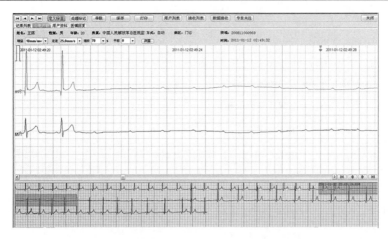	"遥测心电监 护仪"演示

• 病例 2　患者,男性,77 岁,主因"慢性咳喘 40 年,加重 15d"入院,既往有冠心病、高血压病史,2011 年 4 月 16 日 18:05 iHolter 提示心脏停搏长达 48.9s,立即与相关科室医护人员取得联系,成功救治患者

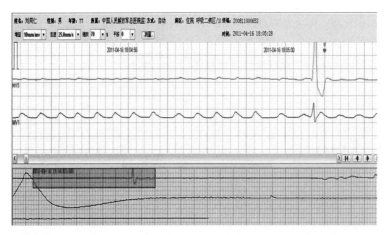

8. 心源性猝死的防治(重点内容,要求掌握)

(1)关键是识别出高危人群

• 保持良好心态

• 戒烟、限酒

• 适度运动

• 劳逸结合

• 健康饮食

(2)治疗原发心脏病

• 心肌梗死后合并左室射血分数降低、心力衰竭、室性心律失常的患者,置入型心律转复除颤器(ICD)

• 改善心肌缺血:使用药物、心肌血运重建

• 心肌病的治疗:药物改善心功能和非药物心脏再同步化治疗(三腔起搏器 CRT)

• 预激综合征合并心房颤动:射频消融术

• 缓慢性心律失常合并晕厥:永久起搏器治疗

(3)抗心律失常药物治疗——β 受体阻断药

• 抗心律失常

基本内容	教学手段 时间分配
• 抗心肌缺血 • 改善心功能 • 降低心源性猝死的发生 (4)心律转复除颤器(自动体外除颤器,AED)的使用 • 一种便携式 • 易于操作 • 非医务人员可掌握 为了争分夺秒的救治患者,美国开展了一项培训计划,PAD(plan associal defibrillator)培训大众人员使用除颤器,并在机场、大型超市、邮局、地铁等公共场所安装 AED。 (5)做好风险评估 • 对急性冠脉综合征、有家族遗传病史的高危患者做好风险评估 • 及时向患者家属交代病情,签署病情知情告知书,规避医疗风险或转入重症监护室治疗观察 • 高危人群避免诱发因素,如保持心情舒畅、排便通畅等 • 掌握高危人群的病情,持续心电监护,病房设立中心监护仪,做好病情交接班,强调医护人员岗位职责,备好除颤器和急救物品,一旦发生心源性猝死,立即实施心肺复苏、电除颤治疗 技能培养 1. 心肺复苏 2015 版 2. 电除颤技术 发现心源性猝死的患者——该如何救治? 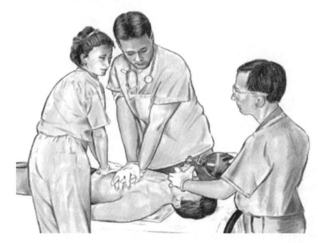 • 不要离开——不要离开患者身边的情况下启动紧急反应,(通过手机)立即呼叫医师带除颤仪 • 及时求助——在家中,拨打 120 寻求救助;在病区,呼叫值班医护人员前来救治 • 就地抢救——无论患者是在卫生间,还是病区走廊,不要搬动患者,就地抢救,立即实施心肺复苏,待除颤仪到后立即实施电除颤治疗 • 安全转运——待心肺复苏成功后,将患者安全转运至病区或监护室,进一步高级生命支持和骤停后护理	课件演示 5 分钟 播放视频 5 分钟

小结	通过快速浏览幻灯内容,对心源性猝死的概念、病因、临床表现、诊断依据、风险评估及其防治等重点授课内容进行讲解,加深学生的理解
复习思考题 作业题	①心源性猝死的风险预测方法有哪些? ②心源性猝死各期临床表现?有哪些临床特点?
教研室审阅 意见	教研室主任签名:
教学实施情况 总结分析与 改进措施	教学实施情况总结: 　①教学内容新颖,有特色,能紧贴临床实际。在课程内容的设计上,针对不同层次学员的特点,确定教学重点,具有鲜明的实用性、应用性和实践性 　②综合运用多媒体展示、实物(遥测心电监护仪,GRACE风险评估器)模型展示等教学方法和现代教育技术手段,增强了教学的直观性和生动性,提高了授课质量 　③教师备课认真、详细,病例准备充分,讲解生动活泼,条理清晰。课堂上,师生互动交流热烈,能积极调动学生的学习兴趣,教学效果显著 改进措施: 　加强理论授课与临床实践、护理查房、典型病例救治相结合,积累护理经验

优秀授课教案示例 2

课程名称	心力衰竭超滤脱水装置的管路安装操作程序	授课对象	心血管专科护士		
教员姓名	王兴萍	专业技术职务	主管护师		
授课方式（大、小班）	小班	授课学时	45 分钟	授课日期	2019 年 12 月 2 日
授课题目（章节）	心衰超滤脱水装置的管路安装				
授课教材及主要参考书	1.《中国心力衰竭诊断和治疗指南 2018》. 2. 心力衰竭患者超滤治疗护理的专家共识[J]. 中华护理杂志,2018.53(8). 3. 王志刚 . 血液净化学[M]. 北京:科学技术出版社 . 2003.				
教学目的与要求	1. 了解心力衰竭超滤的适应证 2. 熟悉心力衰竭超滤的工作原理 3. 掌握心力衰竭超滤脱水装置的管路安装操作程序				
重点与难点	重点:掌握心力衰竭超滤脱水装置的管路安装 难点:心力衰竭超滤脱水装置的管路安装				
教学方法	1. 多媒体教学,以 PPT 演示、视频播放及现场演示为主要教学方式 2. 使用心力衰竭超滤脱水装置现场讲解,使学生从理论到操作方法,全面掌握操作步骤 3. 视频演示教学,教会学生心力衰竭超滤的工作原理				

基本内容	教学手段、时间分配
一、超滤治疗适应证及特点 1. 治疗适应证 对利尿剂抵抗的心功能不全患者超滤是一个有效的治疗方法 2. 超滤治疗特点 ①血泵速率:0～50ml/min ②超滤量:0～600ml/h ③体外循环管路总容量70ml ④不会造成电解质和酸碱平衡紊乱 ⑤清除大量水分后,血浆白蛋白浓度相对升高,有利于周围组织水分进入血管内,减轻水肿	PPT 演示 幻灯片 1 3min 从心力衰竭超滤治疗的现状,讲解心力衰竭超滤的优势,引入课程主题
二、超滤的工作原理 1. 单纯超滤是通过对流转运机制,采用容量控制或压力控制 2. 经过血滤器的半透膜等渗地从全血中除去水分的一种治疗方法 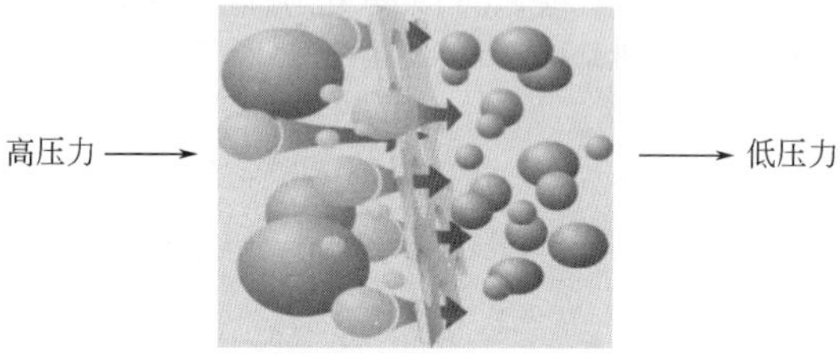 高压力 →　　　　　　　　→ 低压力 • 液体总是从高压侧流向低压侧 • 过大的颗粒不能通过滤器,因此被留在滤器的一侧	PPT 演示＋视频演示 幻灯片 2 1min 用箭头图示讲解超滤原理,同时用小视频更生动地演示除去水分的过程
三、超滤机构成 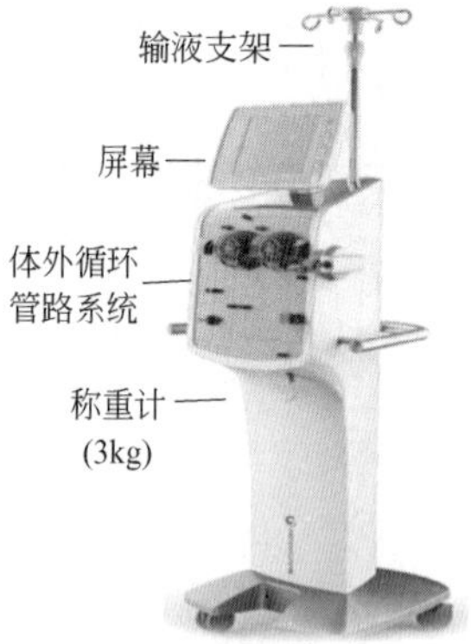 输液支架 屏幕 体外循环管路系统 称重计(3kg) ● 操作状态 ○ 警告/准备状态 ● 报警 运行键 停止键 静音键 开/关键 超滤机的构成 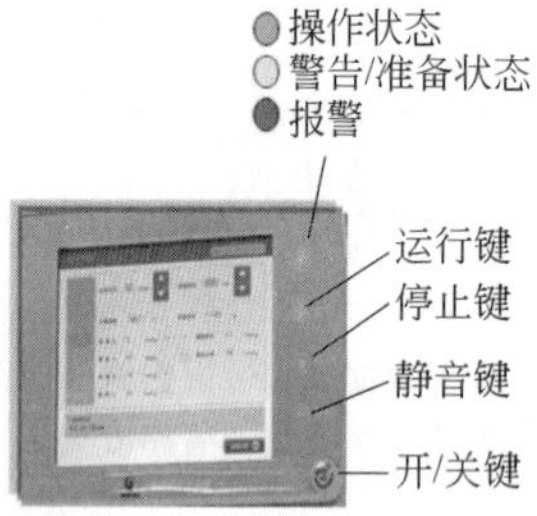　　　　监视器和键盘按钮 2 个泵,4 个压力口,2 个安全装置 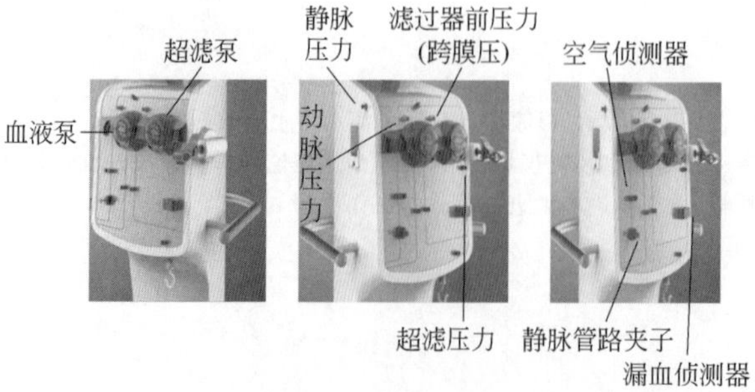 超滤泵 血液泵 静脉压力 动脉压力 滤过器前压力(跨膜压) 空气侦测器 超滤压力　静脉管路夹子 漏血侦测器	PPT 演示＋现场演示 幻灯片 3-4 3min 现场教学讲解超滤机的构成,从整体构造到各个压力口,充分了解机器组成

基本内容	教学手段、时间分配
四、管路连接前准备 1. 物品准备 　管路、滤器、500ml0.9％氯化钠注射液、肝素钠注射液、碘伏棉签、注射器、一次性换药盘、治疗巾等 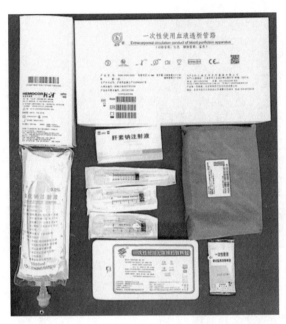 2. 人员准备 　相关的专业培训 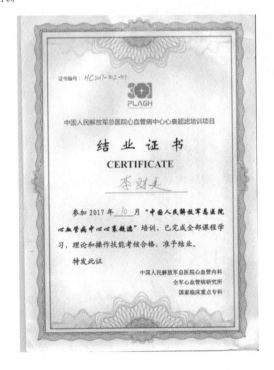	PPT 演示 幻灯片 5 2min 讲解管路连接前需要做的准备工作，同时现场演示机器自检过程

基本内容	教学手段、时间分配
3. 患者准备 留置血滤置管 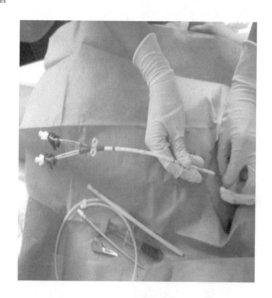 五、安装管路 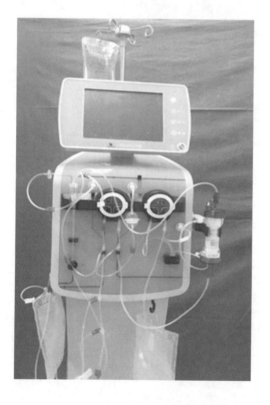	PPT 演示＋现场演示 幻灯片 6 现场演示＋提问 11min 　掌握管路安装的操作流程。边演示，边提问两个泵、四个压力口的名称，按照血流方向，讲解管路安装。同时强调需要课下反复练习

基本内容	教学手段、时间分配
1. 滤器安装 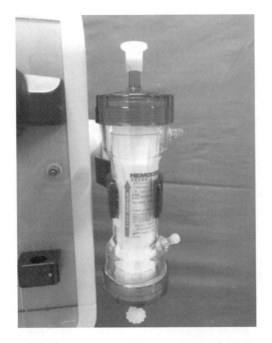 2. 静脉管路安装 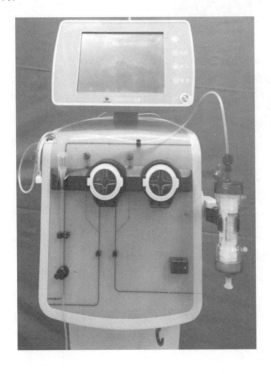	

基本内容	教学手段、时间分配
3. 超滤管路安装 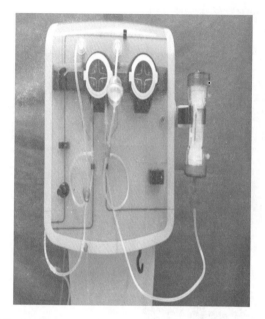 4. 动脉管路安装 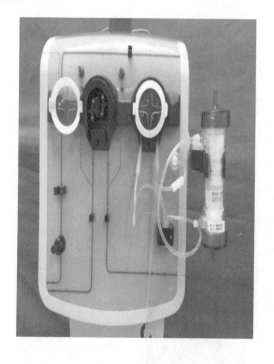	

小结	1. 心力衰竭超滤治疗的适应证 2. 心力衰竭超滤机的工作原理 3. 心力衰竭超滤机的管路安装
复习思考题	①心力衰竭超滤脱水装置的两个泵的名称? ②心力衰竭超滤脱水装置的四个压力监测器的名称? ③称重计可以悬挂其他重物吗?
教学实施情况 总结分析与 改进措施	1. 现场演示时要面对学员讲解 2. 讲解过程中要放慢语速,注意学员的反馈
科室审阅意见	
护理部审阅意见	

第三节 专利申请与书写

一、专利类型及其定义

（1）发明专利 指对产品、方法或者其改进所提出的新的技术方案（保护期 20 年）。

（2）实用新型专利 指对产品的形状、构造或者其结合所提出的适于实用的新的技术方案（保护期 10 年）。

（3）外观设计专利 指对产品的形状、图案或者其结合以及色彩与形状、图案的结合所作出的富有美感并适于工业应用的新设计（保护期 10 年）。

二、申请条件

① 申请专利，应当具有新颖性、创造性和实用性；申请外观设计专利，应当同申请日以前在国内外出版物上公开发表过或者国内外公开使用过的外观设计不相同和不相近似，并不得与他人在先取得的合法权利相冲突。

② 对于下列各项不授予专利权

a. 科学发现；

b. 智力活动的规则和方法；

c. 疾病的诊断和治疗方法；

d. 动物和植物品种（生产方法除外）；

e. 用原子核变换方法获得的物质；

f. 违反国家法律、社会公德或者妨害公共利益的发明创造。

三、申请专利所需文件及要求

① 请求书。请求书是确定发明、实用新型或外观设计三种类型专利申请的依据，应谨慎选用；建议使用专利局统一表格（可登录中国国家知识产权局网站下载）。

② 说明书。发明或实用新型作出清楚、完整的说明，以所属技术领域的技术人员能够实现为准。

③ 权利要求书。以说明书为依据，说明发明或实用新型的技术特征，清楚、简要地表述请求专利保护的范围。

④ 说明书附图。是实用新型专利申请的必要文件。发明专利申请如有必要也应当提交附图。附图应当使用绘图工具和黑色墨水绘制，不得涂改或易被涂擦。

⑤ 说明书摘要及摘要附图。发明、实用新型应当提交申请所公开内容概要的说明书摘要（限 300 字），有附图的还应提交说明书摘要附图。

⑥ 外观设计的图片或者照片。外观设计，专利申请应当提交该外观设计的图片或照片，必要时应有简要说明。

⑦ 申请人可委托专利代理机构进行相关申请文件整理及申报。

四、申请专利流程

1. 发现问题阶段

申请人在工作生活中，对所熟悉的工作流程、使用工具、临床经验等，进行思维风暴，思考当前情况哪些方面有不足，或有待提高、改进，重点是发现问题。

2. 查新阅读阶段

对所发现的问题，进行查阅相关文献，查新当前研究进展，查找目前已有的解决方法，进行科学梳理，进一步确定在自己能力范围内能改进、改良、创新的亮点。专利查新是专利申请的重要前提，专利检索可以简单分为专利文本检索和专利审查过程查看两类，前者主要是对已经公开的大量专利文本进行检索，后者则是锁定一个专利，查看特定国家的审查过程。申请专利分为发明专利、实用新型或外观专利，如果是发明专利，要查的东西比较多，最好委托专业人士代办；如果是实用新型或外观，在国知局专利检索与服务系统可以查，也可通过专门的专利检索平台例如：国家知识产权网、soopat、佰腾网或者是智慧芽等网站查新。查新的目的是在于了解国内外现状，避免重复研究，防止侵权和保护自身利益，是确保专利能够高概率申请通过的前提。

3. 创新改进阶段

在确定问题后，进行思考，通过查新阅读相关资料文献，总结、提出对解决问题的新理念、新方法，在此阶段，创新性、发散性思考很重要，可能就一个问题会有多种解决、改良方法，总体原则是可实现性、经济性、可操作性、创新性。所提新方法较目前实际问题相比，更便捷、更节约、更安全、更方便、更经济等。

4. 提出申请阶段

根据国家知识产权局，专利申请方面要求，进行材料准备，也可委托专利代理机构进行相关申请文件整理及申报。

5. 授予实用新型专利权通知书

国家知识产权局下达通知书：实用新型申请经初步审查，没有发现驳回理由，现做出授予新型专利权通知。申请人收到本通知书后，还应当按照办理登记手续通知书的规定办理登记手续。申请人办理登记手续后，国家知识产权局作出授予实用新型专利权的决定，颁发相应的专利证书，同时予以登记和公告。

6. 专利申请成功后转化阶段

① 专利创新是源头，运用才是核心，专利的转化运用成为知识产权运用的重要组成部分。

转化形式：专利转化包括自行运用、转让与许可等传统转化形式，也包括资本化、证券化等新型的转化形式。

转化途径：自行转化；委托中介机构；参加各种展会。

② 提高专利技术转化率。专利技术转化的实用性，是大部分普通专利的最大特点。这类发明技术含量并不是很高，但可以解决生活中的实际问题，而且往往用较小的代价就能投入生产。

五、实用新型专利案例

1. 项目名称：掰玻璃安瓿保护装置制作与临床应用

第一发明人：李海燕

实用新型专利：201320541924.3

2. 项目简介（包括背景、研究现状及主要内容）

常规掰断玻璃安瓿的方法是：先用砂锯划安瓿瓶颈部，碘伏消毒后取无菌棉球垫于瓶颈部，用力折断，由于徒手掰玻璃安瓿，手部经常被玻璃碴划伤，严重者肌腱断裂，导致清创、缝合、包扎或继发感染，有调查显示，由掰安瓿引起的玻璃伤占医疗锐器损伤种类的第 1 位，高达 54.5%，有 95% 的护理人员掰安瓿时手部曾受伤，有 20% 手部受伤后继发感染，护理人员已成为血液传播疾病的高危人群。为减少锐器伤的发生，降低护士职业暴露风险，李海燕等人自行设计制作了一款掰玻璃安瓿保护装置。保护装置由大、小管状保护装置，两个挡片、一个推动活塞组成，挡片设计在两个管状保护装置的前端外延，并与管状保护装置垂直固定，两个挡片的材料可选择白色塑料，以防止玻璃碴误伤手部，保护装置由无规共聚聚丙烯（PPR）制成，该材料韧性好，强度高，无毒，便于消毒，操作者使用该装置即可掰断玻璃安瓿，同时又可避免玻璃伤。根据医用安瓿瓶的规格（1ml、2ml、5ml、10ml、20ml），通过设置大、小管状长度和直径，目前已制作了掰断 10ml、20ml 的保护装置。护士采取前、后自身对照法，比较使用两种方法折断平均时间、1 次掰断成功率、锐器伤发生率、手部疼痛程度比较，使用保护装置可使掰玻璃安瓿导致的锐器伤发生率为 0，手部疼痛感明显减轻，降低职业暴露风险。

3. 主要创新点

① 设计理念：使用保护装置掰断玻璃安瓿，避免医护人员手部直接接触玻璃。

② 设计原理：利用杠杆原理，加长作用力臂，操作者使用时节力、安全。

③ 预先消除护士恐伤心理和职业暴露风险。

4. 推广应用情况

该项成果为国内外首创，已在医院多个科室试用，合众能源科技投资有限公司已有意与我院设立"301 医疗护理产、学、研创新中心"，合作专利产品产业化，生产掰玻璃安瓿保护装置，具有较好的市场前景。

5. 附图（图 18-1～图 18-4）

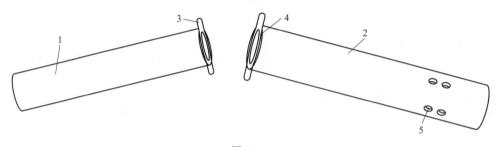

图 18-1

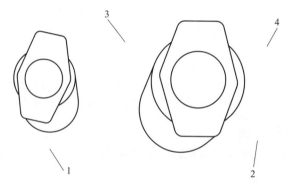

图 18-2

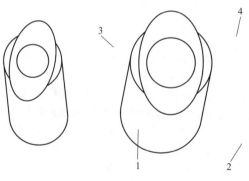

图 18-3

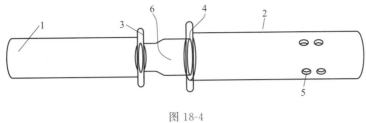

图 18-4

第四节　护理创新奖的申请示例

护理创新奖申报表

负责人姓名	李海燕	完成单位	内科临床部心血管内科
项目名称		掰玻璃安瓿保护装置制作与临床应用	
开展例数	10000 例	起止时间	2013 年 7—10 月
领先水平	□ 国际　　　　□ 国内　　　　□ 军内		
项目简介 （包括背景、研究现状 及主要内容，不超过 500 字）	常规掰断玻璃安瓿的方法是：先用砂锯划安瓿瓶颈部，碘伏消毒后取无菌棉球垫于瓶颈部，用力折断，由于徒手掰玻璃安瓿，手部经常被玻璃磕划伤，严重者肌腱断裂，导致清创、缝合、包扎或继发感染。有调查显示，由掰安瓿引起的玻璃伤占医疗锐器损伤种类的第 1 位，高达 54.5%，有 95% 的护理人员掰安瓿时手部曾受伤，有 20% 手部受伤后继发感染，护理人员已成为血液传播疾病的高危人群。为减少锐器伤的发生，降低护士职业暴露风险，李海燕等人自行设计制作了一款掰玻璃安瓿保护装置。保护装置由大、小管状保护装置，两个挡片，一个推动活塞组成，挡片设计在两个管状保护装置的前端外延，并与管保护装置垂直固定，两个挡片的材料可选择白色塑料，以防止玻璃磕误伤手部，保护装置由无规共聚聚丙烯（PPR）制成，该材料韧性好，强度高，无毒，便于消毒，操作者使用该装置即可掰断玻璃安瓿，同时又可避免玻璃伤。根据医用安瓿瓶的规格（1、2、5、10、20ml），通过设置大、小管状长度和直径，目前已制作了掰断 10、20ml 的保护装置。护士采取前、后自身对照法，比较使用两种方法折断平均时间、1 次掰断成功率、锐器伤发生率、手部疼痛程度比较，使用保护装置可使掰玻璃安瓿导致的锐器伤发生率为 0，手部疼痛感明显减轻，降低职业暴露风险		
主要创新点	1. 设计理念：使用保护装置掰断玻璃安瓿，避免医护人员手部直接接触玻璃 2. 设计原理：利用杠杆原理，加长作用力臂，操作者使用时省力、安全 3. 预先消除护士恐伤心理和职业暴露风险		
推广应用情况 （包括论文、专利及 社会经济效益等）	该项成果为国内外首创，已在医院多个科室试用，合众能源科技投资有限公司已有意与我院设立"301 医疗护理产、学、研创新中心"，合作专利产品产业化，生产掰玻璃安瓿保护装置，具有较好的市场前景 2013 年获实用新型专利（201320541924.3）		
科室意见	年　　月　　日		
临床部意见	年　　月　　日		
护理部意见	年　　月　　日